高等医药院校系列教材

中西医外科案例分析

黄礼明　肖友平　刘正奇　主　编

U0193774

科学出版社

北　京

内 容 简 介

　　本书是贵州省教育厅研究生教育改革课题的研究成果。全书共收录中西医结合外科案例 117 个，按西医疾病分类，共 15 个章节，覆盖急腹症、甲状腺及乳房疾病、外科感染、疝及周围血管病、肛门直肠疾病、泌尿系统疾病、男性生殖系统疾病、肝胆疾病、皮肤及性传播疾病、妇科疾病、骨外科疾病、胸部外科疾病、眼科疾病、耳鼻咽喉疾病、疼痛与治疗等。本书案例均来源于临床病例，从疾病特点提出问题，以"分析问题—解决问题—回顾点评"的体例展开，重在重现临床思维过程，引导学生思考问题、分析问题与解决问题，以提高学生中西医结合的临床能力。

　　本书可供中医、中西医结合临床专业硕士研究生、中医住院医师规范化培训医师、西学中医师及低年资医师阅读参考。

图书在版编目（CIP）数据

中西医外科案例分析 / 黄礼明，肖友平，刘正奇主编. —北京：科学出版社，2023.3

高等医药院校系列教材

ISBN 978-7-03-075217-8

Ⅰ. ①中… Ⅱ. ①黄… ②肖… ③刘… Ⅲ. ①中西医结合－外科学－病案－医学院校－教材 Ⅳ. ①R6

中国国家版本馆 CIP 数据核字（2023）第 047581 号

责任编辑：李 媛 刘 亚 / 责任校对：刘 芳
责任印制：徐晓晨 / 封面设计：北京图阅盛世文化传媒有限公司

科 学 出 版 社 出版
北京东黄城根北街 16 号
邮政编码：100717
http://www.sciencep.com
北京中科印刷有限公司 印刷
科学出版社发行 各地新华书店经销

*

2023 年 3 月第 一 版 开本：787×1092 1/16
2023 年 3 月第一次印刷 印张：23 3/4
字数：550 000
定价：108.00 元
（如有印装质量问题，我社负责调换）

《中西医外科案例分析》编委会

前　言

党的十九大以来，我国高等教育迎来新的机遇和挑战，研究生教育处于从"大国"向"强国"迈进的新时代。2017年7月3日，国务院办公厅印发《关于深化医教协同进一步推进医学教育改革与发展的意见》，提出要重点发展专业型研究生教育。习近平总书记在二十大报告中明确指出："全面贯彻党的教育方针，落实立德树人根本任务，培养德智体美劳全面发展的社会主义建设者和接班人。"研究生教育是实现从"学有所教"向"学有优教"升级蜕变的重要途径。而实践应用能力的培养是专业型研究生教育的核心，中西医结合专业研究生教育的目标不仅是要培养学生掌握扎实的理论知识和系统的专业知识，更重要的是培养学生专业实践能力。然而，由于中西医结合学科同时融合了中医和西医两套理论体系，如何培养学生建立正确的中西医临床思维模式、灵活运用中西医诊疗手段，为广大患者服务，一直以来是教学中的重点和难点。在当前临床型研究生教育与住院医师规范化培训并轨的背景下，传统说教式教育模式已越来越不适应实际需求，迫切需要一场大的变革。在这样的背景下，案例教学法因所具有的知识来源多元化、知识转化情景化和知识迁移实践化三大特点，成为专业学位研究生教育的重要教学方法，日益受到广大教师们的青睐。

案例教学就是运用现实社会中发生过的人或事，以情景再现的形式，回放给学生，调动学生的兴趣和热情，锻炼学生的思维，同时把课堂学过的理论知识同案例结合起来，提升学生认识水平的实践教学模式。案例教学法的实质就是给学生创造一种逼真的情景，让学生以第一人称视角，切实担当故事的主角，模拟实践操作过程。如果将知识的实际运用比喻为"战争"，那么案例教学法就是战前的"演习"。实际上，医学教育界对案例教学法并不陌生。在早期的医学教育中，无论是西医还是中医，都采取师带徒形式，这就是案例教学的萌芽，而现代意义上的案例教学法正是起源于20世纪20年代的哈佛大学医学院和法学院。因此，从某种意义上说，在医学教育中推广案例教学法，更像是对传统的"回归"。当然，这不是简单地回归传统，而是在继承基础上的创新。"演习"成功的关键在于制订逼真的"演习预案"，案例教学法成功的关键在于案例库的编写。我们前期编写出版的《中西医内科案例分析》对研究生教育产生了积极的影响，广大师生们获益良多。《中西医外科案例分析》力求贴近教学实际，进一步精选临床常见病、多发病的典型案例进行中西医分析，努力为中西医外科学案例教学提供支持。

本书案例均来源于外科临床真实病例，从外科疾病特点提出问题，以"分析问题-解决问题-回顾点评"的体例展开，重在重现临床思维过程，引导学生思考问题、分析问题与解决问题，以提高学生中西医结合的临床能力，锻炼学生中西医临床思维形成。全书共收录中西医外科案例117个，按西医疾病分类，共15个章节，覆盖急腹症、甲状腺及乳房疾病、外科感染、疝及周围血管病、肛门直肠疾病、泌尿系统疾病、男性生殖系统疾病、肝胆疾病、皮肤及性传播疾病、妇科疾病、骨外科疾病、胸部外科疾病、眼科疾病、耳鼻咽喉疾病、疼痛与治疗等章节。各章节案例体例基本一致，均由病历摘要、案例解析、按语、思考题等部分组成。但考虑到每个案例反映的临床问题不同，在中医、西医、诊断、治疗等方面的侧重各异，因此在体例上同中有异，适当保留各病种的差异，体现专家思维的个性化。

本书由贵州中医药大学第二临床医学院教师编写，是贵州省教育厅研究生教育改革课题的研究成果的体现。可用于培养中医、中西医结合临床专业硕士研究生及中医住院医师规范化培训医师的临床实践能力，同时部分也可用于指导高年级中西医结合专业本科生的临床实践。书中参考、借鉴了医学界同道相关书籍内容和研究成果，在此一并致谢！

由于编者学识及水平有限，加之成书仓促，书中难免存在不足之处，还望读者及同行斧正！

编　者

2023 年 1 月

目　录

第一章 急 腹 症

案例1 持续性腹痛、恶心呕吐、高热

一、病历摘要

患者，男性，51岁，因"全腹突发疼痛8小时余，伴发热3小时"就诊。

现病史 患者8小时余前于餐后突发上腹部剧烈疼痛，呈刀割样疼痛，迅速波及全腹，恶心并呕吐2次，未见咖啡渣样物，无畏寒、发热、黄疸、头晕、黑矇、腹泻、便血等不适，自服"双氯芬酸钠胶囊"1粒，腹痛无缓解。3小时前，自觉发热（体温未测），温水擦浴后无缓解，来院急诊。查腹部CT：腹腔见大量渗出影，肠壁及脂肪层模糊，考虑腹膜炎；肠间散在气体影，不排除消化道穿孔，遂以"急性腹膜炎"收入。病来精神差，未进食，小便量少，大便未解，体重无明显变化。既往5年余的膝关节炎病史，长期服用"双氯芬酸钠""塞来昔布"等药以缓解疼痛。1年多来间断黑便，未予诊治。饮食不规律。无腹部外伤及手术史。平素饮食不节，吸烟30余年，约10支/日。偶饮酒，量少。

入院查体 T 38.2℃，P 106次/分，R 22次/分，BP 108/65mmHg。形体适中、痛苦面容，蜷曲位，面色青，舌红，苔黄腻，脉细数。心肺无特殊。腹平，腹壁未见陈旧性手术瘢痕。全腹压痛、反跳痛及肌紧张，尤以中上腹明显，腹肌高度紧张，肝脾未扪及，肝浊音界缩小，肠鸣音未闻及，移动性浊音阴性。双侧腹股沟及锁骨上淋巴结未触及肿大，余查体无特殊。

辅助检查 血常规：WBC 12.04×10^9/L，NEUT% 84%，Hb 118g/L。肝肾功能无异常。腹部CT：腹腔见大量渗出影，肠壁及脂肪层模糊，考虑腹膜炎；肠间散在气体影，不排除消化道穿孔。

入院诊断 中医诊断：胃脘痛（湿热证）

　　　　　　西医诊断：（1）弥漫性腹膜炎

　　　　　　　　　　　（2）消化道穿孔？

诊疗经过 入院后抗感染、纠正水、电解质失衡处理，予胃肠减压，完善术前相关检查，包括凝血功能、肝肾功能、淀粉酶、传染病五项、心电图、胸片。行诊断性腹膜腔穿刺，抽出黄色较浑浊液体。急诊在全麻下行剖腹探查、十二指肠球部溃疡穿孔修补术。术中见腹腔大量黄色浑浊液体渗出，打开肝十二指肠韧带，十二指肠球部后壁一直径约0.5cm大小穿孔灶，腹腔脏器表面脓苔附着。缝合修补穿孔灶，清除脓苔，大量温盐水冲洗腹腔，温氏孔及盆腔放置引流管。术后继续禁饮食、胃肠减压，予抑制胃酸、抗感染、营养支持治疗。术后第2日起，用清热通瘀排毒汤，水煎200ml保留灌肠，每日1次。术后第5日

开始逐渐开放饮食。术后第 4 日及第 6 日分别拔除盆腔及温氏孔引流管，第 10 日切口拆线，切口Ⅱ/甲级愈合，患者出院。嘱消化科门诊随诊，规范药物抗溃疡治疗。

出院诊断　中医诊断：胃脘痛（湿热证）

西医诊断：急性十二指肠球部溃疡穿孔并弥漫性腹膜炎

二、案 例 解 析

急性腹膜炎是常见的急腹症，在病因分类上，继发性化脓性腹膜炎是最常见类型，多由腹腔内脏器穿孔、破裂后感染腹膜而引发疾病。此外，腹腔内脏器炎症扩散、腹腔外炎症的波及也会出现腹膜炎症，因此腹膜炎病因较复杂。大多数急性腹膜炎需要手术治疗，而原发性腹膜炎、特异感染引起的腹膜炎手术不能解除根本问题。因此，在临床上除了把握好诊断要点，掌握好手术指征也尤为重要。

（一）诊断与鉴别

1. 诊断要点

该患者表现为持续性剧烈疼痛，典型的腹膜刺激征，白细胞计数增高，可作出诊断。诊断性腹膜腔穿刺既能帮助明确诊断，又有助于判断腹膜腔感染的来源。对于腹部以外有明显炎症表现而腹部体征不显著者，还应考虑到原发性腹膜炎的可能。

2. 病因分析

（1）原发性腹膜炎　较少见，病原菌多为溶血性链球菌或肺炎双球菌。常由血源性引起感染，多见于儿童，多在上呼吸道感染或丹毒的过程中发病。女性病人可由输卵管途径发病。肝硬化腹水病可由肠道细菌自肠壁渗出而引起。

（2）继发性腹膜炎　临床多见，由腹腔内脏器病灶的病原菌感染腹膜而形成。病原菌主要是胃肠道内的常驻细菌，以大肠杆菌最为常见，其次是厌氧菌，链球菌变形杆菌。

（3）引起继发性腹膜炎的病因（图 1-1-1，图 1-1-2）　主要有内脏穿孔，腹内脏器炎症扩散，腹部手术的腹腔污染，胃肠道与胆道术后吻合口漏，腹前壁、后壁的严重感染波及腹膜。

（二）治疗要点

1. 非手术治疗

（1）适应证　①病情较轻，病程超过 24 小时，有局限性趋势或已形成腹腔脓肿者；②伴有严重心肺等脏器疾病不能耐受手术者；③原发性腹膜炎、结核性腹膜炎或大多数盆腔器官感染所致的腹膜炎。

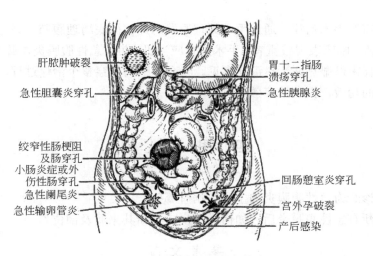

肝脓肿破裂

急性胆囊炎穿孔

绞窄性肠梗阻
及肠穿孔
小肠炎症或外
伤性肠穿孔
急性阑尾炎
急性输卵管炎

胃十二指肠
溃疡穿孔

急性胰腺炎

回肠憩室炎穿孔

宫外孕破裂

产后感染

图 1-1-1　引起继发性腹膜炎的病因

（2）方法　①无休克者取半卧位；②禁食，胃肠减压；③补液，输血；④休克的防治；⑤抗生素的应用。

2. 手术治疗

（1）手术适应证　①腹腔内严重病变所致的腹膜炎；②病因不明，但病情严重，腹膜炎无局限趋势，或腹腔穿刺有阳性发现；③经非手术治疗 8～12 小时（一般不超过 12 小时）。

（2）方法　①处理原发病灶；②彻底清理腹腔；③充分腹腔引流。

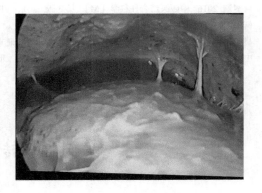

图 1-1-2　腹膜炎腹腔渗出

3. 中医治疗

该患者以"腹痛、发热"为主症，属于祖国医学"胃脘痛"范畴。患者平素饮食不节，致脾胃功能受损，脾失健运、肠道运化失司，湿热内生，积于脏腑而成痈，气血运行阻滞而致腹痛。中医以通里攻下、泻火解毒为治则，治法以大承气汤为主方水煎内服。针刺足三里、中脘、梁门。

三、按　　语

急性腹膜炎是一种常见急腹症，持续性剧烈疼痛和典型的腹膜刺激征是诊断的主要依据。诊断的重点是明确腹膜腔感染的来源，临床上以继发性化脓性腹膜炎最为多见，但也有少数的原发性腹膜炎，诊断的准确性源于熟悉常见急腹症的临床表现，通过详细的病史采集和查体而做出判断，诊断性腹膜腔穿刺对于腹膜炎的性质、来源有很大帮助。大多数的急性腹膜炎需要手术治疗，通过手术处理原发病灶、彻底清理腹腔、充分腹腔引流。对具体病因未明确，临床表现较重者，手术探查应当机立断。急性腹膜炎，属于祖国医学"胃脘痛"范畴。临床以湿热证、热毒证多见。结合中医药贯穿整个治疗过程，可起到通里攻下、泻火解毒的功效，提高治疗效果。

四、思 考 题

1. 该患者诊断为急性腹膜炎的主要依据有哪些？
2. 入院诊断有急性腹膜炎后，如何进一步去判断其来源及部位？

参 考 文 献

陈孝平，汪建平. 2018. 外科学［M］. 第9版. 北京：人民卫生出版社：329-354.

何清湖. 2016. 中西医结合外科学［M］. 第3版. 北京：中国中医药出版社：375-376，394-430.

何清湖，刘胜. 2017. 中西医结合外科学临床研究［M］. 北京：中国中医药出版社：181-215.

吴孟超，吴在德. 2020. 黄家驷外科学［M］. 第8版. 北京：人民卫生出版社：1121-1145.

中华医学会. 2016. 临床诊疗指南（外科学分册）［M］. 北京：人民卫生出版社：143-149.

（艾 飞）

案例2 转移性右下腹疼痛

一、病 历 摘 要

患者，男性，35岁，因"转移性右下腹疼痛18小时，伴发热2小时"入院。

现病史 患者18小时前无明显诱因出现上腹部及脐周隐痛不适，伴恶心呕吐1次，呕吐物为胃内容物，无咖啡渣样物，无畏寒、发热、寒战、皮肤黄染、腹泻、便血、尿频、尿急、血尿等，自行服用"斯达舒""藿香正气胶囊"，腹痛无缓解。10小时前感腹痛转移至右下腹，为持续性疼痛，程度较前加重。2小时前感发热，自测体温为37.8℃。就诊后，以"急性阑尾炎"收住院。病来精神、饮食差，小便如常，大便稍稀，体重无明显变化。既往无慢性疾病史，无类似腹痛病史，无腹部手术史，大便无特殊。平素喜食肥甘厚味。

入院查体 T 38.2℃。形体正常、精神倦怠，面色稍红，舌红，苔黄腻，脉弦数。心肺无特殊。腹平，腹壁未见陈旧性手术瘢痕。右下腹麦氏点固定压痛，伴反跳痛，无肌紧张，肝脾未扪及，肝肾区无叩击痛，肠鸣音2次/分，音调弱。余查体无特殊。

辅助检查 血常规：WBC $12.8×10^9$/L，RBC $4.6×10^{12}$/L，Hb 132g/L，NEUT% 86%。尿常规：正常。腹部平片：未见膈下游离气体，小肠管腔稍有扩张，未见气液平面。下腹部CT：回盲部见一管状结构，直径增粗，管壁肿胀，内见高密度影，周围见絮状渗出，考虑阑尾粪石嵌顿并阑尾炎。

入院诊断 中医诊断：肠痈（湿热证）

西医诊断：急性阑尾炎

诊疗经过 入院后完善术前相关检查，包括凝血功能、肝肾功能、血糖、传染病五项、心电图、胸片。急诊在全麻下行腹腔镜阑尾切除术。术中发现：阑尾位于盲肠下位，约 8.0cm×1.0cm 大小，充血肿胀，被覆脓苔，远端 2/3 膨大。右髂窝黄色黏稠脓液聚集。手术切除阑尾，右髂窝放置引流管。术后予头孢他啶、替硝唑抗感染，对症支持治疗。术后第 2 日，口服中药大黄牡丹汤，水煎 200ml 内服，每日 2 次。针刺足三里、上巨虚、阑尾穴。术后恢复顺利，病理结果回示："符合急性化脓性阑尾炎表现"。术后第 4 日拔除右髂窝引流管，第 6 日戳孔切口拆线，切口愈合好出院。

出院诊断 中医诊断：肠痈（湿热证）

西医诊断：急性化脓性阑尾炎

二、案 例 解 析

急性阑尾炎是外科最常见的急腹症，早期诊断、早期治疗，绝大多数患者治疗效果良好。但临床上约 20%的病例呈现出临床表现的不典型性，诊断为阑尾炎通过手术切除阑尾的患者中约 30%为正常阑尾，故而对急性阑尾炎的诊断及鉴别诊断，特别是临床表现不典型者，应当格外重视。

（一）诊断与鉴别

1. 诊断要点

该患者有转移性右下腹疼痛和右下腹固定压痛（图 1-2-1），白细胞计数增高，伴有发热，为急性阑尾炎的典型临床表现。患者有右下腹局部的腹膜炎体征，诊断依据更为充分，CT 表现支持诊断，故而该患者比较容易诊断。而对于不典型表现者，需要与以下疾病相鉴别。

2. 鉴别诊断

（1）上消化道穿孔 多有慢性腹痛病史，表现为突发上腹部剧痛，迅速波及右下腹及全腹，腹肌板状强直及肠鸣音消失等腹膜刺激征明显，影像上常见气腹征。

（2）肠系膜淋巴结炎 多见于儿童，成人少见，发生腹痛前常有上呼吸道感染史。无转移性腹痛史。

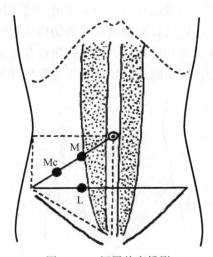

图 1-2-1 阑尾体表投影

注：M，Morris 点；Mc，Mc-Burney 点；L，Lan2 点

压痛部位也不局限和固定于右下腹。

（3）右侧输尿管结石　多为阵发性疼痛，常常向会阴部和大腿内侧放射，肾区叩击痛或输尿管行走区压痛，一般无腹膜刺激征，尿常规见血尿，超声常见泌尿系统结石影或输尿管扩张。

（4）胆囊炎　胆囊炎合并胆囊肿大明显者，因腹部症状及体征邻近右下腹，需要与阑尾炎相鉴别，腹部超声能提供有价值的线索。

（5）右侧肺炎、胸膜炎　可刺激第10、11和12肋间神经，出现反射性右下腹疼痛，呼吸道症状和胸部 CT 有助于鉴别。

3. 特殊类型阑尾炎

（1）小儿急性阑尾炎　病情发展较快且较重，早期即出现高热，呕吐。右下腹体征不明显，很少有局部的明显压痛及肌紧张。穿孔率可达 30%，并发症及死亡率也较高。

（2）妊娠期急性阑尾炎　妊娠时盲肠被子宫推压上移，大网膜难以包囊炎症阑尾，腹肌被牵伸而压痛，肌紧张不够明显，所以炎症易扩散，压痛点位置较高，范围较广，炎症重者易引起流产。

（3）老年人急性阑尾炎　老年人痛觉迟钝，症状体征不典型，阑尾坏疽及穿孔等病理反应较症状体征重，加之老年人常伴有心血管病、糖尿病、肾功能不全，使病情更复杂严重。可疑者，可在 B 超引导下作诊断性腹腔穿刺协助诊断，一经确诊，应早期手术，并注意各脏器合并的处理。

（二）治疗要点

1. 手术治疗

急性阑尾炎一经明确诊断，应早期外科手术治疗。对临床表现典型者，腹腔镜手术及传统的麦氏切口开腹手术可完成阑尾切除（图 1-2-2，图 1-2-3），术前诊断不确定的病例，应考虑选择右侧剖腹探查切口或腹腔镜探查。该患者进行急诊腹腔镜阑尾切除术，腹腔镜手术对切除阑尾、腹腔的探查有很大优势，尤其针对术前诊断不确定的病例。其腹壁创伤小，切口感染、切口疝等并发症发生率低，患者术后恢复快。

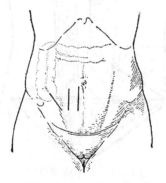

图 1-2-2　传统阑尾手术切口

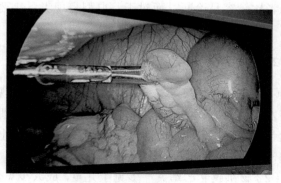

图 1-2-3　腹腔镜所见阑尾炎症

2. 抗生素治疗

针对常见的大肠埃希菌及厌氧菌选用抗生素，根据脓液药敏试验调整用药。

3. 中医治疗

阑尾炎临床上以瘀滞证、湿热证及热毒证为多见，该患者以"腹痛、发热"为主症，属于祖国医学"肠痈"范畴。患者平素喜食肥甘厚味，致脾胃功能受损，脾失健运、肠道运化失司，湿热内生，积于肠道而成痈。舌红，苔黄腻，脉弦数，为湿热证型。中医以通腑泄热、利湿解毒为治则，以大黄牡丹汤为主方水煎内服。针刺足三里、上巨虚、阑尾穴。

三、按 语

急性阑尾炎是外科最常见的急腹症，转移性右下腹疼痛和右下腹固定压痛是其典型的临床表现，然而由于阑尾解剖位置的个体差异以及不同人群的生理特点等因素，在临床上有着较高的误诊率，因此应重视每一例阑尾炎患者的诊治。在病史收集中以腹痛为重点，详细询问疼痛的位置、范围以及有无位置变化等。右下腹固定压痛是急性阑尾炎最重要的体征，尤其是腹痛早期，疼痛位置尚未转移到右下腹时，更具有诊断意义。对于临床表现不典型的病例，需要合理地运用辅助检查，善于鉴别临床表现与之相似的疾病，动态观察病情变化。治疗上，首选手术切除阑尾，腹腔镜手术在诊断及手术操作均有较大的优势。术后，对于腹腔或全身炎症反应，可结合中医治疗，以大黄牡丹汤为主方水煎内服，针刺足三里、上巨虚、阑尾穴，起通腑泄热、利湿解毒之功效，有助于脏腑功能的恢复。

四、思 考 题

1. 临床上发现可疑急性阑尾炎但症状体征不典型者，如何诊治？
2. 术中发现与术前诊断不相符的情况，该如何处理？

参 考 文 献

陈孝平. 2010. 外科学（8 年制）[M]. 第 2 版. 北京：人民卫生出版社：565-573.

陈孝平，汪建平. 2018. 外科学 [M]. 第 9 版. 北京：人民卫生出版社：370-378.

何清湖. 2016. 中西医结合外科学 [M]. 第 3 版. 北京：中国中医药出版社：394-400.

吴孟超，吴在德. 2020. 黄家驷外科学 [M]. 第 8 版. 北京：人民卫生出版社：1363-1380.

（艾 飞）

案例 3　腹胀，腹痛，呕吐，大便不通

一、病历摘要

　　患者，男性，78 岁，因"腹胀腹痛，伴停止排气、排便 3 天"入院。

　　现病史　患者 3 天前无明显诱因出现腹胀腹痛，腹痛呈阵发性，1～2 小时发作一次，每次持续 5～10 分钟不等，自觉恶心，呕吐 2 次，为有粪臭味的胃肠内容物，未见咖啡渣样物，吐后腹胀稍有缓解。肛门停止排气、排便，无畏寒、发热、腹泻、便血、反酸、嗳气、头晕、头痛等，自服"消食片""果导片"（药量不详），腹胀腹痛无缓解。6 小时前急诊就医，查腹平片示："小肠低位梗阻，结肠内容物较多"，经胃肠减压，肥皂水灌肠后，症状无缓解，遂以"肠梗阻"收入院。病来精神、纳眠差，小便量少，无排气排便，体重无明显变化。

　　既往史　患者近 6 月来时感腹胀，进食后明显，饮食减少，体重下降 6kg，自认为"消化不良""便秘"，未诊治。有 20 余年高血压病史，最高血压 180/100mmHg，服用药物控制在 150/90mmHg 左右；8 年前胆囊切除，无腹部外伤及输血史。平素喜食肥甘厚味，饮酒 30 余年，每日约 2 两，已戒酒 1 年。

　　入院查体　T 36.3℃，P 78 次/分，R 20 次/分，BP 152/88mmHg。神志清楚，形体偏瘦，面色苍白，舌淡红，苔薄白，脉涩。双肺呼吸音粗，未闻及啰音，心率 78 次/分，律齐。腹平，腹部见陈旧性手术瘢痕。右下腹扣诊较饱满，下腹部及右侧腹轻度压痛，触及肠型，无反跳痛及肌紧张，肝脾未扪及，肠鸣音 10 余次/分，音调增高，偶可闻及气过水声，移动性浊音阴性。双侧腹股沟及锁骨上淋巴结未触及肿大。肛门指检未触及肿物，退出指套无染血。余查体无特殊。

　　辅助检查　血常规：WBC $10.8×10^9$/L，NEUT% 83%，RBC $3.9×10^{12}$/L，Hb 94g/L。肝肾功能：ALB 33g/L，Na^+ 129mmol/L，K^+ 3.3mmol/L。腹部立位平片：小肠扩张明显，可见阶梯状排列的多个气液平面，考虑小肠低位梗阻。

　　入院诊断　中医诊断：关格（气滞血瘀证）

　　　　　　　　西医诊断：（1）急性肠梗阻（低位）

　　　　　　　　　　　　　（2）原发性高血压 3 级（很高危组）

　　诊疗经过　入院后予常规胃肠减压，纠正水、电解质失衡，腹部 CT 示：升结肠占位病变，肠壁不规则增厚，管腔狭窄，考虑结肠癌可能性大；小肠低位梗阻；腹膜后未见明显肿大淋巴结。进一步完善凝血功能、肝肾功能、血糖、传染病五项、心电图、胸片。在完善检查及基础治疗的 8 个多小时期间，患者腹胀无缓解，腹痛加重，呕吐 2 次，为有粪臭味的胃肠内容物，未排气排便，为完全性肠梗阻表现。告知患者及家属病情，患者目前经非手术治疗病情仍在加重，拟急诊行剖腹探查术。术前对引起肠梗阻的原因考虑为升结肠占位，结肠癌可能性大。手术以解除梗阻为主要目的，根据术中情况尽可能切除病灶，经患者及家属同意后，于入院当日急诊在全麻下行剖腹探查术，术中见小肠腔扩张明显，

腹腔大量黄色较清亮腹水，升结肠近端见一约 6cm×4cm×4cm 肿物，不规则形，浆膜见侵犯，触及质地硬，可推动。遂行根治性右半结肠切除术，肠内减压，一期回肠-横结肠吻合术。术后继续禁饮食、胃肠减压，予抑制胃酸、抗感染、营养支持治疗。术后第 5 日开始逐渐开放饮食，病理结果回示："结肠中分化腺癌Ⅱ-Ⅲ级，溃疡型，侵及浆膜层，淋巴结（6/15），未见神经、血管浸润，两切缘未见肿瘤组织"。术后第 6 日拔除腹腔引流管，第 12 日切口拆线。

  出院诊断 中医诊断：关格（气滞血瘀证）

       西医诊断：（1）急性肠梗阻（低位，完全性）

           （2）结肠中分化腺癌（$T_4N_2M_0$）

           （3）原发性高血压 3 级（很高危组）

二、案例解析

  肠梗阻是外科常见的急腹症，发病比较急、变化快、需要及时处理，不及时的治疗可出现腹膜炎、肠坏死、感染性休克而危及生命。肠梗阻的病因和类型很多，因此，对于肠梗阻不仅需要明确有无梗阻，还应进一步判断它的类型、程度以及具体病因，以便于制定进一步治疗方案。

（一）诊断步骤

  首先根据肠梗阻临床表现的共同特点，确定是否为肠梗阻，进一步确定梗阻的类型和性质，最后明确梗阻的部位和原因。这是诊断肠梗阻不可缺少的步骤。

  （1）**明确肠梗阻** 该患者有"痛、吐、胀、闭"四大症状，腹部触及肠型，肠鸣音亢进，腹部平片示小肠明显扩张，可见阶梯状排列的多个气液平面（图 1-3-1），可作出肠梗阻诊断。但有时病人不完全具有这些典型表现，还需借助实验室检查与 CT 检查（图 1-3-2），有时需要与急性胃肠炎、急性胰腺炎、输尿管结石等鉴别。

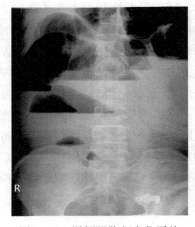
图 1-3-1 肠梗阻腹部立位平片

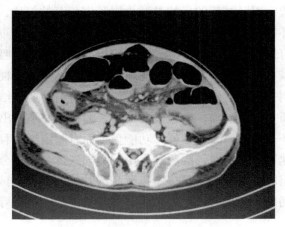
图 1-3-2 肠梗阻腹部 CT

（2）明确肠梗阻类型　明确单纯性肠梗阻还是绞窄性肠梗阻，绞窄性肠梗阻伴有血运障碍，易导致肠坏死、弥漫性腹膜炎等，需要及时手术处理病灶。

（3）明确肠梗阻性质　机械性肠梗阻是常见的肠梗阻类型，该患者具有上述典型临床表现，属于机械性肠梗阻。麻痹性肠梗阻无阵发性绞痛等肠蠕动亢进的表现，相反是肠蠕动减弱或停止，腹胀显著，肠鸣音微弱或消失。腹部 X 线平片：麻痹性肠梗阻显示大肠、小肠全部充气扩张，而机械性肠梗阻的胀气扩张仅限于梗阻以上的部分肠管。

（4）明确肠梗阻位置　有助于进一步判断病变的位置，该患者出现带有粪臭味的呕吐物，为低位梗阻表现，而高位梗阻出现较早，呕吐物多为胃内容物。

（5）明确完全性肠梗阻或不完全性肠梗阻　该患者在基础治疗 8 个多小时无缓解，梗阻演变为完全性，果断选择手术探查。掌握肠梗阻的程度，有助于判断病情发展的趋势以及选择治疗方式。

（6）明确肠梗阻原因　参考病史、年龄、体征、X 线检查，根据肠梗阻不同类型的临床表现，是判断肠梗阻原因的主要线索，临床上粘连性肠梗阻最为常见，多发生于既往有过腹部手术、损伤或腹膜炎病史的病人。嵌顿性腹外疝或绞窄性腹外疝也是常见的肠梗阻原因。新生儿以肠道先天性畸形为多见，2 岁以内的小儿多为肠套叠。蛔虫团所致的肠梗阻常发生于儿童。老年人则以肠道肿瘤及粪块堵塞为常见。该患者为老年人，近 6 月有"消化不良"症状，体重明显下降，贫血，应首先想到肠道肿瘤引起梗阻的可能，进一步的 CT 检查发现结肠占位，则为此诊断思路提供了依据。

（二）治疗要点

1. 非手术治疗

（1）适应证　单纯粘连性肠梗阻，麻痹性或痉挛性肠梗阻，蛔虫或粪块堵塞引起的肠梗阻，肠结核等炎症引起的不完全性肠梗阻，肠套叠早期等。

（2）基础治疗　即无论采用非手术治疗或手术治疗，均需应用的基本处理。①胃肠减压：是治疗肠梗阻的主要措施之一，观察抽出的胃肠液性质，有助于鉴别有无绞窄及梗阻部位。胃肠减压的目的是减少胃肠道积存的气体、液体，减轻肠腔膨胀，有利于肠壁血液循环的恢复、减少肠壁水肿，也可使某些扭曲不重的肠襻得以复位，症状缓解。胃肠减压还可以减轻腹内压，改善因膈肌抬高而导致的呼吸与循环障碍。②纠正水、电解质紊乱和酸碱失衡：水、电解质紊乱和酸碱失衡是急性肠梗阻最突出的全身性生理紊乱，应及早给予纠正。当血液生化检查结果尚未获得前，要先给予平衡盐液。待有测定结果后再添加电解质与纠正酸碱平衡紊乱，同时，监测 24 小时出入量。③抗感染：肠梗阻后，肠壁血液循环有障碍，肠黏膜屏障功能受损而有肠道细菌移位至腹腔内产生感染。肠腔内细菌亦可迅速繁殖。同时，膈肌升高影响肺部气体交换与分泌物排出，易发生肺部感染。因此，肠梗阻时应及时给予抗生素以预防或治疗腹部感染或肺部感染。④其他治疗：腹胀可影响肺的功能，病人宜吸氧、镇静、解痉等一般对症治疗。

2. 手术治疗

（1）适应证　各种类型的绞窄性肠梗阻、肿瘤及先天性肠道畸形引起的肠梗阻，以及非手术治疗无效者。

（2）手术方法　①去除梗阻原因：松解，复位，取异物；②切除病变肠段：有肿瘤，狭窄，坏死者（图1-3-3）；③短路手术，病变不能或不必切除者；④肠造口或肠外置。

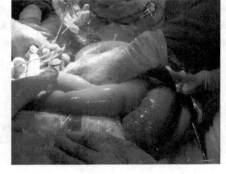

图1-3-3　手术探查、切除病变肠段

3. 中医治疗

患者以"腹胀腹痛，伴停止排气、排便"为主症，患者平素喜食肥甘厚味，常年饮酒，致脾胃功能受损，脾失健运、运化失司，水谷精微不升，浊气不降，通降功能失常而积于肠内；气机运行阻滞，气行则血行，气滞则血瘀，气血瘀结于肠道而致病。"关"为大小便不通，"格"为饮食即吐。本患者两者皆有，故属于祖国医学"关格"范畴。中医以活血化瘀行气、通腑攻下为治则，以桃仁承气汤为主方水煎内服，大承气汤保留灌肠。

三、按　语

肠梗阻是一种常见的急腹症，其病因和类型很多，梗阻发生后，可引起局部及全身一系列的病理生理反应，因此，对于肠梗阻不仅需要明确有无梗阻，还应进一步判断它的类型、程度以及具体病因，尽早解除梗阻，阻断病情进展。大多数肠梗阻患者有"痛、吐、胀、闭"四大症状，容易诊断，结合腹部平片、腹部CT及实验室检查，有利于判断梗阻的位置、肠管扩张程度、腹腔渗出情况，了解机体内环境的变化，进行有针对性的基础治疗。诊治过程中，重点是正确判断手术时机，对绞窄性肠梗阻、肿瘤及先天性肠道畸形引起的肠梗阻，以及非手术治疗无效者，应果断进行手术探查，即便是术前肠梗阻的具体病因未完全明了。手术以解除梗阻、恢复肠道通畅为目的，选择合适的手术方式。整个治疗过程中，首先需要进行基础治疗，注重肠梗阻引起的病理生理变化，稳定有效血循环，纠正水、电解质及酸碱平衡的紊乱。结合中医药治疗，中药灌肠或内服，起活血化瘀行气、通腑攻下之功效，不仅有利于减轻肠管瘀滞、扩张，也有助于缓解腹腔压力增大对循环、呼吸功能的影响。

四、思　考　题

1. 如何判断患者有无绞窄性肠梗阻？

2.肠梗阻基础治疗的方法有哪些？

参 考 文 献

陈孝平，汪建平. 2018. 外科学［M］. 第 9 版. 北京：人民卫生出版社：355-369.

何清湖. 2016. 中西医结合外科学［M］. 第 3 版. 北京：中国中医药出版社：401-408.

黄祥成. 2009. 临床外科急诊学［M］. 北京：科学技术文献出版社：375-388.

吴孟超，吴在德. 2020. 黄家驷外科学［M］. 第 8 版. 北京：人民卫生出版社：1276-1362.

（艾 飞）

案例 4　胃脘急痛，腹紧如板，发热

一、病 历 摘 要

患者，男性，42 岁，因"腹部突发疼痛伴发热 6 小时余"就诊。

现病史　患者 6 小时余前于餐后突发中上腹部剧烈疼痛，呈刀割样疼痛，迅速波及全腹，伴呕吐 2 次，为胃内容物，夹杂少量咖啡渣样物，无畏寒、皮肤黄染、腹泻、便血、尿频、尿痛、血尿等，自服"奥美拉唑胶囊"，腹痛无缓解来院急诊。查腹平片示消化道穿孔征象，遂以"消化道穿孔"收入。病来精神差，未进食，小便量少，大便未解，体重无明显变化。

既往史　饮食、生活不规律，5 年余来时有上腹部烧灼样疼痛，秋冬季节明显，自服"奥美拉唑胶囊"，未经医院诊治。无腹部外伤及手术史。平素饮食不节，饮酒 10 余年，每日约 2 两。

入院查体　T 38.1℃，P 118 次/分，R 24 次/分，BP 96/68mmHg。形体偏瘦、痛苦面容，蜷曲位，面色青，舌红，苔黄腻，脉细数。心肺无特殊。腹平，腹壁未见陈旧性手术瘢痕。全腹压痛、反跳痛及肌紧张，尤以中上腹明显，腹肌呈"板状"强直，肝脾未扪及，肝浊音界缩小，肠鸣音未闻及，移动性浊音阴性。双侧腹股沟及锁骨上淋巴结未触及肿大，余查体无特殊。

辅助检查　血常规：WBC 13.6×10^9/L，NEUT% 81%，RBC 5.1×10^{12}/L，Hb 122g/L，PLT 308×10^9/L。肝肾功能无异常，K^+ 3.1mmol/L。腹部立位平片：右侧膈下见新月形游离气体。腹部 CT：腹腔见大量游离气体，中上腹见较多渗出影，考虑消化道穿孔。

入院诊断　中医诊断：胃脘痛（湿热证）

西医诊断：（1）急性上消化道穿孔

（2）弥漫性腹膜炎

诊疗经过　入院后予常规胃肠减压，纠正水、电解质失衡，完善术前相关检查，包括凝血功能、肝肾功能、淀粉酶、传染病五项、心电图、胸片。急诊在全麻下行腹腔镜探查、腹腔镜下胃穿孔修补、胃窦穿孔灶组织活检术。术中见腹腔大量黄色浑浊液体渗出，胃窦前壁一直径约 1.5cm 大小穿孔灶，中上腹脏器水肿明显，表面脓苔附着。腹腔镜下剪取少量胃窦穿孔灶组织活检，缝合修补穿孔灶，清除脓苔，大量温盐水冲洗腹腔，温氏孔及盆腔放置引流管。术后继续禁饮食、胃肠减压，予抑制胃酸、抗感染、营养支持治疗。术后第二日起，用清热通瘀排毒汤，水煎 200ml 保留灌肠，每日 1 次。针刺中脘、天枢、内关穴位。术后第 5 日开始逐渐开放饮食，病理结果回示："符合胃溃疡组织"。术后第 4 日及第 6 日分别拔除盆腔及温氏孔引流管，第 9 日戳孔切口拆线，切口愈合好出院。出院医嘱：消化科、普外科门诊随诊，规范用药抗胃溃疡治疗。

出院诊断 中医诊断：胃脘痛（湿热证）

西医诊断：急性胃溃疡穿孔并弥漫性腹膜炎

二、案 例 解 析

胃、十二指肠溃疡急性穿孔是溃疡病的严重并发症之一，病人的年龄多在 30～50 岁。胃及十二指肠溃疡急性穿孔发病急、变化快，需紧急处理，如不及时治疗可因腹膜炎、感染性休克而危及生命。因此，在较短时间内明确诊断、及时进行下一步治疗至关重要。

（一）诊断与鉴别

1. 诊断要点

该患者有消化性溃疡或反复上腹部疼痛病史，穿孔发生后，突发中上腹部持续性剧烈疼痛、迅速波及全腹，常伴有轻度休克表现；查体有明显的腹肌紧张（板状腹）、压痛及反跳痛，肝浊音界缩小或消失；腹部立位平片示膈下游离气体（图 1-4-1）。必要时行诊断性腹膜腔穿刺，大多可抽出含消化液的腹腔渗液，一般不难作出诊断。

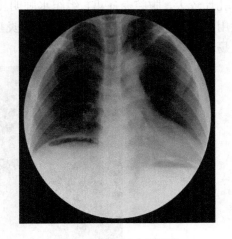

图 1-4-1 腹部立位平片

2. 鉴别诊断

（1）急性胰腺炎 腹部疼痛虽突然，但不如溃疡急性穿孔急剧，症状与体征相对较轻，早期腹膜刺激征不显著；以血液、腹穿液淀粉酶明显增高为特征，CT 可见胰腺病理改变，无气腹征。

（2）急性阑尾炎穿孔 以转移性右下腹疼痛为特征，疼痛不太剧烈；体征以右下腹为主，无"木板样"强直，无气腹征。

（3）急性胆囊炎 一般炎症较重，体征主要集中在右上腹，墨菲征阳性。X 线无气腹征，B 超检查可鉴别。

（4）**胃癌穿孔**　与胃及十二指肠溃疡急性穿孔相似，鉴别较困难。但胃癌多见于年龄较大者，特别是无溃疡病史者。

（二）治疗要点

1. 非手术治疗

（1）**适应证**　症状较轻，一般情况较好的单纯性空腹小穿孔。穿孔已超过 48 小时，症状较轻，腹膜炎较局限，估计穿孔已自行黏堵者。

（2）**治疗方法**　①半卧位。使腹腔内污染物流向盆腔，易于脓肿局限，防止膈下脓肿形成。休克者取休克体位，情况好转后改半卧位。②禁饮食及胃肠减压。是极为重要的措施，以此减轻胃肠压力和减少胃、肠液继续外溢，既减少腹腔污染，也有利于穿孔的修复。③静脉给予 H_2 受体阻断剂或质子泵拮抗剂。④支持治疗。静脉补液以维持水、电解质与酸碱平衡，防治休克。⑤防治感染。应用有效抗生素。

2. 手术治疗

（1）**适应证**　①经非手术治疗 6～8 小时后，症状体征不见缓解者。②估计穿孔较大或饱餐后穿孔，就诊较晚，腹腔积液多，腹胀及感染中毒症状明显，或伴有休克者。③合并消化性溃疡的其他严重并发症，如出血、梗阻、癌变或再穿孔等情况。④年龄 40 岁以上，病史较长，平日症状显著的顽固性溃疡，或年老，合并心、肺、肝、肾功能不全者。

（2）**手术方法**　①单纯穿孔缝合术：适用于穿孔时间较长，腹腔污染严重（图 1-4-2），继发感染重及一般情况差不能耐受复杂手术者。该患者腹痛发作 6 小时余，但为餐后穿孔，穿孔灶较大，腹腔炎症重，组织水肿明显，因此选择行单纯穿孔缝合术。②胃大部切除术：适用于穿孔时间在 8～12 小时，腹腔炎症及胃十二指肠肠壁水肿较轻，一般情况较好，且溃疡本身有较强的需根除治疗指征者。

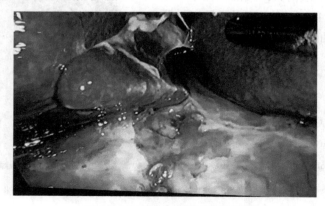

图 1-4-2　胃穿孔致腹腔污染图

3. 中医治疗

该患者以"腹痛、发热"为主症，属于祖国医学"胃脘痛"范畴。患者因饮食不节、长期饮酒，伤及脾胃经络，胃络失养，瘀滞坏疽而穿孔，穿孔后胃肠内容物从穿孔处流入腹腔，壅塞中焦，气机郁闭，不通则痛，气闭于内则胀，阳气输布失司则见面色苍白、肢冷、气促、脉细数等气脱证候；气血凝滞，郁湿化热，故出现发热、全腹疼痛拒按等实热症状；热盛伤阴，阴损及阳，则出现感染性休克的热厥表现。中医以清热解毒，通腑泄热为治法，穿孔早期不宜口服中药，予大承气汤加减保留灌肠。

术中应将腹腔积液尽量清除干净，并用生理盐水作腹腔冲洗（积液较局限者可不冲洗）。腹腔感染严重或穿孔修补不满意时应放置引流管。术后应视腹腔感染程度适当延长禁食及胃肠减压时间。选择手术的方式应根据病人的耐受性、穿孔的部位和大小、是否复杂性穿孔以及腹腔污染的程度等条件来决定。

三、按　语

胃、十二指肠溃疡急性穿孔是一种急危重症，依据其病史、临床表现及腹部立位平片，不难作出诊断。在短时间内作出正确的诊治计划，要求熟悉胃、十二指肠溃疡急性穿孔后的病理生理变化，保障患者生命安全，在进行基础治疗的同时完善术前检查。治疗方法的选择应当机立断，凡需手术者应争取6～12小时内施行紧急手术，手术方式应严格掌握，既要注重眼前控制腹腔感染，挽救病人生命，又要适当注意长远的溃疡病根治，权衡利弊，合理安排。胃、十二指肠溃疡穿孔后常出现弥漫性腹膜炎，导致肠麻痹，术后胃肠功能的恢复是治疗中的一个难点，经手术去除病因后，可结合中医药辨证施治。临床上以湿热证、热毒证多见，根据辨证以通里攻下、泻火解毒为治则，术后以清热通瘀排毒汤或大承气汤为主方水煎直肠滴入，术后5～7日流质饮食后可改为内服。针刺中脘、天枢、内关调和胃肠、疏通腑气。

四、思　考　题

上消化道癌性穿孔如何处理？

参　考　文　献

何清湖. 2016. 中西医结合外科学 [M]. 第3版. 北京：中国中医药出版社：375-376.

金中奎. 2010. 外科急腹症的诊断思路 [M]. 北京：人民军医出版社：58-63.

王吉甫. 2000. 胃肠外科学 [M]. 北京：人民卫生出版社：153-433.

吴孟超，吴在德. 2020. 黄家驷外科学 [M]. 第8版. 北京：人民卫生出版社：1196-1275.

张启瑜. 2017. 钱礼腹部外科学 [M]. 第2版. 北京：人民卫生出版社：115-236.

（艾　飞）

第二章　甲状腺及乳房疾病

案例 1　颈前肿物

一、病历摘要

患者，女，16 岁。因"发现颈前肿物 1 月余"，于 2019 年 11 月 26 日就医。

现病史　患者诉 1 月余前发现双侧颈前肿物，不痛，无寒战、发热、多食易饥、多汗、心悸、气短、焦躁、易怒，于当地医院诊断为"甲状腺肿"，嘱多食"海带"，未予药物治疗，病情无明显好转，颈前肿物进行性增大至鸽蛋大小，无消瘦乏力、失眠不安、声音嘶哑、饮水呛咳及吞咽困难等症，为进一步诊治来院就医，由门诊以"甲状腺肿"收住院。

既往史　既往体健，无手术史，外伤史及药物过敏史，否认"肝炎""结核"等传染病接触史。

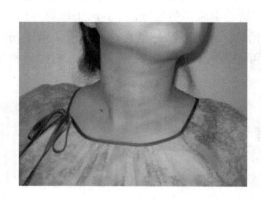

图 2-1-1　颈前肿物

入院查体　生命体征平稳。舌淡红、苔薄、脉沉弦。心、肺、腹无特殊。专科查体：颈软，未见颈静脉怒张，颈动脉无异常搏动及杂音。气管居中，双侧甲状腺弥漫性肿大（图 2-1-1），左侧约 7.0cm×3.0cm，右侧约 7.5cm×3.0cm 大小，质软，无压痛，表面光滑，无结节，边界清楚，随吞咽上下移动。胸廓对称，无畸形。胸壁无静脉曲张，未及皮下气肿。胸式呼吸，双侧呼吸动度一致，肋间隙无增宽。语颤无增强及减弱，无捻发感及胸膜摩擦感。双肺叩诊清音，肝相对浊音界位于右锁骨中线第五肋间。双侧呼吸音清晰，未闻及干湿性啰音。心前区无隆起，心尖搏动位于第五肋间左锁骨中线内侧 1.5cm。无震颤及心包摩擦感。心浊音界无扩大。心率 66 次/分，律齐，各瓣膜区未闻及病理性杂音，未闻及心包摩擦音。无脉搏短绌，无奇脉及大动脉枪击音，无水冲脉，毛细血管搏动征（-）。

辅助检查　甲状腺 B 超示：甲状腺右侧叶上下径 70mm，前后径 35mm，左右径 39mm，甲状腺左侧叶上下径 79mm，前后径 10mm，左右径 29mm，峡部前后径 2.8mm。形态规则，边界清楚，内部回声均匀，其内未见肿块样图像。双侧颈区未见低回声团块。提示：双侧甲状腺肿大。

入院诊断　中医诊断：气瘿（肝郁痰凝证）

西医诊断：单纯性甲状腺肿

诊疗经过　患者入院后完善各项检查，予左甲状腺素片100毫克，每日一次，口服，7天后复查甲状腺功能促甲状腺激素（thyroid stimulating hormone，TSH）恢复正常；中医治疗以疏肝解郁、化痰散结为法，予四海舒郁丸加减。予针刺合谷、夹脊、天突、曲池、风池以舒经活血、行气破结。治疗后B超显示甲状腺右侧叶上下径50mm，前后径25mm，左右径19mm，甲状腺左侧叶上下径49mm，前后径9mm，左右径18mm，峡部前后径2.6mm，出院后继续口服左甲状腺素片治疗。甲状腺功能检查：TSH 6.2mU/ml，游离三碘甲状腺原氨酸（free triiodothyronine，FT$_3$）4.40pmol/L，游离甲状腺素（free thyroxine，FT$_4$）15.96pmol/L。

出院诊断　中医诊断：气瘿（肝郁痰凝证）

西医诊断：单纯性甲状腺肿

二、案 例 解 析

（一）诊断与鉴别

1. 中医诊断与鉴别诊断

该患者以"发现颈前肿物1月余"为主症，属于祖国医学中"瘿病"范畴。患者平素忧思郁怒，忧患气结，情志不舒，肝失条达，肝郁气滞，横逆犯脾，脾失健运，痰浊内生，痰气互结，循经上行，结于喉结之处而成"气瘿"。肝失疏泄，三焦气化受阻，津液代谢障碍，滋生水湿气痰饮，故见舌淡红、苔薄、脉沉弦，四诊合参，本病当属祖国医学"气瘿"之"肝郁痰凝"之证。

气瘿需与肉瘿、瘿痈鉴别。肉瘿甲状腺肿多呈球状，边界清楚，质地柔韧。瘿痈有急性发病史，甲状腺增大变硬，有压痛，常伴发热、吞咽疼痛等全身症状。

2. 西医诊断与鉴别诊断

颈前肿物是临床常见症状，病因众多。该患者以"颈前肿物"为主要表现，要考虑以下疾病：

（1）桥本甲状腺炎（慢性淋巴细胞性甲状腺炎）　表现为甲状腺双侧或单侧弥漫性小结节状或巨块状肿块，质硬，结合血清中甲状腺微粒体抗体（thyroid microsome antibody，TMAb）、甲状腺球蛋白抗体（thyroglobulin antibody，TGAb）皆为阳性，可帮助诊断，疑难时细针穿刺细胞学检查可确诊。该患者B超提示双侧甲状腺肿大，结合甲状腺功能检查，可以诊断。

（2）Riedel甲状腺炎（慢性纤维性甲状腺炎）　表现为甲状腺无痛性肿块，质地坚硬，固定，细针穿刺细胞学检查意义不大，需手术活检确诊。

（3）甲状腺腺瘤　表现为甲状腺单发性肿块，质韧，与结节性甲状腺肿的单发结节难以鉴别，超声检查结节外周有包膜，分界明显，与单纯性甲状腺肿的B超结果相比较，鉴别较容易，细针穿刺细胞学检查有助于鉴别。

（4）甲状腺癌　表现为甲状腺单发性或多发性肿块，质硬，邻近淋巴结肿大，髓样癌伴有血清降钙素水平升高，病理学检查确诊。

该患者B超未发现明确的肿块，显示双侧甲状腺肿大，可明确诊断为单纯性甲状腺肿。

（二）治疗要点

1. 中医治疗

中医治疗以疏肝解郁、化痰软坚为治法，予四海舒郁丸加减。该病多为肝郁气滞，津聚痰凝，痰气结于喉结之处，日久搏结而成，病位在肝，其基本病机为气滞、痰凝壅结颈前而成，故予四海舒郁丸加减，青木香、陈皮、香附子、海藻、昆布、柴胡、党参、白术、茯苓、海螵蛸等加减，妊娠或哺乳者，加菟丝子、何首乌等，伴结节者可加夏枯草、当归、丹参等。也可以联合针刺合谷、夹脊、天突、曲池、风池以舒经活血、行气破结。

2. 西医治疗

口服甲状腺激素制剂，以抑制过多的内源性 TSH 分泌，补充内生甲状腺激素不足，缓解甲状腺增生。常用左甲状腺素片100毫克每日一次口服，7天后复查甲状腺功能TSH恢复正常，B超显示甲状腺右侧叶上下径50mm，前后径25mm，左右径19mm，甲状腺左侧叶上下径49mm，前后径9mm，左右径18mm，峡部前后径2.6mm，甲状腺体积有所减小，出院后继续口服左甲状腺素片治疗。

单纯性甲状腺肿是甲状腺功能正常的甲状腺肿，是以缺碘、致甲状腺肿物质或相关酶缺陷等原因所致的代偿性甲状腺肿大，不伴有明显的甲状腺功能亢进或减退，故又称非毒性甲状腺肿，其特点是散发于非地方性甲状腺肿流行区，且不伴有肿瘤和炎症，病程初期甲状腺多为弥漫性肿大，以后可发展为多结节性甲状腺肿大。

三、按　　语

气瘿是以颈前漫肿，边缘不清，皮色如常，按之柔软，可随喜怒而消长为主要表现的甲状腺肿大性疾病，俗称"大脖子"病。本病多流行于缺碘的高原山区，如云贵高原及陕西、山西、宁夏等地，但平原地带亦有散发，相当于西医的单纯性甲状腺肿。本病多与情志内伤、居住地区水质过偏有关。中医以疏肝解郁、化痰软坚为主，肝郁气滞证，治宜疏肝理气、解郁消肿，方用四海舒郁丸加减；肝郁肾虚证，治宜疏肝补肾、调摄冲任，方用四海舒郁丸合右归饮加减。但患者如果瘿肿过大出现压迫症状和结节性甲状腺肿者怀疑有恶性变等情况的，以手术治疗为宜，20岁以下的弥漫性单纯性甲状腺肿病人可给予小剂量左甲状腺素片，以抑制甲状腺的增生和肿大。结合该患者年龄较小，且颈部包块没有出现压迫症状，故不考虑手术治疗，给予小剂量左甲状腺素片治疗，效果较好，注意3～6月复查随访。处于青春期、妊娠期和哺乳期的女性以食疗为主，平时多进食含碘丰富的食物，保持心情舒畅，勿易怒动气，因此该病以内治法为主。

四、思 考 题

本患者若为多结节性甲状腺肿大，如何判断结节的性质？

参 考 文 献

陈红风. 2018. 中医外科学［M］. 北京：中国中医药出版社：122.

陈玲，郭盼盼，万会娜，等. 2019. 中医治疗甲状腺结节的研究进展［J］. 河北中医，41（12）：1914-1920.

陈孝平，汪建平，赵继宗，等. 2018. 外科学［M］. 第9版. 北京：人民卫生出版社：227.

刘胜，陈达灿. 2015. 中医外科学［M］. 北京：人民卫生出版社：1160-1161.

吴军. 2019. 中西医临床外科学［M］. 北京：中国医药科技出版社：276-277.

（杨 芳）

案例 2 颈部疼痛伴发热

一、病 历 摘 要

患者，男，43岁。因"颈部疼痛伴发热1月，加重20天"，于2018年4月12日入院。

现病史 1月前患者因"上呼吸道感染"后出现颈前部持续性钝痛，伴低热，自测体温波动在37~38℃之间。无多食易饥，无潮热、盗汗、心悸、气短、焦躁、易怒、消瘦、乏力、失眠不安、声音嘶哑、饮水呛咳及吞咽困难等症，20天前患者自觉颈部疼痛加重，呈游走性，伴有耳后及枕部放射痛，伴发热，自测体温39℃左右，于当地医院静脉应用抗生素4天（具体不详），症状无缓解来诊，门诊以"亚急性甲状腺炎"收住院。

既往史 既往体健，无手术史、外伤史及药物过敏史，否认"肝炎""结核"等传染病接触史。

入院查体 T 38.6℃，P 101次/分，R 20次/分，BP 105/60mmHg。舌红，苔薄黄，脉浮数。心、肺、腹无特殊。面红耳赤，颈软，未见颈静脉怒张，颈动脉无异常搏动及杂音。气管居中，甲状腺Ⅱ度肿大（图2-2-1），质偏硬，触之疼痛，随吞咽上下移动，心率101次/分，皮肤潮热。胸廓对称，无畸形，

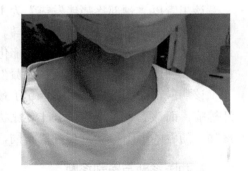

图2-2-1 甲状腺肿大

胸壁无静脉曲张，未及皮下气肿。胸式呼吸，双侧呼吸动度一致，肋间隙无增宽。语颤无增强及减弱，无捻发感及胸膜摩擦感。双肺叩诊清音，肝相对浊音界位于右锁骨中线第五

肋间。双侧呼吸音清晰，未闻及干湿性啰音。心前区无隆起，心尖搏动位于第五肋间左锁骨中线内侧 1.5cm。无震颤及心包摩擦感。心浊音界无扩大。心率 101 次/分，律齐，各瓣膜区未闻及病理性杂音，未闻及心包摩擦音。无脉搏短绌，无奇脉及大动脉枪击音，无水冲脉，毛细血管搏动征（－）。

入院诊断　中医诊断：瘿痈（风热痰凝证）

西医诊断：亚急性甲状腺炎？

诊疗经过　入院后完善检查，甲状腺功能：FT_3 16.68pmol/L，FT_4 0.73pmol/L，TSH 0.01mU/ml；甲状腺球蛋白（thyroglobulin, TG）、甲状腺过氧化物酶（thyroid peroxidase，TPO）、促甲状腺激素受体抗体（thyrotrophin receptor antibody，TRAb）均阴性。C反应蛋白（CRP）3.92mg/L。红细胞沉降率（ESR）76mm/h。血常规未见异常。甲状腺超声：甲状腺体积增大，形态饱满，内可见片状低回声区，探头加压疼痛明显。甲状腺摄碘率降低。入院后嘱高热量、高维生素饮食，多休息。西医予泼尼松 10mg 3 次/日，维持 2 周，根据症状、体征及 ESR 的变化缓慢减少剂量，总疗程 6~8 周以上。泼尼松减至 5mg/日后加用非甾体类抗炎药，泼尼松完全停药后继续应用非甾体类抗炎药，直至症状完全缓解后停药。患者出现心慌、气促、胸闷、心率较快时，予心得安 10mg 3 次/日控制心率。中医以疏风清热，化痰散结为治则，予牛蒡解肌汤加减，同时外敷金黄散，每日 2 次。治疗后症状消失，复查甲状腺彩超恢复正常后出院。

出院诊断　中医诊断：瘿痈（风热痰凝证）

西医诊断：亚急性甲状腺炎

二、案　例　解　析

诊断与鉴别

1. 中医诊断与鉴别诊断

该患者以"颈部疼痛伴发热"为主症，主要考虑多发病常见病为亚急性甲状腺炎，亚急性甲状腺炎属于中医"瘿痈"范畴。本病初起多因感受火热之邪，热毒循经上攻，结于颈前；或情志不遂，肝气郁滞，气郁化火，灼津为痰，痰热互结于颈，夹痰蕴结，以致气血凝滞，郁而化热，出现"风热痰凝"之证。

该病应与瘰疬鉴别。瘰疬多起于颈部两侧，呈串珠样改变，活动度好，多有潮热、盗汗等症，而该患者无潮热、盗汗等症状出现，其颈部触及甲状腺Ⅱ度肿大，质偏硬，触之疼痛，随吞咽上下移动，与肿块不同，可以鉴别。

2. 西医诊断与鉴别诊断

亚急性甲状腺炎又称非感染性甲状腺炎、移行性甲状腺炎、病毒性甲状腺炎、DeQuervain 甲状腺炎、肉芽肿性甲状腺炎或巨细胞性甲状腺炎等，可因季节或病毒流行出现人群发病，近年来发病逐渐增多，临床变化复杂，易误诊及漏诊，易复发。要注意与以下疾病鉴别。

（1）甲状腺腺瘤或囊肿 为甲状腺一侧或双侧单发性或多发性结节，表面平滑，质地较软，无压痛，随吞咽移动。囊肿张力大，也可表现质硬，但颈部不痛。甲状腺同位素扫描、B超可帮助诊断，必要时可穿刺行细胞学检查。

（2）慢性甲状腺炎 以慢性淋巴细胞性甲状腺炎和慢性侵袭性甲状腺炎为主。慢性淋巴细胞性甲状腺炎，起病缓慢，甲状腺弥漫性肿大，质地坚韧有弹性，表面光滑，与周围正常组织无粘连，可随吞咽活动，局部不红不痛，无发热，可并发轻度甲状腺功能减退，晚期压迫症状明显。血沉加快，血清蛋白电泳分析γ球蛋白增高，甲状腺扫描常示摄 ^{131}I 减少且分布不匀。慢性侵袭性纤维性甲状腺炎，甲状腺逐渐肿大，质地坚硬，侵袭甲状腺周围组织，甲状腺被固定，不随吞咽活动，可压迫气管、食管，引起轻度呼吸困难或吞咽困难，晚期多合并有甲状腺功能减退。亚急性甲状腺炎早期可继发于上呼吸道感染，常见颈部包块和甲状腺疼痛，抗生素治疗无效。慢性甲状腺炎以颈部无疼痛性弥漫性甲状腺肿大为主要表现，发展缓慢。

（3）结节性甲状腺肿 一般有缺碘基础，中年妇女多见，病史较长，病变常累及双侧甲状腺，呈多发结节，结节大小不一，平滑，质软，部分结节发生囊性变。甲状腺同位素扫描、B超等有助诊断。

三、按　语

因亚急性甲状腺炎早期可破坏甲状腺组织，大量甲状腺激素释放入血，导致甲状腺毒症，从而引起机体高代谢，可适当高热量饮食，补充维生素C，以β受体阻滞剂控制心率，不建议使用抗甲状腺药物。轻型亚急性甲状腺炎首选非甾体类抗炎药。糖皮质激素仅适用于疼痛剧烈、体温持续显著升高、非甾体类抗炎药治疗无效者，一旦应用应足量、足疗程治疗，加用甲状腺激素。在糖皮质激素减量至小剂量后同时加用非甾体类抗炎药，至颈部疼痛消失，体温恢复正常，甲状腺功能恢复正常。ESR、CRP恢复正常后停药。本病系自限性疾病，手术治疗极易导致甲状腺功能低下，不建议手术治疗。

四、思　考　题

简述亚急性甲状腺炎与慢性淋巴细胞性甲状腺炎的区别？

参 考 文 献

陈孝平，汪建平，赵继宗，等. 2018. 外科学［M］. 第9版. 北京：人民卫生出版社：230-231.
刘胜，陈达灿. 2015. 中医外科学［M］. 北京：人民卫生出版社：279-280.
刘迎春. 2021. 亚急性甲状腺炎中医药研究进展［J］. 中医药临床杂志，33（2）：395-398.

（杨　芳）

案例 3 甲状腺结节

一、病 历 摘 要

患者，男，35 岁。因"体检发现双侧甲状腺结节 14 天"，于 2020 年 10 月 25 日入院。

现病史 14 天前体检甲状腺彩超检查发现双侧甲状腺结节（左叶甲状腺下极混合回声区，TI-RADS 分类：4b 类；右侧甲状腺中极浅面低回声结节，TI-RADS 分类：4a 类），超声引导下细针穿刺活检是可疑甲状腺左叶腺癌，发病以来无颈部压痛，无畏寒、发热、心慌、呼吸困难、声音嘶哑、吞咽困难、腹泻、心悸等，为进一步中西医系统治疗来诊，以"左侧甲状腺癌？"收入住院，病来患者大小便正常，饮食偏差。既往史无特殊。

入院查体 T 36.5℃。舌质淡暗，苔白腻，脉弦。心、肺、腹（－）。专科查体：左侧甲状腺下极扪及一大小约 1.5cm×1.0cm 结节，无压痛、质地偏硬，活动度可，随吞咽上下活动，局部皮色正常，无破溃流脓，听诊未闻及血管杂音，右侧甲状腺未扪及包块，双侧颈部淋巴结未扪及肿大。

入院诊断 中医诊断：石瘿（气郁痰凝证）

西医诊断：（1）左侧甲状腺癌？

（2）右侧结节性甲状腺肿？

诊疗经过 入院后完善各项检查，血常规、生化、凝血功能、甲状腺功能、甲状旁腺功能、电解质、喉镜、心电图、胸部 CT 检查无特殊。颈部 CT 平扫：甲状腺双侧叶体积丰满；颈部淋巴结增多。甲状腺彩超示：左叶甲状腺下极混合回声区，TI-RADS 分类：4b 类；右侧甲状腺中极浅面低回声结节，TI-RADS 分类：4a 类。于 2020 年 10 月 28 日在全麻下行左侧甲状腺包块切除术送冰冻检查，结果为左侧甲状腺癌，故行左侧甲状腺癌根

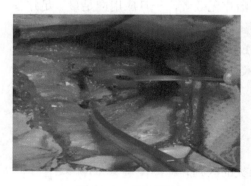

治术＋左颈中央区淋巴结清扫术＋左喉返神经探查术＋右侧甲状腺结节切除术＋任意皮瓣成形术，手术顺利（图 2-3-1），术后病理回示：左侧甲状腺乳头状癌，直径约 0.5cm，甲状腺峡部未见癌累及，左侧中央区淋巴结、左侧Ⅲ区、Ⅳ区淋巴结均未见淋巴结转移癌（0/10），右侧结节性甲状腺肿，术后明确诊断。术后予激素抑制应激反应、补钙、补充甲状腺激素、雾化、换药，中医以疏肝理气、化痰散结为法，用海藻玉壶汤加减。患者于 2020 年 11 月 5 日出院。

图 2-3-1 术中图片

出院诊断 中医诊断：石瘿（气郁痰凝证）

西医诊断：（1）左侧甲状腺乳头状癌（$pT_1N_0M_0$ I 期）

（2）右侧结节性甲状腺肿

二、案 例 解 析

甲状腺癌是最常见的甲状腺恶性肿瘤，约占全身恶性肿瘤的 1%，包括乳头状癌、滤泡状癌、未分化癌和髓样癌四种病理类型。以恶性度较低、预后较好的乳头状癌最常见，以甲状腺肿块、压迫症状为常见表现。随着社会的发展，人们健康意识增强，重视健康体检，体检发现甲状腺包块的案例增多，甲状腺癌诊断率也增加。

（一）诊断与鉴别

1. 西医方面

该患者以"甲状腺结节"就诊，超声引导下细针穿刺活检可疑甲状腺左叶腺癌，有手术指征，无明显手术禁忌证，术后病理回示：左侧甲状腺乳头状癌，直径约 0.5cm，甲状腺峡部未见癌累及，左侧中央区淋巴结、左侧Ⅲ区、Ⅳ区淋巴结均未见淋巴结转移癌（0/10），右侧结节性甲状腺肿，术后明确诊断。甲状腺结节是临床常见症状，病因众多，临床中需要考虑与以下疾病相鉴别：

（1）甲状腺腺瘤或囊肿 甲状腺一侧或双侧单发性或多发性结节，表面平滑，质地较软，无压痛，吞咽时移动度大，囊肿张力大，也可表现质硬。甲状腺癌颈部包块一般质地较硬，无弹性，甲状腺同位素扫描、B 超等有助诊断。

（2）结节性甲状腺肿 结节性甲状腺肿多是由单纯性甲状腺肿发展而来，非炎症也非肿瘤，缺碘或内分泌调节紊乱是其主要病因。中年妇女多见，病史较长，病变常累及双侧甲状腺，呈多发结节，结节大小不一，平滑，质软。B 超判断结节的性质较粗略，不精准；穿刺活检较为准确，损伤较小，但有一定的漏诊率。该患者术前穿刺怀疑甲状腺癌，术后明确诊断为左侧甲状腺乳头状癌，而右侧结节性甲状腺肿，同一器官存在两个不同的病变。

2. 中医方面

该患者以"甲状腺结节"为主症，属于"石瘿"病范畴，患者平素忧思郁怒，致肝郁气滞，疏泄失司，肝旺侮土，脾失健运，痰浊内生，气滞痰凝，积于喉下，发为瘿病，证属气郁痰凝。该病应与瘰疬鉴别，瘰疬多起于颈部两侧，呈串珠样改变，活动度好，多有潮热、盗汗等症状。

（二）治疗要点

1. 西医治疗

不同类型的甲状腺癌其恶性程度和转移途径不同，故其治疗选择不尽相同，除未分化癌以外，各型甲状腺癌的基本治疗方法是手术，宜尽早手术，并辅助应用核素、甲状腺素、放射外照射等治疗。甲状腺癌切除范围目前有分歧，范围最小为腺叶加峡部切除，最多至甲状腺全切，可根据肿瘤临床特点来选择手术切除范围。

2. 中医治疗

以理气开郁、化痰消坚为治法，用海藻玉壶汤合逍遥散加减口服。肿块疼痛灼热甚者，加蒲公英、紫花地丁；肿块大者，加三棱、莪术、白花蛇舌草等。

三、按　　语

甲状腺癌的治疗原则为以手术为主的综合治疗，但其治疗方法主要取决于患者的年龄、肿瘤的病理类型、病变的程度以及全身状况等。分化型甲状腺癌甲状腺的切除范围目前虽有分歧，但最小范围为腺叶切除已达共识，近来国内不少学者也接受甲状腺全切或近全切的观点，诊断明确的甲状腺癌，有颈部放射史、远处转移、甲状腺外侵犯、肿块直径大于 4cm、不良病理类型、双侧颈部多发淋巴结转移的甲状腺癌可行甲状腺全切及近全切；对于无颈部放射史、无远处转移、无甲状腺外侵犯、无其他不良病理类型、肿块直径小于 1cm 的甲状腺癌可行腺叶切除。甲状腺全切的手术风险较大，需要保护甲状旁腺及喉返神经。约 80% 的上甲状旁腺位于以甲状腺下动脉与喉返神经交叉点头侧处为中心、半径 1cm 的区域内，下甲状旁腺 95% 位于以甲状腺侧叶下极为中心、半径 2cm 的范围内，甲状旁腺细小且异位不少见，手术中寻找甲状旁腺也有难度，因此手术时不仅要掌握其正常解剖结构，也必须了解其变异情况，还有两对调控发声的重要神经是喉返神经和喉上神经外支，两者均为迷走神经的分支，一侧损伤可致失音，双侧损伤可致窒息，因此颈部手术时保护这两条神经异常重要，且术中寻找到喉返神经需要一定的手术经验，术中还要注意喉不返神经，解剖的变异更容易造成神经的损伤。该患者也是经历辨认甲状旁腺、喉返神经及喉上神经并给予保护，患者手术切除甲状腺应终身服用甲状腺素片，以预防甲状腺功能减退及抑制 TSH。国内一般选用干甲状腺片或左甲状腺素，要定期测定血浆 FT_4 和 TSH 水平来调整用药剂量，使体内促甲状腺激素维持在一个低水平，根据是否是高危因素来决定维持激素的水平。对乳头状腺癌、滤泡状腺癌，术后应用放射性核素治疗，适合于 45 岁以上患者，多发性癌灶、局部侵袭性肿瘤及存在远处转移者。除未分化型甲状腺癌外，其余类型甲状腺癌对放疗敏感性较差，故外放射治疗是未分化癌的主要治疗方法。本病例术后明确诊断为左侧甲状腺乳头状癌，且肿块较小，故以手术为首选，手术范围为患侧甲状腺加峡部加左侧中央区淋巴结清扫，术后辅以内分泌治疗，给予左旋甲状腺素片，要定期测定血浆 FT_3、FT_4 和 TSH 水平来调整用药剂量。

四、思　考　题

甲状腺癌除手术治疗以外，其综合治疗方案还包含哪些？

参考文献

陈孝平，汪建平，赵继宗，等.2018.外科学［M］.第9版.北京：人民卫生出版社：233.
段志园，刘庆阳，高天舒.2019.中医古籍中治疗石瘿的主要用药规律及聚类分析［J］.江西中医药，50（3）：8-10.
何清湖.2016.中西医结合外科学［M］.第3版.北京：中国中医药出版社：344-345.

（杨　芳）

案例 4　产后乳房结块疼痛伴发热

一、病 历 摘 要

患者，女，25岁。因"产后3周，右侧乳房结块疼痛1周伴发热3天"，于2020年3月6日入院。

现病史　患者3周前在我院妇产科顺利剖腹产下一子，初产，产后母乳喂养，1周前哺乳时右乳乳头破裂，之后右乳外下方出现结块，如鸽子蛋大小，伴疼痛，可忍受，局部皮色无红肿，乳汁分泌少欠流畅，自行热敷肿块不消。3天前出现右侧乳房肿痛明显，局部出现红肿，伴寒战，轻微发热，自测体温在37.2～38.5℃之间波动，曾就诊某诊所（具体方案及药物不详），治疗后病情无改善，右乳疼痛较前明显加重，红肿范围加大，为进一步中西医治疗来诊，以"急性乳腺炎"收入住院，患病以来患者饮食稍差，大小便正常。

入院查体　T 38.5℃，P 101次/分，R 20次/分，BP100/70mmHg。舌红，苔黄腻，脉数。心、肺、腹（一）。专科查体：右侧乳头乳晕外下方局部红肿，见一压痛性包块，大小约6cm×5cm，突出于皮肤（图2-4-1），周围皮肤红肿、压痛明显，中央有液波感，未见皮肤破溃流脓，局部皮温明显增高。右侧腋窝淋巴结、锁骨上下淋巴结未扪及肿大。

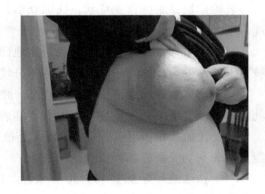

图2-4-1　右侧乳房结块

辅助检查　（2020.3.6）双侧乳腺彩超示：右侧乳腺内下方可见大小约3cm×3cm无回声区，可见分隔，按压探头可见液体流动。

入院诊断　中医诊断：乳痈（热毒炽盛证）
　　　　　　　西医诊断：右侧急性乳腺炎并脓肿形成

诊疗经过　患者入院后完善各项检查，血常规示：WBC 14.34×10⁹/L，NEUT% 74.6%。CRP 140mg/L，肝肾功能、电解质无特殊。胸部CT平扫：右侧乳腺病变，考虑炎症可能。右侧乳腺彩超：右侧乳腺内下方可见大小约3cm×3cm无回声区，可见分隔，按压探头可见液体流动。排除手术禁忌证后，于2020年3月6日行右侧乳腺脓肿切开引流术，手术顺利，流出脓血性液体约 50ml，脓液做细菌培养加药敏试验，脓液培养为金黄色葡萄球菌，予创面组织病理检查示：其内见大量中性粒细胞浸润，符合急性乳腺炎病理改变。术后治疗予抗炎、伤口换药，复方黄柏液冲洗脓腔以清热解毒，内服中药清热解毒，托脓透毒，配合穴位贴敷健脾清胃，灸法温阳益气，穴位按摩疏经通络。期间右乳反复多次出现不同部位的脓肿，均采取中西医结合治疗，一个月后治愈出院。

出院诊断　中医诊断：乳痈（热毒炽盛证）
　　　　　　西医诊断：右侧急性乳腺炎并脓肿形成

二、案例解析

急性乳腺炎是乳腺的急性化脓性感染，是乳腺管内和周围结缔组织炎症，多发生于产后哺乳期的妇女，尤其是初产妇更为多见。有文献报道急性乳腺炎初产妇患病占 50%，初产妇与经产妇之比为 2.4∶1。哺乳期的任何时间均可发生，但以产后 3～4 周最为常见，故又称产褥期乳腺炎，但临床上有许多疾病与之相似，故必须掌握其诊断及鉴别诊断的要点，因此以此病例为例加以掌握。

（一）诊断与鉴别

1. 西医方面

乳腺结块是临床常见症状，病因众多。该患者以"产后乳房结块疼痛红肿"为主要表现，要考虑以下疾病：

（1）乳腺纤维瘤　一般乳房包块质地韧、边界清晰、活动度好，不伴发皮肤改变，无腋窝淋巴结肿大，好发年龄较年轻，不分哺乳期与非哺乳期。

（2）乳腺囊性增生病　发病率较高，肿瘤边界不清，该病的一个特点是月经前期可有乳腺疼痛，乳房疼痛呈周期性，没有炎症表现。

（3）乳腺结核　可有低热、盗汗，结核菌素试验阳性。不典型结核者 B 超引导下穿刺能发现典型的干酪样坏死或找到结核菌。

（4）乳腺癌　好发于 40～50 岁女性，往往无疼痛，单发包块，质地硬，表面不光滑，与周围组织粘连，边界不清，不易推动，腋下淋巴结肿大，除非合并局部感染或炎性乳癌，一般很少有炎性表现。病理学检查可明确诊断。

2. 中医方面

该患者以"产后 3 周，右侧乳房结块疼痛 1 周伴发热 3 天"为主症，属于祖国医学中"乳痈"范畴。患者产后哺乳，乳头破裂，感受风毒之邪，蕴积肝胃之络，致使乳络闭塞，乳汁瘀积，气血凝滞，故出现右乳结块，排乳不畅，肿胀疼痛，邪滞不散，郁久化热，则乳房肿痛不消，局部焮红灼热，热盛肉腐成脓，故结块中有波动感，火热炽盛，则高热不退，舌红，苔黄腻，脉数，为火热之征，该病例属成脓期热毒炽盛证。

本病需与乳岩、乳核鉴别。

（1）乳岩　好发于 40～50 岁女性，往往无疼痛，单发包块，质地硬，表面不光滑，与周围组织粘连，边界不清，不易推动，腋下淋巴结肿大。

（2）乳核　好发于 20～30 岁妇女。肿块多发生于一侧乳房，形似丸卵，表面坚实光滑，边界清楚，活动度好，可推移。病程进展缓慢，而且乳核的患者不会有乳房结块疼痛，无发热，局部皮肤不红肿。

（二）治疗要点

1. 西医治疗

（1）抗菌治疗　应用足量抗菌药物，因本病多以金黄色葡萄球菌感染为主，少数可为链球菌感染，因此临床多选青霉素、头孢菌素类抗生素等。

（2）手术治疗　脓肿形成后宜及时切开脓肿，切开引流时应注意手术切口方向以防出现乳漏，脓肿不明显者，在压痛点明显处穿刺，及早发现深部脓肿，切开后手指探入脓腔分开多房脓肿的隔膜，以利引流。

（3）终止乳汁分泌

2. 中医治疗

（1）内治法　内服中药以清热解毒、托脓透毒为法，以瓜蒌牛蒡汤合透脓散加减。根据中医诊疗方案推荐急性乳腺炎采用分期治疗，早期治疗以"通"为主，代表方剂为瓜蒌牛蒡汤加减（全瓜蒌、牛蒡子、柴胡、赤芍、蒲公英、橘叶、青皮、丝瓜络、鹿角霜等）。中期治疗以"透"为主，代表方为五味消毒饮合透脓散加减（金银花、野菊花、紫花地丁、蒲公英、当归、生黄芪、皂角刺、连翘、白芷、天花粉、陈皮）。后期治疗以"生"为主，代表方为托里消毒散加减（党参、川芎、当归、白芍、白术、金银花、茯苓、白芷、皂角刺、甘草、桔梗、黄芪）。

（2）外治法　未形成脓肿前可以外敷金黄膏，成脓时需切开排脓，注意脓肿在乳房部宜做放射状切口或循皮纹切口，乳晕旁的脓肿做乳晕旁弧形切口，乳房后间隙脓肿宜乳房下方皱褶部做弧形切口，本病例患者为乳房部脓肿，故做乳房放射状切口。术后用复方黄柏液冲洗脓腔以清热解毒，配合穴位贴敷治疗健脾清胃，灸法温阳益气，穴位按摩治疗疏经通络等综合治疗，效果较好。

三、按　语

急性乳腺炎多发于产后哺乳的产妇，尤其是初产妇更为多见。根据发病时期的不同，又有几种名称：发生于哺乳期者，称外吹乳痈，占全部乳腺炎病例的 90% 以上；发生于怀孕期者，名内吹乳痈；在非哺乳期和非怀孕期发生者，名不乳儿乳痈。乳痈临床特点是乳房部结块、肿胀疼痛，伴有全身发热，溃后脓出稠厚。多发于产后尚未满月的哺乳期妇女，尤以乳头破碎或乳汁瘀滞者多见。该病例中患者为初产妇，产后3周出现右乳结块疼痛，局部皮肤红肿，伴寒战，轻微发热，体温升高，血常规白细胞计数升高，诊断明确。本病的处理原则是在脓肿形成前以抗感染促进乳汁排出为主，脓肿形成后以切开引流为主。患者的体征及乳腺B超提示脓肿形成，行乳腺脓肿切开引流术，手术中证实为急性乳腺炎及脓肿形成，创面组织病理检查示：其内见大量中性粒细胞浸润，符合急性乳腺炎病理改变，术后的预后较好。切口引流时要注意切口方向以防出现乳漏，脓液要做细菌培养＋药敏试验，和取组织病理检查。切开引流后流出脓液尚不能忽略组织病理检查，避免漏诊形成脓液的炎性乳癌，炎性乳癌的预后极差。也有在非哺乳期和非怀孕期发生的乳腺炎，临床治疗后复发率较高，要警惕。

四、思 考 题

急性乳腺炎的辨证施治中，内治法和外治法包括哪些？

参 考 文 献

陈孝平，汪建平，赵继宗，等. 2018. 外科学［M］. 第9版. 北京：人民卫生出版社：240-241.

何清湖. 2016. 中西医结合外科学［M］. 第3版. 北京：中国中医药出版社：355-357.

刘胜，陈达灿. 2015. 中医外科学［M］. 北京：人民卫生出版社：124-125.

（杨 芳）

案例5 乳 房 疼 痛

一、病 历 摘 要

患者，女，34岁。因"左侧乳房疼痛6月余"，于2021年5月24日入院。

现病史 6月余前患者无明显诱因感左乳胀痛不适，可忍受，每于月经来潮前3天开始疼痛，痛处不固定，月经来潮后自行缓解，疼痛时左乳外上方似可扪及一约鹌鹑蛋大小肿块，质地较硬，于疼痛缓解后肿块消失，局部皮肤无红肿、破溃、渗血、渗液等，乳头无溢液、溢血，无畏寒、发热、头晕、头痛、咳嗽、咳痰等全身症状，食欲、睡眠、大小便均正常，体重无明显变化，平素忧思郁怒，易生气。为进一步中西医系统治疗来诊，以"乳腺囊性增生症"收入住院。

入院查体 舌淡红，苔薄黄，脉弦滑。心、肺、腹（一）。专科查体：双侧乳房肤色大小相当，无"酒窝征"及"橘皮样"改变。双侧乳房内可扪及斑片状增厚腺体，左乳较明显，未扪及明确包块。局部皮肤无红肿，皮温不高。双乳头大小对称，无凹陷、歪斜、塌陷，挤压无溢液、溢血。双侧腋窝无压痛，未扪及淋巴结肿大。

入院诊断　中医诊断：乳癖（肝郁痰凝证）

西医诊断：双侧乳腺囊性增生病

诊疗经过　入院后完善各项检查，辅助检查（2021.5.24）双侧乳腺彩超示：双侧乳腺增生；双侧乳腺实性结节，右乳多发，BI-RADS3 类；左乳囊性结节，局限性导管扩张不除外（BI-RADS2 类）；建议定期复查。西医予他莫昔芬 10mg，每日两次口服治疗。中医以疏肝解郁、化痰散结为治法，用逍遥蒌贝散加减，并予乳腺治疗仪按摩双侧乳房，每天 1～2 次，每次半小时，按摩完毕给予中药外敷乳腺包块处，联合中医特色的针灸疗法，取穴乳根、膻中、期门、足三里、丰隆等，以及药棒穴位按摩治疗、穴位贴敷治疗，灸法调理脏腑、补益肝肾。一周后乳房疼痛较前明显好转出院。

出院诊断　中医诊断：乳癖（肝郁痰凝证）

西医诊断：双侧乳腺囊性增生病

二、案 例 解 析

乳腺囊性增生病是以乳腺小叶小导管及末端导管高度扩张形成的囊肿为特征，伴有乳腺结构不良病变的疾病又称慢性囊性乳腺病、囊肿性脱皮性乳腺增生病、纤维囊性乳腺病等。与单纯性乳腺增生相比较，该病乳腺增生与不典型增生共存，存在恶变的风险，是区别所在，是癌前病变，因此正确认识本病是很有必要的。

（一）诊断与鉴别

1. 西医诊断与鉴别

该患者以"乳腺疼痛"为主要表现，自觉左乳胀痛不适，明确与月经周期有关，查体中双侧乳房内可扪及斑片状增厚腺体，左乳较明显，未扪及明确包块，局部皮肤无红肿，皮温不高。双乳头大小对称，无凹陷、歪斜、塌陷，挤压无溢液、溢血。双侧腋窝无压痛，未扪及淋巴结肿大。结合双侧乳腺彩超，可以诊断为双侧乳腺囊性增生病，但要考虑以下疾病鉴别：

（1）乳腺纤维瘤　包块多半比较明显孤立，质地韧、边界清晰、活动度好，不会伴发皮肤改变，无腋窝淋巴结肿大，大多数患者无乳痛，少数可有刺痛或胀痛，跟乳腺增生症的包块有明显不同。

（2）乳腺结核　会有低热、盗汗，结核菌素试验阳性。不典型结核者需行 B 超引导下穿刺病理检查，见典型的干酪样坏死或找到结核菌明确诊断。

（3）乳腺癌　肿块多为单发，质地坚硬，活动度差，一般无乳房胀痛，包块的特点与乳腺囊性增生病的包块明显不同。病理检查是该病诊断的"金标准"。

2. 中医诊断与鉴别

该患者以"左侧乳房疼痛 6 月余"为主症，患者平素忧思郁怒，急躁易怒，导致肝气郁结，气机阻滞于乳房，经脉阻塞不通，不通则痛，而引起乳房疼痛，肝气郁久化热，热灼津液为痰，气滞痰凝血瘀即可形成乳房肿块，结合舌淡红、苔薄黄、脉弦滑，当属祖国医学乳癖之肝郁痰凝证。

乳癖与乳核、乳痨鉴别。乳核好发于 20～30 岁妇女，肿块较明显，多发生于一侧乳房，形似丸卵，表面坚实光滑，边界清楚，活动度好，可推移，病程进展缓慢。乳痨好发于 20～40 岁女性，肿块可 1 个或数个，质地坚实，边界不清，和皮肤粘连，肿块成脓时变软，主要肿块成脓可以溃破形成瘘管，经久不愈。但乳腺囊性增生病不会形成瘘管，经久不愈，且伴有乳房疼痛。

（二）治疗要点

1. 西医治疗

予他莫昔芬 10mg，每日两次口服治疗。三苯氧胺具有雌激素样活性，作为雌二醇的竞争剂竞争靶细胞的雌激素受体，从而使雌激素对靶细胞失去作用，而不影响血浆中雌激素的水平，因此可以缓解患者主要症状，疗效可达 80% 以上，但在应用的时候要注意子宫内膜增厚及血栓事件的发生。该患者可能合并双侧乳腺纤维瘤，建议患者手术切除乳腺包块，可选择乳腺微创旋切术或手术切除，遭拒。

2. 中医治疗

以疏肝解郁、化痰散结为治法，用逍遥蒌贝散加减口服。胸闷胁胀，急躁易怒者，加延胡索、川楝子；失眠多梦、心烦口苦者，加合欢皮、黄连。可用中药外敷乳腺包块处。

三、按 语

本病是妇女的常见病之一。多发生于 30～50 岁妇女，特点是乳房胀痛、乳房肿块及乳头溢液，根据患者的临床表现乳腺疼痛，查体乳房有肿块，斑片状增厚腺体，并且其疼痛和肿块跟月经周期有明显的关系，可以初步诊断为乳腺囊性增生病，但要注意不要与乳腺癌混淆，必要时结合相应的辅助检查。目前西医对乳腺囊性增生病的治疗缺乏有效药物，大部分患者跟自己的情志有关，部分患者进行相关检查排除乳腺癌的可能之后，医师解释为乳房的正常生理变化后乳房疼痛可以缓解甚至消失，无须治疗。但部分患者仍疼痛较重则需要进行处理。本患者有合并双侧乳腺纤维瘤可能，建议手术切除乳腺包块送病检，遭拒，应注意定期复查。该病中医效果较好，无明显毒副作用，大多以疏肝解郁、化痰散结、行气活血、调理冲任为法，中药内服加外敷治疗。本病患平素忧思郁怒，急躁易怒，导致肝气郁结，气机阻滞于乳房，经脉阻塞不通，不通则痛，以疏肝解郁、化痰散结为治法，用逍遥蒌贝散加减口服。以中药外敷乳腺包块处，联合针灸及推拿，缓解乳腺增生，改善乳房血液流通，调节内分泌，配合中药制剂效果更好。本病主要治疗目的是解决乳腺疼痛和使肿块变小或消失，若长期服药后肿块不消减反增大变硬，要积极检查，怀疑恶变者要及时手术切除病检，以免贻误病情。高危人群需保持心情舒畅，稳定情绪，改善饮食，做好自我检查和定期复查。

四、思 考 题

1. 乳腺囊性增生病是癌前病变吗？
2. 乳腺囊性增生病在观察过程中怎样判断局部病灶怀疑恶性病变？

参 考 文 献

何清湖. 2016. 中西医结合外科学［M］. 第3版. 北京：中国中医药出版社：360-361.
刘胜，陈达灿. 2015. 中医外科学［M］. 北京：人民卫生出版社：139-140.

（杨 芳）

案例6 乳房包块

一、病 历 摘 要

患者，女，59岁。因"发现右侧乳房包块1月余"，于2021年1月3日入院。

现病史 1月余前患者因胸部不适于我院门诊行胸部CT检查示右侧乳腺结节，进一步行乳腺彩超示：右侧乳腺实性结节，BI-RADS分类4b类（恶性风险10%～50%），建议穿刺活检；右侧腋窝淋巴结肿大，结构异常，建议必要时穿刺活检。在超声引导下穿刺活检示：右侧乳腺浸润性导管癌伴少许导管内癌，Ⅱ级（3+2+1=6分），其内见神经侵犯，肿瘤组织免疫组化结果：ER（+30%），PR（+约20%），CD34（－），P63（－），CK5/6（+），GATA-3（+），HER-2（0），E-cd（+），Ki-67（+20%）。双侧乳房皮肤完整无红肿，无破溃、渗血、渗液等。乳头无溢液、溢血，无畏寒、发热、头晕、头痛、咳嗽、咳痰等症状，食欲、睡眠、大小便均正常，体重无明显变化，平素忧思郁怒，易生气，未规律诊治。为进一步中西医系统治疗来诊，以"右侧乳腺癌"收入住院。

既往史 患者有高血压病史、右侧面神经炎病史、颈椎病病史。

入院查体 T 36.5℃。舌淡红，苔薄白，脉弦。心、肺、腹（－）。专科查体：右侧乳房约10点方向距乳晕3cm处可扪及一大小约1.5cm×1.5cm大小包块，质硬，活动度可，无压痛，与周围组织无粘连，边界尚清，皮温正常，乳头无塌陷，挤压无溢液，余乳房无明显不适，对侧乳房检查正常。右侧腋窝内侧可扪及一约1.5cm×1.5cm大小包块，轻度压痛，质韧，活动度可，与周围组织无粘连，右侧锁骨上窝未扪及肿大淋巴结，左侧腋窝、锁骨上窝未扪及肿大淋巴结。

入院诊断　中医诊断：乳岩（肝郁痰凝证）

西医诊断：（1）右侧乳腺浸润性导管癌

（2）右腋下转移性肿瘤？

诊疗经过　入院后完善检查，血常规、生化、凝血等无特殊。胸部 CT 平扫＋增强扫描：右侧乳腺外上象限占位性病变，考虑乳腺癌可能性大，右侧腋窝淋巴结增大，张力增加，转移不能除外。乳腺彩超示：右侧乳腺实性结节，BI-RADS 分类：4b 类；右侧腋窝淋巴结肿大，结构异常。于 2021 年 1 月 6 日在全麻下行右侧乳腺癌改良根治术＋任意皮瓣成形术（见图 2-6-1），术后病理回示：（右侧）乳腺浸润性导管癌并导管内癌（3＋3＋2=8 分，Ⅲ级），切缘未见肿瘤；右侧腋窝淋巴结组织（0/11）未见转移灶。癌细胞免疫组化：ER（＋10%）、PR（＋10%）、HER-2（0）、Ki-67（约 50%）。术后治疗中医以疏肝解郁、化痰散结为治则，予逍遥散加减。西医适当补液、补充电解质、伤口换药等支持治疗。患者于 2021 年 1 月 21 日开始术后辅助化疗，化疗方案予"多西他赛"联合"表柔比星"抗肿瘤治疗。于 2021 年 1 月 25 日出院。

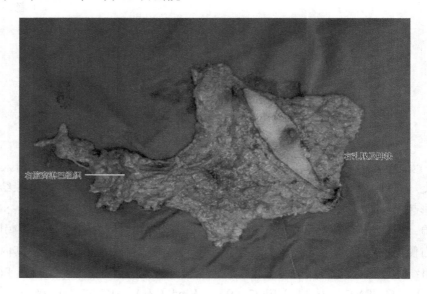

右乳腺及肿块

右腋窝淋巴组织

图 2-6-1　乳腺癌改良根治术标本

出院诊断　中医诊断：乳岩（肝郁痰凝证）

西医诊断：右侧乳腺浸润性导管癌（$pT_1N_0M_0$ I 期）

二、案 例 解 析

（一）诊断与鉴别

1. 西医诊断与鉴别

乳腺结节是临床常见症状，病因多样，要考虑以下疾病：

（1）乳腺纤维瘤　质地韧、边界清晰、活动度好，不会伴发皮肤改变，无腋窝淋巴结肿大。胸部 CT、乳腺彩超、穿刺活检有利于鉴别。

（2）乳腺囊性增生病　发病率较高，包块边界不清，质韧，乳房疼痛具有周期性，常月经前期乳腺疼痛，经后疼痛减轻或消失，为良性病变，但要警惕恶变。

（3）乳腺结核　常低热、盗汗，结核菌素试验阳性。不典型结核者 B 超引导下穿刺检查可见典型的干酪样坏死或找到结核菌。

（4）乳腺间质肿瘤　B 超引导下进行穿刺活检，可明确病理类型。

2. 中医诊断与鉴别

该患者以"右侧乳腺包块"为主症，明确诊断为右侧乳腺浸润性导管癌，属于祖国医学中"乳岩"范畴。患者平素忧思郁怒，七情内伤，致肝脾气逆。肝郁则气血瘀滞，脾伤则运化无权而痰浊内生，以致无形之气郁与有形之痰浊相互交凝，经络阻塞，日积月累，结滞乳络而形成乳腺癌，舌淡红、苔薄白、脉弦均为气滞痰凝之征，本病属乳岩之肝郁痰凝证。

乳岩需与乳癖、乳核、乳痨等鉴别。乳核、乳痨在上一案例已阐述，此处不再赘述。乳癖好发于 30～40 岁女性。月经期乳房疼痛、胀大，乳房疼痛呈周期性，乳房可有大小不等的结节状或片块状肿块，边界不清，质地柔韧，常为双侧性，肿块和皮肤无粘连，病理检查无癌细胞。

（二）治疗要点

1. 西医治疗

（1）手术治疗　对于临床分期Ⅱ期以下而无手术禁忌证的病人宜首选手术治疗，术后根据病理结果选择合适的综合治疗手段。对于Ⅲ期乳腺癌，应化疗后再手术，可选择乳腺癌改良根治术、乳腺单纯切除术、乳腺癌保留乳房手术（保乳术）、乳腺癌扩大根治术等方式。该患者属于Ⅰ期，患者不要求保乳，故选择全麻下右侧乳腺癌改良根治术。

（2）内分泌治疗　对于 ER 和（或）PR 阳性患者，根据辅助内分泌治疗情况，给予芳香化酶抑制剂治疗，作为化疗后的维持治疗，治疗的过程要定期复查。

乳腺癌发病率位居女性恶性肿瘤的首位，男性乳腺癌较为少见，故常被称为"粉红杀手"，乳腺癌是乳腺上皮细胞在多种致癌因子的作用下，发生增殖失控的现象。疾病早期常表现为乳房肿块、乳头溢液、腋窝淋巴结肿大等症状，晚期可因癌细胞发生远处转移，出现多器官病变，直接威胁患者的生命。但是现在随着医疗水平的提高，乳腺癌已成为疗效最佳的实体肿瘤之一。

2. 中医治疗

以疏肝解郁、化痰散结为治法，用逍遥蒌贝散加减口服。胸闷胁胀，易怒者，加延胡索、川楝子；失眠多梦、心烦口苦者，加合欢皮、黄连。若有手术禁忌证者，或者有远处转移而不适应手术者，根据不同时期选择不同的中药外敷乳腺包块处。

三、按　语

　　乳岩，即乳腺癌，为女性最常见的恶性肿瘤之一，在我国占全身各种恶性肿瘤的 7%～10%，在女性仅次于子宫颈癌，且近年有超过子宫颈癌的倾向。本病有虚实之分，实证表现为乳房肿块，皮色不变，质地坚硬，边界不清；伴性情急躁，胸闷胁胀。虚证表现为破溃外翻如菜花，不断渗流血水，疼痛难忍；伴面色苍白，动则气短，身体瘦弱，饮食不思。若早期诊断，早期治疗，正气较强者，一般预后良好。目前早期浸润性乳腺癌治疗模式基于分子分型的个体化综合治疗，其基本治疗原则以手术为主，同时联合化疗、放疗、内分泌治疗和靶向治疗等。本患年龄较大，无强烈的保乳意愿，要求切除乳腺，选择乳腺癌保留胸大、小肌的改良根治术（Auchincloss 手术）。手术操作分为三部分：皮瓣的分离、乳房的切除、腋窝淋巴结的清扫。根据免疫组化结果指导后续治疗，性激素阳性者需接受内分泌治疗，HER-2 阳性患者需接受抗 HER-2 靶向治疗。所有保乳手术和部分改良根治术患者需接受放疗，本案例病理结果临床分期为 $pT_1N_0M_0$ I 期，分子分型属于 Luminal B 型乳腺癌，结合免疫组化 ER（＋10%）、PR（＋10%）、HER-2（0）、Ki-67（约 50%），复发风险较低，但因 Ki-67＞30%，故推荐患者接受辅助化疗。化疗方案首选蒽环类药物联合紫杉类方案，化疗后根据辅助内分泌治疗情况，给予芳香化酶抑制剂（阿那曲唑口服）治疗 5 年作为维持治疗。根据大体标本病检及免疫分子分型的结果，暂不考虑放疗及靶向治疗，维持治疗可予中医扶正与祛邪，攻补兼施，可达祛邪不伤正，扶正能祛邪的目的。需定期复查，始终贯彻全层化管理个体化治疗。随着诊疗技术的发展，乳腺癌已成为疗效最佳的实体肿瘤之一，早期发现、早期诊断、早期治疗是关键。

四、思　考　题

　　乳腺癌患者诊断中有哪些注意事项？综合治疗有哪些？

参 考 文 献

陈孝平，汪建平，赵继宗，等. 2018. 外科学［M］. 第 9 版. 北京：人民卫生出版社：244-246.

何清湖. 2016. 中西医结合外科学［M］. 第 3 版. 北京：中国中医药出版社：370-374.

江泽飞，宋尔卫，王晓稼，等. 2021. 乳腺癌诊疗指南 2021 版［M］. 北京：人民卫生出版社：54-55.

刘胜，陈达灿. 2015. 中医外科学［M］. 北京：人民卫生出版社：151-154.

徐明月，宫鑫，刘丛洋，等. 2021. 乳腺癌中西医治疗研究进展［J］. 中国中医药现代远程教育，19（6）：205-208.

（杨　芳）

第三章 外 科 感 染

案例 1 臀部肿块、胀痛、发热

一、病历摘要

患者，男，37岁。因"右臀部肿块伴胀痛发热1周，加重2天"，于2016年8月12日入院。

现病史 1周前患者右侧臀部无明显诱因出现一肿块，如鸡蛋大小，质韧，局部疼痛，呈持续性胀痛，可忍受，伴发热，体温最高38℃，余无特殊，于当地诊所静脉滴注抗生素治疗（具体不详），疼痛稍缓解。2天前右侧臀部肿块明显增大至鹅蛋大小，且胀痛明显加重而来诊，以"右臀部脓肿"收入院。既往史无特殊。

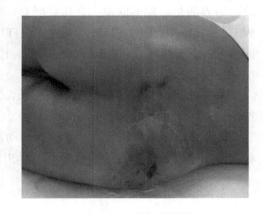

图 3-1-1 臀部病灶图

入院查体 T 38.0℃。舌质红，苔黄，脉数。心、肺、腹（一）。专科检查：取膝胸位，右臀部见一大小约 10cm×10cm 的红肿包块，边界清楚，局部肤温高，压痛明显，触诊包块中心波动感明显，活动度差（见图3-1-1），肛门指检未及异常，指套退出无血染，肛门镜检无异常。实验室检查：血常规：WBC $11.27×10^9$/L，NEUT% 81%，NEUT# $9.12×10^9$/L。浅表包块B超：右侧臀部皮下混合回声，考虑脓肿形成。

入院诊断 中医诊断：臀痈病（火毒结聚证）

西医诊断：右侧臀部皮下脓肿

诊疗经过 入院后排除手术禁忌证，行局部穿刺抽出黏稠脓液约5ml并送培养加药敏，脓肿形成诊断成立。急诊神经阻滞麻醉下行"右臀部脓肿切开引流术"，术中于脓肿波动最明显处，沿皮纹行长约8cm手术切口，引出脓液约80ml。清理脓腔，去除坏死组织，予凡士林纱布填塞创面引流，无菌敷料包扎。术后予头孢菌素抗感染，并予五味消毒饮口服清火解毒，予龙珠软膏、凡士林纱布加强局部换药，保持引流通畅。经治疗好转于2016年8月20日出院。

出院诊断 中医诊断：臀痈病（火毒结聚证）

西医诊断：右侧臀部皮下脓肿

二、案例解析

（一）西医诊疗要点

1. 诊断与鉴别

急性炎症过程中炎症组织因受细菌产生的毒素或酶的作用，发生坏死、溶解、液化后，形成局部脓液积聚，周围有完整脓壁者，称为脓肿。该病常继发于各种化脓性感染，如急性蜂窝织炎、急性淋巴结炎等；也可由于局部损伤后血肿、异物存留、组织坏死继发感染而成；或由远处感染灶经血液循环转移而来，形成转移性脓肿。致病菌多为金黄色葡萄球菌。浅表脓肿局部隆起，红肿热痛明显，压之剧痛，有波动感。深部脓肿则红肿和波动感不明显，但局部疼痛、水肿、有压痛，患处可发生功能障碍。在压痛或水肿最明显处用粗针穿刺抽得脓液即可确诊。浅表小脓肿多无全身症状，大的或深部脓肿常有明显的全身症状。

患者以"肿块、疼痛、发热"为主要表现，右臀部见一大小约 10cm×10cm 的红肿包块，边界清楚，局部肤温高，压痛明显，触诊包块中心波动感明显，活动度差；血常规见 WBC 11.27×10^9/L，NEUT% 81%，NEUT$^#$ 9.12×10^9/L；浅表包块 B 超见右侧臀部皮下混合回声，考虑脓肿形成。右侧臀部皮下脓肿诊断明确。但需与结核杆菌引起的寒性脓肿和动脉瘤相鉴别。

（1）结核杆菌引起的脓肿　病程长，发展慢，无红肿热痛，常继发于骨结核和淋巴结核，行脓液细菌学培养可鉴别。

（2）动脉瘤形成的肿块　触诊有搏动，听诊有杂音，阻断动脉近侧则搏动和杂音消失。如仍不能确诊，应施行诊断性穿刺，抽出血液可确定动脉瘤的诊断。

2. 治疗要点

有全身症状者应用敏感抗生素治疗并对症处理。脓肿已经形成，一经确诊即应切开引流。脓肿切开的方法和注意事项如下：

（1）应在麻醉下施行脓肿切开　大的脓肿切开应防止休克发生，必要时补液、输血。

（2）切口部位　应选在脓肿最低位，以利引流。浅部脓肿在波动感最明显处切开。深部脓肿应在穿刺抽得脓液后，保留穿刺针头，先切开皮肤，用血管钳沿穿刺针指引方向钝性进入脓腔，引导切开或置引流管。

（3）切口长度　要有足够的切口长度以保证引流通畅，应与脓腔大小相当，但不超过脓腔壁。对巨大脓肿必要时可做对口切开引流。

（4）切口的方向　一般应与皮肤纹理一致，不作经关节区的纵行切口，以免瘢痕挛缩，影响关节功能；与血管、重要神经平行，以防损伤。

（5）引流充分　要有相应长度的切口，脓肿切开后应探测脓腔，如有间隔应予分开，并尽量清除坏死组织和脓液。记录放入脓腔内的引流条的数目，以免换药时将它们遗留在脓腔内。

（二）中医诊疗要点

患者以"肿块、疼痛、发热"为主症，属"痈病"范畴，结合舌质红，苔黄，脉数，当属于火毒结聚证。由外感六淫、过食膏粱厚味而内郁湿热火毒引起。正虚不能托毒外出，以致毒邪深入，由表入里，蕴郁化热，热盛肉腐而成。《医宗金鉴·外科心法要诀·臀痈》中记载："臀痈证属膀胱经，坚硬闷肿湿热凝，肉厚之处迟溃敛，最宜红活高肿疼。"臀痈发病来势急，范围大，难于起发，成脓较快。以清火解毒透脓为法，以五味消毒饮合透脓散加减。

三、按　语

根据典型临床表现，局部波动感，穿刺抽出脓性分泌物或彩超等检查容易明确诊断。但需对脓肿进行定性诊断，明确致病菌，要明确是化脓性感染还是特异性感染。脓肿一旦诊断，手术引流是主要措施，术后通畅引流是关键。同时需最大程度保证患处正常解剖功能。但对于腹股沟区、脐部等特殊部位的脓肿需特别注意是否继发于其他疾病，如脐疝，腹股沟疝嵌顿，疝内容物坏死继发感染等，如盲目切开引流极易导致肠瘘等发生。臀部脓肿为常见的外科感染性疾病，临床中若发现臀部脓肿有异于普通化脓性疾病，还应进一步考虑其他疾病的可能性。

四、思　考　题

怎样鉴别脓肿为细菌感染还是结核杆菌感染？

参　考　文　献

陈红风. 2016. 中医外科学 [M]. 第 4 版. 北京：中国中医药出版社：70.

何清湖. 2016. 中西医结合外科学 [M]. 第 3 版. 北京：中国中医药出版社：234.

王猛，朱勇，丁建，等. 2017. 以臀部脓肿为首发表现的回盲部黏液腺癌 1 例 [J]. 中国中西医结合外科杂志，23（4）：441.

吴孟超，吴在德. 2008. 黄家驷外科学 [M]. 第 7 版. 北京：人民卫生出版社：110-111.

（刘运权）

案例 2　手指肿胀、疼痛

一、病 历 摘 要

患者，女，47 岁。因"右手食指肿胀疼痛 1 周，加重 1 天"，于 2018 年 6 月 11 日入院。

1 周前患者右手食指不慎被竹签刺伤后出现肿胀、疼痛，疼痛呈针刺样痛伴烧灼感，自行口服"阿莫西林"及予"碘伏"涂擦，未见好转。1 天前感疼痛逐渐加重，呈持续性胀痛，时有跳痛，并感发热，查体温 38.5℃，伴头痛、食欲减退，门诊就医，以"右手食指脓性指头炎"收治入院。既往史无特殊。

入院查体　T 38.5℃。舌质红，苔黄，脉数。右手食指远端肿胀明显，肤色呈黄白色，肤温高，张力大，压痛明显。余无特殊。

入院诊断　中医诊断：蛇头疔（热盛肉腐证）

　　　　　西医诊断：右手食指脓性指头炎

诊疗经过　入院后查 WBC 19.86×10^9/L，NEUT% 90%，NEUT$^\#$ 9.46×10^9/L，降钙素原 2.00ng/ml。浅表器官彩超：右手食指距皮肤 2mm 处见液性暗区，考虑脓肿形成，请结合临床。凝血功能未见明显异常。排除手术禁忌证，急诊行"右手食指脓肿切开引流术"，并留取脓液行培养＋药敏试验，予青霉素静滴抗感染，补液维持水电解质平衡，加强换药等处理。中医以清热解毒、透脓止痛为治则，予五味消毒饮内服，配合灸法治疗，温经通络。脓液培养结果为金黄色葡萄球菌，对青霉素 G 等敏感。经治疗，患者于 2018 年 6 月 18 日出院。

出院诊断　中医诊断：蛇头疔（热盛肉腐证）

　　　　　西医诊断：右手食指脓性指头炎

二、案 例 解 析

（一）西医诊疗要点

皮肤软组织感染根据红、肿、疼痛典型临床表现诊断不难。但由于手部的解剖特点，其感染与一般部位的感染不同。手掌面的皮表层厚且角化明显，感染化脓后易形成"哑铃状脓肿"；手掌面皮肤与深层末节指骨骨膜，中、近指节处腱鞘以及掌深筋膜之间，有垂直的纤维条索连接，将皮下组织分隔成许多紧密的小腔隙，感染发生后难以向四周扩散，而是向深部蔓延，引起腱鞘炎、滑囊炎及掌深部间隙感染，手指末节感染易延及末节指骨引起骨髓炎。由于组织内压力较高而致剧烈疼痛；手掌面组织致密而手背疏松，淋巴回流自手掌流至手背，故手掌感染时手背肿胀更明显，腱鞘、滑液囊、掌深间隙以及前臂肌间隙之间相互关联，感染后可按一定的规律蔓延，可延及前臂，甚至累及全身。

脓性指头炎是手指末节掌面皮下组织的化脓性感染，多由刺伤引起，致病菌多为金黄色葡萄球菌。感染时脓液不易向四周扩散，肿胀并不显著，但可形成压力很高的脓腔，因而引起非常剧烈的疼痛，并且压迫末节指骨滋养血管，容易引起末节指骨缺血、坏死。初起指端肿胀、疼痛并不明显时可采用热敷，并酌情使用抗生素，如炎症不能消退，一旦出现跳痛，指头张力显著增高时即应及早切开减压、引流。切开后脓液可能很少，或没有脓液，但可有效降低密闭腔内压力，减轻疼痛和防止指骨坏死。一般采用指神经阻滞麻醉，切开时在患指末节侧面做纵切口，远端不超过甲沟的 1/2，近端不可超过指关节。如脓腔较大，亦可放置橡皮片做对口引流。

（二）中医诊疗要点

患者因"手指肿胀、疼痛"入院，中医称为"蛇头疗"，本病常因外伤染毒，火毒结聚，导致气血凝滞，热盛肉腐而成。患者局部红肿明显，疼痛剧烈，舌质红、苔黄为实火，脉数为实证热证，辨证属热盛肉腐证。当以清热解毒、透脓止痛为法，内服五味消毒饮、黄连解毒汤加白芷、皂角刺。中医外治早期可用金黄散等外敷，切开后可用八二丹药线引流，脓尽改用生肌散外敷。

三、按　语

近年来，血源性化脓性手部感染已少见，现多见于外伤，开放性损伤清创术感染。另外，由于挤压、刺伤或胼胝等处理不当，也可致感染。发病后严重影响着患者的生活质量与正常工作，若治疗不及时，伴随着病症的加重会发展成为败血症、菌血症等。手部化脓性感染根据其典型临床表现，诊断较容易。但由于手部特殊解剖结构，如处理不当，容易引起手部功能障碍。所以无论血源性化脓性感染，或是外伤后的感染，需根据感染的不同时期，不同病理变化，采取不同的治疗措施。几个注意点：①固定和抬高患肢：在临床上常被忽视。这对减轻症状，控制感染扩散和促进创面愈合有肯定作用。广泛而严重的感染，尤其是腱鞘、滑囊和间隙的感染，广泛的蜂窝织炎等，固定也是必要的。②局部及全身用药：局部可外敷金黄膏、鱼石脂，全身抗菌药物的应用，可减轻症状及促进炎症吸收。③理疗和热敷：有助于炎症吸收及脓肿局限。④手术：脓肿一旦形成，应及时切开引流。当肿胀严重，局部渗出积液较多时，虽未形成脓肿，也可早做切开引流、减张，以减少对深部重要组织的破坏和扩散机会，缓解疼痛。手术切口选择非常重要，需保持引流通畅及避免术后影响功能。⑤功能锻炼：炎症消退，伤口进入恢复期开始功能锻炼，恢复功能。

四、思　考　题

脓性指头炎早期与甲沟炎如何鉴别？成脓后切开有哪些注意事项？

参 考 文 献

陈孝平，汪建平. 2018. 外科学 [M]. 第9版. 北京：人民卫生出版社：112.

何清湖. 2016. 中西医结合外科学 [M]. 第3版. 北京：中国中医药出版社：236-237.

李仕业，何朝. 2019. 探讨氯霉素酊对甲沟炎、脓性指头炎的治疗效果 [J].数理医药学杂志，32（12）：1840.

吴孟超，吴在德. 2008. 黄家驷外科学 [M]. 第7版. 北京：人民卫生出版社：110-122.

（刘运权）

案例 3　腹痛、寒战、高热

一、病历摘要

患者，男，77 岁。因"上腹隐痛 1 天，突发加剧 20 小时"，于 2019 年 2 月 11 日入院。

患者 1 天前进食大量食物后出现上腹部隐痛，无恶心、呕吐、心慌、胸闷、恶寒、发热等不适，自行口服"泮托拉唑"治疗（剂量不详），未见明显好转。20 小时前无明显诱因突感上腹剧烈疼痛，呈刀割样疼痛，自行服用"双氯芬酸钠"治疗（剂量不详），无明显好转，且疼痛逐渐弥漫全腹，伴寒战、发热，体温达 39℃，来院就医，以"脓毒血症？"收入院。有 10 余年胃溃疡病史，时有上腹部隐痛，未规律治疗。余无特殊。

入院查体　患者神志欠清，R 25 次/分，BP 80/40mmHg，P 121 次/分，T 40.2℃，舌质淡，苔薄白，脉沉细。板状腹，未见胃肠型及胃肠蠕动波，未见腹壁静脉曲张，全腹肌紧张，全腹压痛，以上腹部压痛明显，伴全腹反跳痛，肝浊音界消失，移动性浊音阳性，肠鸣音 1～2 次/分。实验室检查：WBC 26.86×10^9/L，NEUT% 96%，NEUT# 13.46×10^9/L，降钙素原 21.00ng/ml。腹部 CT 见膈下大量游离气体，腹腔大量积液。

入院诊断　中医诊断：内陷（虚陷证）

西医诊断：（1）脓毒血症

（2）消化道穿孔并弥漫性腹膜炎

（3）感染性休克

诊疗经过　入院后完善规检查，排除手术禁忌证急诊行腹腔镜下探查，吸出约 2000ml 脓血性液。膈下、肝脏表面、腹腔见大量脓苔（见图 3-3-1）。胃小弯穿孔约 2cm×2cm 大小，穿孔周围组织尚可，决定行胃穿孔修补术，生理盐水 3000ml 行腹腔冲洗。术中留置多根腹腔引流管，留取脓液 5ml 送培养，术后因病情危重，转 ICU 治疗。根据培养示大肠埃希菌，选择敏感抗生素控制感染，并予升压，控制心室率，呼吸机辅助呼吸等一系列治疗，症状好转，返回普通病房进一步营养支持治疗。患者于 2019 年 3 月 26 日出院。

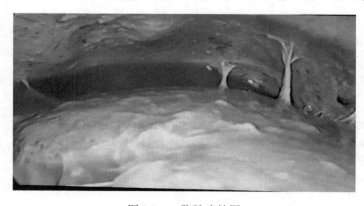

图 3-3-1　腹腔病灶图

出院诊断　中医诊断：内陷（虚陷证）
　　　　　西医诊断：（1）脓毒血症
　　　　　　　　　　（2）胃穿孔并弥漫性腹膜炎
　　　　　　　　　　（3）感染性休克

二、案 例 解 析

（一）西医诊疗要点

脓毒血症是一种由严重感染引发机体免疫反应失调而导致的全身炎症反应，是严重的全身性感染。在感染过程中，细菌繁殖、裂解游离，释放毒素，毒素除其本身的毒性外，还能刺激机体产生多种炎症介质，包括如肿瘤坏死因子、白介素-1、白介素-6、白介素-8，以及氧自由基、一氧化氮等，这些炎症介质适量时可起防御作用，过量时就可造成组织损害。感染如得不到控制，可因炎症介质失控，发生级联或网络反应，导致严重的全身炎症反应综合征，脏器受损和功能障碍；严重者可致感染性休克、多器官功能障碍综合征。

肺部感染是最常见原因，其次是腹腔感染及泌尿系感染。主要感染菌为大肠埃希菌、肺炎克雷伯菌、血浆凝固酶阴性葡萄球菌，以革兰氏阴性菌为主。与革兰氏阳性菌比较，阴性菌感染引起的病理过程和结果更为严重，患者病情发展迅速，预后较差。因此，临床上应对脓毒血症感染患者进行细菌培养，可根据病原菌种类判断脓毒血症发展情况，并进行合理的抗感染治疗。早期积极正确处理原发病有助于提高生存机会。

本患者根据病史、辅助检查及体格检查，考虑消化道穿孔后继发弥漫性腹膜炎，细菌入血，大量繁殖导致脓毒血症。因病情紧急危重，预后差，死亡率高，首先需做出正确判断，在积极处理原发病同时，足量应用抗生素治疗，以消灭病原菌、提高病人的抵抗力，促进病情痊愈。本患者原发病为消化道穿孔，故需手术修补穿孔，并清理腹腔中大量脓液。患者术前已有大量细菌入血，单纯手术治疗不能解决问题，术后首先经验性选用广谱抗生素治疗，再根据脓液培养结果调整抗菌药物。对于该患者，已出现感染休克症状，在以上治疗同时，需要抗休克治疗，补充血容量，并记录好患者出入量，监测生命体征变化，并注意内环境变化，纠正电解质紊乱和维持酸碱平衡，大多数患者均会出现低蛋白血症，术后注意蛋白补充，患者病情允许时，尽早开放肠内营养。患者出现高热，治疗原发病同时，需对症降温。病情严重时可在大剂量使用抗生素的同时应用肾上腺皮质激素，以减轻全身炎症反应和中毒症状，并注意防治重要器官功能衰竭。

（二）中医诊疗要点

该患者以"腹痛、高热、血压低、心率快"为主症，属于"内陷"范畴。火毒炽盛，正不胜邪，毒不外泄，反陷入里，内传脏腑，毒入血分，内攻脏腑而致的全身感染，感染时间长，阴阳两竭，余毒内陷。舌质淡，苔薄白，脉沉细，属虚陷证。当以温补脾肾为治则，方以附子理中汤加减，但患者消化道穿孔，暂不宜内服中药治疗。

三、按　　语

全身化脓性感染以继发性最为常见，可继发于污染或损伤严重的创伤和各种化脓性感染，如大面积烧伤、开放性骨折、弥漫性腹膜炎、胆道或尿路感染等。此外，体内长期留置导管如导尿管、气管导管、静脉内插管等，以及不适当地应用抗生素、激素等，也有导致全身化脓性感染的危险。这类医源性感染所致的全身化脓性感染可给诊断和治疗带来许多问题。由于全身化脓性感染多为继发性，在原发感染病灶的基础上出现典型的全身性感染的临床表现时，诊断并不困难。但有时可因原发病灶隐蔽，发病时原发病灶已愈合或临床表现不典型而造成诊断上的困难或延误。因此，对一些难以用原发病灶来解释的临床表现，如畏寒、发热、贫血、呼吸急促、脉搏细速、低血压、呼吸性碱中毒，腹胀、黏膜皮肤瘀血点、神志改变等，应密切观察病情，以除外全身化脓性感染的存在。全身化脓性感染的治疗中原发病灶的处理是关键。在积极处理原发病灶的同时控制感染，营养支持。本例患者因胃穿孔并腹膜炎继发脓毒血症。治疗关键是处理穿孔，控制感染，维持内环境稳定。

四、思　考　题

对于全身感染患者，怎么判断原发疾病？治疗上除积极治疗原发病外，还需注意哪些问题？

参 考 文 献

陈孝平，汪建平. 2018. 外科学［M］. 第9版. 北京：人民卫生出版社：114-116.
何清湖. 2016. 中西医结合外科学［M］. 第3版. 北京：中国中医药出版社：240.
苏应仙，林种，陈少文，等. 2016. 血液中炎性指标与脓毒血症细菌感染患者病情的相关性研究［J］.中国现代医学杂志，26（9）：100.

（刘运权）

案例4　颈部包块，消瘦，盗汗

一、病　历　摘　要

患者，男，21岁。因"发现左颈部包块5月余，增大伴破溃2月"，于2018年6月1日入院。

　　患者 5 月余前劳累后发现左颈部包块数枚，均约黄豆大小，质地硬，表面光滑，活动可，无疼痛，常伴盗汗，午后为甚；自行予"草药"外敷治疗（具体不详），未见明显好转。因无疼痛等不适，未系统就医。2 月前发现颈部包块明显增大，且相互融合，约鸽蛋大小，质地硬，表面不光滑，活动度差，并破溃，流出黄清液体，带少许干酪样物，仍伴盗汗，且食欲不振，逐渐消瘦，就诊当地卫生院，考虑为"颈淋巴结炎"，予换药及口服"阿莫西林"治疗，未见好转，破溃处一直未愈合而来院就医，以"左颈部包块？"入院。病来精神、饮食差，二便如常，体重明显下降，约 10kg。既往史无特殊。患者居住于偏远山村，环境较差，常有情志不畅、易生闷气。

　　入院查体　T 37.8℃。形体消瘦，精神倦怠，面色无华，舌淡，苔薄，脉细。左颈部胸锁乳突肌前可见凸起包块，约 4cm×5cm，肤色稍红，包块表面见一破口，见少许黄色液体流出，带少许干酪样物，触诊包块呈串珠样，较硬，活动度差，肤温不高，挤压包块，破溃处液体稍增多，无明显压痛。右颈前扪及数枚肿大淋巴结，直径约 0.5cm，质地较硬，活动度尚可，余查体无特殊。

　　入院诊断　中医诊断：瘰疬（气血两虚证）

　　　　　　　　西医诊断：颈部淋巴结结核？

　　诊疗经过　入院后患者查血常规未见明显异常，红细胞沉降率 21mm/h，结核杆菌试验阳性，分泌物行培养检查，培养出结核杆菌。胸片未见明显异常。明确为结核杆菌感染，予口服异烟肼，伤口处换药引流，并口服八珍汤，经治疗患者于 2018 年 6 月 28 日破溃处愈合，左颈部包块明显缩小，右颈前淋巴结未扪及明显肿大，患者食欲恢复出院。出院后坚持院外口服异烟肼及保肝药、八珍汤治疗 6 个月，复查相关指标全部转阴，双颈前均未触及肿大淋巴结。

　　出院诊断　中医诊断：瘰疬（气血两虚证）

　　　　　　　　西医诊断：颈部淋巴结结核

二、案例解析

（一）西医诊疗要点

　　颈部包块临床上多见。按病理性质可分为炎症、肿瘤、先天性畸形等。发现颈部肿块并不困难，但明确肿块的性质有时不易。要作出正确诊断需根据肿块的部位，结合病史和临床检查资料进行分析。

　　颈侧区肿块，可考虑颈部淋巴结炎、颈部恶性淋巴瘤、颈部淋巴结转移性肿瘤等。

　　慢性淋巴结炎多继发于头、面、颈部和口腔的炎症病灶。肿大的淋巴结散见于颈侧区或颌下、颏下区。在寻找原发病灶时，应特别注意肿大淋巴结的淋巴接纳区域。常需与恶性病变鉴别，必要时应切除肿大的淋巴结做病理检查。

　　转移性肿瘤约占颈部恶性肿瘤的 3/4，在颈部肿块中，发病率仅次于慢性淋巴结炎和甲状腺疾病。原发癌灶绝大部分（85%）在头颈部，尤以鼻咽癌和甲状腺癌转移最为多见。锁骨上窝转移性淋巴结的原发灶，多在胸腹部；胃肠道、胰腺癌肿多经胸导管转移至左锁骨上淋巴结。另有少数原发病灶隐匿的转移癌。

恶性淋巴瘤包括霍奇金淋巴瘤和非霍奇金淋巴瘤，来源于淋巴组织恶性增生的实体瘤，多见于男性青壮年。肿大的淋巴结常先出现于一侧或两侧颈侧区，生长迅速，相互粘连成团。确诊需要淋巴结的病理检查。

本案例患者发病 5 月余，消瘦，盗汗，包块不痛，逐渐增大，破溃后流出黄色液体，且带奶酪样物质，包块处肤温不高，属冷脓肿，经抗细菌感染等治疗未见好转，结合患者居住生活环境，应高度考虑结核可能。颈部淋巴结结核的全身表现与病情严重程度有关，多数患者无明显全身症状，少数可有低热、乏力、盗汗以及食欲不佳等症状，局部表现为多个病变淋巴结，在颈部一侧或者两侧，肿大淋巴结相互分离，可移动，无压痛或者轻微疼痛。继续发展，逐渐发生淋巴结周围炎，皮肤和周围组织与淋巴结发生粘连；多个淋巴结也可相互粘连，融合成团、出现不易推动的结节性肿块。后期，淋巴结发生干酪样坏死、液化，形成脓肿。脓肿破溃后形成经久不愈的窦道或慢性溃疡。排出混合有干酪样物的稀薄脓液，疮周皮肤可呈暗红色。临床上可同时出现不同阶段结核病变的淋巴结。患者多无显著的全身症状，无高热。少部分可有低热、盗汗、食欲不振、消瘦等。相关实验室检查可见血沉增快，结核杆菌试验阳性，脓液培养见结核杆菌生长，结核菌素试验可呈阳性，也可行淋巴结穿刺活检，以明确诊断。

应适当休息和注意营养，增强体质，坚持治疗，口服异烟肼，一般需服 6～12 个月，伴有全身症状或其他部位有结核病灶者，应接受正规抗结核治疗。对少数局限的、较大者、活动度较好的，或全身情况较好，经过药物治疗一段时间后不能消退的淋巴结结核，可考虑手术切除。脓肿形成，可行穿刺抽脓，应从脓肿周围的正常皮肤处进针，尽量抽尽脓液，再向脓腔内注入 5%异烟肼溶液冲洗，并留适量于脓腔内，每周 2 次，对脓肿切开换药者，可用异烟肼或阿米卡星溶液纱布条引流，对经久不愈的溃疡或窦道，继发感染不明显时，可行扩创刮除术，促进愈合。

（二）中医诊疗要点

该患者以"颈部包块，消瘦，盗汗"为主症，属于"瘰疬"范畴。患者常情志不畅，肝气郁结，致木克脾土，脾失健运，痰热内生，随经络循行至颈部，痰凝气结而成结块，结于颈部。病久致气血不足，不能酿化成脓，故脓出清稀，淋漓不尽；脾失健运，故胃纳不振；气血亏虚不能上荣于面，故面色无华；脾虚不能荣养四肢，故消瘦；舌淡、苔薄、脉细为气血两虚之象，中医辨证属气血两虚证。治以补养气血，方拟八珍汤加减。

三、按　语

颈部肿块可以是颈部或非颈部疾病的共同表现。诊断颈部肿块较容易，但明确肿大淋巴结性质较困难。虽然根据肿大淋巴结的不同部位和不同硬度，也可初步作出诊断。肿大淋巴结的硬度一般可分为三种：①软，和下唇的硬度相似，多系炎性或结核病变；②紧张有弹性感，和鼻尖的硬度相似，多系炎性或结核病变，但也可是恶性病变；③硬，和额头硬度相似，多系癌变或钙化的结核病变。但需组织活检定性诊断。因此对颈部淋巴结肿大需根据肿块部位，结合病史和检查发现，综合分析，方能明确诊断。病史询问要详细，体格检查要仔细、全面，不要只注意局部情况。根据以上线索，选择适当的辅助检查，必要时行穿刺或切除一个或数个淋巴结作病理检查。

四、思 考 题

怎样去鉴别该感染为非特异性感染还是特异性感染？

参 考 文 献

陈红风. 2016. 中医外科学 [M]. 第 4 版. 北京：中国中医药出版社：94.

陈孝平，汪建平. 2018. 外科学 [M]. 第 9 版. 北京：人民卫生出版社：236.

李广霞，李素梅，王琪，等. 2019. 彩色多普勒超声诊断颈部淋巴结结核的临床价值 [J]. 影像研究与医学应用，3（6）：214-215.

朱月琴. 2020. 彩色多普勒超声诊断颈部淋巴结结核的效果及安全性 [J]. 中国地方病防治杂志，35（1）：86-87.

（刘运权）

第四章 疝及周围血管病

案例1 足趾破溃、疼痛

一、病 历 摘 要

患者，男，32岁，因"反复双足趾破溃、疼痛1年余"入院。

患者1年余前无明显诱因自觉左足发凉、麻木及左足第1、2足趾颜色呈青紫色（图

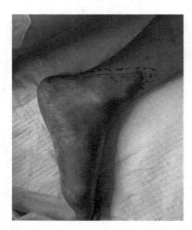

4-1-1），甲旁破溃、化脓，伤口久不愈合伴局部疼痛，在当地诊断为"脉管炎"，经口服中药治疗后，伤口愈合。此后逐渐出现右足大趾甲旁破溃、化脓、疼痛，就诊于当地医院，经口服中药及伤口换药治疗后，伤口愈合结痂。3月前左足再次出现第1、2足趾甲旁化脓、破溃，再次就诊当地医院予口服中药及伤口处理治疗后无明显疗效而来院门诊诊治，经伤口换药，静滴扩血管、抗炎、活血化瘀药物治疗后伤口愈合出院，其间病情较稳定。1月前再次出现左足第1、2趾疼痛、破溃，在当地口服药物无明显效果，为求进一步治疗而住院。病来精神饮食尚可，二便正常，睡眠较差。否认肝炎、结核传染

图4-1-1 血栓闭塞性脉管炎

病史，否认高血压、糖尿病病史，无手术外伤史，无输血史及药物过敏史，长期吸烟，每日吸烟约1包，预防接种史不详。专科检查：双下肢等长，小腿肌肉萎缩，左侧尤甚，双足皮温较低，颜色暗紫，趾甲无光泽，左足第1趾外侧，第2趾内侧破溃。双侧股动脉搏动尚可，双足背及胫后动脉搏动未触及。

    入院诊断   中医诊断：脱疽病（热毒炽盛证）

                  西医诊断：双下肢血栓闭塞性脉管炎

    诊疗经过   入院后查双下肢造影：右侧股动脉远端、腘动脉、胫前胫后腓动脉闭塞，周围见大量侧支循环，足底动脉部分显影，足背动脉未见显影；左股动脉近段局部中度狭窄，管腔内膜尚光滑，左侧胫前及腓动脉闭塞，胫后动脉远段局部显影，左足底动脉部分显影，左足背动脉未见显影。予血栓通250mg每日1次，静滴，连续14天以改善下肢微循环，头孢呋辛1.5g，静滴，Q12h，连续10天；同时予"四妙勇安汤"

中药内服（玄参90g、金银花90g、当归30g、鸡血藤30g、赤芍10g、牛膝15g、丹皮10g、川芎10g、红花10g、桃仁10g、甘草10g，水煎口服，分早晚2次服用，1剂/日），定期伤口清创换药，经上述处理25天，患者下肢疼痛减轻，伤口逐渐愈合结痂后好转出院。

　　出院诊断　中医诊断：脱疽病（热毒炽盛证）

　　　　　　　　西医诊断：双下肢血栓闭塞性脉管炎

二、案 例 解 析

（一）西医诊疗要点

　　该患者为年轻男性患者，以"反复双足趾破溃、疼痛1年余"为主要表现，应考虑下肢动脉硬化，大动脉炎，糖尿病，雷诺综合征、腘动脉压迫综合征等能引起肢体缺血的疾病。通过血糖监测、血脂、全身结缔组织疾病的抗核抗体、类风湿因子、下肢血管B超、下肢动脉造影等检查排除了大动脉炎、糖尿病、雷诺综合征、腘动脉压迫综合征可能。问题聚焦下肢血管多段阶段性闭塞上，结合患者年纪较轻且有吸烟史等综合资料，考虑下肢血栓闭塞性脉管炎。血栓闭塞性脉管炎是一种以肢体中、小动脉为主，常累及静脉的炎症性闭塞性疾病，绝大多数发生于下肢，内脏血管也偶见发病。发生病变的血管先有炎症后有血栓，吸烟是其主要的原因之一，该病的发生多与烟草蛋白过敏反应有关，烟草引起的血管变态反应，尼古丁可使血管收缩、血流缓慢甚至中断，寒冷刺激、营养不良，血管损伤、遗传因素等均与发病有关。动脉病变多从踝关节或腕关节开始，逐渐向近心端或远心端呈跳跃式发展形成节段性闭塞，动脉病变自内膜炎至增生、狭窄和血栓性闭塞，动脉严重狭窄和阻塞后，患肢肌萎缩、皮肤变薄、骨质疏松、趾甲变性、肢端缺血性溃疡和坏疽。根据肢体缺血程度，将其分为Ⅰ期（局部缺血期）、Ⅱ期（营养障碍期）、Ⅲ期（组织坏死期）。治疗本病的原则是控制病变活动，以药物为主和争取血管重建类手术以改善肢体血液循环，绝对忌烟，防寒保暖，避免外伤和坚持治疗。

（二）中医诊疗要点

　　血栓闭塞性脉管炎属中医学"脱疽"的范畴，基本病机是血脉瘀阻，在内由于脾肾阳气不充、气血虚亏或肝肾阴虚，在外则由于烟毒及寒湿损伤。病理产物有瘀血、痰饮、寒浊及热毒。脾肾阳气不足，不能温养四肢，复受寒湿之邪，则气血凝滞，经络阻塞；脾虚生湿酿痰，痰湿重浊黏腻，最易损伤阳气，阻遏气机，致血运失其畅达，久则湿邪化热，湿痰热互结，亦可瘀阻经脉，使血脉滞而不通；肝肾亏虚，阴虚热盛津伤可致血脉涩滞；气血不足则血行无力致血脉瘀阻。血脉瘀阻，四肢气血不充，失于濡养则皮肉枯槁，坏死脱落。寒湿阻络证者常见舌淡，苔白腻，脉沉细。血脉瘀阻证者常见舌暗红或瘀斑，苔薄白，脉沉涩。湿热毒盛证者常见舌红，苔黄腻，脉弦数。热毒伤阴证者常见舌红，苔黄，脉弦细数。气阴两虚证者常见舌淡红，少苔，脉细无力。总之，本病的发生以脾肾亏虚为本，寒湿外伤为标，气血凝滞、经脉阻塞为其主要病机。治疗上轻症可单用中药或西药治疗，重症应中西医结合治疗。中医以辨证论治为主，但活血化瘀法贯穿始终。对于部分发病较急的患者应及时采取手术和中西医结合治疗。治疗目的主要着重于改善和增进肢体血液循环，解除或减轻疼痛，挽救肢体，恢复劳动力，防止严重并发症的出现。本案例症见：患肢剧痛，日轻夜重，局部肿胀，皮肤紫暗，浸淫蔓延，溃破腐烂，肉色不鲜；身热口干，便秘溲赤；舌红，苔黄腻，脉弦数。辨证为湿热毒盛证，治以清热利湿、解毒活血，以四妙勇安汤加减。四妙勇安汤治疗该病疗效明显，能有效改善患者血清炎症因子及血脂水平。

三、按　　语

血栓闭塞性脉管炎与动脉硬化性闭塞症很容易相混淆，动脉硬化性闭塞症一般发生在老年人，且多合并有高血压、冠心病、高脂血症等能引起动脉硬化的疾病，而血栓闭塞性脉管炎则多发生在青年人，尤以有吸烟史的病人居多，这是两者最重要的鉴别要点。两者的非手术治疗相似，均以改善下肢微循环，抗血小板凝集，扩张血管及吸氧为主要治疗手段。血栓闭塞性脉管炎属于慢性血管炎性疾病，以下肢较常见，大部分血栓闭塞性脉管炎患者常存在血管痉挛、凝血功能异常等现象，患者血管腔内有大量血栓生成，且血管壁常伴有广泛纤维化，这与体液免疫亢进及红细胞免疫功能异常有较强的相关性。血栓闭塞性脉管炎的致残率较高，需及时治疗。四妙勇安汤的药方由玄参、金银花、当归、鸡血藤、赤芍、牛膝、丹皮、川芎、红花、桃仁、甘草组成，其中金银花清热解毒，当归、赤芍、红花活血化瘀，玄参解毒散结、清热凉血、滋阴降火，鸡血藤补益肝肾，牛膝逐瘀通经、补益肝肾，丹皮解热、镇痛、解痉、清热凉血，甘草调和诸药，全方共奏活血化瘀、清热解毒、补益肝肾之功。

四、思　考　题

血栓闭塞性脉管炎的病理变化是什么？

参 考 文 献

陈红风. 2016. 中医外科学 [M]. 第 4 版. 北京：中国中医药出版社：314-318.
董智慧，魏征，符伟国，等. 2017. 纯化 CD34$^+$细胞移植治疗血栓闭塞性脉管炎 [J]. 中华普通外科杂志，32（4）：323-327.
吕占伟，张燕，李艳，等. 2018. 探究中西医结合治疗血栓闭塞性脉管炎临床效果 [J]. 中国继续医学教育，10（12）：144-145.

（高　波）

案例 2 下肢跛行伴疼痛

一、病 历 摘 要

患者，男性，86 岁，因"左下肢间歇性跛行 2 年余，伴疼痛半年"入院。

患者 2 年余前无明显诱因出现左下肢冰冷，苍白，进而出现下肢间歇性跛行，未予重视，自行热敷后上症有减轻，此后病情逐渐加重，约半年前出现左下肢皮肤温度明显下降，色泽苍白并出现疼痛，静息时疼痛明显，为进一步治疗来院诊治。发病以来，患者精神饮食尚可，二便正常，睡眠较差。有高血压病史 10 余年，血压最高达 180/100mmHg，一直服用"硝苯地平缓释片 10mg"控制血压，未定期监测血压；否认肝炎、结核传染病史，无糖尿病病史、手术外伤史、输血史及药物过敏史，不吸烟不饮酒，预防接种史不详。

查体 舌暗，苔薄白，脉弦。专科检查：双下肢等长，下肢肤色苍白，双足皮温降低，趾甲无光泽，下肢皮肤干燥、脱屑，小腿肌肉萎缩，双足背动脉搏动减弱，Bueger 试验阳性。

辅助检查 双下肢血管 B 超：双下肢动脉内可见散在斑块形成，左下肢股浅动脉狭窄，流速增快，阻力指数增高。双下肢造影：右侧股动脉远端、腘动脉、胫前胫后腓动脉闭塞，周围见大量侧支循环，足底动脉部分显影，足背动脉未见显影；左股动脉近段局部中度狭窄，管腔内膜尚光滑，左侧胫前及腓动脉闭塞，胫后动脉远段局部显影，左足底动脉部分显影，左足背动脉未见显影。

入院诊断 中医诊断：脱疽病（气滞血瘀证）

西医诊断：（1）下肢动脉硬化性闭塞症

（2）原发性高血压 3 级（很高危组）

（3）高脂血症

诊疗经过 下肢动脉硬化性闭塞症常是全身动脉硬化的局部表现，容易合并其他重要器官的动脉硬化性病变，且患者高龄，全身情况较差，手术风险较高及预后较差，故选择非手术治疗。控制血脂，稳定血管内斑块，改善高凝状态，扩张血管与促进侧支循环，予血栓通注射液 250mg，静滴，每日 1 次；阿司匹林 100mg 口服，每日 1 次，抗血小板凝集；阿托伐他汀钙 20mg 口服，每日 1 次，降低血脂稳定血管内斑块。予间断吸氧改善全身氧供，配合中药外洗（桂枝 15g、生艾叶 10g、花椒 10g、丝瓜络 10g、苏木 10g、伸筋草 10g、透骨草 10g、红花 10g、鸡血藤 10g。水煎，每剂 400ml。将药液按 1∶50 兑水于腿浴治疗器中，水温调节 36～38℃，每次浸泡 20min，每日 1 次）。经上述治疗 14 天后患者自觉下肢静息痛情况明显缓解出院。

出院诊断 中医诊断：脱疽病（气滞血瘀证）

西医诊断：（1）下肢动脉硬化性闭塞症

（2）原发性高血压 3 级（很高危组）

（3）高脂血症

二、案例解析

（一）西医诊疗要点

该患者为老年男性，以"左下肢间歇性跛行2年余，伴疼痛半年"为主要表现，要考虑静脉血栓硬化、大动脉炎、糖尿病、雷诺综合征等能引起肢体缺血的疾病。患者老年，长期高血压病史，入院查血脂较高，双下肢血管B超及超声多普勒发现动脉粥样硬化，管腔狭窄，可明确动脉硬化性闭塞症。动脉硬化性闭塞症是全身性疾患，发生在大、中动脉，涉及腹主动脉及其远侧主干动脉时，引起下肢慢性缺血，多发于50岁以上，有高血压、高血脂或糖尿病病史，可见患肢体温减低、疼痛、溃疡、坏疽、动脉波动消失，一般好发于腹主动脉及下肢血管，上肢血管少见。

由于社会环境变化，经济的发展，人们饮食结构变化和人口迅速老龄化等因素，下肢动脉硬化性闭塞症的发病率逐年增加。间歇性跛行患者5年病死率约30%，静息痛、溃疡和坏疽的下肢缺血患者5年病死率达70%。根据症状及临床分期的不同，治疗可分为药物及手术治疗，如间歇性跛行的治疗以增加无痛步行距离为主要目标，多以药物治疗为主，药物治疗的基本原则是祛聚、扩张血管、镇痛、改善循环，必要时抗凝；静息痛、溃疡、坏疽均为严重下肢缺血所致，治疗重点在于重建血管，改善血供，以手术治疗为主，常见的手术方式有动脉内膜剥脱术和动脉旁路移植术等开放手术，以及经皮腔内血管成形术（percutaneous transluminal angioplasty，PTA）、减容技术、支架植入术等介入手术。

（二）中医诊疗要点

中医学对此早有认识，属"脱疽"范畴。最早记载见于《灵枢·痈疽》："发于足趾，名脱痈，其状赤黑，死不治；不赤黑，不死，不衰，急斩之，不则死矣"，"热气淳盛，下陷肌肤，筋髓枯，内连五脏，血气竭，当其痈下，筋骨良肉皆无余，故命曰疽"。由于老人脏腑亏虚，气血精气渐衰，脾为后天之本，气为血之帅，脾气亏虚，气虚无力推动血运，而致瘀阻脉道，脾虚日久伤及肾阳，阳气不足，不能温煦血脉，无力推动气血运行，气血不达四末而发病，故因虚致病为本病关键。《素问·四气调神大论》曰："圣人不治已病治未病，不治已乱治未乱，此之谓也。"故对于本病也应早期发现、早期治疗，以防疾病的传变。本例患者在传统治疗的基础上，通过中药外洗，令具有不适症状的双足直接吸收药物，起到温经散寒、活血通络的作用。

三、按　　语

从此案例可以看到，动脉硬化性闭塞症很容易与血栓闭塞性脉管炎相混淆，动脉硬化性闭塞症一般发生在老年人，且多合并有高血压、冠心病、高脂血症等能引起动脉硬化的基础疾病，而血栓闭塞性脉管炎则多发生在青年人，尤以有吸烟史的病人居多。而两者非手术治疗相似，均以改善下肢微循环，抗血小板凝集，扩张血管及吸氧为主要治疗手段。传统治疗配合中药泡洗治疗对肢体皮肤发凉、酸胀症状、间歇性跛行、静息痛改善作用更明显，中药泡洗之温通经脉作用短期内即可发挥作用，能够达到减轻主要症状的目的。下肢动脉硬化性闭塞症属终身性疾病，目前现代医学的手术近期疗效尚好，但远期疗效并不理想。本病治疗方法体现中医治未病原则，可切实有效推广到临床，操作方便，用药简单，减轻患者及其家属的精神、经济负担，但需注意水温，避免烫伤加重缺血。

四、思 考 题

下肢动脉硬化性闭塞症的病理变化是什么？

参 考 文 献

付岚岚，郭娴，韩爽，等. 2018. 中药外洗治疗阳虚寒凝型动脉硬化性闭塞症 60 例［J］. 河南中医，38（2）：272-276.
杨文利，张凡帆. 2015. 庞鹤教授治疗下肢动脉硬化性闭塞症经验［J］. 环球中医药，6（11）：1390-1391.

（高 波）

案例 3　下肢静脉迂曲

一、病 历 摘 要

患者，男，60 岁。因"右下肢静脉迂曲 10 余年，伴右下肢酸胀不适 1 年余"入院。

患者因工作关系需要长时间站立，10 余年前开始出现右下肢静脉迂曲（图 4-3-1），发病之初无明显不适，未诊治。此后逐渐出现右下肢酸胀不适，尤以长时间站立或行走后明显，伴下肢沉重感、时感皮肤瘙痒，休息后沉重和酸胀感可明显缓解。病程中无发热、肢体发冷、间歇性跛行，为系统诊治来院就医。病来食欲、睡眠、大小便均正常，体重无明显下降。既往体健，否认高血压、冠心病、糖尿病病史，无手术外伤史。

入院查体　舌质暗紫，苔薄白，脉弦。双下肢对称，右下肢小腿内侧及膝关节内侧见迂曲的静脉，高于皮肤，皮肤干燥，有少许脱屑，局部散在色素沉着，双下肢皮肤温度正常，右下肢胫

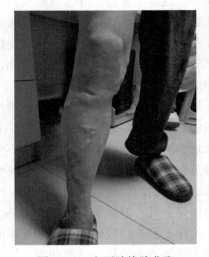

图 4-3-1　右下肢静脉曲张

前轻度凹陷性水肿，无明显触痛，Homans 征阴性，Trendelenburg 试验阴性，Perthes 试验阴性。双下肢足背动脉搏动可。右侧小腿浅静脉局部扩张，内径约 6.5mm，挤压后闭合良好。

　　辅助检查　双下肢血管 B 超：双下肢深静脉血管外形直，管腔内径正常，血流方向正常，管腔挤压闭合良好，其内未见明显异常回声，Valsava 动作后均未引出反流束。彩色多普勒：管腔内血流连续完整，边缘规则，未见异常血流信号。

　　入院诊断　中医诊断：筋瘤病（气滞血瘀证）

　　　　　　　　西医诊断：右下肢大隐静脉曲张

　　诊疗经过　入院后予以完善术前常规检查，血常规、肝肾功能、电解质、凝血功能、心电图、胸部 X 片等无异常，排除手术禁忌证后于腰麻下行右下肢大隐静脉高位结扎术＋大隐静脉腔内激光闭合术＋曲张静脉硬化剂注射术。术后使用弹力绷带加压包扎，抬高右下肢，24 小时后嘱病人下地行走。予右旋糖酐葡萄糖、血栓通注射液静滴改善下肢微循环防止术后静脉血栓形成。术后第 5 天出院，嘱出院后继续穿着弹力袜 1 个月。口服地奥司明片 2 片，每日 2 次，持续 1 个月。

　　出院诊断　中医诊断：筋瘤病（气滞血瘀证）

　　　　　　　　西医诊断：右下肢大隐静脉曲张

二、案例解析

（一）西医诊疗要点

　　患者因工作关系需要长期、长时间站立，出现右下肢静脉迂曲 10 余年，伴右下肢酸胀不适 1 年余，伴下肢沉重感、时感皮肤瘙痒，休息后沉重和酸胀感可明显缓解。结合体征及辅助检查诊断不难。右侧小腿浅静脉局部扩张，内径约 6.5mm，挤压后闭合良好，说明深静脉通常无血栓，深静脉瓣膜功能良好，浅静脉曲张。原发性下肢静脉曲张以大隐静脉曲张为多见，单独的小隐静脉曲张较少见，一般左下肢多见，但双侧下肢可先后发病。主要临床表现为下肢浅静脉扩张、迂曲，下肢沉重、乏力感。部分病史较长的患者可出现踝部轻度肿胀和下肢皮肤营养性变化，如皮肤色素沉着、皮炎、湿疹、皮下脂质硬化和溃疡形成。

　　原发性下肢静脉曲张的诊断必须排除原发性下肢深静脉瓣膜功能不全、下肢深静脉血栓形成后综合征、动静脉瘘。原发性下肢深静脉瓣膜功能不全症状相对较重，超声或下肢静脉造影可观察到深静脉瓣膜关闭不全的特殊征象。下肢深静脉血栓形成后综合征一般有深静脉血栓形成病史，浅静脉扩张伴有肢体明显肿胀，如果鉴别有困难，应做超声或下肢静脉造影。动静脉瘘病变肢体皮肤温度增高，局部有时可扪及震颤或有血管杂音，浅静脉压力明显上升，静脉血的含氧量增高。

　　治疗上若症状较轻，无手术意愿的可选择非手术治疗，如穿戴弹力袜、口服迈之灵、地奥司明等改善静脉功能的药物。如症状较明显，术前检查深静脉通畅，无其他系统疾病不能耐受手术的患者，均可考虑手术治疗。手术方式多为大隐静脉高位结扎术＋抽剥术（或大隐静脉腔内激光闭合术、曲张静脉硬化剂注射术）。术前检查除常规检查外，需要进行下肢超声多普勒检查，明确深静脉有无血栓、深静脉薄膜有无关闭不全。深静脉血栓为手术绝对禁忌证。若存在深静脉瓣膜关闭不全，严重者需同时行深静脉瓣膜环缩术。在急性发作的血栓性静脉炎，局部扩张静脉达 2cm 以上应被视为禁忌证。术后需注意观察足部皮温、足部有无肿胀、足背动脉搏动情况，避免弹力绷带缠绕过紧引起回流障碍，要抬高下肢或采用足高头低位以促进静脉回流，预防深静脉血栓形成。大隐静脉起自足背静脉网内侧，在内踝前方，沿小腿内侧、大腿内侧上行至腹股沟区进入股静脉，进入之前一般有 5 根属支血管汇入，此为手术解剖要点。手术中为避免大隐静脉根部残留过长导致局部静脉扩张，需结扎上述属支血管，并在大隐静脉汇入股静脉处进行高位结扎，切口选择应在腹股沟下方 1cm 较为合适，远端切口选择内踝前上方。

（二）中医诊疗要点

本病相当于中医文献中描述之"筋瘤"。祖国医学认为，本病多因经久负重，或妇女多产，或先天禀赋不足、筋脉薄弱、外来损伤、寒湿侵犯，以致经脉不和，气血运行不畅，血瘀脉中，阻滞经脉循行，脉络扩张充盈，日久交错盘曲而成。又因瘀久化生湿热，流注于下肢经络，致皮肤色素沉着，复因搔抓、虫咬等诱发，则溃而成疮，日久难愈。本案患者双下肢对称，右下肢小腿内侧及膝关节内侧见迂曲的静脉，高于皮肤，皮肤干燥，有少许脱屑，局部散在色素沉着，双下肢皮肤温度正常，右下肢胫前轻度凹陷性水肿，舌质暗紫，苔薄白，脉弦。证属气滞血瘀，治以行气活血、祛瘀除滞，方用柴胡疏肝散加减。此外，可口服的常用药有马栗种子提取物等植物药，其作用为改变静脉的血液流变学，增强静脉回流，同时恢复静脉功能，并可以消除水肿。对于瘀积者可用七叶皂苷钠、川芎嗪注射液、榕丙酯等。常用中医外治：①熏洗疗法：合并湿疹或溃疡时可选用本法。常用药物有蛇床子、地肤子、白鲜皮、苦参、大黄、赤芍、黄柏、苍术等。②敷药疗法：血栓性浅静脉炎患者可外用金黄膏；溃疡者可外用珍珠散、白玉膏、生肌散、生肌玉红膏、紫草油等；并发湿疹者外用青黛散。

三、按　语

随着现代医学的发展，各种检验检查设备的完善，在医学生中普遍存在轻视基本技能训练的倾向。从此案例可以看到，单纯从病史询问、详细的体格检查，即使没有检查设备，也很容易得出诊断，仔细询问病史及详细的体格检查仍是诊断疾病的关键要素。因此，病史询问和体格检查仍是医学生的基本功，有必要大力加强训练。对于大多数下肢静脉曲张患者，保守治疗效果不满意，保守治疗仅适用于早期轻度静脉曲张患者、妊娠期妇女及难以耐受手术的患者。目前下肢静脉曲张的手术方式主要有传统的大隐静脉高位结扎加剥脱术以及近十多年来迅速兴起的腔内微创治疗。大隐静脉高位结扎加剥脱术是传统大隐静脉开放手术的经典代表，是治疗下肢静脉曲张的金标准，在临床上已应用 100 多年，通过在大隐静脉汇入股静脉处离断、结扎其主干及属支，并将大隐静脉主干及其分支抽剥去除，从而达到阻断深静脉血液向浅静脉反流的目的。腔内治疗是下肢静脉曲张的微创治疗方式，通过在大隐静脉血管腔内应用不同的能量器械毁损静脉内膜，诱导静脉血栓形成，从而达到闭合大隐静脉的目的。腔内治疗的方式包括激光治疗、射频消融以及微波治疗等。

四、思 考 题

1. 静脉曲张产生临床症状的病理生理是什么？
2. 静脉曲张手术后如何避免深静脉血栓形成？
3. 静脉曲张导致的静脉瘀滞性溃疡如何处理？

参 考 文 献

陈红风. 2016. 中医外科学［M］. 第 4 版. 北京：中国中医药出版社：135-137.
陈孝平，汪建平，赵继宗. 2019. 外科学［M］. 第 9 版. 北京：人民卫生出版社：500-502.
邓昌林，张书平，黄超红，等. 2018. 大隐静脉高位结扎联合腔内微波或传统剥脱治疗下肢静脉曲张的疗效评价［J］.中国微创
　　外科杂志，18（12）：1112-1114.

（高　波）

案例 4　腹股沟可复性包块

一、病 历 摘 要

患者，男，70 岁，因"右侧腹股沟可复性包块伴疼痛 10 月"入院。

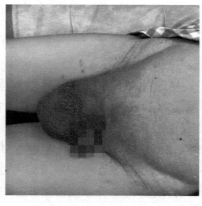

10 月前无明显诱因出现右侧腹股沟区包块，圆形，包块约鹌鹑蛋大小，质地软，包块每因久站或行走后脱出，包块脱出时感局部疼痛不适，平卧后可自行还纳（见图 4-4-1），曾至当地医院诊治，行 B 超检查提示"右侧腹股沟疝"。后包块逐渐增大至鸡蛋大小，每因久立、行走或咳嗽时脱出，可进入阴囊，伴坠胀感疼痛不适，平躺后能自行还纳。为求系统诊治来院就医。病来无畏寒、发热，无腹胀、腹痛、恶心、呕吐，无肛门停止排气排便。精神饮食可，睡眠可，体重无明显变化。有高血压病史 2 年余，血压最高达 160/90mmHg，目前服用"硝苯地平缓释片"控制血压，血压控制可。

图 4-4-1　右侧腹股沟包块

入院查体　舌质淡，苔白，脉细微。专科检查：患者站立位时，腹部见右侧腹股沟区

一圆形肿物，大小约 5cm×6cm，质地软，无明显压痛，局部皮肤无红肿、无静脉曲张，肿物于站立时坠入同侧阴囊，活动度可。平卧位时可完全还纳，按压内环口，患者再次站立体位时肿物未脱出，按住内环口，嘱病人用力咳嗽可触及冲击感。右侧腹股沟区浅表 B 超示：右侧腹股沟疝。

  入院诊断 中医诊断：狐疝病（中气下陷证）

        西医诊断：右侧腹股沟斜疝

  诊疗经过 入院后完善术前常规检查，血常规、肝肾功能、电解质、凝血功能、心电图、胸部 X 片未见异常。排除手术禁忌证后于全麻下行腹腔镜右侧腹股沟无张力疝修补术（transabdominal preperitoneal prosthesis，TAPP），术中发现腹壁缺损位于脐外侧皱襞的外侧（见图 4-4-2），证实为腹股沟斜疝（见图 4-4-3），术中于腹膜前间隙放置 3Dmax 疝补片进行无张力疝修补，术后盐袋压迫右侧腹股沟区并使用多头腹带加压包扎腹部，抬高阴囊，补液对症支持治疗。中医予中药内服（补中益气汤加减）补中益气、升阳举陷。术后第二天患者下床活动，术后第 5 天出院，嘱出院后避免剧烈运动及负重活动，避免剧烈咳嗽并保持大小便通畅等防止术后因腹内压急剧增高导致疝复发。

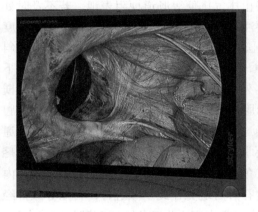   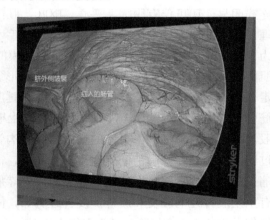

  图 4-4-2 腹腔镜下腹壁缺损   图 4-4-3 脐外侧皱襞

  出院诊断 中医诊断：狐疝病（中气下陷证）

        西医诊断：右侧腹股沟斜疝

二、案 例 解 析

（一）西医诊疗要点

  本案诊断依据要点：患者老年男性；右侧腹股沟可复性包块伴疼痛 10 月；腹部见右侧腹股沟区一圆形肿物，大小约 5cm×6cm，局部皮肤无红肿、无静脉曲张，同侧阴囊内触及肿物，肿物质地尚软，活动度可，平卧位时可完全还纳，按压内环口站立时肿物未脱出，病人用力咳嗽可触及冲击感；B 超提示右侧腹股沟疝。该病通过右侧腹股沟区发现可复性包块这一临床症状诊断"右侧腹股沟疝"并不难，部分病人包块较小症状体征不典型，较难诊断者可配合腹股沟区 B 超或腹部 CT 发现腹壁缺损并有腹腔内容物脱出辅助诊断。

　　该病需与睾丸鞘膜积液、交通性鞘膜积液、精索鞘膜积液、隐睾相鉴别。睾丸鞘膜积液所呈现的肿块完全局限在阴囊内，与掉入阴囊的腹股沟疝极为相似，但鞘膜积液的肿块可清楚扪及上界，用透光试验检查肿块，鞘膜积液多为透光（透光试验阳性），而疝块则不能透光。交通性鞘膜积液的肿块外形与睾丸鞘膜积液相似，于每日起床后或站立活动时肿块缓慢地出现并增大，平卧或睡觉后肿块逐渐缩小，透光试验阳性。精索鞘膜积液的肿块较小，在腹股沟管内，牵拉同侧睾丸可见肿块移动。隐睾如腹股沟管内下降不全的睾丸可被误认为斜疝或精索鞘膜积液，但隐睾肿块较小，挤压时可出现特有的胀痛感觉，如病侧阴囊内睾丸缺如，则诊断更明确。

　　腹股沟斜疝的最有效的治疗方法是手术修补，只要患者不伴有严重的器官或系统性疾病等手术禁忌证，一般均建议手术治疗。腹股沟疝分为斜疝和直疝，斜疝容易发生嵌顿，强力劳动或排便等腹内压骤增的动作是主要原因，临床表现为疝块突然增大，并伴有明显疼痛，甚至不能还纳，肿块发紧、发硬且伴有明显疼痛，若嵌顿内容物为肠襻，不但局部疼痛明显，还可伴有腹痛、恶心、呕吐、肛门停止排气排便等肠道梗阻表现，若不及时处理，将会发展为绞窄性疝，需及时手术。手术要注意腹股沟管的解剖特点，腹股沟管长度为 4～5cm，内口即深环，本质为腹横筋膜的卵圆形裂隙，外环口即浅环，本质为腹外斜肌腱膜纤维在耻骨结节上外方形成的三角形裂隙，以内环为起点，腹股沟管由外上向内下走行。前壁有皮肤、皮下组织和腹外斜肌腱膜，外侧 1/3 尚有腹内斜肌覆盖；后壁为腹横筋膜和腹膜，其内侧 1/3 尚有腹股沟镰；上壁为腹内斜肌、腹横肌的弓状下缘，下壁为腹股沟韧带和腔隙韧带。男性的精索自腹股沟管通过。本例患者采用腹腔镜下手术方式，通过腹腔镜设备在腹膜前间隙建立操作空间，需要掌握深环口附近的两个重要解剖，即"疼痛三角""危险三角"，以男性为例，"疼痛三角"位于精索血管与腹股沟韧带之间，内有生殖股神经的股支和股外侧皮神经分布，固定补片时避免在此区域进行，否则导致神经损伤发生疼痛。"危险三角"则位于输精管和精索血管之间，此三角区域有髂外血管走行，术中避免损伤。

　　（二）中医诊疗要点

　　腹股沟疝属于中医"疝气"的范畴，又称"狐疝"，因肝气失于疏泄，或小儿、老年气弱，或腹内压力增加时，使肠管等腹内器官滑入阴囊而成。以腹股沟处有肿物突起，时大时小，胀痛俱作，如狐之出入无常为主要表现。小儿气血逐渐旺盛，肌肉渐丰，疝内口可随腹膜肌肉加强，可暂不考虑手术，常可自愈。老年患者气血渐衰，肌肉逐渐萎缩，常随腹膜肌肉张力减弱而发病。

三、按　语

　　腹股沟疝最有效的治疗方法是手术修补，传统的疝修补术原则为疝囊高位结扎、加强或修补腹股沟管管壁。如 Ferguson 法为加强腹股沟管前壁最常见的方法，修补或加强腹股沟管后壁常用的方法有 Bassini 法、Halsted 法、McVay 法和 Shouldice 法。传统的疝修补术虽仍有应用，但因为缝合张力较大，术后手术部位有牵扯感、疼痛等缺点。无张力疝修补术在无张力的情况下利用人工高分子材料网片进行修补，具有术后疼痛轻、恢复快、复发率低等诸多优势，已成为现在疝修补术的主流术式。随着腹腔镜手术的迅猛发展，腹腔镜下的腹股沟疝修补术也日臻成熟，常见的腹腔镜无张力疝修术方法有 TAPP、完全腹膜外补片修补术（totally extraperitoneal prosthesis，TEP），与开放手术相比，具有术后疼痛轻、伤口并发症更少、恢复更快等诸多优点，在治疗双侧疝和复发疝时，优势更为明显。无论技术如何发展，手术医师仍需要对于局部解剖结构要充分熟悉，方能减少副损伤及并发症的发生。本案例疝囊较大，疝修补术后容易出现血清肿，表现为术后出现腹股沟区囊性包块，其产生原因可能为术中对淋巴管的破坏导致淋巴液渗出，宿主对补片发生组织反应，疝囊游离较多致创面渗血、渗出，疝囊组织水肿，早期精索受压血液回流障碍等因素有关。为避免术后血清肿的发生，可以在术后切开远端疝囊时烧灼疝囊壁，术中尽可能减少分离疝囊时的出血，将残余疝囊打开有利于渗出液的吸收等均可减少术后血清肿的发生。

四、思 考 题

1. 腹股沟斜疝的诊断要点有哪些？
2. 腹腔镜腹股沟疝修补术的主要方式有哪些？

参 考 文 献

陈孝平，汪建平，赵继宗. 2019. 外科学［M］. 第9版. 北京：人民卫生出版社：308-314.
何清湖. 2016. 中西医结合外科学［M］. 第3版. 北京：中国中医药出版社：439-446.
唐健雄，黄磊. 2014. 腹壁疝外科治疗学［M］. 第4版. 上海：上海科学技术出版社：102-104.

（高　波）

案例 5　大腿根部包块

一、病 历 摘 要

患者，男，65 岁，因"左侧大腿根部包块 10 小时"入院。

患者 10 小时前因用力排便后发现左侧大腿根部包块，约 4cm×3cm，椭圆形，质地韧，不可还纳（见图 4-5-1）。伴明显腹痛，呈持续性绞痛，平素气短乏力，无畏寒、发热、恶心、呕吐等症状，饮食睡眠差，大便未解，体重无明显变化。患者平素体健，否认高血压、糖尿病、心脏病等慢性疾病病史，否认肝炎、结核、伤寒等传染病病史。

入院查体　患者站立时，腹部望诊见左侧腹股沟韧带下方一半球形包块，约 4cm×3cm，局部皮肤无红肿、无静脉曲张。触诊肿物质韧，压痛，平卧位时肿物不能还纳，咳嗽冲击感不明显，左下腹压痛、反跳痛伴腹肌紧张。B 超示左侧股疝。

入院诊断　中医诊断：狐疝病（中气下陷证）

　　　　　西医诊断：左侧股疝并嵌顿

入院后予以完善术前常规检查，血常规、肝肾功能、电解质、凝血功能、心电图、胸部 X 片等检查无异常发现。排除手术禁忌证后于全麻下行剖腹探查术、小肠部分切除术、左侧股疝疝囊高位结扎术，术中发现左侧卵圆窝处腹膜向外突出，缺损直径约 3cm，打开部分腹股沟韧带，松解疝环口，见小肠嵌顿并坏死（见图 4-5-2），切除部分坏死肠管并吻合，关闭疝囊行局部修补后，关腹。术后禁饮食，抗感染、补液营养支持等治疗，患者恢复排气排便胃肠功能恢复后，术后 10 天出院。患者胃肠功能恢复后予中药内服（补中益气汤加减）补中益气、升阳举陷等治疗。

出院诊断　中医诊断：狐疝病（中气下陷证）

　　　　　西医诊断：左侧股疝并嵌顿

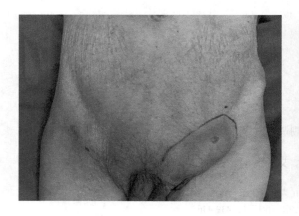

图 4-5-1　左侧腹股沟区包块

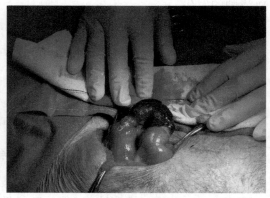

图 4-5-2　坏死肠管

二、案例解析

（一）西医诊疗要点

本病例诊断依据是：患者老年男性；左侧大腿根部包块 10 小时；站立时腹部左侧腹股沟韧带下方一半球形包块，大小约 4cm×3cm，局部皮肤无红肿、无静脉曲张，肿物质韧无压痛，平卧位肿物不能还纳，左下腹压痛、反跳痛及腹肌紧张。从左侧腹股沟韧带下方发现包块这一临床症状诊断"左侧股疝"并不难，但需与腹股沟斜疝、脂肪瘤、肿大的腹股沟淋巴结、大隐静脉曲张等疾病相鉴别。腹股沟斜疝位于腹股沟韧带上方，股疝位于腹股沟韧带下方，部分较大的股疝除疝块的一部分位于腹股沟韧带下方外，一部分有可能在皮下延伸至腹股沟韧带上方，手指探查腹股沟管外环是否扩大，有助于鉴别。股疝疝囊外常有一增厚的脂肪组织层，在疝内容物还纳后，局部肿块不一定完全消失，这种脂肪组织有被误诊为脂肪瘤的可能，脂肪瘤基底不固定而活动度较大，股疝基底固定而不能被推动。嵌顿性股疝常被误诊为腹股沟区淋巴结炎，B超或CT有助于鉴别。当大隐静脉曲张表现为卵圆窝处结节样膨大，大隐静脉在站立或咳嗽时增大，平卧时消失，可能被误诊为易复性股疝，压迫股静脉近心端可使结节样膨大增大，尚伴下肢其他部位静脉曲张对鉴别诊断有重要意义。

股疝容易发生嵌顿，嵌顿的股疝易于迅速发展为绞窄性疝，应及时手术治疗。本例患者全身情况良好，且不伴有其他严重疾病，因疝嵌顿，局部有压痛、反跳痛及腹肌紧张，考虑疝内容物发生绞窄性改变，予急诊手术治疗。术中应仔细探查肠管，不可将丧失活力的肠管还纳腹腔；对施行肠管切除吻合术的患者，在高位结扎后一般不作疝修补术，以免发生感染而导致修补失败。股疝是指疝囊通过股环，经股管向卵圆窝突出的疝，多见于40岁以上的妇女，因女性骨盆较为宽大，联合肌腱和腔隙韧带较薄弱，股管上口宽大松弛导致容易发病。由于股管近乎是垂直，疝块在卵圆窝处向前转折时形成锐角，而股环较小，周围多为坚韧的韧带，因此股疝容易嵌顿，一旦嵌顿，可迅速发展为绞窄性疝。

（二）中医诊疗要点

股疝属于中医"狐疝"范畴。疝的发生原因较多，凡房劳、愤怒、劳倦、寒邪而致阴虚内盛、水湿内停、痰热瘀滞、气虚下陷等均可引起，与任脉、足厥阴肝经有关，"诸疝皆归于肝经"。情志抑郁，致肝郁气滞，气机失于疏泄，筋脉不利而成疝；亦可因愤怒嚎哭，气胀流窜，或留于少腹，或注入阴部而成疝；久坐寒湿之地，或因寒冬涉水，感受寒湿之邪，以致寒湿凝滞，聚入阴部也可成疝；或素有湿热，复受外寒，湿热之邪不得外泄，寒主收引，使筋脉挛急，搏结而成疝；或因年老体弱，中气下陷，托举无力，脱入股部发为股疝。综合本患者为老年，平素气短乏力，舌淡，脉细弱，为气虚下陷证。治法以补中益气，升提举陷。方药：补中益气汤加减。

三、按　　语

股疝一旦确诊后应及时手术治疗。尽管股疝是最不常见的疝病，但是约40%的患者会出现嵌顿或绞窄而需行急诊手术治疗。通常情况下股疝患者尽快择期行手术治疗，然而部分患者存在延迟就诊、不重视或者因有严重的多器官疾病而难以耐受手术等情况，往往会造成患者出现嵌顿后才紧急入院治疗。部分患者甚至在因肠梗阻行开腹手术时才发现股疝，开腹手术最常见手术方式为McVay修补法，嵌顿性或绞窄性股疝手术时，因疝环狭小，回纳疝内容物常有一定困难，可切断腹股沟韧带以扩大股环，疝内容物回纳后，应仔细修复被切断的韧带。除开腹手术，还可以选择腹腔镜手术，腹腔镜下TAPP术修补股疝时，回纳方法与修补直疝相同，术中需注意避免损伤滑入疝囊的膀胱或卵巢（女性患者）等。

四、思 考 题

1. 请简述股管的解剖结构？
2. 腹腔镜下的股疝修补术与直疝修补术有哪些异同点？

参 考 文 献

陈孝平，汪建平，赵继宗. 2019. 外科学［M］. 第9版. 北京：人民卫生出版社：315.
何清湖. 2016. 中西医结合外科学［M］. 第3版. 北京：中国中医药出版社：446-447.
吴华，郭薇，简海. 2019. 股疝患者急诊手术的危险因素分析［J/CD］. 中华疝和腹壁外科杂志（电子版），13（4）：302-305.

（高　波）

案例6　脐 部 包 块

一、病 历 摘 要

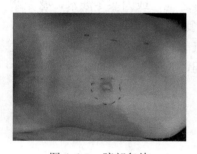

图 4-6-1　脐部包块

患者，女，35 岁。因"脐部可复性包块 1 年余"入院。

1 年余前无明显诱因发现脐部包块，包块约鹌鹑蛋大小、质软，因用力咳嗽、排便后上述包块突出，平躺后包块还纳（见图 4-6-1）。病来无畏寒、发热、恶心、呕吐、腹胀、腹痛等症状，饮食睡眠可，二便无特殊，体重无明显变化。平素体健，否认高血压、糖尿病、心脏病等慢性疾病病史，否认肝炎、结核、伤寒等传染病病史。

入院查体　站立时脐部见一圆形包块，约 1.5cm×1.5cm，局部皮肤无红肿及破溃，无明显压痛，包块质地软，平卧位时肿物不可还纳，咳嗽冲击感不明显，全腹无压痛、反跳痛及腹肌紧张。B 超提示脐疝。

入院诊断　中医诊断：狐疝病（中气下陷证）

西医诊断：脐疝

诊疗经过　入院后予以完善术前常规检查，血常规、肝肾功能、电解质、凝血功能、心电图、胸部 X 片等无异常发现，排除手术禁忌证后于全麻下行腹腔镜脐疝无张力疝修补术，术中予疝囊切除并高位结扎后（见图 4-6-2）放置补片修补（见图 4-6-3），术后定期伤口换药及对症支持治疗，术后第 3 天出院。中医以补中益气、升阳举陷为法，内服中药补中益气汤加减。术后第 2 天患者下床活动，术后第 5 天出院，嘱出院后避免剧烈运动及负重活动，避免剧烈咳嗽并保持大小便通畅等防止术后因腹内压急剧增高导致疝复发。

  出院诊断 中医诊断：狐疝病（中气下陷证）

        西医诊断：脐疝

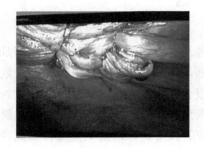 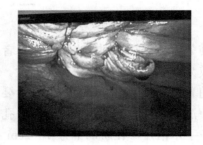

    图 4-6-2 疝囊切除并高位结扎   图 4-6-3 放置补片

二、案 例 解 析

（一）西医诊疗要点

  该案例诊断依据：患者成年女性；脐部可复性包块 1 年余；站立时脐部见约 1.5cm×1.5cm 大小圆形包块，局部皮肤无红肿、无静脉曲张，肿物质韧无压痛，平卧位肿物不可还纳，咳嗽有冲击感，全腹无压痛、反跳痛及腹肌紧张。通过脐部可复性包块这一临床症状诊断"脐疝"不难。脐疝是腹内脏器或组织自脐环突出于体表，小儿脐疝较常见。脐位于腹壁正中，是胚胎发育过程中腹壁最晚闭合的部位，脐部缺少脂肪组织，由腹壁最外层皮肤、筋膜与腹膜连接，是腹壁最薄弱的部位，腹腔内容物容易由此脱出形成脐疝。小儿脐疝的发生与先天性脐环未闭合或闭锁不全，或脐部感染致脐部瘢痕组织薄弱有关，加之小儿经常啼哭和便秘，使腹内压增高而致脐疝发生，具有易复发性，很少发生嵌顿。成人脐疝的发生可能与脐环处瘢痕组织薄弱有关，常有妊娠、慢性咳嗽、腹水等引起腹内压增高的诱因，由于疝环狭小，周围有坚韧的瘢痕组织，因而易发生嵌顿或绞窄。成人脐疝无自愈可能，且易转为难复性或发生嵌顿，更有因疝囊外覆盖组织较薄而破溃的可能，故应在消除腹压增高因素的前提下尽早进行手术。

（二）中医诊疗要点

  本病归属于中医"疝"范畴。中医"疝"系指狐疝、气疝，二者均指腹内部分肠段向外滑入导致脐部区域肿胀的疾患，中医证候分为肝郁气滞、寒滞肝脉、中气不足 3 型，分而治之。肝郁气滞型：由于先天不足，形体未充，脐部发育未坚或久病体虚、年老体弱，故遇嚎哭忿怒，七情不畅之时肝郁气滞，经络失和、气聚脐部发为疝，治当疏肝行气、消肿止痛，方用柴胡疏肝散加味。寒滞肝脉型：由于冒雨涉水，居住潮湿或命门火衰，生寒生湿，寒滞厥阴，经脉失和，气滞不行，发为疝，治当温经散寒、消肿止痛，方用暖肝煎加味。中气不足型：由于先天不足或体弱、年老，或久咳、久泻、便秘努挣或强力举重，操劳过度，以致气虚下陷，筋脉迟缓，无力提摄小肠，从脐部膨出发为疝，治当益气举陷止痛，方用补中益气汤加味。

三、按　　语

　　脐疝分为小儿脐疝和成人脐疝，两者发病原因及处理原则不尽相同，成人脐疝为后天性疝，较为少见，多数是中年经产妇女。小儿脐疝，若脐疝直径小于 1.5cm，多数在 2 岁以内可随着发育腹壁增强能自愈。鉴于婴儿脐疝很少发生嵌顿，可先非手术治疗，采用胶布贴敷疗法使脐部处于无张力状态，脐孔得以逐渐愈合闭锁。若患儿超过 2 岁，脐疝仍未自愈，应手术治疗。在脐疝下方 1~2cm 处作相应的弧形切口，游离皮瓣，显露两侧腹直肌前鞘，切开腹白线和疝囊，如无完整的疝囊则切开腹膜，还纳肠管，切除疝囊，于疝环处缝合腹膜切缘，横行缝合腹横筋膜，再纵行缝合腹白线以缝闭脐环和修复腹壁薄弱区，最后将保留脐孔的皮瓣按原位缝合。成人脐疝不能自行愈合，而且由于疝环狭小，容易发生嵌顿或绞窄，故应采取积极的手术治疗。可选择腹腔镜和传统术式行疝囊高位结扎，缝合脐疝的手术修补原则是切除疝囊，修补疝环。手术时应注意保留脐眼，避免对病人产生心理上的影响。目前成人脐疝的外科治疗随着生物材料及医疗设备的发展也得到了飞速的发展，从传统修补术到无张力修补术，使得成人脐疝的治疗也取得了巨大的进步，也明显降低了脐疝外科治疗后的复发率。腹腔镜手术为脐疝的外科治疗提供了契机，有利于脐疝外科治疗的微创、低复发率等的进步，在成人脐疝的外科治疗中具有很好的应用前景。但是腹腔镜技术在脐疝的外科治疗中仍然需要进一步的研究和发展来克服目前其在成人脐疝外科治疗中所遇到的肠粘连、补片感染、复发、费用昂贵等问题。

四、思　考　题

　　小儿脐疝和成人脐疝有什么异同点？

参 考 文 献

陈孝平，汪建平，赵继宗. 2019. 外科学［M］. 第 9 版. 北京：人民卫生出版社：316.
唐健雄，黄磊. 2014. 腹壁疝外科治疗学［M］. 第 4 版. 上海：上海科学技术出版社：156.
张维东，秦伟，戴勇，等. 2018. 成人脐疝的外科治疗进展［J］. 中西医结合心血管病电子杂志，6（33）：17-18，22.
赵成勇，段晋辉. 2014. 中医治疗疝气病的内外疗法［J］. 内蒙古中医药，33（15）：13.

（高　波）

第五章　肛门直肠疾病

案例 1　肛内块物脱出

一、病 历 摘 要

患者，男，32 岁。因"反复肛内块物脱出 20 年，加重 7 天"，于 2020 年 8 月 25 日 9 时入院。

20 年前出现便时肛内块物脱出，如花生米大，质软，便后可自行回纳，无便血、流脓、里急后重、发热、盗汗、恶心、呕吐、腹胀、腹痛、腹泻等，未诊治。上症反复出现并渐渐加重，脱出物逐渐增多、增大，脱出后需手法回纳，仍未诊治。7 天前进食辛辣后排便时肛内块物脱出，便后不能自行回纳，伴局部疼痛，疼痛可耐受，自行用"马应龙麝香痔疮膏""肛安栓"等药物治疗无效而就医，以"混合痔并嵌顿"收入院。既往史无特殊。

入院查体　T 36.4℃，P 78 次/分，R 22 次/分，BP 123/86mmHg。舌质红，苔黄腻，脉滑数。心、肺、腹（－）。专科情况：截石位双臀对称、无畸形，肛缘可见块物脱出，1～3、5、6～7、9、11 点均见块物脱出，最大约 1.5×1.5cm，痔核水肿，轻度糜烂（见图 5-1-1）。未见明显活动性出血；直肠指检：直肠黏膜光滑，未扪及硬性肿块，齿状线上下 1～3、5、6～7、9、11 点均扪及柔软之囊状物突起，退出指套无染血。肛门镜检因患者疼痛而未完成。

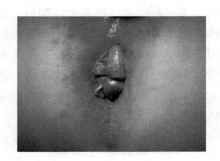

图 5-1-1　痔核脱出并水肿

入院诊断　中医诊断：内外痔（湿热下注证）

西医诊断：混合痔并嵌顿

诊疗经过　患者入院后完善相关入院检查，血生化检查肌酐 111μmol/L↑、尿酸 582μmol/L↑，血常规、二便常规、凝血象、胸部 CT、传染病标志物未见明显异常。排除手术禁忌证后，于 2020 年 8 月 27 日在腰麻下行开环式痔上黏膜部分切除吻合术（tissue selecting therapystaper，TST）＋混合痔外剥内扎术。术后予经验方黄虎百草汤加减内服清热燥湿、润肠通便，预防术后便秘；予苦参汤加减熏洗肛门，清热解毒、燥湿消肿止痛；药棒穴位按摩清热燥湿，穴位贴敷以健脾益气、调节脏腑功能；换药时予复方黄柏液湿敷切口，以清热解毒、消肿止痛，促进伤口愈合；生肌玉红膏涂擦创面去腐生肌促进伤口愈合。西医予抗感染、止血、抑酸护胃、止痛等治疗，配合直肠肛门微波治疗，改善肛门局部循环。注意饮食调养，低嘌呤饮食。术后病理显示外痔血栓形成并机化，黏膜轻度慢性炎症并糜烂及充血、出血。经中西医结合治疗后，肛门伤口愈合良好，于 2020 年 9 月 8 日出院。

出院诊断　中医诊断：内外痔（湿热下注证）

西医诊断：（1）混合痔并嵌顿

（2）高尿酸血症

二、案 例 解 析

（一）中医诊疗要点

本案例以"反复肛内块物脱出"为主症，属祖国医学"内外痔"范畴。痔的形成与饮食不节、腹泻、便秘、久坐久立、妊娠分娩、房劳过度、六淫入侵、情志失调、先天遗传、脏腑虚弱等有关，导致脏腑功能失调，邪气下行，瘀阻魄门，瘀血浊气，结滞不散，久则筋脉横解而成痔。舌红，苔黄腻，脉滑数，均属湿热下注之象，证属内外痔湿热下注。该病应与息肉痔相鉴别，息肉痔常伴便血、大便习惯改变，脱出肿物多带蒂，便后需手法还纳。

该患者肛内块物外脱，现便后不能自行回纳，伴局部疼痛，证属湿热下注，当以清热利湿、燥湿止痛为治则。内治法可选用脏连丸加减，若合并出血量多者，可加地榆炭、仙鹤草等；若灼热感较甚者，加白头翁、秦艽等。外治法可选用：①熏洗法：以药物加水煮沸，先熏后洗，或用毛巾蘸药液趁热湿敷患处，冷则更换。具有活血止痛、收敛消肿等作用。常用五倍子散、苦参汤等。②外敷法：将药物敷于患处。具有消肿止痛、收敛止血、祛腐生肌等作用。根据不同病情可选用油膏或散剂，如九华膏、黄连膏、消痔膏（散）、五倍子散等。③塞药法：将药物制成栓剂，塞入肛内。具有消肿、止痛、止血作用。如痔疮栓等。

（二）西医诊疗要点

痔核脱出、便血、肛周潮湿、肛周瘙痒和疼痛是临床常见症状，病因众多。本案患者以反复肛内块物脱出为主要表现，临床表现及专科检查均符合混合痔诊断，但要排除以下疾病：

（1）直肠息肉　多见于儿童，脱出息肉单个居多，脱出物头圆而有长蒂，表面光滑，质地较痔核稍硬，活动度大，容易出血，但多无射血、滴血现象。

（2）肛乳头肥大　呈锥形或锤状，灰白色，表面为上皮，一般无便血，常有疼痛或肛门坠胀，过度肥大者便后可脱出肛门外。

（3）直肠脱垂　直肠黏膜或直肠全层环状脱出，有螺旋状皱襞，表面光滑，无静脉曲张，一般不出血，脱出后有黏液分泌。

（4）直肠癌　多见于中老年人，粪便中混有脓血、黏液、腐臭的分泌物，大便习惯改变、里急后重，晚期大便变细。指检常可触及菜花状肿物或凸凹不平的溃疡，质地坚硬，不能推动，触之易出血。

一般痔多数处于静止、无症状状态，只需注意调控饮食，保持大便通畅，预防并发症出现，无需特别治疗。而该例患者需西医手术治疗。手术方案可选择内痔注射术、胶圈套扎疗法、痔切除术、外切内扎术、经肛门吻合器痔上黏膜环切吻合术（PPH）等。内痔注射术是使用具有腐蚀作用的药物，使痔核及痔核周围产生无菌性炎症反应，使小血管闭塞和痔核内纤维组织增生，从而促使痔核硬化、萎缩或坏死、枯脱而达到痊愈的目的。常用药物主要分为硬化萎缩剂和枯脱坏死剂两大类，前者如消痔灵液、5%石炭酸植物油、5%鱼肝油酸钠、5%盐酸奎宁尿素液、4%明矾液等，后者如复方枯痔液、痔宁注射液、新七号枯痔注射液等。手术治疗后辅以中医特色治疗，缩短患者康复时间。

三、按 语

痔是肛肠科常见疾病、多发疾病，分内痔、外痔、混合痔。痔病无症状者无需治疗，有症状者重在减轻症状。中医疗效显著，分内治法、外治法。内治法采用辨证论治内服中药，风伤肠络证（大便带血，鲜红色，舌红，苔薄黄，脉浮数）治以清热凉血祛风，用凉血地黄汤加减；湿热下注证（便血量多，块物脱出，舌红，苔黄腻，脉滑数）治以清热利湿、止血，用脏连丸加减；气滞血瘀证（便血或块物脱出，不能还纳，舌红或暗红，苔黄，脉弦涩）治以清热利湿、祛风活络，用止痛如神汤加减；脾虚气陷证（肛门松弛，块物脱出需手法还纳，舌淡，苔薄白，脉弱）治以补中益气，用补中益气汤加减。外治法常用熏洗、外敷、塞药、枯痔等方法。手术治疗是最直接有效的方法，手术方式有PPH、内痔套扎术（RPH）、开环式痔上黏膜部分切除吻合术（TST）、改良TST以及外剥内扎术、内痔硬化剂注射治疗等，但术后易出现切缘水肿、疼痛、出血等并发症。尤其切缘水肿较为常见，是由于切缘皮肤局部血液和淋巴回流障碍，血管渗透压升高，组织间隙内水分过多而滞留引起，西医没有较好的处置方法和药物，而采用中药内服清热利湿、活血化瘀，外用中药清热解毒、燥湿止痛消肿，能显著减轻切口水肿、缓解疼痛。静脉止痛药和局部外用药物的应用可以有效防治术后疼痛；术中止血充分、彻底，术后防治便秘和腹泻，能有效降低和预防出血。

四、思 考 题

如何选择更为合理的治疗方法以减少肛肠疾病术后水肿的发生率？

参 考 文 献

魏红倩，杨伟. 2021. 中西医治疗肛肠疾病术后肛缘水肿概况 [J]. 湖南中医杂志，37（2）：173-175.

（刘德武）

案例 2 肛周包块疼痛

一、病历摘要

患者，男，65岁，因"肛周包块并疼痛4天"，于2020年5月8日8时入院。

4天前因饮酒、久坐后出现肛周包块隆起，如枣样大、质韧，伴疼痛，呈间歇性胀痛，

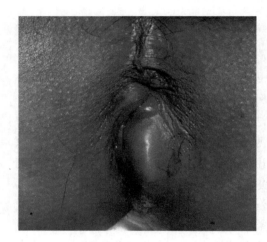

向肛周放射痛，挤压及坐卧时加重，可耐受，伴局部瘙痒、灼热感，无破溃溢脓、畏寒、发热、咯血、盗汗、心悸、胸闷、呕吐、腹痛、黏液脓血便及便血等，自行中药外敷（具体中药不详）后未见好转，为求进一步中西医结合治疗来院就诊，以"肛周脓肿"收入院。既往史无特殊。

入院查体 T 36.5℃，P 70次/分，R 18次/分，BP 108/75mmHg，舌红，苔黄腻，脉滑数。专科情况：截石位，肛门口潮湿，于5点方向距肛门1cm见一红肿包块，高出皮肤，约3.5cm×3.0cm，界限尚清晰，局部皮肤稍红无破溃，压痛有波动感，皮温升高（见图5-2-1）。肛门指检未触及硬性肿物，6点齿状线附近可扪及凹

图 5-2-1 肛旁包块（肛周脓肿）

陷性内口，压痛明显。

入院诊断 中医诊断：肛痈病（湿热下注证）
西医诊断：直肠肛管周围脓肿

诊疗经过 患者入院后积极完善相关检查。血清总胆固醇5.98mmol/L，低密度脂蛋白胆固醇4.6mmol/L；血常规、凝血象、感染标志物、尿常规、大便常规未见明显异常。胸部CT片：左肺上叶陈旧性结节病灶较前变化不大；前纵隔内结节较前变化不大；主动脉硬化，胸椎退变；肝脏多发囊肿。盆腔增强MRI示肛门右下方脓肿。排除绝对手术禁忌证后，于2020年5月9日行直肠肛管周围脓肿根治术，术后经抗感染、止血、补液、止痛、定期换药并配合中医特色治疗后病情好转，创口逐渐愈合。术后脓壁病理检查示急性炎症及脓肿形成。肛门指检肛门口松紧适中，直肠黏膜光滑、无压痛，退出指套未见血染。于2020年5月25日出院。

出院诊断 中医诊断：肛痈病（湿热下注证）
西医诊断：直肠肛管周围脓肿

二、案例解析

（一）西医诊疗要点

根据直肠肛管周围脓肿症状及体征，结合实验室检查可以明确诊断，但应与下列疾病鉴别。

（1）肛门周围皮肤感染　肛门周围毛囊炎和疖肿等皮肤感染范围局限，顶端有脓栓，与肛门直肠无关，与肛窦无病理联系，故无直肠或肛门坠胀感，排便影响不大，破溃后形成肛瘘。肛旁皮脂腺囊肿感染，也可见肛旁红肿热痛，一般在感染前局部即有肿物，呈圆形，肿块中央有堵塞的粗大毛孔形成的小黑点，肿物与皮肤粘连，肛内无原发内口，无压痛点，溃后也不形成肛瘘。

（2）骶前囊肿和囊性畸胎瘤感染　成年人骶前囊肿和隐匿性骶前畸胎瘤感染也常被误诊为肛周脓肿。详细询问病史能发现某些骶前肿物迹象。骶前畸胎瘤较小者，症状与直肠后脓肿早期相似，但指诊可见直肠后肿块光滑、分叶，无明显压痛，有囊性感，X线检查可见直肠被推向前方或一侧，骶骨与直肠之间的组织增厚，内有不定型的散布不均匀钙化阴影和尾骨移位。

（3）化脓性汗腺炎　多在肛门周围皮下，脓肿较浅而病变范围广，病变区皮肤变硬，急性炎症与慢性瘘管并存，脓液黏稠，呈白粉粥样，有臭味，炎症及瘘管与肛门直肠无病理联系。

直肠肛管周围脓肿发生的部位深浅不同，临床表现各异。肛提肌以上间隙的脓肿，位置深、腔隙大，全身感染症状重、局部症状轻，一般肛门周围多无异常，直肠指诊直肠壁外有压痛、隆起或质韧肿物，甚至有波动感。肛提肌以下间隙的脓肿，部位浅而易见，局部红肿热痛明显，全身症状轻。

传统脓肿切开引流术可在局麻下进行，方法简单易行，能够充分引流脓液，迅速缓解疼痛等症状，且不损伤肛管括约肌，有利于保护肛门控制排便功能。但脓肿切开引流为非根治性手术，有较高的脓肿复发率和肛瘘形成率，往往需要再次手术甚至多次手术，因而一旦明确诊断，应尽早切开引流，迅速控制感染。由于单纯行切开排脓并不能达到根治效果，应在一期切开引流的同时，寻找原发灶一并切除或挂线以达到一期愈合。彻底清除内口，清除感染的肛腺及肛腺导管，术中必须用刮匙反复搔刮内口附近的坏死组织，预防肛瘘复发。

（二）中医诊疗要点

本例患者为中年男性，以肛周包块并疼痛为主症，属中医"肛痈病"范畴。平素喜食辛辣，日久损伤脾胃，运化失常，湿热内生，下注大肠，湿热易阻滞气机，气滞则生热，热胜肉腐，蕴结于肛门周围而化脓。舌质红，苔黄腻，脉滑数为湿热之征。本病病位在肛门，病性属实，乃湿热下注之肛痈。病当和肛门部疖相鉴别，后者局部包块较小，皮肤发红，无积脓，局部无波动感，发病与肛瘘无关。

该患者肛周包块并疼痛，为湿热蕴毒所致，治以清热解毒为法。内治法可选用仙方活命饮、黄连解毒汤加减煎服，常用皂角刺、金银花、防风、白芷、当归尾、陈皮、甘草、赤芍、乳香、没药、天花粉、贝母、黄芩、黄连、黄柏、栀子等品，若有湿热之象，舌苔黄腻、脉滑数者，可合用萆薢渗湿汤。可根据不同病期选用外治法，初起实证用金黄膏、黄连膏外敷，位置深隐者可用金黄散调糊灌肠；虚证用冲和膏或阳和解凝膏外敷；成脓宜早期切开引流，并根据脓肿部位深浅和病情缓急选择手术方法；溃后用九一丹纱条引流，脓尽改用生肌散纱条；日久成漏者按肛漏处理。

三、按　　语

直肠肛管周围脓肿是肛肠科比较常见的急性感染性疾病，多因细菌感染、手术和医源因素使得直肠肛管周边的软组织（或间隙）被感染随即出现化脓的症状，急性发作时为肛周脓肿，慢性、反复发作即为肛瘘。该疾病往往不能自行痊愈，手术治疗是最直接也是最有效的方式，为保障手术治疗的效果，术前必须进行诊断制定合适的手术方案。肛周脓肿，其病因主要为肛腺感染，感染细菌多数为 G（-）杆菌为主；根据肛周脓肿的发病多见于男性，尤其以男性青壮年为主，发病男女比例为（6～8）：1，肛周脓肿的发病与雄激素水平呈正相关。

四、思　考　题

如何简单快速的明确诊断，选择合适手术方式，既可清理脓肿，又能保护肛门功能，减少并发症、脓肿复发及肛瘘发生率？

参 考 文 献

陶建国，禹业廷. 2020. 比较直肠肛管周围脓肿 I 期根治术与切开引流术的临床效果 [J]. 河南外科学杂志，26（4）：120-121.

（刘德武）

案例 3　肛旁硬结反复破溃、流脓

一、病　历　摘　要

患者，男，57 岁，因"发现肛旁硬结 1 年，反复破溃流脓 6 月"，于 2020 年 12 月 5 日 8 时入院。

1 年前无明显诱因出现一肛旁硬结，约米粒大，质韧不痛，无肛周瘙痒、破溃溢脓、潮热盗汗等症；无畏寒、发热、黏液脓血便及便血等不适，于某医院就医，以"肛瘘"住院治疗（具体治疗不详）好转后出院。此后上述症状常于辛辣饮食后反复发作，局部感疼痛，有脓液从硬结处流出，未重视。6 月前上述症状复发，肛旁硬结约黄豆粒大小，质韧，伴破溃流脓，时感肛周潮湿，轻微疼痛，未系统诊治，现症状加重，为求中西医结合治疗来诊，门诊以"肛瘘"收入院。2 年前在当地医院曾行肛周脓肿切开引流术（具体不详），病情好转后出院。

入院查体　T 36.4℃，P 78 次/分，R 22 次/分，BP 123/86mmHg。舌红，苔黄腻，脉滑数。心、肺、腹无特殊。专科检查：截石位，双臀对称无畸形，肛周稍潮湿，肛门 1 点处距肛缘约 1cm 处见一破溃口，局部轻压痛，挤压溃口有少许脓液流出，原手术瘢痕下可扪及条索状物向肛内走行，层次欠清楚，1、4、11 点可见外痔各一，无疼痛（见图 5-3-1）；肛门指检可扪及条索状物从 1 点向肛内 12 点肛隐窝处走行，12 点肛隐窝处扪及凹陷性内口，触痛；1、4、7、11 点齿状线附近扪及柔软囊状物，未及硬物，退指指套未见染血、染脓。肛门镜检见 12 点内口处微红，上述痔核组织少许充血、水肿、糜烂。

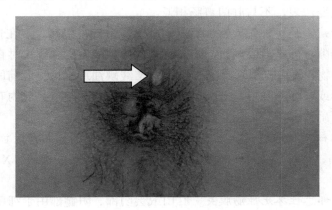

图 5-3-1　肛旁硬结（肛瘘外口）

入院诊断　中医诊断：肛漏（湿热下注证）
　　　　　　西医诊断：（1）肛瘘
　　　　　　　　　　　（2）混合痔

诊疗经过　患者入院后积极完善相关检查，血常规、生化全套、凝血象、肝炎血清学标志物＋HIV＋TPAb 回示未见明显异常。胸部 CT 示：右上肺小斑片、结节影，倾向陈旧性病变可能；右上肺肺大疱形成，右中肺及左上肺舌段少许纤维灶；胸椎退变。排除绝对手术禁忌证后，于 2020 年 12 月 7 日在腰麻下行肛瘘切除术＋楔形单孔肛门镜下精准弹力线内痔套扎术＋混合痔外剥内扎术。术中证实为低位肛瘘，术后予抗感染、补液、止痛、止血等对症支持治疗，配合中药熏洗、药棒穴位按摩、中药穴位贴敷等中医特色治疗。术后病检瘘管组织病变符合瘘管改变。治疗后创面处肉芽生长可，局部无压痛，肛门指检肛门口松紧适中，直肠黏膜光滑，退出指套未见血染，伤口愈合，于 2020 年 12 月 21 日出院。

出院诊断　中医诊断：肛漏（湿热下注证）
　　　　　　西医诊断：（1）肛瘘
　　　　　　　　　　　（2）混合痔

二、案 例 解 析

（一）西医诊疗要点

肛瘘患者多有肛周脓肿病史，病情常反复发作，病程较长，局部症状有局部反复肿痛，破溃流脓、肛周潮湿、瘙痒、排便不畅等。本案患者表现符合肛瘘诊断，但应与下列疾病鉴别。

（1）化脓性汗腺炎　是一种皮肤及皮下组织的慢性炎性疾病。多见于肥胖患者。病变范围较广泛，炎症侵犯局部组织不深，呈弥漫性或结节状，局部隆起变硬，皮肤色素沉着，常有多个窦道溃口，但不与肛门直肠相通。

（2）肛门周围毛囊炎和皮肤疖肿　初期局部红肿、疼痛，以后逐渐肿大，中央形成脓栓，脓出渐愈，病变浅表，不与肛门直肠相通。

（3）骶前畸胎瘤　是一种先天性疾病，因胚胎发育异常引起，多在青春期 20～30 岁发病。位于骶前间隙，可单囊或多囊，腔内有胶冻样黏液。囊肿较大时直肠指检可发现骶前膨隆，有囊性肿物，表面光滑，界限清楚。经 X 线碘油造影可见骶前间隙增宽，囊肿腔内壁光滑，呈梨形或多囊分叶形，破溃后可与直肠相通。术中可见腔内有毛发、牙齿、骨质等，病理检查可确诊。

（4）盆腔骨结核　发病缓慢，无急性炎症，破溃后流清稀脓液，创口凹陷，久不收口，伴纳差、低热、盗汗等症状。瘘口距肛门较远，与直肠不相通。X 线片可见骨质破坏或增生。

（5）肛门会阴部急性坏死性筋膜炎　肛门或会阴部、阴囊部由于细菌感染而出现肛门部周围大面积组织坏死，有的可形成瘘管。发病急，范围广，常蔓延至皮下组织及筋膜间，向前侵犯阴囊、腹壁、下肢，由肛周脓肿感染者，可与肛管直肠相通。

肛瘘多由肛周脓肿、直肠肛门损伤、肛裂反复感染等因素引起，多由内口、瘘管、外口三部分组成（少部分为外盲瘘、内盲瘘）。肛瘘和肛门直肠周围脓肿为肛周间隙化脓性感染的 2 个病理阶段，急性期为肛门直肠周围脓肿，慢性期为肛瘘。手术是治疗肛瘘的唯一有效方法，可消除症状，达到根治。手术中寻找内口并处理，是决定是否复发的主要因素。微创治疗联合中医益气活血脱毒法治疗可缩短肛瘘患者创面愈合时间，促进肛门功能恢复。

（二）中医诊疗要点

本案患者以肛旁硬结反复破溃流脓为主症，属中医"肛漏"范畴。本病多为肛痈溃后久不收口，湿热余毒未净；或痨虫内侵，肺、脾、肾三脏亏损；或因肛裂损伤日久染毒而成本病。其病因包括外感六淫、饮食不节、虚劳久咳等，导致机体阴阳失调，经络壅塞，气血不畅，正气内伤，毒邪乘虚而入；或脾胃功能受损，内生湿热，湿热下注，郁久不化，热腐成脓，穿肠穿臀而出，故可见破溃流脓；本病当和肛门部疖相鉴别，后者局部包块较小，皮肤发红，无积脓，局部无波动感，发病和肛门直肠无关，后期不会形成肛瘘；根据症状及体征可排除本病。

肛瘘一般以手术治疗为主，内治法多用于手术前后以增强体质，减轻症状，控制炎症发展。该患者证候为肛旁硬结反复破溃、流脓，主要以清热利湿为治法。内治法可选用二妙丸合草薢渗湿汤加减，常用草薢、苍术、黄柏、茯苓、薏苡仁、牡丹皮、泽泻、滑石、通草等药物。

三、按　　语

肛瘘是肛肠科常见疾病，必须手术治疗。本病形成原因不同，一直是肛肠科治疗中的难点和热点，尤其是复杂性肛瘘，瘘管多且弯曲，如何解决根治肛瘘与保护肛门功能之间的矛盾仍是目前高位复杂性肛瘘手术中比较棘手的问题之一。肛瘘有单纯和复杂、高位和低位之分。临床上常以外口或内口数量、瘘管数量来区分单纯和复杂，即其中任何一样（内口、外口、瘘管数量）的数量大于等于二，即为复杂性肛瘘，其余为单纯性肛瘘。常以瘘管走行位置区分高位和低位，即肛瘘瘘管走行于肛门直肠环之深层面，即为高位，瘘管走行于肛门直肠环之浅层面，即为低位。区分高位和低位，直接与手术方式和术后肛门括约肌功能有关。一般情况下，低位肛瘘术后多无肛门括约肌功能损伤，而高位肛瘘术后，肛门括约肌功能有一定程度损伤，但一般不会导致肛门失禁。另外，术后易出现创面感染、愈合缓慢，对肛门功能恢复不利。

四、思　考　题

如何选择合适的治疗方式，提高肛瘘患者的生活质量？

参 考 文 献

刘肖阳. 2021. 中西医结合治疗肛瘘术后 40 例临床观察［J］. 中国民族民间医药杂志，30（2）：109-111.

（刘德武）

案例 4　便后肛门周期性疼痛

一、病　历　摘　要

患者，男，46 岁，因"便后肛门周期性疼痛 1 年余，加重 2 天"，于 2021 年 1 月 13

日 11 时入院。

1 年前出现便后肛门疼痛，疼痛呈针刺样，持续约 10 分钟后可缓解，大便干结，伴便血，呈点滴状，色鲜红，量少，便后出血可自止，之后再次出现疼痛，持续约 2～3 小时方可缓解，无肛周潮湿、瘙痒、潮热、盗汗、腹胀、腹痛等不适，未诊治。此后因进食辛辣、饮酒后上述症状发作，偶伴异物感，仍未诊治。2 天前辛辣饮食后大便干结，排便后再次出现上述症状，便血量较前增多，伴肛内块物脱出，便后可自行回纳，局部异物感、肛门坠胀明显，自用"红霉素软膏""肛安栓"外涂、纳肛，未见明显缓解而来院就医，门诊以"肛裂、混合痔"收入院。既往史无特殊。

入院查体　T 36.4℃，P 78 次/分，R 22 次/分，BP 123/86mmHg。舌红，苔黄，脉弦数。心肺腹阴性。专科检查：截石位，双臀对称无畸形，见 5 点肛管有裂口，11～1 点有脱出痔核（见图 5-4-1），指检直肠腔空虚，裂口处触痛明显，未扪及硬物、肿块，1、5、7～11 点齿状线上扪及柔软囊状物各一，指套退出少许染血。肛门镜示上述点位齿状线区囊状物充血，5 点肛管可见一陈旧性裂损，伴疼痛，退镜顺利。

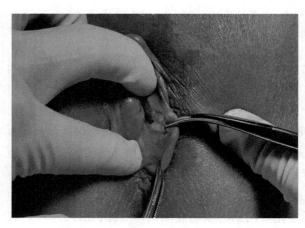
图 5-4-1　肛裂

入院诊断　中医诊断：钩肠痔（血热肠燥证）
　　　　　西医诊断：（1）肛裂
　　　　　　　　　　（2）混合痔

诊疗经过　患者入院后积极完善相关检查，血清 K⁺ 3.41mol/L，血常规、凝血象、肝炎标志物＋HIV＋TPAb 未见异常。胸部 CT 平扫示双肺纹理稍紊乱，胸椎退变。排除绝对手术禁忌证后，于 2021 年 1 月 14 日在腰麻下行肛裂切除术＋任意皮瓣成形术＋楔形肛门镜下弹力线内痔精准套扎术＋混合痔外剥内扎术。术后予抗感染、补液、止痛、止血等对症支持治疗，配合中医特色治疗。术后病理检查示外痔。经治疗后，肛门指检肛门口松紧适中，切口愈合良好，退出指套未见染血。于 2021 年 1 月 27 日出院。

出院诊断　中医诊断：钩肠痔（血热肠燥证）
　　　　　西医诊断：（1）肛裂
　　　　　　　　　　（2）混合痔

二、案例解析

（一）西医诊疗要点

便时肛门疼痛、便血和便秘是肛裂的常见临床症状，本案患者以便血、肛门针刺样疼痛为主要表现，结合专科体查，符合肛裂诊断。但需与以下疾病鉴别。

（1）肛管皮肤擦伤 肛裂早期应与肛管皮肤擦伤相鉴别。肛管皮肤擦伤溃疡很浅，边缘平整无瘢痕，无肛乳头肥大，无前哨痔，病程短（仅1～2天），常可自愈，无需手术治疗。

（2）肛门皲裂 皲裂是发生于肛缘皮肤的浅表裂口，裂口多发，多表浅，局限于皮下，不波及肌层。是肛门皮肤病如肛门湿疹、肛门瘙痒症的皮损征象。便时虽有疼痛，但没有周期性表现，局部还可伴有丘疹、角质化及增生等皮肤病表现。

（3）结核性肛裂 特点是溃疡面可见干酪样坏死，色灰，底不平，呈椭圆形，疼痛不明显，出血量少，有脓性臭秽分泌物。脓液可培养出结核杆菌，或伴有潮热盗汗等。

肛裂分为急性肛裂和慢性肛裂，肛裂的治疗以纠正便秘、止痛和促进溃疡愈合为目的。早期肛裂（急性肛裂）一般采用保守治疗。慢性肛裂自愈能力较低，常需手术治疗，且术后创口愈合时间长，伴有疼痛、出血、便秘，影响身心健康及生活质量。术后使用双氯芬酸钠栓、复方角菜酸酯栓等可减轻疼痛、预防肛裂术后并发症、促进伤口愈合。急性肛裂可局部用生肌玉红膏外敷裂口，每天1～2次；局部予以中药坐浴：使用苦参汤加减坐浴，有促进血液循环、清热解毒、燥湿止痛功效。

（二）中医诊疗要点

本案患者以便后肛门周期性疼痛为主症，属中医"钩肠痔"范畴。患者平素饮食不节，过食辛辣、饮酒，损伤脾胃，运化失常，湿热内结，耗伤津液，无以下润大肠，热结肠燥，大便干结，排便撕裂肛管皮肤，发为本病。血热互结，气机阻滞，气滞血瘀，不通则痛，故便时疼痛；热迫血妄行，瘀于下焦，故便时出血。本病病位在肛门，病性属实，乃血热肠燥之证。本病应与肛门皲裂相鉴别，后者多由肛门湿疹引起，局部皮肤瘙痒明显，皮肤有增厚，裂口表浅，裂口多出现在肛门周围皮肤，裂口多发，疼痛轻，出血少。

该患者主要以清热润肠通便为治法。内治法可选用凉血地黄汤合脾约麻仁丸加减，常用生地黄、当归尾、地榆、槐角、黄连、天花粉、生甘草、升麻、赤芍、枳壳、黄芩、荆芥、大黄、厚朴、杏仁、白芍、麻子仁等药物。也可选用熏洗、外敷等外治法。熏洗法于每次便后用苦参汤或花椒食盐水坐浴，也可用1：5000高锰酸钾液坐浴，有促进血液循环、保持局部清洁、减少刺激的作用；外敷法于坐浴后用生肌玉红膏蘸生肌散涂于裂口，每天1～2次，具有活血祛腐、解毒镇痛、润肤生肌等作用。陈旧性肛裂可用七三丹或枯痔散等腐蚀药搽于裂口，2～3天腐脱后，再改用生肌白玉膏或生肌散收口；或用5%石炭酸甘油涂擦患处后，再用75%乙醇擦去。

三、按　语

肛裂作为肛门直肠疾病中的常见病、多发病，发病率日益增高，肛裂的典型症状为肛门周期性疼痛、便秘，便秘既是肛裂的症状，也是病因。发生肛裂后需要积极治疗，避免恶化，引起其他并发症。临床常分为新鲜肛裂和陈旧性肛裂。新鲜肛裂一般指急性发病后及时就诊者，大多局部药物治疗即可愈合，如润肠通便、坐浴、外涂药膏等；若非手术治疗无效，可采用手术治疗。陈旧性肛裂需要手术治疗。陈旧性肛裂常并发肛裂三联征（哨兵痔、裂口、肛乳头肥大），进一步恶化可形成肛窦炎、肛周脓肿和肛瘘、栉膜带等。肛裂急性期不及时就医，易致肛管皮肤反复损伤，累及全层，形成慢性溃疡而成为陈旧性肛裂。陈旧性肛裂反复出现排便肛门疼痛和便血，严重影响生活质量。目前西医治疗慢性肛裂以手术治疗为主，术后不良反应较多，远期疗效欠佳。

四、思 考 题

在规范治疗前提下，肛裂患者应在生活中注意哪些事项以确保肛裂治疗的有效性？

参 考 文 献

王晓红，李日增，杨秀芝. 2020. 复方角菜酸酯栓对肛裂术后创面愈合的临床效果及安全性 [J]. 临床合理用药杂志，13（34）：78-79.

郑利. 2021. 双氯芬酸钠栓预防肛裂术后并发症的临床分析 [J]. 中国实用医药杂志，16（2）：128-129.

（刘德武）

案例 5 肛门坠胀伴肛内肿物脱出

一、病 历 摘 要

患者，女，65 岁，因"反复便后肛内肿物脱出伴肛门坠胀 2 年余，加重 2 月"，于 2020 年 8 月 10 日 16 时入院。

2 年前突然排便费力，排便后出现肛内肿物脱出，呈环形脱出、质软，便后可自行回纳，伴下腹部疼痛、肛门轻度坠胀，无肛周潮湿、瘙痒、疼痛，无发热、头昏、头痛、盗汗、便血、恶心、呕吐、反酸、嗳气、腹泻，无里急后重、黏液脓血便及黑便等不适，未诊治。上述症状反复发作，渐渐加重，常于站立行走及劳累后可见肛内环形肿物脱出，脱出物渐渐增长，平躺休息后用手法可回纳，肛门坠胀明显，仍未诊治。2 月前开始出现排便后肛内环形脱出肿物较前增大，压之不适，便后平躺休息后可手法辅助回纳，回纳后久站及活动再脱出，伴下腹部坠胀、肛周潮湿、瘙痒，肛周黏液溢出、便不尽。为求中西医结合治疗来院就医，门诊以"直肠脱垂"收入我科。既往史无特殊。

入院查体 T 36.5℃，P 80 次/分，R 20 次/分，BP 120/85mmHg，舌淡红，苔薄白，脉细弱。心、肺、腹（－）。截石位，双臀对称，肛周潮湿，3、5、11 可见皮赘、外痔各一，质软。久蹲后见环形直肠全层脱出肛外，长约为 4cm，淡红色，触之较厚，有弹性（见图 5-5-1）。手法推回脱出物后肛门指检：于 3、5、11 点齿状线处可扪及囊状物隆起，质软、光滑、无压痛，直肠黏膜光滑，有堆积感，肛门括约肌松弛，退指指套未见染血。肛门镜检：于上述点位齿状线处可见痔核，色暗红、充血水肿明显，见直肠黏膜松弛，环形皱褶堆积于肛内，表面可见黏液附着，退镜顺利。

入院诊断　中医诊断：脱肛（气虚下陷证）

西医诊断：（1）直肠脱垂（Ⅰ度）

（2）混合痔

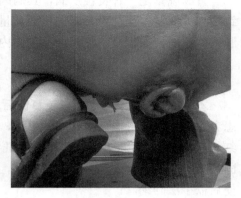

图 5-5-1　蹲位体查所见脱出直肠（以黏膜为主）

诊疗经过　患者入院后积极完善相关检查，血清铁 8.21mmol/L，余血常规、生化、凝血象、感染标志物、肿瘤标志物未见异常。泌尿系超声检查见双肾结石、左肾囊肿，胸部 CT 见慢支炎样改变、主动脉硬化、心脏稍丰，盆腔 MRI 见直肠黏膜脱垂，电子肠镜未见异常。排除手术禁忌证后，于 2020 年 8 月 18 日于腰麻联合硬膜外麻醉下行肛门直肠部分切除术＋肛门成形术，术后经抗感染、止血、补液、止痛、定期换药并配合中医特色治疗，创口渐愈合。肛门指检肛门口松紧适中，直肠吻合口处光滑、无压痛，退出指套未见染血。于 2020 年 9 月 5 日出院。

出院诊断　中医诊断：脱肛（气虚下陷证）

西医诊断：（1）直肠脱垂（Ⅰ度）

（2）混合痔

（3）慢性支气管炎

（4）双肾结石

（5）左肾囊肿

二、案例解析

（一）西医诊疗要点

直肠脱垂诊断一般不难。嘱病人下蹲后用力屏气，即可见脱垂。部分脱垂可见圆形、红色、表面光滑的肿物，黏膜皱襞呈"放射状"，直肠指诊肛管括约肌收缩无力，患者用力收缩仅略有收缩感觉。若为完全性直肠脱垂，表面有"同心环"皱襞，脱出较长，脱出部分多有两层肠壁折叠，触诊较厚，直肠指诊见肛门口扩大，肛管括约肌松弛无力。当肛管未脱出时，肛门与脱出肛管之间有环状深沟。本案患者临床表现及专科检查符合直肠脱垂诊断，本病需与以下疾病鉴别。

（1）环状内痔　除症状、病史不同外，环状内痔脱出时有充血肿大的痔核出现，呈现"花圈状"，易出血，痔块之间有正常的黏膜凹陷。指检可发现括约肌收缩有力，此为重要的鉴别依据。

（2）直肠黏膜内脱垂　直肠黏膜内脱垂常以排便困难为主诉，即在排便时出现不畅感和肛门堵塞感，排便时无肿物脱出肛门，常需排粪造影或钡剂造影、内窥镜检查协助诊断。

直肠脱垂是一种良性疾病，其病因复杂，临床处理较难，虽然该病并不凶险，但其导致的相关并发症往往对患者的生活质量产生重大影响。在治疗过程中，需要尽量消除引起脱垂的原因，如积极治疗可能产生腹内压增高的原发病，同时注意改善整体营养状况。

（二）中医诊疗要点

本案患者为老年女性，以反复便后肛内肿物脱出伴肛门坠胀为主症，属中医"脱肛"。患者老年女性，气血衰退，中气不足，不能固摄内脏，以致肛管直肠向外脱出。结合舌淡红，苔薄白，脉细弱，为气虚下陷之证。多因素体气血不足，或老年气血衰退，中气下陷，固摄失司所致。本病当与息肉痔鉴别，后者常伴便血、大便习惯改变，脱出肿物多带蒂，便后需手法回纳。

脱肛以脾胃气虚下陷为本，中医治疗当以补益脾胃之气、升阳举陷为法，可用补中益气汤加减内服。

三、按　　语

直肠脱垂是指肛管、直肠黏膜、直肠全层甚至部分乙状结肠向下移位的一种疾病，是肛肠科相对少见的疾病，尤其在现代物质生活水平明显提高的条件下该病少见，儿童及老年人是主要发病人群。高龄衰老、内分泌异常、肥胖、女性产后盆底肌肉功能障碍及腹内压升高等为主要病因，小儿则多与先天不足有关。脱肛分三度，Ⅰ度脱肛以直肠黏膜脱垂为主，长度在 3~5cm；Ⅱ度脱肛为直肠全层脱出，长度为 5~10cm；Ⅲ度脱肛是直肠或部分乙状结肠脱出，长度达 10cm 以上。直肠脱垂非手术治疗基本无效，一旦确诊，手术治疗是其唯一有效方法，主要目的是纠正脱垂，避免大便失禁和便秘。常用手术方式有黏膜下硬化剂注射术、直肠悬吊术、肛门紧缩术、直肠前切除术等，各有优缺点，不能完全杜绝术后复发是本病治疗难点。

四、思　考　题

针对直肠脱垂的病因，结合患者的年龄、性别、身体状况以及脱垂程度，如何制定个体化手术方式？

参 考 文 献

李莹倩，陈琴，田瑞，等. 2020. 经会阴直肠黏膜切除肌层折叠术治疗直肠脱垂的应用情况 [N]. 中国医药导报，17（33）：33-37.

（龙　祯）

案例 6 肛门坠胀不适伴黏液便

一、病历摘要

患者，男，32 岁。因"感肛门坠胀不适 3 年余，加重伴黏液便 2 天"，于 2020 年 1 月 25 日入院。

3 年前无明显诱因出现肛门坠胀不适，排便时明显，伴便后不尽感，肛门内胀痛，休息片刻后疼痛可缓解，偶有肛周潮湿，无潮热、盗汗、恶心、呕吐、腹胀、腹痛、腹泻等，未诊治。其间常无明显诱因反复出现肛门坠胀，大便表面黏液，但均可自行缓解，未系统诊治。2 天前久坐后上述症状出现并加重，坠胀感明显，肛内疼痛加重，黏液便，伴便后肛门块物脱出，便后可自行回纳，使用"马应龙麝香痔疮膏""肛安栓"治疗未见好转来诊，门诊以"肛隐窝炎、混合痔"收入院。既往史无特殊。

入院查体 T 36.4℃，P 79 次/分，R 20 次/分，BP 118/75mmHg。舌质红，苔黄腻，脉滑数。专科查体：截石位，肛周潮湿，肛缘可见少许黏液附着，痔核脱出，5、11 点痔核脱出尤甚，最大约 1.5cm×1.5cm，质软无压痛，未见明显活动性出血。肛内指检：肛门紧缩，1、5、7、9 点处齿状线上肛隐窝均有触痛，4 点齿状线处可见约 0.8cm×0.6cm 乳头状肿物，5、11 点均扪及柔软之囊状物突起。退出指套无染血染脓。

入院诊断 中医诊断：脏毒（湿热下注证）

西医诊断：（1）肛窦炎

（2）混合痔

（3）肛乳头肥大

诊疗经过 患者入院后完善相关入院检查，血常规、血生化、二便常规、凝血象、胸部 CT、传染病标志物未见明显异常。排除手术禁忌证后，于 2020 年 8 月 27 日在腰麻下行选择性肛隐窝切开引流术＋混合痔外剥内扎术＋肥大肛乳头切除术。术后采用抗感染、止血、抑酸护胃、止痛等对症及补液治疗，微波治疗改善肛门术区局部循环。同时配合中医外治、内治综合治疗。内服黄虎百草汤加减以清热解毒、消肿止痛、润肠通便，预防术后便秘。以中药苦参汤加减熏洗肛门，清热解毒、燥湿消肿止痛，药棒穴位按摩清热燥湿，穴位贴敷健脾益气、调节脏腑功能。换药时予清热解毒、消肿止痛之复方黄柏液湿敷切口，去腐生肌之生肌玉红膏涂擦创面，促进伤口愈合。术后病理检查：肛门外痔，血栓形成并机化；黏膜轻度慢性炎症。经中西医结合治疗后，术区伤口愈合良好，症状完全消失，于 2020 年 2 月 8 日出院。

出院诊断 中医诊断：脏毒（湿热下注证）

西医诊断：（1）肛窦炎

（2）混合痔

（3）肛乳头肥大

二、案例解析

（一）西医诊疗要点

肛门坠胀、便后不尽感、黏液便、肛周潮湿、肛周瘙痒和疼痛是肛窦炎常见临床症状，结合专科检查，本案诊断明确。本病应与以下疾病鉴别。

（1）肛裂　疼痛剧烈，有特殊的疼痛周期和疼痛间歇期，伴有便血，肛管皮肤有纵行裂口、溃疡。病程较长者，可见局部呈病理性改变。

（2）直肠息肉　如肛隐窝炎伴发肛乳头肥大，应与直肠息肉相鉴别。直肠息肉是直肠黏膜部位一个或多个新生物，颜色鲜红，质地柔软，根蒂细长，无触痛，无明显症状。

（3）肛瘘　肛瘘内口多在肛隐窝处，触诊时内口下可摸到条索状物，且既往有肛周脓肿病史，临床以肛周包块反复破溃流脓血水为症状多见。

肛隐窝炎是肛肠科相对少见疾病，是一种临床炎性急慢性病变，位于肛隐窝处、肛门瓣处，表现为肛门周围坠胀、疼痛。肛窦炎发生呈急性或慢性炎症性改变，易反复发作，受生活、饮食习惯影响。肛门直肠炎症和干硬粪便损伤肛窦，致使肛窦分泌物排出不畅，易致细菌感染，炎症在肛管表皮下扩散，使局部发生水肿，发硬和增厚，波及附近肛乳头，致肛乳头肥大，部分重度纤维化突出肛门外，则形成肛乳头瘤。

肛隐窝炎慢性期仅有肛内轻微坠胀不适感或排便不畅感，急性发作期因括约肌受排便刺激而痉挛，出现疼痛症状，严重者可波及臀部、会阴部及骶尾部等处，引起酸胀不适或小便不畅。

（二）中医诊疗要点

本案患者以感肛门坠胀伴黏液便为主症，属祖国医学"脏毒"范畴。饮食不规律，偏食辛辣、厚味醇酒，湿热内生，下注大肠肛门；或因肠燥便秘、破损染毒均可发生本病。舌红，苔黄腻，脉滑数，均属湿热下注之象。本病与肛漏相鉴别，肛漏内口多在肛隐窝处，但触诊时可扪及条索状物，故可鉴别。

该患者主要以清热利湿、活血止痛为治法。内治法可选用止痛如神汤加减，便干加大黄、火麻仁、桃仁等。也可选用熏洗、塞药、保留灌肠等外治法：①熏洗法：用苦参汤、祛毒汤等煎汤，先熏后洗，每天 1～2 次。②塞药法：麝香痔疮栓、肛泰栓、九华栓等，每次 1～2 枚，便后塞肛，每天 1～2 次；或用太宁栓塞入肛内。③保留灌肠：肛窦舒合剂（金银花、蒲公英、防风、白芷、当归、乳香、穿山甲、皂角刺、贝母、天花粉、大黄、甘草）滴注保留灌肠，每晚睡前排空大便和晨起便后各治疗 1 次。

三、按　　语

肛隐窝炎又称肛窦炎，为肛门齿状线周围肛门瓣、肛窦、肛腺等出现的炎症，病程长，发病缓慢，易反复发作，目前发病呈增多趋势，治疗难度大，效果差。以肛门处瘙痒、肛内胀痛、灼热、坠胀不适，大便表面黏液或伴血水样或脓样分泌物为主要临床表现，属于人体潜在的感染灶，且与肛周脓肿、肛裂、肛瘘等近90%的肛门直肠疾病密切相关，诊治困难。西医常规采用药物或手术治疗，手术治疗有创而费用昂贵；药物治疗以促进炎症的局部吸收，改善症状为主要目的，效果往往不尽如人意，且有着较高的复发率。中医治疗方法多，如塞药、灌肠、熏洗、针灸、推拿等，可选择使用。

四、思 考 题

如何选择更为合理的治疗手段以改善肛隐窝炎引起的肛门下坠感，从而提高生活质量？

参 考 文 献

王静，张晓燕. 2020. 龙胆泻肝汤治疗慢性肛隐窝炎的临床疗效及对血清 IL-6、MCP-1 与 SP、5-HT、CCK 的影响 ［J］.世界中西医结合杂志，15（10）：1890-1983.

（龙　祯）

案例 7　腹 部 疼 痛

一、病 例 摘 要

患者，女，48 岁，因"反复左下腹隐痛 10 月"，于 2020 年 10 月 11 日入院。

10 月前无明显诱因出现左下腹疼痛，呈间歇性隐痛，持续数秒，每日发作次数不等，大便时干时稀，2～3 日 1 次，就诊于某医院，电子肠镜检查发现距肛门约 10cm 有直肠息肉并大肠黑变病，因故未手术治疗。此后上症时有发作，为求中西医结合系统治疗来院就医，门诊以"直肠息肉"收入院。病来精神、饮食及睡眠可，小便如常，体重无明显增减。

20 年前行"剖腹产术"，术后病情恢复可，现未述特殊不适。高血压病史 5 年，最高血压 156/90mmHg，口服"硝苯地平缓释片（I）10mg"，1 次/日控制血压，自述血压控制可。余无特殊。

入院查体　BP 128/84mmHg，心肺查体无特殊。腹平坦，腹软，脐下正中可见纵行长约 8cm 陈旧性手术瘢痕，全腹无压痛，无反跳痛及肌紧张，全腹未扪及肿块，肝脾肋下未扪及，双肾区无叩压痛，移动性浊音（一），肠鸣音 4 次/分、未闻及气过水音；双下肢未见水肿。肛门指检未扪及肿块及结节，退出指套未见染血。

入院诊断　中医诊断：息肉痔（气滞血瘀证）

西医诊断：（1）直肠息肉

（2）原发性高血压 1 级（低危险组）

诊疗经过 入院后予完善术前常规检查，血常规、肝肾功能、电解质、肿瘤标志物、心电图、胸部 CT 片未见异常。排除手术禁忌证后，于 2020 年 10 月 12 日行电子结肠镜下直肠息肉切除术。术中探查发现息肉位于直肠下段，带蒂，约 0.5cm×0.8cm，表面光滑，未见破溃及出血，行直肠息肉高频电凝圈套切除术。术后禁饮食 1 天后无渣饮食 3 天。予穴位贴敷健脾益气、调节脏腑功能；补液、止血、抑酸护胃等对症治疗。术后病理报告示直肠管状腺瘤 I 级，符合临床诊断。经中西医结合治疗后，愈合良好，于 2020 年 10 月 14 日出院。

出院诊断 中医诊断：息肉痔（气滞血瘀证）

西医诊断：（1）直肠息肉

（2）大肠黑变病

（3）原发性高血压 1 级（低危险组）

二、案 例 解 析

（一）西医诊疗要点

本案例反复左下腹间歇性隐痛伴随大便性状改变，术前电子肠镜检查已明确直肠息肉，可明确大肠息肉诊断。以腹部疼痛为主要表现，应与以下疾病鉴别。

（1）**直肠癌** 直肠癌早期为大便带血，血色暗红或与黏液相混，继则排便习惯改变，便意频繁、大便变形。直肠指检或镜检可发现凹凸不平的肿块，质地坚硬；早期多有活动性，以后因和黏膜下层粘连，比较固定，有时可摸到边缘向外翻的溃疡面。退出指套可见染血和黏液。电子肠镜下活检可鉴别。

（2）**内痔** 有时内痔可脱出肛门外，可与脱出息肉混淆，但内痔较软，指诊时多扪及柔软囊状物，而息肉多是质地柔韧或稍偏硬的突出肠黏膜的肿块，有时可呈分叶状，通常可以通过直肠指诊鉴别。

（3）**肛乳头肥大** 肛乳头位于肛门齿状线，因慢性炎症肥大，常呈圆锥形，无蒂，表面为皮肤，一般色泽苍白，不易出血，一般不引起腹部症状，可根据症状鉴别。

（4）**直肠脂肪瘤** 是一种常见的肠道良性疾病，很少恶变，质软，表面黏膜光滑，通过肠镜发现黏膜下隆起、触感等表现多可确诊，直肠腔内超声或腹部 CT 可鉴别。

（二）中医诊疗要点

本案患者以反复左下腹隐痛为主症，肠镜下提示直肠息肉，属于祖国医学"息肉痔"范畴。患者中年女性，平素嗜食肥甘厚腻、损伤脾胃，脾胃虚弱，脾虚健运失司，水液代谢失常，聚湿生热，湿热积滞，蓄积肠胃，气机失畅，气滞血瘀，气机阻滞，腑气通降不利，不通则痛，则见左下腹隐痛；而气滞易引起血瘀，结于肠腑，故成息肉。舌暗红、苔白腻、脉弦涩为气滞血瘀之征，本病病位在肠，发病与脾相关，证属"息肉痔"之气滞血瘀之证。

该病例主要以活血化瘀、软坚散结为治法。内治法可选用少腹逐瘀汤加减，常用小茴香、干姜、延胡索、没药、川芎、官桂、赤芍、炒五灵脂、生蒲黄、当归等，息肉较大或多发时，可加半枝莲、半边莲、白花蛇舌草。外治可选用灌肠法，适用于多发性息肉。选用具有收敛、软坚散结作用之药液，如 6%明矾液 50ml，保留灌肠，每天 1 次。或用乌梅、海浮石各 12g，五倍子 6g，牡蛎、夏枯草各 30g，紫草、贯众各 15g，浓煎为 150～200ml，取每次 50ml，保留灌肠，每天 1 次。

三、按　语

多数息肉起病隐匿，临床上可无任何症状，而部分较大的息肉可引起肠道症状，主要为大便习惯改变、便次增多，便中带有黏液或黏液血便，偶有腹痛，少数排便时有肿物脱出，部分患者可有长期便血或贫血，有家族史的患者往往对息肉的诊断有提示作用。一些典型的肠道外症状常提示有息肉病的可能，例如出现多发性骨髓瘤和软组织肿瘤应考虑魏纳-加德纳综合征的可能，出现皮肤黏膜色素斑应考虑黑斑息肉病（Peutz-Jegher 综合征）等。对可疑有息肉病的患者，即使无息肉病家族史，都应常规作结肠镜检查以排除恶变的可能。

由于直肠息肉常无明显临床症状，即使出现某些消化道症状如腹胀、腹泻、便秘等也较轻微和不典型，而往往被医生忽视，一般多以便血，大便带血，黏液血便来就诊，又常误诊为痔等肛门疾病或痢疾而延误其必要的检查，因此，大肠息肉的诊断首先要提高专科医生对本病的认识，凡原因未明的便血或消化道症状者，尤其是 40 岁以上的患者应注意作进一步检查确诊，这样，可提高直肠息肉的发现率及确诊率。

由于大肠息肉，特别是腺瘤性息肉已被学者公认为癌前病变，所以，大肠息肉患者的定期随访已被提到防治早期大肠癌的高度来认识。因此，直肠息肉，尤其腺瘤息肉，定期随访是防止息肉恶变的重要一环。波士顿第三次国际大肠癌会议上，大肠腺瘤组讨论建议：腺瘤患者在腺瘤切除后再发新腺瘤及局部腺瘤再复发的危险不一，故应区别对待，凡单个、有蒂（或广基并直径＜2cm 管状腺瘤），伴轻或中度不典型增生的腺瘤属低危险组；凡有以下情况之一者属高危险组，多个腺瘤，腺瘤直径＞2cm，广基的绒毛状或混合型腺瘤，腺瘤有重度不典型增生或伴原位癌，腺瘤已有浸润性癌变者。高危险组的随访方案是腺瘤切除后，3～6 月作内镜检查，如阴性则每隔 6～9 月再检查 1 次，如再次阴性可每隔 1 年检查，如仍为阴性，每 3 年再检查 1 次，但期间每年需作大便潜血检查。低危险组腺瘤在切除腺瘤后 1 年复查，如阴性可每隔 3 年检查 1 次，共 2 次，然后每隔 5 年检查 1 次，但在随访时间，每年须作大便潜血检查。复查中一旦发现息肉即行内镜切除。

手术治疗是重要治疗方式，常用手术方式有：①高频电凝圈套切除法：主要用于有蒂息肉；②高频电凝灼除法：主要用于多发半球状小息肉；③活检钳除法：主要用于单发或少数球状小息肉，简便易行，又可取活组织病理检查；④激光气化法和微波透热法：适于无需留组织学标本者；⑤黏膜剥离嵌除法：主要用于扁平息肉或早期癌患者；⑥"密接"摘除法：主要用于长蒂大息肉，难以悬于肠腔者采用大息肉密接肠壁电凝切除法；⑦分期批摘除法：主要用于 10～20 颗以上息肉无法一次切除者；⑧内镜、外科手术联合治疗法：主要用于息肉病患者，即将息肉稀疏区以手术切除，这样既可达到治疗目的，又可维持大肠正常功能。

四、思 考 题

1. 直肠息肉的治疗原则是什么？
2. 直肠息肉如何早期诊断？

参 考 文 献

李晓芳，张小艳，徐俊荣，等. 2021. 不同类型肠息肉临床病理特征及术后复发危险因素分析 [J]. 中国实验诊断学，25（1）：34-39.

（罗弘欣）

案例 8 腹痛、大便性状改变

一、病 例 摘 要

患者，男，65 岁，因"左下腹疼痛伴大便习惯改变 2 月"，于 2019 年 9 月 20 日入院。2 个月前无明显诱因出现左下腹部疼痛，呈阵发性绞痛、向脐周放射，难耐受，伴腹胀、腹泻，大便 2～3 次/日，呈黄色稀糊状便、量中，腹泻后数日便秘，无发热、消瘦、乏力、黑便、便血、恶心、呕吐，无肛门停止排气排便，3 周前外院查癌胚抗原 50ng/ml，考虑消化道肿瘤可能，为进一步诊治来诊，肠镜检查发现距肛门 50cm 处菜花状肿物向腔内生长、质脆易出血，表面附着大量坏死组织，占肠腔一周、肠腔狭窄、肠镜勉强通过（见图 5-8-1）。肠镜标本病理检查：降结肠腺癌。病来精神、睡眠可，饮食量稍减少，小便如常，体重无明显变化。有 3 年 2 型糖尿病病史，目前使用"精蛋白人合成胰岛素"控制血糖，血糖稳定。

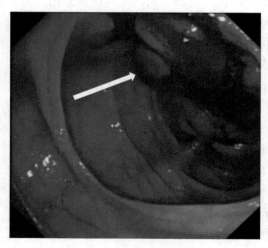

图 5-8-1 电子肠镜下所见

入院查体 神志清楚、对答切题，全身皮肤未见黄染，全身浅表淋巴结未扪及肿大。

左下腹压痛，无反跳痛及肌紧张，全腹未扪及肿块，肝脾肋下未扪及，双肾区无叩压痛，移动性浊音（－），肠鸣音 5 次/分、未闻及气过水音，双下肢未见水肿。肛门指检未扪及肿块及结节，退出指套未见染血。

  入院诊断 中医诊断：肠蕈（气血亏虚证）

      西医诊断：（1）降结肠腺癌

         （2）2 型糖尿病

  诊疗经过 入院后予完善术前常规检查，血常规、肝肾功能、电解质、心电图、心脏超声、肺功能均正常。术前全腹部 CT 平扫＋增强示：左半结肠占位病变、周围结构模糊，肝脏、胆囊、脾脏、胰腺、双肾及肾上腺未见异常。胸部增强 CT 未见明显异常。结合病史，考虑降结肠腺癌，术前分期 $T_4N_0M_0$。术前排除手术禁忌证后，于 2019 年 9 月 25 日全麻下行腹腔镜下腹腔探查术＋左半结肠癌根治术。术中探查情况：结肠肿瘤位于降结肠段近脾曲处，占肠腔一周，部分穿透浆膜层向周边外侵，左半结肠系膜间、血管根部见肿大淋巴结，肝、脾、胃、小肠、胆、胰腺、小肠探查未见异常。决定行左半结肠切除术＋区域淋巴结清扫术。术后给予抗感染、补液、止血、抑酸护胃及营养支持治疗，并以中药药棒穴位按摩清热燥湿，穴位贴敷健脾益气、调节脏腑功能、理气止痛。术后第 10 天腹部伤口愈合后出院。术后病理报告：左半结肠腺癌 II-III 级（溃疡型），侵及浆膜层、结肠旁淋巴结 2/6（＋）、系膜淋巴结 1/6（＋）、血管根部淋巴结 0/6（＋）。术后化疗方案：CapeOx（XELOX）方案，奥沙利铂 85mg/m² 静脉注射（qd）＋希罗达 1500mg 口服（bid），服用 14 天后停药 7 天，共 8 个疗程。术后随访期间定期复查胸腹部 CT、电子肠镜及肿瘤标志物。

  出院诊断 中医诊断：肠蕈（气血亏虚证）

      西医诊断：（1）降结肠腺癌（$cT_4N_2M_0$，IIIB 期）

         （2）2 型糖尿病

二、案例解析

（一）西医诊疗要点

  本案例主要表现是左下腹部疼痛伴腹胀、腹泻，大便次数增多呈黄色稀糊状便，腹泻与便秘交替出现；影像学及电子肠镜检查见降结肠占位病变，活检病理证实降结肠腺癌，诊断明确。以"左下腹疼痛伴大便习惯改变"为主要表现，应与以下疾病鉴别。

  （1）**右半结肠癌** 肿瘤发生于横结肠肝曲、升结肠、回盲肠。右半结肠肠腔粗大，肠内粪便为液状，这段肠管的癌肿多为溃疡型或突向肠腔的菜花状癌，很少环状狭窄，不易发生梗阻。由于结肠血运及淋巴丰富，吸收能力强，癌肿多为软癌，易溃烂、坏死致出血、感染，临床常表现为中毒症状。根据电子肠镜及 CT 可鉴别诊断。

  （2）**炎性肠病** 溃疡性结肠炎及克罗恩病会表现出消瘦、贫血、乏力、发热等症状，亦可出现黏液脓血便，从发病年龄、地区和发病肠管部位可进行鉴别，肠镜及影像学检查可鉴别诊断，在肠腔内可见鹅卵石样增殖性病灶或溃疡性病灶。

（3）**直肠癌**　肿瘤位于直肠，有便血、黏液血便、大便习惯改变，里急后重症状为甚，之后可进展为肠梗阻。肛门指检、镜检，肠镜检可鉴别诊断。

手术是左半结肠癌的重要治疗手段，手术中要注意关键平面和血管（左结肠后间隙、肠系膜下动脉和肠系膜下静脉），操作时尽量在左结肠后间隙内解剖，始终保持肾前筋膜的完整性是减少出血、避免输尿管损伤和保护神经的关键措施。

左结肠间隙位于降乙结肠、结肠脾曲及其系膜与腹后壁之间，与位于横结肠左份与胰腺尾部之间的横结肠后间隙及位于横结肠系膜与胃系膜之间的融合筋膜间隙共同形成左半结肠游离的外科平面。

肠系膜下动脉一般起自腹主动脉前壁，位于十二指肠水平段和主动脉分叉之间，距离主动脉分叉约4cm。肠系膜下静脉并不与肠系膜下动脉完全并行，走行在其左侧的结肠系膜内。该静脉向头侧跨越动脉分支的前或后面，于十二指肠空肠曲的左侧进入胰后间隙，汇入脾静脉或肠系膜上静脉。十二指肠空肠壁和胰腺尾部为定位肠系膜下静脉的标志。左结肠动脉多起自肠系膜下动脉，也可与乙状结肠动脉共干，同名静脉伴行。乙状结肠动脉可起源于肠系膜下动脉或左结肠动脉或两者共干，并同名静脉伴行。

对于合并梗阻、严重贫血、穿孔的患者需要急诊手术，采取根治性左半结肠切除术＋相应淋巴结清扫术。最新版本结肠癌治疗指南除了传统开腹手术之外，已将腹腔镜手术纳入可选的根治性手术方案。对于远处转移的病灶，要根据残余组织功能或手术部位来评估是否可切除，切除方式除了手术切除外还包括射频消融、血管栓塞等治疗方法。

放射治疗基本不适用于结肠癌的治疗，但对 II 期或以上患者，需进行术后化疗，术前新辅助化疗以及转化治疗也是有效的治疗方式。化疗药物包括传统细胞毒性药物以及分子靶向药物。有效的细胞毒性药物包括奥沙利铂、5-氟尿嘧啶、伊立替康等，有效的分子靶向药物包括西妥昔单抗以及贝伐珠单抗等。

（二）中医诊疗要点

本案患者以左下腹疼痛伴大便习惯改变为主症，结合肠镜病理报告，中医可诊为"肠蕈"。患者忧思欲怒、饮食不节，伤及脾胃，运化失司；湿热滞留，气机不畅，腑气不通，气血阻滞，湿遏日久，积聚肠内，气虚血衰，血脉运行无力，湿聚生痰，痰瘀互结肠腑，故见腹部胀痛、气短乏力。舌质淡，苔薄白，脉沉细为气血亏虚之征，结合舌脉症，病性属虚，乃气血亏虚之肠蕈。

该病例以益气养血、扶正解毒为治法。内治可选用十全大补丸加减煎服。外治可选用清热解毒、荡邪通腑、祛瘀消癥之中药煎剂直肠内给药，如大黄、黄柏、山栀子、蒲公英、金银花、红花、苦参等；如腹痛、脓血便者，山栀子改为栀炭，加罂粟壳、五倍子；如高热、腹水，加白花蛇舌草、徐长卿、芒硝。

三、按　　语

结肠癌近年发病率逐年上升。随着生活饮食习惯的不断改变，我国结直肠癌患者不断增加，疾病结构在发生改变，直肠癌比例在下降，而结肠癌比例在逐渐增加，有年轻化趋势。2019 年 1 月国家癌症中心发布的全国癌症统计数据显示，男性与女性的结直肠癌的发病率都已高居肿瘤发病第三位。

早期结肠癌不具备典型症状与体征，不易引起重视。发生在左半结肠的肿瘤，肠腔相对狭小，晚期结肠癌粪便至此已黏稠成形，且该部多为浸润型癌，肠腔常为环状狭窄，故临床上较早出现肠梗阻症状，甚至可出现急性梗阻；随着肿瘤增长，较右半结肠癌更早出现肠梗阻表现，腹泻与便秘交替、阵发性腹痛等，进而引起腹痛、腹胀、呕吐、肛门停止排气排便等急性肠梗阻症状；中毒症状表现轻，出现晚。

结肠癌病程后期，肿瘤侵犯结肠浆膜或临邻组织，可在相应部位触及肿块。肿瘤还会发生引流区域淋巴结转移或其他远处器官转移，多发生在肝脏、肺部、骨骼、脑部，以及左侧锁骨上淋巴结，亦可发生腹膜种植转移、盆腔种植转移或腹膜后转移。

四、思 考 题

1. 结肠肿瘤早期难以发现，出现症状时往往已属于进展期，若你是肛肠外科医生，如何建议病患预防并早期发现结肠肿瘤？
2. 该例患者若发生急性肠梗阻，我们该如何制定治疗方案？

参 考 文 献

池畔，李国新，杜晓辉. 2013. 腹腔镜结直肠肿瘤学 [M]. 北京：人民卫生出版社：46-50.
邓俊晖，黄学军，黄玉宝，等. 2014. 腹腔镜下践行完整结肠系膜切除理念的左半结肠癌根治术 [J]. 中华胃肠外科杂志，(8)：833-835.

（罗弘欣）

案例 9　便血、排便困难、里急后重

一、病 例 摘 要

患者，男，45 岁，因"便血 1 年，排便困难、里急后重 3 个月"于 2020 年 9 月 11 日入院。

1 年前患者无明显诱因出现便时肛门出血，呈鲜红色，血液与大便部分混合，便后有滴血，至外院检查考虑"混合痔"，对症治疗（具体不详）后稍有好转。其间无明显诱因上述症状反复发作，性状同前，自行于院外购买中药内服（具体不详）后，症状稍好转。3 月前因进食干燥食物后便后出血量增多，伴排便困难、里急后重，大便不成形，无黑便、便后块物脱出，无晕厥、黑矇、恶心、呕吐。病来饮食、睡眠可，小便正常，近期体重下降约 3kg。既往史无特殊，患者父亲和姑母有结肠癌病史。

入院查体　神志清楚、对答切题，面色红润，全身皮肤未见黄染，全身浅表淋巴结未扪及肿大。腹平坦，腹软，全腹无压痛，无反跳痛及肌紧张，全腹未扪及肿块，肝脾肋下未扪及，双肾区无叩击痛，移动性浊音（－），肠鸣音 4bpm、未闻及气过水音，双下肢未见水肿。肛门指检：距离肛缘 4cm 处膀胱截石位 1～4 点可扪及直径约 4cm 的肿块，表面凹凸不平、光滑，基底部固定，不易推动，指尖不能通过，不能触及肿块上极。退出指套可见暗红色染血。

实验室和影像学检查：Hb 110g/L、ALB 34g/L、CEA 7.6ng/L，AFP 正常范围。胸部 CT、心电图未见明显异常。电子肠镜检查进镜至末端回肠，距离肛缘 4cm 处可见一溃疡型肿块，占肠腔 1/3 圈，其余肠段未见异常（见图 5-9-1），肠镜下行局部组织活检示直肠腺癌。腹部磁共振成像发现直肠肠壁增厚，浸润肌层全层，低位直肠癌可能，肠周淋巴结无明显增大，肝脏无明显转移灶（见图 5-9-2）。

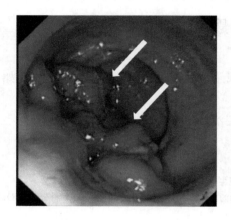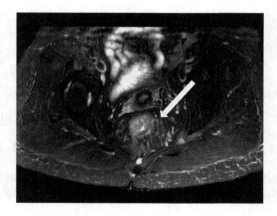

图 5-9-1　电子肠镜下所见　　　　　　图 5-9-2　MRI 检查的影像学所见

入院诊断　中医诊断：锁肛痔（湿热蕴结证）
　　　　　　西医诊断：直肠癌

诊治经过：根据患者入院病史及症状、体征、辅助检查，考虑直肠癌可能，需行手术治疗。术前完善常规检查，血常规、肝肾功能和电解质均正常范围，心电图、胸部 CT、心脏超声、肺功能均正常。肿瘤标志物见癌胚抗原升高。术前分期：$T_3N_0M_0$，Ⅱa 期。术前沟通并签署手术协议，于 2020 年 9 月 14 日于全麻下行 Miles 手术（腹会阴联合直肠癌根治术）。术后予抗感染、补液、止血、抑酸护胃及营养支持等治疗，辅以中药药棒穴位按摩清热燥湿，穴位贴敷健脾益气、调节脏腑功能、理气止痛。术后造口排气通畅后恢复半流质软食后出院休养。术后病理：直肠腺癌Ⅱ级，部分黏液样腺癌，浸润肌层外纤维脂肪组织，淋巴结 0/14 转移。术后化疗方案：CapeOX 或 mFolfox，8 个疗程，标准放疗。

出院诊断　中医诊断：锁肛痔（湿热蕴结证）
　　　　　　西医诊断：直肠癌（$T_3N_1M_0$，Ⅲa 期）

二、案例解析

（一）西医诊疗要点

本案例以反复便血为主要表现，有排便困难、里急后重，其父亲和姑母有结肠癌病史，直肠指检发现直肠左侧壁肿瘤，电子肠镜发现直肠溃疡型肿块占肠腔 1/3，腹部磁共振成像示低位直癌可能，肠镜下病理活检证实为直肠腺癌。直肠癌诊断明确。临床见便血、排便困难、里急后重，还应考虑以下疾病。

（1）**右半结肠肿瘤** 肿瘤发生于横结肠肝曲、升结肠、回盲部。右半结肠肠腔较宽大，粪便在此较稀，结肠血运及淋巴丰富，吸收能力强，癌肿多为软癌，易溃烂、坏死致出血感染，临床表现以中毒症状为主，也可出现肠梗阻表现。肿瘤多为肿块型、突出腔外，发生中心坏死会出现肿瘤吸收而导致低热、消瘦、体重下降等。肠镜和 CT 可以鉴别诊断。

（2）**左半结肠肿瘤** 肿瘤发生于横结肠脾曲、降结肠、乙状结肠，多为浸润型癌。左半结肠肠腔相对狭小，晚期结肠癌粪便至此已黏稠成形，肠腔常为环状狭窄，临床较早出现肠梗阻症状，也可出现急性梗阻。中毒症状表现轻，出现晚。肠镜和 CT 可以鉴别诊断。

（3）**溃疡型结肠炎及克罗恩病** 可表现出消瘦、贫血、乏力、发热等症状，亦可出现黏液脓血便，从发病年龄、地区和发病肠管部位可进行鉴别，肠镜及影像学检查可鉴别诊断，在肠腔内可见鹅卵石样增殖性病灶或溃疡性病灶。

直肠动脉血供主要由肠系膜下动脉发出的直肠上动脉供给，于肠系膜下动脉根部离断为直肠癌根治术根治的标准，必须完整清扫相应引流区域淋巴结。在手术中需要注意直肠系膜的边界，俗称"黄白相间"，若误分离进入直肠系膜，易造成大出血而难以止血，违反了"无瘤无血的根治原则"。腹膜反折平面以下的直肠缺乏浆膜包裹，前壁需打开 Denonvilliers 筋膜，手术中应该注意该部位与毗邻脏器的关系，并保护周围脏器。

（二）中医诊疗要点

本案患者以便血、排便困难、里急后重为主症，属于祖国医学"锁肛痔"范畴。患者平素嗜食肥甘厚腻、熏腌食品，损伤脾胃，运化不利，湿热内生，浸淫肠道，下注肛门，湿毒积聚，结而为肿，故见排便习惯及形状改变；湿毒之邪损伤肠络，血溢脉络之外，则见便时出血；舌红、苔黄腻、脉弦滑为痰湿、湿热之征，均属湿热蕴结之象，证属"锁肛痔"之湿热蕴结之证。

本病一经诊断，应及早采取根治性手术治疗。中医辨证论治具有重要的治疗作用，尤其是放、化疗及术后中晚期患者采用中医药治疗，能有效地提高 5 年生存率，降低放、化疗的毒副作用，增强机体抗病能力，改善生活质量，提高临床远期疗效。该病例主要以清热利湿为治法，内治可选用槐角地榆丸加减，常用槐角（炒）、白芍（酒炒）、枳壳（炒）、荆芥、地榆炭、椿皮（炒）、栀子（炒）、黄芩、生地黄等。也可采用灌肠、外敷等外治法。

（1）**灌肠疗法** ①苦参 20g、青黛 10g、血竭 9g、全蝎 9g、枯矾 6g、儿茶 12g、鸦胆子 5g（打碎）。将上方药物加水 600ml，煎至 200ml 左右。从肛门插入导尿管 20～30cm

深，注药后保留 2～3 小时。每日 1～2 次，30 天为 1 个疗程。②生大黄 20g、黄柏 15g、栀子 15g、蒲公英 30g、金银花 20g、红花 15g、苦参 20g，方法同上。③败酱草、白花蛇舌草等浓煎保留灌肠，每日 2 次，每次 40ml。

（2）敷药法　肛管癌溃烂者外敷九华膏或黄连膏等。

三、按　　语

　　早期直肠癌不具备典型症状和体征，不易引起重视。肿瘤位于直肠，病理类型多为溃疡型，肿瘤发生在直肠壶腹处容易发生直肠刺激症状，出现里急后重。肿瘤出血容易出现黏液脓血便，血液与大便相混合，也有患者并发内痔，更容易误诊、延误治疗。疾病后期，可出现肠梗阻、腹痛、穿孔、严重贫血。肿瘤可发生引流区域淋巴结转移或其他远处器官转移，多发在肝脏、肺部、骨骼、脑部等部位，也可发生腹膜种植转移、盆腔种植转移或腹膜后转移。

　　手术治疗是有效的治疗方式，对于有肠梗阻、严重贫血、穿孔的患者需要急诊手术。手术方式根据肿瘤距离肛缘的距离决定。保肛在直肠癌手术中异常重要，要对患者进行术前精确评估，可多学科讨论（multi-disciplinary treatment，MDT），由肿瘤科、影像科、消化外科、病理科医生进行个体化评价，制订个体化治疗方式。目前保肛手术多数用于距离肛缘大于 5cm 的患者，多采取经腹直肠癌前切除术；对于肿瘤侵犯深度浅、位置低的患者可进行经肛门内外括约肌间切除术（inter-sphincter resection，ISR）来保留肛门；而对于位置低、肿瘤浸润较深的患者可进行 Miles 术，即采取腹会阴联合直肠癌根治术。若遇到远处转移病灶，由专科医生根据残余组织功能或手术部位来评估是否可一并切除，切除方式除手术切除外也可用射频消融、血管栓塞等方法。放射治疗适用于 T3 或以上的低危直肠癌患者，可在术前或术后进行。

　　对于高危 II 期或以上的患者，需要进行术后化疗，术前的新辅助化疗也是有效的治疗方式。化疗药物包括传统细胞毒性药物以及分子靶向药物，奥沙利铂、5-氟尿嘧啶、伊立替康等为常用细胞毒性药物，西妥昔单抗、贝伐珠单抗等是常用分子靶向药物。

四、思　考　题

　　1. 简述左半结肠癌、右半结肠癌及直肠癌的临床表现及区别？
　　2. 直肠癌的手术方式都有哪些？

参 考 文 献

中华医学会外科学分会腹腔镜与内镜外科学组，中国抗癌协会大肠癌专业委员会腹腔镜外科学组. 2009. 腹腔镜结直肠癌根治
　　手术操作指南［J］. 中华胃肠外科杂志，12（3）：310-312.

Courtney M，Townsend.Jr. 2015. 克氏外科学［M］. 彭吉润，王杉译. 19 版.北京：北京大学医学出版社：655-722.

（罗弘欣）

第六章　泌尿系统疾病

案例 1　腰痛伴小便淋沥涩痛

一、病历摘要

患者，男，34岁。因"右侧腰部疼痛1天"，于2021年2月18日入院。

自诉1天前无明显诱因出现右侧腰部轻度胀痛，疼痛能忍受，未重视，3小时前右腰部胀痛较前明显加重，持续性胀痛，阵发性加重，伴恶心欲吐，排尿不畅，小便淋沥涩痛，见肉眼血尿，呈洗肉水样。2年前因左侧输尿管结石行体外冲击波碎石，后见砂石样颗粒随小便排出，后复查未见输尿管结石。

入院查体　生命体征平稳，舌红苔黄腻，脉弦数。心肺检查无异常，右肾区叩击痛，左肾区无叩击痛，右侧输尿管走行区压痛，左侧输尿管走行区无压痛，双侧肋脊点、肋腰点无压痛。

入院诊断　中医诊断：石淋（湿热下注证）

西医诊断：右侧输尿管结石

诊疗经过　患者入院后泌尿系超声检查：右侧输尿管末段结石，大小约4mm，右侧肾盂输尿管扩张；下腹部＋盆腔CT提示（图6-1-1）：右侧输尿管末段结石，右侧输尿管及肾盂轻度积水。尿常规：淡红色，稍浑浊，隐血++/HP。予氢溴酸山莨菪碱静滴解痉止痛，氯诺昔康静滴以抗炎止痛，减轻输尿管水肿。中医辨证为石淋之湿热下注证，以清热利湿、排石通淋为法，内服以三金排石汤加减（金钱草60g、鸡内金30g、海金沙20g、石韦15g、萹蓄15g、车前子15g^{包煎}、瞿麦12g、滑石12g^{先煎}、木通10g）。经上述治疗后患者排出米粒大小黄色结石（见图6-1-2），后腰部疼痛立即缓解，排尿通畅，无尿频尿急尿痛。

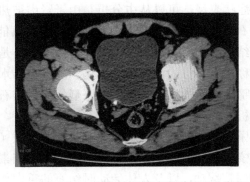　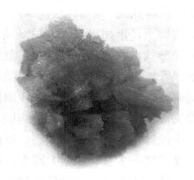

图 6-1-1　右侧输尿管末段结石 CT 表现　　　图 6-1-2　泌尿系结石图片

于 2021 年 2 月 25 日治愈出院。

  出院诊断 中医诊断：石淋（湿热下注证）

       西医诊断：右侧输尿管末段结石

二、案例解析

（一）中医诊疗要点

  泌尿系结石属于中医"石淋""砂淋""血淋"范畴。本病的基本病因为肾虚和下焦湿热，以肾虚为本，湿热为标。肾纳气主水，与膀胱相表里，肾虚气化不利，尿液生成与排泄失常，使水湿邪热蕴结于肾、膀胱。湿热蕴结，煎熬日久，形成结石。本案患者平素嗜食肥甘厚腻、辛辣之品，而致湿热内蕴，下注于膀胱，久之熬液成石。治疗上当以清热利湿，通淋排石为原则，方选三金排石汤。

（二）西医诊疗要点

  本案例患者有输尿管结石病史，曾行体外冲击波碎石术，碎石后有砂石样物质随尿液排出体外，本次因右侧腰部疼痛 1 天入院，伴排尿不畅，肉眼血尿，右肾区叩击痛，右侧输尿管走行区压痛。泌尿系超声发现右侧输尿管末段结石，约 4mm，右侧肾盂输尿管扩张；尿常规检查尿液呈淡红色、浑浊，隐血++/HP。右侧输尿管末段结石诊断明确。结石较小，可先采用非手术治疗，药物治疗解痉止痛、排石。

三、按 语

  尿石症属中医石淋，《诸病源候论·石淋候》对石淋的病因、症状特征都有较详细记载，"石淋者，淋而出石也。肾主水，水结则化为石，故肾客沙石。肾虚为热所乘，热则成淋，其病之状，小便则茎里痛，尿不能卒出，痛引少腹、膀胱里急，沙石从小便道出，甚者塞痛令闷绝。"由此可以看出，石为病理产物，水结而为石。此段记载中，提到肾主水，水结能够化为石，故肾客沙石。石淋之症状表现，可以从中分析是由于肾虚被热邪所乘，石势归下，淋而出石。中医既能看到结石危害，也看到了人体泌尿系统的排石能力，治疗上充分调动和提高这种能力，就能提高结石排出率。泌尿系结石又称尿石症，是肾结石、输尿管结石、膀胱结石和尿道结石的总称，是常见的泌尿外科疾病。随着生活水平的不断提高、饮食结构的变化，在我国原发性膀胱结石的发病率已明显降低，而肾结石的发病率有明显增高趋势。尿石症的病因与发病机理尚未被充分认识，尚待进一步完善，一般认为尿中晶体过多（超饱和状态、草酸盐、尿酸盐、磷酸盐）或晶体聚集抑制物质（焦磷酸盐、黏多糖、多肽、尿素）减少，以及成核基质的存在是形成结石的三个主要因素。人体泌尿系结石主要依靠尿液的冲刷作用和输尿管蠕动，以及人体活动时结石的重力作用移动排出。

四、思 考 题

为何高蛋白饮食和低蛋白饮食均会导致泌尿系结石的形成？

参 考 文 献

黄健. 2020. 中国泌尿外科和男科疾病诊断治疗指南（2019 版）[M]. 北京：科学出版社：237-259.
郭振华，那彦群. 2016. 实用泌尿外科学 [M]. 第 2 版. 北京：人民卫生出版社：250-259.
何清湖. 2016. 中西医结合外科学 [M]. 第 3 版. 北京：中国中医药出版社：947-958.

（阮 明 范 凯）

案例 2 进行性排尿困难、尿闭

一、病 历 摘 要

患者，男，65 岁，因"进行性排尿困难 3 年余，尿闭 8 小时"，于 2020 年 8 月 12 日入院。

3 年余前患者无明显诱因出现尿频，排尿等待，排尿踌躇，尿线变细，排尿时间延长，夜尿 2～3 次，就诊于我院门诊，查尿常规未见明显异常，泌尿系 B 超提示前列腺增生。予"非那雄胺片""盐酸坦索罗辛缓释胶囊"口服治疗，症状缓解后患者自行停药，此后上述症状呈进行性加重，逐渐出现排尿费力，排尿困难，尿不尽，夜尿 5～6 次，间断口服"非那雄胺片""盐酸坦索罗辛缓释胶囊"治疗，症状可稍缓解。8 小时前患者饮酒后出现小便困难，小便点滴难出，伴下腹部胀痛不适，来院就诊，门诊以"前列腺增生并尿潴留"收治入院。入院症见：排尿困难、小便点滴难出，伴下腹部胀痛，无发热、腹泻、恶心呕吐等不适，大便正常。无泌尿系结石病史，无神经系统疾病，平素喜食肥甘厚腻之品。

入院查体 舌红，苔黄腻，脉滑数，下腹部膨隆，压痛，脐下一横指叩诊呈浊音，无反跳痛。外生殖器发育正常，尿道口无狭窄，患者侧卧位，经直肠扪及前列腺增大，表面光滑，无压痛，中等硬度，无结节，前列腺中央沟变浅，边缘清楚，指套无染血。

辅助检查 泌尿系 B 超提示：前列腺增生，膀胱充盈，考虑尿潴留（见图 6-2-1）。

入院诊断 中医诊断：癃闭（湿热蕴结证）

西医诊断：前列腺增生并尿潴留

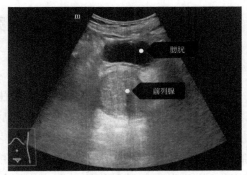

图 6-2-1 前列腺增生 B 超表现

　　诊疗经过　予一次性导尿，并留置导尿管，引出尿液 800ml 后夹闭导尿管，半小时后再次打开导尿管，引出尿液 600ml。予非那雄胺片 5mg（po，qd），盐酸坦索罗辛缓释胶囊 0.2mg po qn。前列腺特殊治疗（通过 TRM 多功能前列腺治疗仪，置入肛门内，通过旋磁震动，缓解腺体对尿道的压迫，进而改善症状达到治疗目的）。完善肾功能检查、尿常规，未见明显异常，前列腺特异性抗原（prostate specific antigen，PSA）4.28ng/ml。盆腔 CT 提示：前列腺增生，导尿管植入后改变（见图 6-2-2、图 6-2-3）。中医治疗以清热利湿、通利小便为法，内服中药八正散加减（木通 10g、车前子 20g^{包煎}、萹蓄 12g、瞿麦 12g、山栀 10g、滑石 20g^{先煎}、灯心草 10g、甘草 6g）针刺中极、关元、归来、水道、肾俞、膀胱俞、足三里、三阴交通利水道，穴位贴敷肾俞、膀胱俞、足三里、三阴交、阴陵泉清热利湿，艾灸神阙、中极、关元通利小便。治疗一周后拔出尿管，患者可自解小便。最大尿流率 12ml/s，复查 PSA 正常。后患者出院，嘱出院后规律服用非那雄胺片、盐酸坦索罗辛缓释胶囊治疗，定期复查 PSA、肾功能。

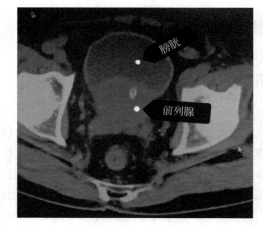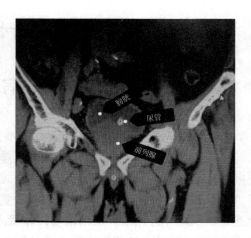

图 6-2-2　前列腺增生 CT 表现图（横切面）　　　图 6-2-3　前列腺增生 CT 表现（冠状面）

　　出院诊断　中医诊断：癃闭（湿热蕴结证）

　　　　　　　　西医诊断：前列腺增生并尿潴留

二、案例解析

（一）西医诊疗要点

　　前列腺增生症也称为良性前列腺增生（benign prostatic hyperplasia，BPH），是引起中老年男性排尿障碍最常见的一种良性疾病。BPH 在组织学上的发病率随着年龄的增长而增加，最初通常发生在 40 岁以后，到 60 岁时大于 50%，80 岁时高达 83%。该病的发病机制研究很多，与雄激素水平升高相关，在 5α 还原酶作用下睾酮转化为双氢睾酮，作用于前列腺，使前列腺间质和腺体增生，增生的前列腺压迫尿道使前列腺部尿道延长、受压变窄，尿道阻力增加，此为机械性因素。另外，前列腺、膀胱颈部平滑肌内含有丰富的α肾上腺素能受体，这些受体被激活后使该处平滑肌收缩，增加前列腺尿道的阻力，此为动力性因素。在机械性与动力性因素的共同作用下，使得排尿阻力增加，主要表现为下尿路症状及相关并发症。尿频是前列腺增生最常见的早期症状，夜间更为明显，排尿困难是前列腺增生最重要的症状，典型表现是排尿迟缓、断续，尿流细而无力，射程短，终末滴沥，排尿时间延长。当梗阻不能解除，膀胱逐渐失去代偿能力，膀胱不能将尿液排空而出现残余尿，随着残余尿量的增加，可出现尿潴留、充溢性尿失禁，尿液反流引起上尿路积水及肾功能损害。在前列腺增生的任何阶段，可因气候变化、劳累、饮酒等因素，使前列腺突然充血水肿导致急性尿潴留。本病应与以下疾病相鉴别。

（1）前列腺癌　若前列腺有结节，质地硬，或血清 PSA 升高，应行 MRI 和前列腺穿刺活检等检查。本案例患者 PSA 升高，经治疗后复查正常，疑为导尿相关 PSA 升高，暂不考虑肿瘤。

（2）膀胱颈挛缩　亦称为膀胱颈纤维化，多为慢性炎症、结核或手术后瘢痕形成所致，发病年龄较轻，多在 40～50 岁出现排尿不畅症状，但前列腺体积不增大，膀胱镜检查可确诊。

（3）尿道狭窄　多有尿道损伤及感染病史，行尿道膀胱造影检查与尿道镜检查，不难确诊。

（4）神经源性膀胱功能障碍　临床表现与前列腺增生相似，可有排尿困难、残余尿量较多、肾积水和肾功能不全，但前列腺不增大，为动力性梗阻。常有中枢或周围神经系统损害的病史和体征，如有下肢感觉和运动功能障碍，会阴皮肤感觉减退、肛门括约肌松弛或反射消失等。静脉尿路造影常显示上尿路有扩张积水，膀胱常呈"圣诞树"形状。尿流动力学检查可以明确诊断。

在治疗上，本病主要治疗方式有药物治疗、手术治疗及其他疗法。药物治疗的短期目标是缓解下尿路症状，长期目标是延缓疾病的临床进展，预防并发症发生，在减少药物治疗副作用的同时保持患者较高的生活质量是 BPH 药物治疗的总体目标。药物主要有α受体阻滞剂、5α还原酶抑制剂，对于前列腺体积增大、有下尿路症状的 BPH 患者，常需两种药物联合使用。因 BPH 是一种临床进展性疾病，部分患者最终需要外科手术治疗来解除下尿路症状及其对生活质量所致的影响和并发症。经尿道微波热疗、前列腺支架也可缓解 BPH 所致的下尿路症状。BPH 发生急性尿潴留时，应及时引流尿液，首选植入导尿管，植入失败者可行耻骨上膀胱穿刺造瘘，一般留置导尿管 3～7 日，并同时服用α受体阻滞剂，可提高拔管成功率，拔管成功者，可继续接受 BPH 药物治疗。拔管后再次发生尿潴留者，应择期进行外科手术治疗。

（二）中医诊疗要点

本案例患者老年男性，以排尿困难、尿闭为主症，当属中医"癃闭"范畴。癃闭是因肾和膀胱气化失司而导致以尿量减少，排尿困难，甚则小便闭塞不通为主症的一种疾患，其中又以小便不利点滴而短少，病势较缓者为"癃"；以小便闭塞，点滴不通，病势较急者为"闭"。癃和闭虽然有区别，但都是指排尿困难，只是程度上的不同，因此多合称为癃闭。癃闭应与淋证相鉴别，两者均系小便量少，排尿困难，但淋证尿频急而尿痛，每日排尿总量多为正常。癃闭无尿痛，尿少甚至无尿。癃闭易复感湿热，常并发淋证，而淋证日久不愈，亦可发展成癃闭。癃闭一般较淋证为重，预后较差。癃闭的治疗应以"腑以通为用"原则，着眼于通，实证治宜清湿热、散瘀结、利气机而通水道；虚证治宜补脾肾、助气化，使气化得行，小便自通。

三、按 语

　　本病诊断不难，通过病史、体格检查及辅助检查结果即可明确诊断。我们需要注意的是治疗措施的选择，下尿路症状是 BPH 患者的切身感受，最为患者所重视。由于患者的耐受程度不同，下尿路症状及其生活质量下降是患者寻求治疗的主要原因。因此下尿路症状及生活质量的下降程度是选择治疗措施的重要依据。应该充分了解患者的意愿，向患者交待包括观察等待、药物治疗、外科治疗在内的各种治疗方法的疗效与副作用。因前列腺的大小与患者临床症状并不成正比，亦不能单纯以前列腺的大小作为确定治疗方案的依据。

四、思 考 题

　　1. 影响 PSA 检测指标的因素有哪些？
　　2. 前列腺增生的治疗中观察等待具体包括哪些内容？
　　3. 前列腺增生患者外科治疗的指征？

参 考 文 献

黄健. 2020. 中国泌尿外科和男科疾病诊断治疗指南（2019 版）[M].北京：科学出版社：205-235.

（支太朝　范　凯）

案例 3　肉 眼 血 尿

一、病 历 摘 要

　　患者，男，42 岁。因"反复肉眼血尿 2 月，加重 1 天"，于 2019 年 2 月 13 日入院。
　　自诉 2 月前无明显诱因出现一次肉眼血尿，为终末血尿，伴尿频尿急，无尿痛感，无会阴部放射痛，无排尿中断及排尿困难等症，出血自止，未予重视，亦未系统诊治。1 天前再次出现肉眼血尿，血色鲜红，无血凝块，小便灼热，伴尿频尿急尿痛，但排尿尚通畅，感口渴咽干。门诊行泌尿系超声提示膀胱左后壁占位性病变。既往史无特殊。

入院查体 生命体征平稳。舌红苔黄腻，脉滑数。下腹部膀胱区无压痛，双肾区无叩击痛，双侧输尿管走行区无压痛，双侧肋脊点肋腰点无压痛。

辅助检查 尿常规：淡红色，浑浊，隐血++/HP。泌尿系超声：膀胱左后壁探及一等回声结节，大小约 1.5cm×1.6cm，形态不规则，宽基底与壁相连，其内探及点状血流信号，部分呈动脉样频谱。

入院诊断 中医诊断：尿血（湿热下注证）

　　　　　　西医诊断：膀胱肿瘤？

诊疗经过 入院后积极完善相关检查，予中药内服，以凉血止血，利水通淋为法，小蓟饮子加减（生地黄 30g、小蓟 15g、滑石 15g^{包煎}、蒲黄 9g、藕节 9g、淡竹叶 9g、当归 9g、山栀子 9g、木通 6g、炙甘草 6g）。于 2019 年 2 月 15 日在局部浸润麻醉下行膀胱镜检术，镜检见膀胱左后壁一新生物，直径约 2cm，呈菜花状，带蒂，碰触易出血，考虑膀胱肿瘤（见图 6-3-1、图 6-3-2）。于 2019 年 2 月 22 日在全麻下行膀胱肿瘤等离子电切术，术后病理结果回示：（膀胱左后壁）高级别尿路上皮癌。经积极治疗，于 2019 年 3 月 2 日出院。

出院诊断 中医诊断：尿血（湿热下注证）

　　　　　　西医诊断：膀胱高级别尿路上皮癌

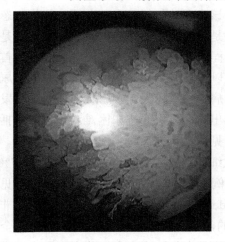 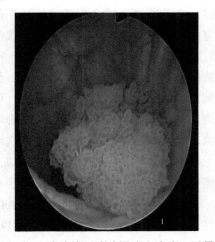

图 6-3-1　膀胱镜下膀胱尿路上皮癌（近景）　　　图 6-3-2　膀胱镜下膀胱尿路上皮癌（远景）

二、案 例 解 析

（一）西医诊疗要点

血尿为本案患者就诊的主要原因，门诊泌尿系超声检查于膀胱左后壁探及等回声结节。尿检查呈淡红色，浑浊，隐血++/HP，膀胱肿瘤的可能性大，进一步膀胱镜检查见膀胱左后壁新生物，呈菜花状，肉眼观察高度怀疑膀胱肿瘤。最终膀胱肿瘤电切术后病理证实膀胱左后壁高级别尿路上皮癌。因肿瘤未突破肌层，故无需行膀胱癌根治术。后予吡柔比星规律膀胱灌注，预防复发。

（二）中医诊疗要点

本案例以血尿为主要症状，属中医血证之"尿血"范畴，尿血是指小便中混有血液，甚至血块的一种病证。《素问·气厥论》称其为溲血、溺血。《金匮要略》首次提出尿血病名，"热在下焦者，则尿血，亦令淋秘不通"。血证是指血液不循常道，或上溢于口鼻诸窍，或下泄于前后二阴，或渗于肌肤所形成的出血病证，而尿血是血液不循常道，下泄于前阴所形成的血证。热伤血络、瘀血伤络、脾肾亏虚是尿血的主要病因病机，尤以热伤血络居多。本案患者血尿，尿色鲜红，小便热赤，乃热聚膀胱，损伤血络，血随尿出，故见尿中带血；由于瘀热聚结下焦，膀胱气化失常，故见小便频数，赤涩热痛；舌红苔黄腻，脉滑数，亦为下焦热结之征，治当凉血止血，利尿通淋。故予小蓟饮子加减口服以凉血止血，利水通淋。

三、按　语

绝大多数膀胱肿瘤患者的首发症状是无痛性血尿，血尿可间歇性出现，常能自行停止或减轻，容易造成"治愈"或"好转"的错觉。该患者较年轻，出现血尿，往往会忽略肿瘤的可能，但导致该患者出现肉眼血尿的原因正是膀胱肿瘤所致，因此成年人尤其是年龄在 40 岁以上，出现无痛性肉眼血尿，特别是全程血尿者，都应想到泌尿系肿瘤，首先考虑膀胱肿瘤可能。膀胱肿瘤坏死溃疡，合并炎症以及形成感染时，可出现尿频尿急尿痛等膀胱刺激症状，当肿瘤浸润达肌层时，可出现疼痛，肿瘤较大影响膀胱容量或肿瘤发生在膀胱颈部，或出血形成严重血凝块等影响尿液排出时，可引起排尿困难。膀胱癌包括尿路上皮癌，鳞状细胞癌和腺细胞癌，其次还有较少见的转移性癌、小细胞癌和癌肉瘤。其中尿路上皮癌最常见，占膀胱癌的 90% 以上，鳞状细胞癌较少见，占膀胱癌的 3%～7%，膀胱腺癌更为少见，占膀胱癌的比例小于 2%。该例患者病理性质为尿路上皮癌，未见肌层浸润，经尿道膀胱肿瘤电切术（transurethral bladder tumer resection，TUR-BT）既是非肌层浸润性膀胱癌的重要诊断方法，同时也是主要的治疗手段，既可切除肉眼可见的全部肿瘤，还可进行切除组织病理分级和分期。TUR-BT 术应将肿瘤完全切除直至露出正常的膀胱壁肌层。

四、思　考　题

1. 膀胱肿瘤为什么会引起血尿？
2. 膀胱肿瘤引起的血尿为什么常为无痛性血尿？

参 考 文 献

郭振华，那彦群. 2016. 实用泌尿外科学［M］. 第 2 版. 北京：人民卫生出版社：289-309.

何清湖. 2016. 中西医结合外科学［M］. 第 3 版. 北京：中国中医药出版社：562-564.
黄健. 2019. 中国泌尿外科和男科疾病诊断治疗指南（2019 版）［M］. 北京：科学出版社：27-79.

（阮 明 范 凯）

案例 4 尿频、尿不尽，小腹胀痛，尿道滴白

一、病 历 摘 要

患者，男，56 岁，因"反复尿频、尿急、尿痛、尿不尽伴小腹疼痛，尿道滴白 2 年余"，于 2018 年 8 月 3 日入院。

2 年余前无明显诱因出现尿频、尿急、尿痛、尿不尽，伴有小腹胀痛不适，排尿终末偶见少量白色分泌物。未见肉眼血尿，无排尿中断等症，于某医院就诊，前列腺液检查后明确诊断为"急性前列腺炎"，经治疗（具体治疗不详）后，上述症状有所好转。此后每于劳累后感尿频、尿急、尿痛、尿不尽，感里急后重，均口服消炎药（不详）治疗后症状有所缓解，至 1 周前患者无诱因出现上述症状复发加重，于社区医院行输液消炎（不详）治疗，未见明显缓解而来院就医，门诊以"慢性前列腺炎"收入院。平素喜食肥甘厚味，有 8 年余吸烟史，约 20 支/日，现已戒烟，时有饮酒史。入院症见：感尿频、尿急、尿痛，尿不尽，尿道灼热感，伴小腹部胀痛不适，排尿终末或大便时偶见尿道口溢出白色分泌物，未见肉眼血尿，无排尿中断等症，无心慌、胸闷、气促、呼吸困难、咳嗽、咳痰、发热、畏寒、盗汗、头痛、头晕、恶心、呕吐、腹泻等，病来精神纳眠欠佳，大便调，体重无明显变化。

入院查体 T 36.5℃，P 75 次/分，R 20 次/分，BP 120/80mmHg。舌质红，苔黄腻，脉滑数。心、肺、腹（一）。专科检查：经直肠扪及前列腺温度稍高，前列腺稍肿大，表面光滑，无结节，边界清晰，中央沟存在，触诊疼痛，质地韧，按摩前列腺时尿道口出现少许滴白（见图 6-4-1、图 6-4-2），指套退出无染血。

入院诊断 中医诊断：精浊（湿热下注证）

西医诊断：慢性前列腺炎

诊疗经过 入院后查血常规、生化全套、凝血象未见异常。"两杯法"收集前列腺按摩前、后尿液进行常规及细菌培养，第一杯尿液常规检查见白细胞＋/－，尿液细菌培养阴性；第二杯尿液常规检查白细胞＋，尿液细菌培养阳性，为大肠埃希菌，对左氧氟沙星等药物敏感。前列腺液（expressed prostatic secretion，EPS）常规：卵磷脂小体数量减少，白细胞 162 个/HP。下腹部及盆腔 CT：双侧泌尿系未见明显异常；前列腺稍增大。中医内治予八正散加减内服以清热利湿、利尿通淋，中医外治予前列腺按摩以改善局部血运，排出腺体内分泌物，每周一次。西医选用敏感抗生素治疗。治疗两周后，患者症状逐渐好转，复查尿液，尿常规正常，尿培养未见细菌生长；前列腺液常规见白细胞 43 个/HP，治疗四

周后复查前列腺液常规见白细胞 2 个/HP，卵磷脂小体满视野。于 2018 年 9 月 1 日出院。

出院诊断　中医诊断：精浊（湿热下注证）

西医诊断：慢性前列腺炎

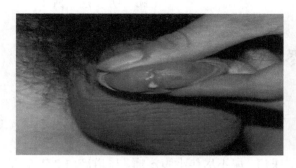

图 6-4-1　尿道口滴白

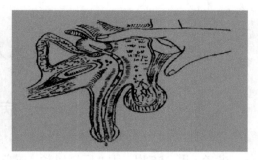

图 6-4-2　前列腺按摩

二、案例解析

（一）西医诊疗要点

1995 年美国国立卫生研究院（National Institutes of Health，NIH）将本病分为四型：

Ⅰ型：起病急，可表现为突发的发热性疾病，伴有持续和明显的下尿路感染症状，尿液中白细胞数量升高，血液和（或）尿液中的细菌培养阳性。

Ⅱ型：慢性前列腺炎，有反复发作的下尿路感染症状，持续时间超过 3 个月，EPS、精液、VB3 中白细胞数量升高，细菌培养结果阳性。本案例符合Ⅱ型诊断。

Ⅲ型：慢性前列腺炎慢性骨盆疼痛综合征（chronic prostatitis/chronic pelvic pain syndrome，CP/CPPS），是前列腺炎中最常见的类型，约占慢性前列腺炎的 90% 以上。主要表现为长期、反复的骨盆区域疼痛或不适，持续时间超过 3 个月，可伴有不同程度的排尿症状和性功能障碍，严重影响患者生活质量。分为 EPS、精液、VB3 中白细胞数量升高的ⅢA 型（炎症性 CPPS）和 EPS、精液、VB3 中白细胞正常的ⅢB 型（非炎症性 CPPS）。ESP、精液、VB3 细菌培养阴性。

Ⅳ型：无症状性前列腺炎（asymptomatic inflammatory prostatitis，AIP），无主观症状，仅在有关前列腺检查（EPS、精液、前列腺组织活检及前列腺切除标本的病理检查等）时发现炎症证据。

膀胱充盈期疼痛是间质性膀胱炎（IC）的典型特征，高达 45% 的 CP/CPPS 患者也有类似症状。良性前列腺增生、膀胱过度活动症、IC/膀胱疼痛综合征、膀胱原位癌、尿路感染、原发性膀胱颈梗阻、尿路结石等所表现的下尿路刺激征也可与慢性前列腺炎的排尿症状相似。因此，详细的病史询问、体格检查及选择性辅助检查在鉴别诊断中就显得格外重要。

本病应采取个体化的综合治疗。本例为Ⅱ型前列腺炎，以敏感抗生素治疗为主，疗程 4~6 周，治疗 2 周后进行阶段性的疗效评价，疗效不满意者，调整其他敏感抗生素。常用抗生素有氟喹诺酮类（如环丙沙星、左氧氟沙星、洛美沙星和莫西沙星等）、大环内酯类（阿奇霉素和克拉霉素等）、四环素类（如米诺环素等）。可使用α-受体阻滞剂、植物制剂、非甾体抗炎镇痛药和M受体阻滞剂等改善症状。

（二）中医诊疗要点

本案例以尿频、尿急、尿痛、尿不尽伴小腹疼痛为主症，属中医学"精浊"范畴。患者久居湿地，感受湿邪，蕴结体内，加之平素喜食肥甘厚味及烟酒太过，蕴湿生热，下注膀胱及精室，膀胱气化失司，可见尿频、尿急、尿痛，湿热蕴结，血脉不畅，可见小腹疼痛。综观舌脉为湿热蕴结下注之证。通过病因、病机的分析，可诊断为湿热下注之证型，当以清热利湿、利尿通淋为法，以八正散为主方加减（车前子 20g ^{包煎}、瞿麦 15g、萹蓄 15g、茯苓 12g、芍药 10g、木通 10g、滑石 10g ^{先煎}、栀子 9g、生大黄 3g、甘草 6g）。方中萹蓄、瞿麦、车前子清热利水通淋，佐以栀子清泄三焦，增强清热利水通淋之功；大黄荡涤邪热，使湿热从大便而去，并能活血祛瘀。同时在解剖位置上，前列腺和直肠位置毗邻，前列腺处湿热壅滞致水肿肥大，可直接影响直肠传导功能，导致大便不畅，用大黄可使大便通畅，有助于前列腺病症的缓解。芍药能缓急止痛；茯苓健脾益胃，扶助正气且淡渗利湿以助利水通淋之功；滑石善能滑利窍道，清热渗湿，利水通淋；木通上清心火，下利湿热，使湿热之邪从小便而解。诸药合用，共奏清热利湿，利尿通淋之效。

三、按　语

本案例诊断明确后，合理用药，规范治疗，疗效明显。本病病程及治疗周期长，易反复发作，患者可能出现不同程度的精神压力或心理障碍，一定程度影响生活质量。诱发或维持前列腺炎症状的原因存在个体性，需要患者自我审查和管理才能达到最佳疗效。不良生活和工作习惯，不能坚持治疗和维持健康生活方式，对治疗效果影响极大，因此，慢性前列腺炎患者的健康教育和随访就显得尤为重要，应看作治疗的重要环节。个体化有针对性的健康教育和随访对缓解患者的恐惧焦虑心理，减轻躯体症状具有重要意义。

四、思　考　题

慢性前列腺炎会对患者生活质量造成哪些影响？

参 考 文 献

黄健. 2020. 中国泌尿外科和男科疾病诊断治疗指南（2019版）[M]. 北京：科学出版社：438-459.
孙自学. 2018. 男科病诊断与康复 [M]. 北京：中国协和医科大学出版社：418-419.

（张开翔　范　凯）

案例 5　尿频、尿急、尿痛，腰痛，发热

一、病 历 摘 要

患者，女，80 岁，因"尿频、尿急、尿痛伴腰痛、发热 2 天"，于 2019 年 6 月 18 日入院。

2 天前无明显诱因出现尿频、尿急、尿痛，伴左侧腰部疼痛，性质呈间断性胀痛，发热，体温 38.5℃，无排尿困难、排尿中断、血尿、恶心呕吐、腹胀腹泻，无恶寒，无咳嗽、咳痰等，社区诊所予"退烧针"（具体不详）后体温恢复正常，次日再度发热，体温 38.7℃，来院急诊。查肾功能：UREA 9.40mmol/L，CR 87.0μmol/L，UA 435μmol/L；血常规：WBC 16.6×10^9/L，NEUT% 90.20%，NEUT$^#$ 14.98×10^9/L；尿常规：白细胞＋＋。诊断泌尿系感染，予抗炎降温等对症治疗（具体不详），症状减轻。翌日再次出现高热，体温达 39.0℃，再次来院急诊，以"急性肾盂肾炎"收入院。入院症见：尿频、尿急、尿痛，伴左侧腰部疼痛，性质呈间断性胀痛，发热，体温 38.5℃，无排尿困难、排尿中断、血尿，无恶心呕吐、腹胀腹泻等，病来精神纳眠欠佳，大便调。有 4 年余高血压病病史，最高血压 150/90mmHg，未规律服用降压药；有 4 年余 2 型糖尿病病史，未规律服用降血糖药物，自诉血糖控制差，入院时随机血糖 17.7mmol/L。

入院查体　T 38.1℃，P 111 次/分，R 20 次/分，BP 132/67mmHg。舌质红，苔黄腻，脉滑数。心、肺、腹（－）。专科检查：左侧肾区叩击痛，左侧肋脊点、肋腰点压痛明显，左侧季肋点压痛，左侧上、中输尿管点无压痛，右侧肾区无叩击痛，右侧肋脊点、肋腰点无压痛，右侧季肋点，上、中输尿管点均无压痛。

入院诊断　中医诊断：淋证，热淋（湿热下注证）

西医诊断：（1）急性肾盂肾炎

（2）肾功能不全

（3）原发性高血压 1 级（中危组）

（4）2 型糖尿病

诊疗经过　入院后查血：WBC 17.27×10^9/L，NEUT% 89.90%，LYMPH% 4.10%，NEUT$^#$ 15.54×10^9/L，LYMPH$^#$ 0.7×10^9/L，MONO$^#$ 0.98×10^9/L；CR 93.0μmol/L，血清铁 2.8μmol/L，二氧化碳结合力 21.8mmol/L。尿常规回示酮体（－），尿糖＋＋。予头孢他啶联合血必净注射液静滴抗感染，胰岛素控制血糖。住院期间患者反复发热，进一步检查，下腹部及盆腔 CT 检查见左侧输尿管上段结石并左肾轻度积水；血降钙素原 2.50ng/ml，尿培养见大肠埃希菌。提示该患者为复杂性尿路感染，积极抗感染，补液及控制血糖、血压。中医治疗内服八正散加减（车前子 20g^{包煎}、瞿麦 12g、萹蓄 12g、茯苓 10g、芍药 10g、木通 10g、滑石 10g^{先煎}、栀子 10g、甘草 6g）以清热利湿、利尿通淋，柴胡注射液穴位注射清热解表，中药穴位贴敷等调理气血、平衡阴阳。患者体温逐渐降至正常，血常规及降钙素原恢复正

常，尿培养未见细菌生长。向患者家属交代病情需手术解除输尿管上段结石引起的梗阻，避免泌尿系感染反复发作，家属考虑患者年龄偏大，手术风险较大，暂不考虑手术，保守排石治疗，于 2019 年 7 月 3 日出院。

  出院诊断 中医诊断：淋证，热淋（湿热下注证）

       西医诊断：（1）急性肾盂肾炎

           （2）肾功能不全

           （3）原发性高血压 1 级（中危组）

           （4）2 型糖尿病

           （5）左侧输尿管上段结石并左肾轻度积水

二、案 例 解 析

（一）西医诊疗要点

  本案例以膀胱刺激症状、腰痛、发热为主要表现，应考虑泌尿系感染。泌尿系感染又称尿路感染，是肾、输尿管、膀胱、尿道等泌尿系统各个部位感染的总称，按感染部位分为上尿路感染和下尿路感染，可孤立散发感染和反复发作性感染。男性由于泌尿系统和生殖系统在解剖上是相通的管道系统，发生感染时临床上常难以明确区分。按感染发生时的尿路状态可分为非复杂性尿路感染（急性非复杂性膀胱炎、急性非复杂性肾盂肾炎）、复杂性尿路感染（包括导管相关的感染等）、尿脓毒血症、男性生殖系统感染（前列腺炎、附睾炎、睾丸炎、精囊炎）。复杂性尿路感染是指尿路感染同时伴有增加获得感染或者治疗失败风险的合并因素（泌尿生殖道的结构或功能异常，或其他潜在疾病），诊断标准是尿培养阳性，以及至少一条下列合并因素：①尿路存在医源性异物（留置导尿管、支架管，或间歇性膀胱导尿）；②残余尿＞100ml；③任何原因的梗阻性尿路疾病（膀胱出口梗阻、神经源性膀胱、结石或肿瘤）；④膀胱输尿管反流或其他功能异常；⑤尿流改道或其他解剖性异常（尿路阴道瘘、尿路肠瘘等）；⑥化疗或放疗损伤尿路上皮；⑦围手术期和术后尿路感染；⑧肾功能不全、器官移植、糖尿病、免疫缺陷。本案例尿路感染并左侧输尿管上段结石，尿路梗阻，糖尿病，肾功能出现轻微损害，属于复杂性尿路感染。

  复杂性尿路感染常发生于伴有泌尿生殖道结构或功能异常，或存在其他潜在疾病的患者，治疗困难，易进展为全身性、重症性感染。抗菌药物选择以药敏试验为依据，对有症状复杂尿路感染的经验治疗需要了解可能的病原菌谱和当地的耐药情况，还要对基础泌尿系统疾病的严重程度进行评估。

  诊断明确且药物选择合理的情况下，疗程的长短与合并症的治疗密切相关。对于发热或合并因素可以去除的患者，治疗至体温正常或合并因素（如尿路导管或结石）清除后 3～5 天。一般疗程为 7～14 天，下尿路感染患者疗程通常为 7 天，上尿路感染或脓毒症患者疗程通常为 14 天。对于反复发作者可能需要长期抗菌药物治疗。

（二）中医诊疗要点

本案例患者以尿频、尿急、尿痛，伴腰痛、发热为主症，属于"淋证"范畴。淋证有石淋、膏淋、血淋、气淋、热淋、劳淋之分，均可见小便频数短涩、滴沥刺痛、欲出未尽、小腹拘急，或痛引腰腹等症，需鉴别。石淋以小便排出砂石为主症；膏淋见小便浑浊如米泔水或滑腻如脂膏；血淋溺血而痛；气淋少腹胀满较为明显，小便艰涩疼痛，尿有余沥；热淋小便灼热刺痛；劳淋小便淋沥不已，遇劳即发。黔地多湿，患者久居湿地，本地气候多变，易感湿邪，致湿热内蕴。下焦湿热蕴结，湿热日久化火，煎熬精液，膀胱气化失司，水道不利，故见尿频、尿急、尿痛；湿热蕴结，气血运行不畅，不通则痛，故见腰痛；正邪交争，故见发热；舌红苔黄腻，脉滑数，为湿热蕴结之征象，为湿热下注之热淋。本案例属湿热下注之热淋，当以清热利湿、利尿通淋为法，以八正散加减治疗。

三、按　　语

从此案例可以看到，该患者明确诊断，用药合理，但因个人及家庭原因未能完全治疗，对于不能去除感染诱发因素的患者，纠正复杂性尿路感染后，需进一步治疗合并症（如积极控制血糖等），加强护理，并对患者进行健康教育，增强防范意识。由于引起复杂性尿路感染的致病菌耐药率较高，治疗后仍存在较大的复发风险。建议在治疗结束的前、后行尿培养和药敏试验。根据结果决定抗生素使用。

四、思　考　题

伴输尿管结石致尿路梗阻的复杂性尿路感染，不及时处置输尿管结石所致尿路梗阻，后续可能出现怎样的病情变化？

参 考 文 献

黄健. 2020. 中国泌尿外科和男科疾病诊断治疗指南（2019版）[M]. 北京：科学出版社：399-418.

（张开翔　范　凯）

第七章 男性生殖系统疾病

案例1 睾丸肿胀疼痛

一、病历摘要

患者，男，17岁。因"左侧睾丸肿胀疼痛3天"，于2020年2月24日入院。

自诉3天前熏蒸桑拿后出现左侧睾丸肿胀疼痛，持续性疼痛，久行久立后加重，休息及平卧时缓解，伴头痛口渴，无尿频、尿急、尿痛、排尿困难、畏寒发热、肉眼血尿及尿分叉，就诊于某医院，经超声检查后诊断为急性附睾炎，予对症治疗后症状无明显好转而来院。入院症见：左侧睾丸胀痛，呈持续性，久行久立后疼痛加重，平卧时稍缓解。

入院查体 体温38.3℃，余生命体征正常，舌红，苔黄腻，脉滑数。外生殖器发育正常无畸形，尿道口无狭窄，左侧阴囊发红，肤温增高，左侧附睾睾丸肿大，约4.0cm×3.5cm×3.0cm大小，质地较硬，触痛明显，表面光滑无结节（见图7-1-1），右侧附睾睾丸检查无异常。

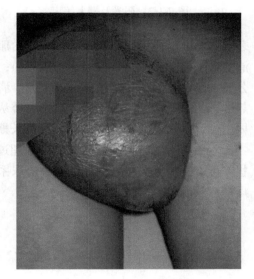

图7-1-1 左侧阴囊红肿

入院诊断 中医诊断：子痈（湿热下注证）

西医诊断：急性附睾睾丸炎

诊疗经过 入院后盆腔CT检查提示：左侧睾丸肿大、密度不均匀，左侧睾丸鞘膜积液；左侧精囊腺肿大并密度不均匀，前列腺片状密度减低影。阴囊睾丸超声提示左侧附睾睾丸炎（见图7-1-2）。尿常规检查白细胞＋1cells/us，白细胞＋/HP。中医治疗方面，患者熏蒸桑拿外感湿热之邪，下注肾子，阻滞经络，气滞血瘀，则肾子肿胀疼痛，故以清热利湿，解毒消肿为治法，予金黄膏局部外敷，予龙胆泻肝汤加减（龙胆草6g、黄芩9g、栀子9g、泽泻12g、木通6g、车前子9g、当归3g、柴胡6g、生地黄9g、生甘草6g）口服。西医治疗方面予头孢呋辛静滴抗感染治疗，予氨酚双氢可待因口服止痛，同时嘱患者避免久站、久坐，卧床休息，抬高阴囊。经积极治疗10天后患者左侧附睾睾丸疼痛症状完全消退，稍肿胀，予以出院。

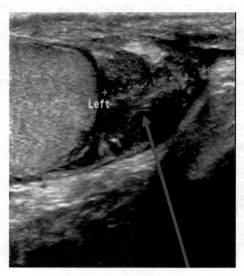

图 7-1-2　阴囊及睾丸超声

出院诊断　中医诊断：子痈（湿热下注证）
西医诊断：左侧附睾睾丸炎

二、案例解析

中医认为，睾丸炎、附睾炎属于"子痈""子痰"范畴，急性腮腺炎性睾丸炎属"卵子瘟"范畴。本病可由外感湿热或寒湿之邪，或饮食不调，嗜食辛辣肥腻之品，以致湿热内生，或房事不节，或情志不舒，肝郁化火，或外伤跌仆等引起。本例患者久居黔地，湿热交蒸，加之熏蒸桑拿而致湿热毒邪阻滞阴窍，气血壅滞运行不畅，故可见附睾肿胀疼痛，舌红、苔黄腻、脉滑数，四诊合参，当属"子痈"之湿热下注证。采用龙胆泻肝汤加减内服，方中龙胆草、栀子、黄芩清热利湿；生地滋阴清热；车前子、泽泻、木通清下焦湿热；柴胡、木香、荔枝核、川楝子行气疏肝止痛；蒲公英、连翘、紫草、夏枯草解毒消痈，清热散结。同时予中药硬膏金黄膏外敷，金黄膏清热解毒，散结消肿，内治与外治相结合从而取得较好的治疗效果。附睾睾丸炎经常继发于尿道炎、膀胱炎、前列腺摘除术后及长期留置导尿管等。

本例患者尿常规提示尿中白细胞超过正常值，患者无尿频、尿急、尿痛等膀胱刺激症状，可诊断为无症状性菌尿，属于泌尿系感染的一种类型。经积极抗感染治疗后睾丸肿胀疼痛症状明显好转。

三、按　语

本病与肝肾关系密切，病位在肾子。外感湿热之邪，下注肾子，阻滞经络，气滞血瘀，则肾子肿胀疼痛。湿热蕴结或火毒炽盛，热壅肉腐，发为脓肿，可见阴囊红肿，附睾或睾丸肿痛剧烈。或外感寒湿之邪，阻塞脉络，气血阻滞于宗筋，致肾子肿胀疼痛。或房事不舒，肝气郁结，气滞血瘀，发于肾子而成结块。急性附睾睾丸炎多继发于下尿路感染，由大肠埃希菌、变性杆菌、葡萄球菌、链球菌和淋病奈瑟双球菌等所致，也可以通过血行和淋巴途径感染。沙眼衣原体感染已经逐渐成为急性附睾炎的常见病因，尤其在年龄＜35岁的人群中。西医治疗急性附睾睾丸炎主要采用抗生素治疗，患者睾丸附睾疼痛很快减轻，但附睾睾丸肿胀时间可能较长，部分患者好转后形成睾丸鞘膜积液，但若能联合中医中药治疗，往往能缩短治疗疗程，同时睾丸肿胀程度亦能大大减小，日后形成睾丸鞘膜积液的可能性也会大大降低。

四、思考题

急性附睾睾丸炎如何与急性睾丸扭转鉴别？

参 考 文 献

郭振华，那彦群. 2016. 实用泌尿外科学［M］. 第2版. 北京：人民卫生出版社：575-578.

何清湖. 2016. 中西医结合外科学［M］. 第3版. 北京：中国中医药出版社：958-963.

王庆相. 2005. 急性附睾睾丸炎中西医结合治疗探讨［C］. 第五次全国中西医结合泌尿外科学术会议论文汇编：172-173.

（阮　明　范　凯）

案例 2　阴囊内肿物

一、病 历 摘 要

患者，男，65岁，因"发现右侧阴囊内肿物2月余"，于2020年8月20日入院。

2月余前无明显诱因发现右侧阴囊内肿物，约鸭蛋大小，质软，触之囊性感，皮肤透亮，阴囊皮肤无红肿、破溃，无恶寒发热，无排尿困难、尿频、尿急、尿痛、腹痛、腹胀、腹泻等不适，未诊治，此后右侧阴囊逐渐增大。为求系统治疗来院就医，由门诊行阴囊睾丸B超后以"右侧睾丸鞘膜积液？"为诊断收入院。入院症见：右侧阴囊内肿物如鹅蛋大小，质软，触之囊性感，阴囊皮肤无红肿破溃，伴阴囊坠胀不适，无恶寒发热，无排尿困难、尿频、尿急、尿痛，无腹痛、腹胀、腹泻等，精神、饮食、睡眠欠佳，大便可。

入院查体　舌淡，苔白，脉细无力。生命体征平稳。专科检查：外生殖器发育正常无畸形，可触及右侧阴囊内肿物，约鹅蛋大小，触之质软、有囊性感，阴囊皮肤透亮，阴囊皮肤无红肿、破溃，不能触及睾丸及附睾，透光试验阳性（＋）。左侧阴囊大小正常，左侧阴囊内可触及睾丸，附睾大小正常，无压痛。

辅助检查　门诊阴囊睾丸B超示：双侧睾丸均位于阴囊内，双侧睾丸、附睾形态大小正常，包膜光滑完整，实质回声均质；右侧阴囊内可探及大片不规则液性暗区，最深约45mm，右侧睾丸鞘膜积液（见图7-2-1）。

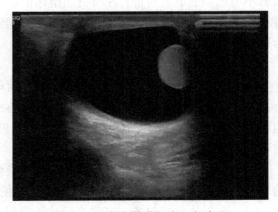

图 7-2-1　睾丸鞘膜积液B超表现

入院诊断　中医诊断：水疝（肾虚水滞证）
　　　　　西医诊断：右侧睾丸鞘膜积液

诊疗经过　入院后血常规、C反应蛋白、凝血象、感染性标志物、生化、胸部正侧位片、心电图均未见明显异常。根据患者病史、体格检查及辅助检查结果，右侧睾丸鞘膜积液诊断明确。中医治疗方面予中药内服补肾化湿，理气行水，方予右归丸合荔枝核汤加减（熟地黄15g、山萸肉15g、菟丝子20g、制附子10g^{先煎}、杜仲15g、鹿角胶10g^{烊化}、茯苓15g、猪苓15g、荔枝核10g、橘核10g、小茴香6g、乌药10g、川牛膝15g、当归15g、海藻15g）。3付，水煎服，日一剂，分三次服用。排除手术禁忌证后于2020年8月23日在腰麻下行右侧睾丸鞘膜翻转成形术，术后给予抗感染、止血、止痛、营养支持处理。术后病理结果示：（右侧睾丸鞘膜）送检被覆间皮的纤维、肌组织囊壁，其内血管扩张、充血，少量炎症细胞浸润。术后第六日拆除伤口缝线，伤口愈合可，予出院。

出院诊断　中医诊断：水疝（肾虚水滞证）
　　　　　西医诊断：右侧睾丸鞘膜积液

二、案 例 解 析

（一）西医诊疗要点

睾丸鞘膜积液的诊断依靠临床表现及辅助检查。临床主要表现为阴囊内或腹股沟区有一囊性肿块，积液量多者常感到阴囊下坠、发胀、精索牵引痛等。巨大睾丸鞘膜积液时，阴茎缩入包皮内，影响排尿及性生活，步行或劳动亦不方便。交通性鞘膜积液站立时阴囊肿大，平卧后托起阴囊，积液逐渐流入腹腔，囊肿缩小或消失。查体可发现睾丸鞘膜积液质软，有弹性和囊性感，触不到睾丸和附睾。透光试验呈阳性，但在继发炎症出血时可为阴性，通过B超检查可进一步明确诊断。

本案例患者老年男性，以右侧阴囊肿胀为主要临床表现，首先可考虑睾丸鞘膜积液、腹股沟疝、阴囊血肿、附睾睾丸炎等疾病。无外伤史，查体阴囊无明显疼痛，无瘀血瘀斑，故暂不考虑阴囊血肿可能；各项炎症指标正常，阴囊局部无红肿热痛，暂不考虑炎症所致；专科体格检查提示透光试验阳性，考虑睾丸鞘膜积液可能性大，结合B超检查结果，明确诊断为右侧睾丸鞘膜积液。

本病应与以下疾病相鉴别。

（1）睾丸鞘膜积血、鞘膜积糜　表现似有鞘膜积液，但一般表现不透光。鞘膜积血常有急性损伤史，阴囊皮肤可出现瘀斑，局部疼痛严重。鞘膜积糜常有阴囊皮肤增厚，表面粗糙，无弹性及收缩力，阴囊增大，腹股沟淋巴结肿大压痛，穿刺检查乳糜积液呈乳白色，常可找到微丝蚴。

（2）精索鞘膜积液　体积较小，可为多囊性，沿精索的走行生长，其下方可触及正常的睾丸及附睾。向下牵拉睾丸或精索时，肿块随之下移。

（3）先天性鞘膜积液　亦称交通性鞘膜积液，为腹股沟管伸入阴囊所致。积液量可随体位改变而变化，平卧时或挤压积液处，积液量可不断减少乃至消失，待直立后，积液量又可逐渐增多。

（4）腹股沟斜疝　有阴囊内肿物，但平卧位肿块可还纳，透光试验阴性，咳嗽时有冲击感。叩诊称鼓音，偶可闻及肠鸣音，能扪清睾丸及附睾，肿块上方摸不清精索，腹股沟皮下环增大松弛。

（5）睾丸肿瘤　睾丸弥漫性增大，形态可异常，触之实性感、沉重感，质地坚硬，无弹性，透光试验阴性，检查血清 AFP、HCG 常增高。

（6）睾丸梅毒　也有阴囊内肿块，但睾丸肿大并有结节，梅毒血清试验阳性，有冶游史。

（7）阴囊血肿　有明显外伤史，肿物迅速形成，全阴囊增大，阴囊皮肤有瘀血瘀斑，张力大，压痛明显。

（8）阴囊皮肤水肿　多重病卧床，阴囊呈弥漫性肿大，液体积在阴囊皮肤、皮下，睾丸、附睾正常，多有腹水及下肢水肿。

本病治疗包括非手术治疗及手术治疗。非手术治疗包括随访观察、保守治疗。对于病程缓慢、积液少、张力小而长期不增长，且无明显症状者，可随访观察；2 岁以内儿童鞘膜积液往往能自行吸收，不需手术；针对原发疾病的治疗成功后鞘膜积液往往能自行消退而不需手术。手术是睾丸鞘膜积液最安全可靠的治疗方法，适应于睾丸鞘膜积液较大，有临床症状影响生活质量者，但应排除附睾炎及睾丸扭转等引起的鞘膜积液。手术方式有：①睾丸鞘膜翻转术：是临床常用的手术方式，尤其是睾丸鞘膜积液量不大、鞘膜无明显增厚者；②睾丸鞘膜折叠术：适用于鞘膜较薄，无并发症者；③鞘膜切除术：主要适用于鞘膜明显增厚者，因几乎切除全部鞘膜，手术复发机会少；④对于交通性鞘膜积液，常采用腹股沟切口在内环处切断及缝扎鞘状突，同时将睾丸及鞘膜由切口挤出，行鞘膜翻转或鞘膜切除术。

（二）中医诊疗要点

本案例以右侧阴囊内肿物为主症，应属于祖国医学"水疝"范畴。本病应与子痈鉴别。子痈病位在睾丸，以阴囊内疼痛为主要表现，痛势剧烈，重者常伴有寒战、高热、全身酸痛不适，查体可见阴囊皮肤发红，肿胀有热感，明显压痛，睾丸、附睾增大，压痛明显；而本病以阴囊肿大为主要表现，无明显疼痛，附睾、睾丸大小正常。两者主要鉴别要点为疼痛程度及睾丸形态有无异常。本案患者年老肾气不足，肾不纳气，气虚下陷，气不能摄水，则水液外出水道，突入机体薄弱空虚之处，故脱出而成疝；水液聚集至阴囊坠胀不适。舌淡，苔白，脉弱无力为肾虚水滞征象，病性属虚。以补肾化湿、理气行水为法，予右归丸合荔枝核汤加减。

三、按　　语

在正常情况下睾丸鞘膜内含有少量液体，其可通过精索内静脉和淋巴系统以恒定的速度吸收，当鞘膜本身或睾丸、附睾等发生病变时，液体的分泌增加或吸收减少，鞘膜囊内的液体超过正常量而形成囊肿者，则称之为睾丸鞘膜积液。鞘膜积液可分为原发和继发两种。原发者病因不清，病程缓慢，病理学检查常见鞘膜慢性炎症反应。继发者则伴有原发疾病，如急性者见于睾丸炎、附睾炎、创伤或高热、心衰等全身疾病。慢性者多无明显诱因，有时可见于阴囊慢性损伤或腹股沟区淋巴、静脉切除等局部手术后，亦可并发于阴囊内某些疾病，如肿瘤、结核、梅毒等。鞘膜积液可分为睾丸鞘膜积液，精索鞘膜积液，闭合型、交通性鞘膜积液。原发性鞘膜积液多为淡黄色清亮液体，属于渗出液。继发性急性鞘膜积液浑浊可成乳糜样、淡红或棕红色，炎症重时可为脓性。

由于阴囊肿块病因繁多，本病在诊断上有一定困难，诊断一旦确定，应首先考虑手术治疗，这是目前各种治疗中效果最肯定的方法。本病为男科常见疾病，治疗若正确及时，大都能痊愈，没有后遗症。但如果失治误治，缠绵不愈，则容易引起积液压力增高、鞘膜增厚而影响睾丸的供血及温度调节，引起睾丸萎缩，如果为双侧病变，则可导致男性不育。

四、思 考 题

1. 睾丸鞘膜积液根据分类的不同应该选择何种手术方式？
2. 睾丸鞘膜积液应当如何预防及调护？

参 考 文 献

黄健. 2020. 中国泌尿外科和男科疾病诊断治疗指南（2019版）[M]. 北京：科学出版社：728-730.
孙自学. 2018. 男科疾病诊断及康复 [M]. 北京：中国协和医科大学出版社：308-318.

（支太朝 范 凯）

案例3 睾丸隐痛伴不育

一、病 历 摘 要

患者，男，28岁。因"睾丸刺痛5年，婚后2年未避孕未生育"，于2020年1月20日就诊于门诊。

自诉5年前骑单车跌倒，导致睾丸胀痛，阴囊瘀青，伤后半月阴囊瘀青消退，但自此开始偶感睾丸刺痛，常因久坐久站或者劳累诱发，休息后可缓解，因疼痛尚不剧烈且发作频率不高，未系统诊治。2年前结婚，婚后未采取避孕措施，配偶一直未孕，多次妇科检查未发现异常。既往无肝肾疾病、内分泌疾病、糖尿病等病史，无腮腺炎、睾丸炎、睾丸扭转、附睾结核。

查体 阴茎发育正常，约12cm，阴毛发育适中，双侧睾丸大小约15ml，质地稍硬，弹性可，双侧输精管未触及异常，双侧附睾大小正常，无触痛。精液量 3ml，颜色为乳白色，液化时间 15min，pH 为 7.5，离心沉淀后在高倍显微镜下未见精子。

  门诊诊断 中医诊断：无子（气滞瘀阻证）

        西医诊断：男性不育

  诊疗经过 血常规、生化全套、男性激素未见异常。生殖系统彩超检查：双侧睾丸大小正常，包膜清，内呈均匀中等回声，彩色多普勒血流图（color doppler flow imaging, CDFI）显示未见异常；右侧附睾头部大小约 10mm×9mm，尾部大小约 13mm×11mm，尾部实质内见一低回声结节，大小约 10mm×9mm，内回声不均匀，CDFI 显示周边及内部见少许彩流信号；左侧附睾头部大小约 10mm×8mm，尾部大小约 12mm×10mm，尾部实质内见一低回声结节，大小约 9mm×8mm，内回声不均匀，CDFI 显示周边及内部见少许彩流信号。提示双侧附睾尾稍大并结节声像，而双侧睾丸、输精管未见异常。结合精液分析，考虑不育症属无精子症类型。患者既往有会阴部外伤史，结合症状分析，中医辨证为气滞瘀阻，以活血化瘀、行气止痛为治则，以《济生方·卷三》橘核丸进行加减（橘核 20g、海藻 20g、昆布 20g、川楝子 15g、桃仁 10g、厚朴 10g、干姜 10g、川木通 15g、枳实 10g、延胡索 20g、木香 15g）内服，门诊定期复诊，上方随证加减。2 个月后复诊，阴囊触诊双侧附睾体未见明显增大，附睾尾稍大，质地软，未见触痛。复查阴囊附睾彩超：双侧睾丸大小正常，包膜清，内呈均匀中等回声，CDFI 显示未见异常；右侧附睾头部大小约 10mm×9mm，尾部大小约 10mm×9mm，尾部实质内见一低回声结节，大小约 5mm×4mm，内回声不均匀，CDFI 显示周边及内部见少许彩流信号；左侧附睾头部大小约 9mm×7mm，尾部大小约 9mm×8mm，尾部实质内见一低回声结节，大小约 6mm×5mm，内回声不均匀，CDFI 显示周边及内部见少许彩流信号。精液常规分析提示：精液量 3ml、精子浓度为 $3×10^7$/ml、精子活动力 a 级＋b 级 70%、精子计数 $25×10^9$/L、正常形态精子 65%。继续服用上方，其妻于 2020 年 12 月 26 日产下一健康男婴。

二、案 例 解 析

  本案例患者不育，结合精液分析，考虑不育原因为无精子症。无精子症分为梗阻性无精子症和非梗阻性无精子症。梗阻性无精子症临床表现为睾丸有正常的生精功能，由于双侧输精管梗阻导致精液或射精后尿液中未见精子或生精细胞。非梗阻性无精子症是排除了梗阻因素的一类睾丸生精功能障碍性疾病，包括各种下丘脑垂体疾病所致的生精功能的改变，以及不同病因所致的原发性生精功能障碍，可诊断为非梗阻性无精子症。本例患者 5 年前有会阴部外伤史，未重视，故考虑无精症可能与会阴外伤有关，外伤导致附睾局部瘢痕化，终致梗阻性无精子症的发生。针对该患者，中医和西医在治疗上有异曲同工之妙，均以通为用，西医治疗上可选择输精管再通术，中医治疗上活血化瘀、行气止痛，组方配伍重在以通为用，辅以软坚散结，行气活血，进而有利于疏通阻塞之精道，精子得以从精道中顺畅排出。

三、按　语

古代由于不能化验精液，因此没有无精子症的专论，属"无子"范畴。《金匮要略》曰："男子脉浮弱而涩，为无子，精气清冷。"《诸病源候论·虚劳无子候》亦云："丈夫无子者，其精清如水，冷如冰铁，皆无子之候。"导致无精子症的机理较为复杂，既有先天禀赋不足，脏腑虚损，又有后天失养，起居失常，金刃灾伤。但多与先天禀赋和肾关系密切，肾藏精，主生髓，肾精的盛衰决定男子生育能力和精子的生长。梗阻性无精子症不外虚实两类，虚证多因禀赋不足，天癸不充，肾精衰竭，气血亏虚；实证常因瘀而起，或禀赋乖异，精道不通，或湿热瘀血阻滞精道，故治疗上当分清虚实。在治疗上西医针对梗阻性无精子症常采用输精管再通术或附睾睾丸穿刺取精术，而中医学以辨证论治为基础，辨证求因，以因论治，选用橘核丸加减，组方配伍突出以通为用，辅以软坚散结，行气活血，进而有利于疏通阻塞之精道，精子得以从精道中顺畅排出，让无精子症患者恢复自然生育能力，使精卵结合，完成受精，达到自然怀孕，是中医学的优势所在。

四、思　考　题

无精子症的病因有先天性因素和后天性因素之分，中西医治疗，各有长短，也各有盲区，中医治疗的优势是什么？

参 考 文 献

张敏建. 2017. 中西医结合男科学［M］. 北京：科学出版社：124-172.
郑小挺，张明亮，张端军，等. 2019. 橘核汤加减方治疗附睾梗阻性无精子症1例［J］. 现代诊断与治疗，30（9）：1555-1556.

（阮　明　范　凯）

案例 4　阴茎勃起不坚、勃起困难

一、病 历 摘 要

患者男性，45岁，因"阴茎勃起不坚、勃起困难1年余"于2020年6月20日入院。

自诉1年余前无明显诱因在行房时多次出现阴茎勃起不坚、勃起困难，尝试性交时很少能够满意，时有阴茎完全不能勃起，无法插入阴道，或阴茎勃起硬度不够，勉强插入阴道后，于性交未结束前便出现阴茎疲软，不能顺利完成性交，未系统诊治，此后症状较前逐渐加重而来院就医，门诊以"勃起功能障碍"收入院。有 3 年余高血压、高脂血症病史，无手术史。有 20 余年手淫史，平素性情急躁，有 20 余年饮酒史，每周约 3 次，每次约 100ml。入院症见：性交时阴茎勃起不坚，勃起困难，自行手淫或色情刺激可偶有勃起，偶有胸胁胀满，善太息，头晕耳鸣，倦怠乏力，无尿频、尿急，无会阴部坠胀不适，大便可。

入院查体　舌质淡，苔薄白，脉沉弦。生命体征平稳。专科检查：外生殖器无畸形，包皮不长，无包皮龟头红肿疼痛，神经系统查体无异常。泌尿系、阴囊、睾丸 B 超未见明显异常。

入院诊断　中医诊断：阳痿（肾虚肝郁证）
　　　　　　西医诊断：勃起功能障碍

诊疗经过　入院后完善性激素检查，雌激素、雄激素水平正常，阴茎血流图提示，阴茎血流减低。国际勃起功能指数（IIEF-5）评分 10 分，为中度勃起功能障碍。以中西医结合治疗，西医予他达拉非 10mg 口服（性交前 30 分钟）。中医以滋阴补肾、疏肝解郁为法，以左归丸合逍遥散加减（熟地黄 15g、枸杞子 20g、山茱萸 15g、山药 15g、菟丝子 20g、鹿角胶 12g、陈皮 10g、柴胡 6g、白芍 12g、当归 12g、白蒺藜 15g、佛手花 10g[后下]、薄荷 5g[后下]、延胡索 10g、炙甘草 6g）内服，7 剂，水煎服，每日一剂，分三次服用。另予针刺治疗（取穴：肾俞、脾俞、中极、关元、三阴交、肝肾、太冲），每日针刺一次，留针 30 分钟，每日针刺穴位根据患者每天反馈情况适当调整。经治疗 10 天后，患者症状较前缓解，阴茎血流图提示，阴茎血流较入院时明显增加。国际勃起功能指数（IIEF-5）评分 18 分，为轻度勃起功能障碍。患者在性交时将近一半时间能够保持阴茎勃起，并完成性交。治疗有效，建议患者继续治疗，但患者因为个人工作原因，予出院，嘱患者出院后门诊继续治疗，定期门诊随诊。

出院诊断　中医诊断：阳痿（肾虚肝郁证）
　　　　　　西医诊断：勃起功能障碍

二、案 例 解 析

（一）西医诊疗要点

勃起功能障碍（erectile dysfunction，ED）是男性最常见的性功能障碍之一，是指行房时阴茎不能持续获得或维持足够硬度的勃起以进行性交的疾病。其发病率随年龄增加而升高。阴茎的勃起是阴茎海绵体组织充血的结果，其勃起的机制涉及阴茎的正常解剖结构、大脑皮质、神经通路、脊髓、局部刺激及内分泌水平、精神心理等诸多因素。

ED 有多种分类方法，可根据病史、病理生理机制、发病诱因、病情程度及是否合并其他性功能障碍等不同方面对 ED 进行分类或分级。①按发病时间分类：原发性 ED、继发性 ED。②按发病程度分类：目前多用 IIEF-5 评分量表（见表 7-4-1）评价 ED 病变程度，根据各项得分相加，≥22 分为勃起功能正常；12～21 分为轻度 ED，8～11 分为中度 ED；≤7 分为重度 ED。③按阴茎勃起硬度分级：Ⅰ级（阴茎只胀大但不硬，为重度 ED）、Ⅱ级（硬度不足以插入阴道，为中度 ED）、Ⅲ级（能插入阴道但不坚挺，为轻度 ED）、Ⅳ级

（阴茎勃起坚挺，为勃起功能正常）。④按是否合并其他性功能障碍分类：单纯性 ED 与复合性 ED。⑤按 ED 的病因分类：功能性 ED 与器质性 ED。

该病应与以下疾病相鉴别。

（1）器质性勃起功能障碍　功能性 ED 发生多突然，而器质性 ED 发生多缓慢，并逐渐加重，但外伤、手术等引起的 ED，发生也较突然。功能性 ED 在某些情况下能勃起，如手淫、色情刺激等，而器质性 ED 无论何种情况均不能勃起。另外，功能性 ED 多有夜间勃起，而器质性 ED 则没有。

（2）早泄　指阴茎能勃起，性交时间极短即排精，甚至两人身体一接触，尚未进行性器官接触即射精，从而导致阴茎萎软而不能继续进行性交。而勃起功能障碍的实质为阴茎不能勃起，或举而不坚，以至不能继续性生活。勃起功能障碍和早泄可互相伴有。

表 7-4-1　IIEF-5 评分量表

项目/评分标准	0 分	1 分	2 分	3 分	4 分	5 分	得分
1.您对获得勃起和维持勃起的自信程度如何？		很低	低	中等	高	很高	
2.您受到性刺激而有阴茎勃起时，有多少次能够插入阴道？	无性活动	几乎没有或完全没有	少数几次（远少于一半时候）	有时（约一半时候）	大多数时候（远多于一半时候）	几乎总是或总是	
3.您性交时，阴茎插入后，有多少次能够维持勃起状态？	没有尝试性交	几乎没有或完全没有	少数几次（远少于一半时候）	有时（约一半时候）	大多数时候（远多于一半时候）	几乎总是或总是	
4.您性交时，维持阴茎勃起至性交完成，有多大困难？	没有尝试性交	困难极大	困难很大	困难	有点困难	不困难	
5.您性交时，有多少次感到满足	没有尝试性交	几乎没有或完全没有	少数几次（远少于一半时候）	有时（约一半时候）	大多数时候（远多于一半时候）	几乎总是或总是	
填写说明	请根据您过去 6 个月内性生活的情况，选出上面 5 个问题中适合您的选项，将每项得分相加，就是您的总分。美国标准:总分≤21 分为患有 ED。轻度：12~21 分，中度：8~11 分；重度：≤7 分						总分

ED 的治疗目的是全面康复。包括基础治疗（锻炼、减肥等），调整不良生活习惯和积极治疗基础疾病（高血压、高血脂、糖尿病等），是促进 ED 全面康复的重要措施。药物治疗是目前的一线治疗方法，常用药物包括选择性 5 型磷酸二酯酶抑制剂（PDE 5），如西地那非（50~100mg/次）、伐地那非（10~20mg/次）、他达拉非（10~20mg/次）为常用一线治疗药物，其特异性地作用于阴茎海绵体平滑肌内的环磷酸鸟苷（cyclic guanosine monophosphate，cGMP），使其降解，通过抑制 PDE 5 而使 cGMP 降解减少，进一步使细胞内钙的浓度降低，从而使阴茎平滑肌松弛，阴茎内血流量增加，使阴茎勃起坚硬。二线治疗方法包括阴茎海绵体内药物注射及真空负压装置，真空负压装置适用于不愿采用药物治疗或有药物治疗禁忌的患者，利用真空吸引原理使阴茎充血胀大到能性交的硬度后，将弹力环置于阴茎根部，限制静脉血液回流来维持其硬度进行性交。三线治疗方法包括阴茎

静脉手术、阴茎假体植入术等，阴茎假体植入术适用于非手术治疗无效的 ED。

（二）中医诊疗要点

本案例患者中年男性，以阴茎勃起困难、勃起不坚为主症，当属中医"阳痿"范畴。肾藏精，主生殖，在窍为前后二阴，是性事活动的生理基础，正如《素问·上古天真论》曰："女子七岁肾气盛……；丈夫八岁肾气实……；二八肾气盛，天癸至，精气溢泻，阴阳和，故能有子……"。作为相火发生的根本，肾精需充盈到相应程度才能够产生天癸，而相火又是作为启动人类性欲以及宗筋勃起的根本动力，故肾精亏虚，则致阳痿不起。所以性事完成的基础是肾脏的功能正常，其关键是五脏功能协调运转，其勃起通道是经络宗筋。肝脏主疏泄、藏血，能贮藏与调节血量，其厥阴经脉环绕阴器，与性功能密切相关。阴茎能否勃起与肝血是否充盈相关，阴茎勃起的力量来源于肝气条达。肝主筋，肝气充于筋，若肝气郁结，推动无力，则肝血运行不畅，不能荣养宗筋，进而致痿。因肝主疏泄，主司情志活动的调节，故情志抑郁首伤肝，患者平素性情急躁，影响肝脏情志调节功能，肝主疏泄失常而致痿。肝肾同源，肝主藏血，肾藏精，血的化生需要依靠肾中精气的气化，肾中精气的充盛与否，亦取决于血液的滋养，此之谓"精血互生"。肝之疏泄与肾之封藏，既互相制约，又相反相成。另外，肝肾二经互结于阴器，《灵枢·筋经》云："足少阴之筋……上循阴股，结于阴器……。足厥阴之筋……上循阴股，结于阴器，络诸筋。"肝郁气滞，损伤累及肾，使肾精或肾气不足；若肾中精气不足也可致肝主疏泄失常，肝藏血不足。因此，本病发生与肝、肾密切相关，又有虚实之别，虚者责于肾，实者责于肝。综观患者舌脉证，本病属阳痿之肾虚肝郁证。阳痿与阳缩相鉴别，阳缩起病急骤，以阴茎内缩抽痛，伴少腹拘急、疼痛剧烈、畏寒肢冷为特征；阳痿则是阴茎不能勃起，或勃而不坚，不能进行性生活，不出现阴茎内缩、少腹疼痛等症。

三、按　语

勃起功能障碍的病因较多，找出致病的主要原因，对明确诊断、提高疗效起着非常重要的作用。在诊治上应查清病因、细辨虚实、分清寒热、明确病位。勃起功能障碍虽不会直接危及生命，但可影响生活质量，影响夫妻感情，甚至导致家庭破裂，所以患病后要积极治疗。不要因为羞于告人或随意用药而导致病情进一步加重。勃起功能障碍经过正确的治疗，多数可以治愈或明显好转。一般而言，功能性勃起功能障碍经过心理治疗、精神疏导，多数患者的性功能可以得到改善，器质性勃起功能障碍的预后差异较大，如药物性勃起功能障碍，找出某种药物所致后，停药或改换其他药物，病情也会逐渐好转；内分泌性勃起功能障碍，一旦查清原因，经相应治疗，性功能会逐渐恢复；血管性勃起功能障碍，保守疗法效果多不理想，最好能及时手术。勃起功能障碍患者因疾病本身产生的伤害及烦恼，远不及精神心理障碍所造成的压力和苦恼。这些不正常的心理因素又会加重病情，二者互为因果。所以对勃起功能障碍患者的心理调治和精神疏导，应贯穿于治疗始终。

四、思 考 题

勃起功能障碍发病的器质性原因有哪些？

参 考 文 献

孙自学. 2018. 男科疾病诊断及康复［M］. 北京：中国协和医科大学出版社：480-506.

（支太朝　范　凯）

案例 5　反 复 血 精

一、病 历 摘 要

患者，男，26岁，因"反复血精3月"，于2020年5月29日入院。

3月前无明显诱因出现肉眼血精，呈鲜红色，无血凝块，时有下腹部及会阴部胀痛，无肉眼血尿，无尿频、尿急、尿痛、排尿困难及排尿中断等症，无恶寒发热、心慌胸闷、恶心呕吐、腹痛等不适，于外院治疗，口服中药内服，症状时好时坏，反复发作。4天前无明显诱因再次出现肉眼血精，呈鲜红色，为求中西医结合系统治疗来院就医，门诊以"血精病"收入院。有6年余吸烟史，20支/日，偶有饮酒史，约100ml/次。入院症见：射精时出现肉眼血精，呈鲜红色，无血凝块，无射精疼痛，时有下腹部及会阴部胀痛，病来精神、纳眠可。

入院查体　T 36.2℃，P 70次/分，R 20次/分，BP 122/60mmHg。舌质红，苔黄腻，脉滑数。心、肺、腹（一）。专科检查：经直肠扪及精囊质地较硬，轻压痛，与周围组织界限不清，指套无染血。

入院诊断　中医诊断：血精（湿热下注证）

西医诊断：慢性精囊炎

诊疗经过　入院后查血常规、生化全套、凝血象、尿常规等回示未见异常。精液常规见大量红细胞、白细胞；B超定位引导下经会阴部穿刺抽吸精囊液细菌培养出大肠埃希菌感染，对左氧氟沙星敏感；经直肠精囊B超显示精囊增大，囊壁粗糙、增厚，囊内细小点状回声紊乱。西医选用敏感抗生素治疗。中医以清热利湿、凉血止血为法，予龙胆泻肝汤加减（龙胆草6g、栀子9g、当归6g、黄芩9g、柴胡6g、生地黄9g、车前子9g[包煎]、泽泻12g、木通6g、生甘草6g）内服；配以中药金黄散适量加水200ml调煮成薄糊状，温度适宜时保留灌肠30分钟。治疗两周，症状未见明显好转，考虑是否存在解剖异常情况导致治疗效果欠佳，向患者交代病情建议行精囊镜检查，于2020年6月11日在麻醉下行精囊检查术，术中见左侧精囊腺开口狭窄，钬激光切开狭窄部位后见血性沉渣液体，以抗生素

反复冲洗精囊腺。经治疗后患者未见血精情况，复查精液常规检查未见异常，于 2020 年 6
月 20 日出院。

出院诊断　中医诊断：血精（湿热下注证）
西医诊断：慢性精囊炎

二、案 例 解 析

（一）西医诊疗要点

血精是慢性精囊炎的特征性表现。充分了解精囊的解剖及生理，对疾病的诊断有着至
关重要的作用。精囊是位于前列腺后上方、输精管壶腹外侧和膀胱与直肠之间的成对男性
附属性腺。左右各一，表面凹凸不平，主要由迂曲的小管组成，正常成年男性精囊长 4～
6cm，横径 1.5～2.0cm，容量 2～4ml，呈前后扁平的梭锥形囊体。精囊具有分泌功能，精
囊上皮细胞能合成前列腺素，其产物为白色或淡黄色的黏稠液体，含有果糖、前列腺素 E、
A、B 和 F，还含精液凝固蛋白 1（一种凝固因子，被认为是一种精子活动抑制因子，精液
射出后可被前列腺特异性抗原所分解）。精囊的分泌物是构成精液的主要成分之一，占射
出精液体积的 70% 左右，具有营养和稀释精子的作用。精囊邻近器官（前列腺、后尿道、
结肠等）有感染或任何情况下导致前列腺、精囊充血时，可侵犯精囊，诱发炎症发生。

精囊炎发病年龄多在 20～40 岁，多以大肠埃希菌、克雷伯菌、变形杆菌及铜绿假单
胞菌等感染为主，分为急性精囊炎和慢性精囊炎。急性精囊炎多见尿频、尿急、尿痛，因
精液潴留而有下腹部或会阴部胀痛不适感，射精时疼痛，可伴畏寒、发热、全身疼痛等全
身症状。慢性精囊炎以血精最常见，有时伴陈旧性片状血块，血精常常反复发作，迁延不
愈可达数月至数年。大多数患者会阴及下腹部不适，无明显尿路刺激症状，无射精痛。部
分患者因恐惧血精而避免性生活，时间长者可出现性欲减退、早泄等问题。

结合患者病史、症状、体征，精囊炎的诊断不难。但应与以下疾病鉴别。

（1）前列腺精囊结核　该病发病时间较晚，精液量减少，带有血丝，精子计数减少甚
至无精子。直肠、会阴部疼痛明显，直肠指检精囊有硬结。精液常规见红细胞和脓细胞，
X 线提示精囊区钙化影，造影见精囊轮廓不规则，结核菌素实验有助于鉴别。

（2）前列腺结石、精囊结石　可见精液量减少，精子计数下降，射精疼痛，合并感染
时会阴部及阴茎疼痛明显，排尿困难，B 超可了解结石情况，发病年龄常在 50 岁以上。

治疗方法有药物治疗、局部物理治疗、精囊镜手术治疗。

药物治疗。应选用恰当的抗生素（如头孢菌素、喹诺酮类药物），急性精囊炎应治疗至
症状完全消失后，再继续用药 1～2 周；慢性精囊炎则需继续用药 4 周以上，以巩固疗效。

局部物理治疗（包括温水坐浴）。可以改善局部血运，帮助炎症尽早消退。平时应注
意避免久坐，以防盆腔充血；保持大便通畅；避免过多性刺激，以减少性器官充血程度；
生活规律，劳逸结合，忌烟酒及辛辣刺激性食物。

精囊镜手术治疗。对于有顽固性血精症状且药物治疗无效者，精囊镜手术有助于探查
病因，解决射精管梗阻、精囊结石，并清除精囊内陈旧性血块。对于有明显精囊炎者，还

可以在精囊镜术中利用抗生素冲洗精囊。

本例患者选用敏感抗生素治疗后症状未见明显好转，果断选择精囊镜检查，明确了精囊腺开口狭窄的解剖结构异常导致治疗效果差，手术解除梗阻后有利于后续药物治疗。

（二）中医诊疗要点

本案例以血精为主症，属中医"血精"范畴。血精病要与精浊、血尿、血淋相鉴别。精浊可有尿急、尿频等不适，但其一般无排尿困难症状，主要表现为排尿后尿道口有分泌物排出，可出现发热等不适。血尿、血淋与血精的发病原因可相同，但病位不同，血尿以小便色红但不伴淋沥涩痛为主症，无精液色红，常不影响生育；血淋以小便色红伴淋沥涩痛为主症，一般不影响生育；血精症以精液带血为主症，伴有射精疼痛、阴囊潮湿，影响生育等。三者虽有区别，但临床亦可互见。

患者久居湿地，感受湿邪，蕴结体内，加之平素喜食辛辣及烟酒太过，损伤脾胃，运化失职，郁久化热，湿热蕴结，下注于精道，伤及精室血络，迫血妄行，血随精出，则见血精；舌红、苔黄腻脉滑数均为湿热之象。综观舌脉证，病位在下焦精室，病性属实，当属血精病之湿热下注证。治当清热利湿、凉血止血，予龙胆泻肝汤加减。方中龙胆草大苦大寒，上泻肝胆实火，下利肝经下焦湿热，泻火除湿，两擅其功，用以为君药；黄芩、栀子苦寒泻火，燥湿清热，加强君药泻火除湿之力，用以为臣药；湿热壅滞下焦，故用渗湿泄热之车前子、木通、泽泻，导湿热下行，引邪从小便而出，用以为佐药；肝为藏血之脏，肝经实火本易伤阴，且所用苦燥渗利之药，更伤其阴，故又佐以当归、生地养血滋阴，使祛邪而不伤正。肝喜条达而恶抑郁，火热内郁而使用大量苦寒降泄之品，肝胆之气被遏，故用柴胡疏畅肝胆，且与黄芩相合，既解肝胆之热，又增清上之力，亦为佐药；甘草既可防苦寒之品伤胃，又可调和诸药，为佐使药。诸药合用，共奏泻肝胆实火、清下焦湿热之功。

三、按　　语

从此案例可以看到，该患者诊断明确后，合理用药，规范的治疗后，疾病的转归未朝着好的方面发展，对于临床医生来说就需要积极寻找是否存在其他因素导致治疗效果差，此时，扎实的人体解剖结构基础及生理病理基础，举一反三的临床发散思维，对疾病的诊断及治疗有着至关重要的作用。通过对患者采取积极的外科手术探查方式，发现解剖异常的问题，解除梗阻，恢复正常通道畅通，疾病得以治愈。

四、思　考　题

慢性精囊炎患者日常生活中需要怎样预防及调护？

参 考 文 献

侯建全. 2019. 实用泌尿外科学［M］. 北京：人民卫生出版社：441-442.

（张开翔　范　凯）

案例6　性交时间过短

一、病 历 摘 要

患者，男，29岁，因"性交时间过短6月余"，于2018年8月20日入院。

近6月余，患者因工作原因，长期熬夜吸烟酗酒，饮食不规律，性交时间缩短，每次阴茎勃起及插入阴道后1分钟内即射精，未见血精，伴烦躁易怒，口苦咽干，阴囊湿痒，尿色黄，无尿频、尿急、尿痛、排尿困难及排尿中断，无恶寒发热、心慌胸闷、恶心呕吐、腹痛等，来院就医，门诊以"早泄"收入院。入院症见：性交时间缩短，阴茎勃起插入阴道后1分钟内射精，无血精，烦躁易怒，口苦咽干，阴囊湿痒，小便黄。病来精神、纳眠差。有3年余吸烟史，现约20支/日，近期大量饮酒，约400ml/次。

入院查体　生命体征平稳，舌质红，苔黄腻，脉滑数。心、肺、腹（-）。专科检查：阴茎发育正常，无畸形扭曲，尿道口无狭窄，经直肠扪及前列腺大小正常，表面光滑无结节，质地较软，与周围组织界限清楚，中央沟存在，指套无染血。

入院诊断　中医诊断：鸡精（肝经湿热证）

西医诊断：早泄

诊疗经过　入院后查血常规、生化全套、凝血象、尿常规、精液常规、性激素等未见异常。早泄诊断量表（PEDT）（见表7-6-1）评分15分。阴茎神经电生理检查：阴茎背神经躯体感觉诱发电位时间（DNSEP）20ms，阴茎头躯体感觉诱发电位时间（GPSEP）18ms。予5-羟色胺再摄取抑制剂（SSRIs）帕罗西汀片治疗及心理治疗（改变目前生活方式）、行为治疗（挤压法和停动法）。中医以清肝泻火、利湿泄浊为法，予龙胆泻肝汤加减（龙胆草6g、栀子15g、当归15g、黄芩10g、柴胡10g、生地黄15g、车前子12g^{包煎}、泽泻12g、木通6g、生甘草6g）内服。取肝俞、行间、侠溪、三阴交、中极、膀胱俞、次髎等穴以泻法针刺治疗。治疗两周后，症状逐渐好转。治疗四周后再次PEDT评分5分，阴茎神经电生理检查DNSEP 45ms、GPSEP 44ms。于2018年9月17日出院。

表7-6-1　早泄诊断量表

项目/评分标准	0分	1分	2分	3分	4分
1. 性交时想延迟射精有多大困难？	没有困难	有点难	中等难度	非常困难	完全无法延迟
2. 射精发生在想射精前的概率？	没有或几乎没有（0%）	较少（25%）	大约一半（50%）	多数时间（75%）	几乎每次或总是（100%）

续表

项目/评分标准	0分	1分	2分	3分	4分
3. 是否受到很小的刺激就会射精？	没有或几乎没有（0%）	较少（25%）	大约一半（50%）	多数时间（75%）	几乎每次或总是（100%）
4. 是否对过早射精感到沮丧？	一点也不	有一点	一般	相当多	非常多
5. 是否担心您的射精时间会让配偶不满意？	一点也不	有一点	一般	相当多	非常多
填写说明	请针对每一个问题选择与您目前想法和感受最贴切的回答，将每项得分相加即为总分。PEDT 得分≥11 分，为早泄，PEDT 得分 9～10 分为疑似早泄，PEDT 得分≤8 分为非早泄				

出院诊断　中医诊断：鸡精（肝经湿热证）

　　　　　　西医诊断：早泄

二、案例解析

（一）西医诊疗要点

早泄（premature ejaculation，PE）的定义一直以来存在争议，不同的学术组织或个人对早泄的定义也不尽相同。较短的射精潜伏时间、缺乏射精的控制能力，以及由这两个方面对患者和（或）性伴侣造成的困扰和人际交往障碍成为早泄诊断中必不可少的环节。国际性医学学会（ISSM）基于循证医学基础，对早泄有新的定义：①从初次性交开始，射精往往或总是在插入阴道前或插入阴道后大约 1 分钟以内发生（原发性早泄）；或者射精潜伏时间显著缩短，通常小于 3 分钟（继发性早泄）；②总是或几乎总是不能控制/延迟射精；③消极的身心影响，如苦恼、忧虑、沮丧和（或）躲避性生活等。从该定义可将早泄分为原发性早泄和继发性早泄，各有特点（见表 7-6-2）。

表 7-6-2　原发性早泄和继发性早泄的特点

类型	特点
原发性	①尝试性交时总是或几乎总是早泄；②与任何性伴侣性交时均出现早泄；③射精潜伏时间大多数在一分钟以内；④从初次性交开始一直如此；⑤不能控制射精（非必须）
继发性	①一生中某个时期出现的快速射精；②发病前射精正常；③常具有明确的原因（身体或心理问题）；④不能控制射精

PE 的诊断基于患者的病史和性生活史，性生活史主要询问性活动情况，包括有无固定的性伴侣和规律性生活、性生活频率、配偶双方对性生活的满意度，了解患者的性体验、性知识水平、手淫史等，从而了解患者的性生活的具体情况。本案例从患者入院前的病史及性生活史，不难看出患者为继发性早泄类型，因患者既往未出现早泄，近期因工作繁忙，长期熬夜吸烟酗酒，饮食不规律，造成早泄的发生。

PE 要与 ED 区别，如 PE 与 ED 的概念不清，会误认为 PE 就是 ED，把射精后阴茎疲软当成了 ED。PE 病人插入时间较短通常小于 3 分钟或未插入阴道射精，由于阴茎疲软而被当成 ED。PE 要与慢性前列腺炎（chronic prostatitis，CP）区别，CP 患者 PE 的发病率较高，两者常合并，加之 CP 患者出现尿道口白色分泌物，容易混淆。

PE 的治疗原则是病因治疗（积极治疗生殖系统炎症等原发病）、综合治疗（心理治疗、行为治疗、药物治疗、手术治疗等）、夫妻同治（重视女性在早泄的发病、治疗中的作用）。在治疗方法的选择上，根据大量的循证医学基础，目前三线治疗方案为治疗 PE 的常用方案。

（1）一线治疗 即药物治疗，首选短效 SSRIs 盐酸达泊西汀，这是国家食品药品监督管理总局（China Food and Drug Administration，CFDA）批准用于治疗 PE 的唯一有适应证的药物。其通过在分子水平与 5-HT 再摄取转运体特异性结合，使突触间隙内 5-HT 浓度急剧增高，升高的 5-HT 与突触后膜受体 5-HT2c 结合，发挥延迟射精的功效。有 1a 级证据证实了按需给药的盐酸达泊西汀在原发性和继发性 PE 治疗上的有效性和剂量安全性。而长效 SSRIs 通过选择性阻断 5-HT 的再摄取，增加中枢神经系统 5-HT 浓度以延长射精。常用的长效 SSRIs 有帕罗西汀等，其中帕罗西汀延迟射精作用最强。

（2）二线治疗 即行为疗法和心理疗法。行为疗法让患者通过行为训练（如"停-动"技术），养成对射精的控制能力，增加阴道内射精潜伏时间。这种方法较耗时，操作较难，需要女方配合。男方取坐位或者仰卧位，女方坐男方身旁或两腿间，用手淫方式刺激阴茎使其勃起，然后女方缓慢地抚弄男方阴茎，直至男方有射精快感时，由男方示意停止刺激，让男方情欲逐渐消退，再开始上述过程，如此反复进行，每次 30 分钟左右，每日 1 次，直到男方能耐受较长、较强地刺激而不射精为止。心理疗法通过对患者心理及生理上的询问，帮助患者改变一些不良的生活方式及性交过程中的错误，提高患者生活质量，增强性自信，消除性交焦虑。

（3）三线治疗 阴茎感觉敏感或阴茎感觉神经兴奋性增高等器质性因素是引起原发性 PE 的病因之一，在保守治疗无效、符合原发性 PE 手术适应证的情况下，可以采用阴茎背神经选择性切断术等手术治疗。但手术治疗仍属于探索阶段，选择需要慎重。

（二）中医诊疗要点

本案例患者以性交时间缩短为主症，属于"鸡精"范畴。鸡精要与阳痿、遗精相鉴别。阳痿为交合时阴茎不举，或举而不坚，或举而不久，不能交合或不能完成交合过程。鸡精与遗精均有精液流出，遗精乃无交合而精液自流，鸡精则为有交合中精液过早流出。

本例患者长期居住南方，工作环境潮湿，易感受湿邪，蕴结体内，加之平素饮食不节，烟酒太过，损伤脾胃，运化失职，郁久化热，湿热蕴结，可影响肝之疏泄，肾之封藏，以至于疏泄不利，封藏失职，精关约束无权，精关易开，精液外泄，而见交则早泄。肝经湿热蕴结，疏泄不利，可见烦躁易怒，口苦咽干，阴囊湿痒，小便黄等；舌红、苔黄腻，脉滑数均为湿热之象。综观舌脉证，本病病位在肝经，病性属实，当属中医"鸡精"之肝经湿热证。治当清肝泻火、利湿泄浊，以龙胆泻肝汤加减。

三、按　　语

　　早泄是一种常见的男性性功能障碍疾病，严重影响患者及伴侣的身心健康和生活质量。因此，早泄的治疗除了在原发病治疗及药物治疗、心理治疗、行为治疗及手术治疗的同时，伴侣的心理疏导及治疗，男女双方的相关医学知识的教育及普及也尤为重要。

　　要加强性知识的普及。成年人应了解相关性知识，不要将自己性交时间比别人短认为是早泄，注意夫妻之间的相互体贴、配合及鼓励，消除性交时的紧张感，延长性交前的爱抚时间，避免仓促行事，暴力抽插等，对早泄的诊治有积极的作用，需认识到性是生活中不可缺少的一部分，适度的性生活有利于身心健康。

　　要锻炼身体。保持充沛的精力和体力，加强锻炼，避免在疲劳、身体透支等情况下进行性行为。

　　养成规律的生活方式，调整饮食结构。生活规律，饮食搭配合理对身心健康至关重要，避免长期不良刺激，如熬夜、酗酒、大量吸烟等造成身体异常的改变。

四、思　考　题

　　在临床工作中我们需要怎样才能早期发现早泄患者？

参 考 文 献

郭军，张春影，张国喜，等. 2016. PE 筛查与医患沟通——PE 诊治中国专家共识 [J]. 中华围产医学杂志，10（6）：57-59.
姜辉，邓春华. 2017. 中国男科疾病诊断治疗指南与专家共识 [M]. 北京：人民卫生出版社：58-59.

（张开翔　范　凯）

第八章 肝胆疾病

案例1 腹痛、发热、黄疸

一、病历摘要

患者，女，58岁，因"右上腹疼痛6月余，复发加重4天"入院，于2020年10月26日入院。

6月余前无明显诱因出现右上腹疼痛，呈持续性胀痛，疼痛放射至右腰背部，伴恶心欲吐、心慌、胸闷，就诊于某县医院，予口服药物治疗（具体不详）后好转。4天前无明显诱因再发上症，症状较前加重，伴恶心、心慌、胸闷，再次就诊于某县医院，腹部CT示胆总管结石伴胆管炎、胆囊结石伴胆囊炎；生化检查 AST 160U/L，ALT 146U/L，TBIL 41.5μmol/L，D-BIL 25.9μmol/L。予抗炎解痉止痛等治疗，症状未缓解，遂来院就医。有30余年"甲状腺功能亢进"病史，曾予"^{131}I放疗联合甲巯咪唑片"治疗，现并发"甲状腺心脏病"，以"富马酸比索洛尔片"控制心率。

入院症见 右上腹持续性胀痛，放射至腰背部，伴发热、目黄、身黄，黄色鲜明，恶心欲吐、心慌、胸闷，精神睡眠差，纳差，小便色黄如浓茶，大便可。

查体 T 38.3℃，P 106次/分，BP 132/89mmHg，全身皮肤及巩膜黄染，腹平软，上腹部压痛，无反跳痛及肌紧张，墨菲氏征（＋）。

入院诊断 中医诊断：胁痛病、阳黄病（肝胆湿热证，热重于湿证）

西医诊断：（1）胆总管结石伴急性胆管炎

（2）胆囊结石伴慢性胆囊炎急性发作

（3）甲状腺功能亢进症并心脏损害

诊疗经过 给予抗感染、保肝、解痉止痛等治疗，完善相关检查。血常规：WBC 14.18×10⁹/L，NEUT% 90.30%。肝功能：AST 262U/L，ALT 263U/L，TBIL 202.0μmol/L，D-BIL 138.1μmol/L，IBIL 63.9μmol/L。磁共振胰胆管造影（magnetic resonance cholangiopancreatography，MRCP）：考虑慢性胆囊炎并泥沙样结石；胆总管下段多发结石并扩张（见图8-1-1、图8-1-2）。住院6小时后患者出现心率增快，神志欠清，伴心动过速（HR 101～250次/分），频发异位性早搏，血压降低 [BP（80～110）/（50～70）mmHg]，考虑为急性梗阻性化脓性胆管炎、感染性休克、脓毒血症。排除绝对手术禁忌证，急诊全麻下行腹腔镜下胆囊切除术＋胆道探查取石＋T管引流术，术程顺利，手术取出胆总管内结石（见图8-1-3、图8-1-4），术后转重症医学科治疗，病情平稳后回专科治疗，经抗感染、止痛、补液、营养支持等治疗，患者术后 10 天带 T 管出院。出院 2 月后返院行 T 管造影，未见胆总管残留结石，拔除 T 管后痊愈。

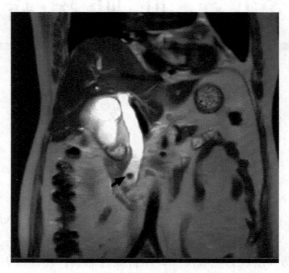

图 8-1-1　MRCP 示：胆总管扩张、胆总管内结石

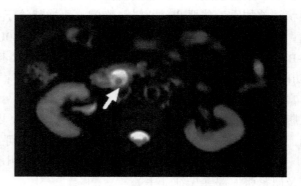

图 8-1-2　MRCP 示：胆总管结石

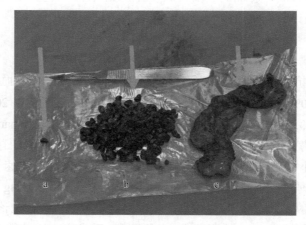

图 8-1-3　手术标本图：手术取出胆总管结石、胆囊结石、胆囊

注：a：胆总管结石；b：胆囊结石；c：胆囊

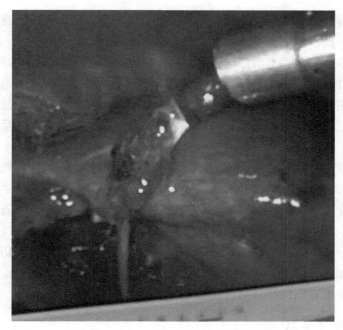

图 8-1-4　术中图：取石网取出胆总管结石

出院诊断　中医诊断：胁痛病、阳黄病（肝胆湿热证，热重于湿证）
　　　　　西医诊断：（1）胆总管结石伴急性梗阻性化脓性胆管炎
　　　　　　　　　　（2）胆囊结石伴慢性胆囊炎急性发作
　　　　　　　　　　（3）感染性休克
　　　　　　　　　　（4）脓毒血症
　　　　　　　　　　（5）甲状腺功能亢进症并心脏损害

二、案 例 解 析

（一）西医诊疗要点

　　急性梗阻性化脓性胆管炎（acute obstructive suppurative cholangitis，AOSC）是由于胆管梗阻和细菌感染，胆管内压升高，肝脏胆血屏障受损，大量细菌和毒素进入血循环，造成以肝胆系统病损为主，合并多脏器损害的全身严重感染性疾病，是急性胆管炎的严重形式，是肝内、肝外胆管结石最凶险的并发症，也称急性重症胆管炎（acute severe cholangitis，ACST）。临床表现复杂、危重：①多有胆道疾病或胆道手术史，出现腹痛、发热、黄疸等急性症状；②多呈持续弛张热型，神志改变、脉快而弱，有中毒症状；③病情向严重阶段发展，微循环障碍，水、电解质及酸碱平衡失调，表现为感染性休克，血压下降，少尿，内环境失衡，各主要脏器发生功能障碍；④多器官衰竭，肝、肾、心、肺、胃肠、凝血等相继或交替出现功能受损。如胆道梗阻与胆道高压不解除，病情进一步发展，则危及患者生命。依据典型的夏科氏三联征及雷诺氏五联征，诊断并不困难。患者出现腹痛、发热、心率快，神志欠清，血压降低，黄疸进一步加重，可明确诊断。但应注意的是，即使不完全具备雷诺氏五联征，临床也不能完全除外本病的可能。

治疗要非手术治疗与手术治疗结合。非手术疗法主要有：①有休克者应首先治疗休克，并注意防治急性肾衰竭；②纠正代谢性酸中毒；③选用广谱抗生素，注意抗厌氧菌治疗，根据胆汁及血液的细菌培养及抗生素敏感度调整；④镇痛和解痉治疗。经过上述紧急处理，病情可能趋于稳定，血压平稳、腹痛减轻、体温下降。待全身情况好转后，再择期施行手术治疗。

手术治疗的基本原则是去除病灶、解除梗阻、通畅引流，采用腹腔镜或开腹胆总管切开取石＋T管引流术。并发胆囊积脓及结石者，可同时一并切除胆囊。手术时宜先探查胆总管，取出胆总管内的结石，放置T形引流管，情况允许再切除胆囊。若技术条件不够成熟或患者病情重无法耐受腹腔镜手术，可考虑行经十二指肠镜逆行胰胆管造影术（endoscopic retrograde cholangio pancreatography，ERCP）＋十二指肠乳头切开术（endoscopic sphincteroto- ruy，EST）＋鼻胆管引流术（endoscopic nasobiliary drainage，ENBD），紧急解除胆道梗阻，待患者病情好转后可再次行手术治疗。

（二）中医诊疗要点

中医药治疗脓毒血症有较多研究，中医清泻法对梗阻性黄疸肠源性内毒素血症疗效明显。针对术后残余结石，肝功能恢复较慢，采用疏肝利胆排石汤治疗术后胆道残余结石可明显提高排石率，减少患者二次手术率。单味中药金钱草能促进肝细胞分泌胆汁，使胆管内胆汁增多，奥狄氏括约肌松弛；柴胡能收缩胆囊，促进胆管蠕动；大黄能消除局部炎症，松弛奥狄氏括约肌，促进结石的排泄；鸡内金和威灵仙能溶解结石等。中医药在改善脓毒血症、利胆退黄、促进结石排泄等方面疗效较好，值得临床推广。

三、按　　语

AOSC是在胆道梗阻的基础上并发的急性化脓性细菌感染，是急性胆管炎的严重阶段。是临床常见的全身感染性疾病，该疾病起病急，好发于40～60岁，病死率20%～30%，尤其是老年人病死率明显高于其他年龄，病因主要是大量的病原菌进入血液循环，损伤肝胆并形成菌血症累及全身器官，从而使人体的肝胆系统造成损伤，严重可危及生命。对患有肝胆管结石的患者应积极防治胆道感染，尽早手术取石治疗。若有胆道蛔虫应立即进行驱蛔治疗，并进行抗感染、解痉以及镇痛治疗，将蛔虫逼出胆道。若患者曾有胆道疾病史，高热寒战、腹膜炎体征、黄疸或者全身中毒症状，则应警惕是否患有急性化脓性胆管炎，应尽快就医，做到早诊断、早治疗。一旦确诊为急性化脓性胆管炎应尽早抗感染以及抗休克治疗。同时纠正酸中毒、补充血容量，必要时采取急诊手术治疗。

四、思 考 题

1. 胆总管结石的治疗方法有哪些？
2. AOSC 急诊手术的指征？

参 考 文 献

陈亚军. 2012. 柴胡治疗胆石症的临床应用 [J]. 河北医学, 18 (11)：1667-1669.

丁宪群, 杨胜波, 杨媛媛, 等. 2015. 中医清泻法治疗大鼠梗阻性黄疸肠源性内毒素血症的研究 [J]. 贵州医药, (2)：120-122.

何小东, 刘乔飞. 2015. 肝胆管结石病的诊断与治疗 [J]. 中华消化外科杂志, (14)：275-279.

李靖杰. 2010. 探讨 72 例中医排石汤药胆结石临床效果 [J]. 中国现代药物应用, 4 (15)：96-97.

李永琼. 2011. 肝内胆管结石的中医药治疗举隅 [J]. 中国中医急症, 20 (3)：501-502.

彭秀山. 2016. 疏肝利胆排石汤治疗胆总管术后残余结石 66 例 [J]. 实用中西医结合临床, 16 (10)：6, 18.

全志伟, 别平. 2019. 胆道镜在肝胆管结石病诊断与治疗中的应用专家共识 [J]. 中华消化外科杂志, (7)：611-615.

Huang J, Jiang J, Cao X. 2017. Surgical treatment of recurrent hepatolithiasis in combination of traditional Chinese medicine and Western Medicine [J]. Nei Mongol Journal of Traditional Chinese Medicine.

（胡明利）

案例 2　胆囊息肉，右上腹部疼痛

一、病 历 摘 要

患者，女，43 岁。因"体检发现胆囊息肉 3 年余，右上腹部疼痛 3 月余，再发 15 天"，于 2021 年 2 月 8 日入院。

3 年余前体检腹部超声发现胆囊息肉样变，大小约 0.6cm×0.3cm，因无任何症状，未诊治。1 年前曾来院复查腹部 B 超，囊壁上可见稍高回声，大小约 0.8cm×0.6cm。3 月余前无明显诱因出现右上腹部间歇性隐痛，无放射痛，口服利胆药物后症状减轻，但此后上症时发，半月来症状加重而来院就医。既往史无特殊。

入院查体　生命体征平稳，皮肤、巩膜无黄染，舌质红，苔黄腻，脉弦细。腹平软，右上腹轻压痛，无反跳痛及肌紧张，莫非氏征（-），肝、脾肋下未触及，移动性浊音（-），肠鸣音 4 次/分。

辅助检查　血常规、肝肾功能、电解质、凝血功能、大小便常规、传染性标志物正常。腹部超声（见图 8-2-1）：胆囊壁上可见稍高回声，大小约 0.9cm×0.5cm，后方不伴声影，胆囊息肉样病变。

入院诊断　中医诊断：胆胀病（肝胆湿热证）

西医诊断：胆囊息肉伴慢性胆囊炎

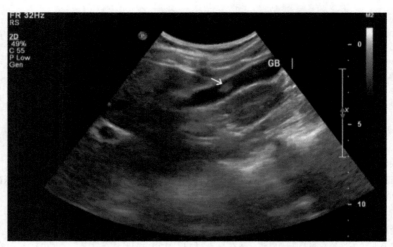

图 8-2-1　腹部 B 超：胆囊内息肉样病变

诊疗经过　患者入院后中医予龙胆泻肝汤以清热利湿、疏肝利胆。完善术前检查，排除手术禁忌证，于 2021 年 2 月 10 日在全麻下行"腹腔镜下胆囊切除术"，术后予镇痛、补液治疗。术后病理检查：慢性胆囊炎并胆固醇息肉。

出院诊断　中医诊断：胆胀病（肝胆湿热证）

　　　　　　西医诊断：胆囊息肉伴慢性胆囊炎

二、案例解析

（一）西医诊疗要点

胆囊息肉是常见病，但术前难以确定胆囊息肉的性质，需病理检查明确。病理分为肿瘤性息肉（腺瘤、腺癌、血管瘤、脂肪瘤、平滑肌瘤、神经纤维瘤等）和非肿瘤性息肉（胆固醇息肉、炎性息肉、腺肌增生等）。胆囊腺瘤是常见的胆囊良性肿瘤，多见于中、老年女性，多发或单发，直径大小不等，最大者可充满胆囊，局部可发生坏死。胆囊腺瘤是胆囊癌的癌前病变，恶变率约为 1.5%，一经确诊应行手术治疗。

治疗上，对于诊断明确，存在危险因素的患者，建议手术切除胆囊。《2017 年欧洲多学会联合指南：胆囊息肉管理和随访》（以下简称《指南》）指出，对于胆囊息肉样病变＞10mm 者恶变的可能增加，应手术切除胆囊。对于＜10mm 的胆囊息肉患者，需遵从更为精细的管理计划以评估恶变风险：①年龄＞50 岁；②合并原发性硬化性胆管炎；③印第安族裔；④无蒂息肉（包括局灶性胆囊壁增厚，厚度＞4mm）。国内各中心在结合我国实际情况的基础上认同该指南。对于缺乏上述证据的患者，则随访每半年行超声检查以观察息肉变化情况。随访期内患者出现不能用其他原因所解释的相关症状（如右上腹疼痛等）、息肉增加≥2mm，若患者适合且接受手术，则建议手术治疗。结合本病例，该患者符合胆囊切除的指征。手术以符合加速康复外科（enhanced recovery after surgery，ERAS）理念原则，首选腹腔镜下胆囊切除术。

（二）中医诊疗要点

祖国医学对于胆囊息肉无相应的诊断，但因其特征性的右上腹胀痛可与胆胀病相对应，近年来，胆胀病的发病率逐年上升，且以偏胖体型为多见，与现代人情绪、压力、饮食结构变化等密切相关。病因分为内因（正虚）和外因（邪实），内因多为情志不畅、忧思恼怒，肝失疏泄。外因多为饮食偏嗜肥甘厚味，伤及脾胃，累及胆腑，日久蕴热而形成胆胀。病机主要为湿热蕴结于肝经，肝络失和，疏泄失职，不通则痛，故见右上腹疼痛，甚则牵引肩背，湿热上蒸，舌质红，苔黄腻，脉弦滑为肝胆湿热之象。以疏肝利胆、清热利湿为法，治以龙胆泻肝汤加减。

三、按　　语

胆囊息肉属于胆道系统良性肿瘤的一种，是形态学的名称，其形态多样，可呈球形、半球形或乳头状，有蒂或无蒂，多为良性。胆囊息肉术前难以确定性质，故笼统地称为"胆囊息肉样病变"。本病一般无症状，多数为体检时由超声发现，少数患者可出现上述病例中的右上腹部疼痛症状。其诊断主要借助于腹部超声，其他辅助检查有：腹部 CT、MRI、超声内镜（endoscopic ultrasonography，EUS）、超声引导下经皮细针穿刺活检等。

从此病例可以看出，该患者发现胆囊息肉三年，予随访，虽然前两年无相应症状且超声报告缺失，但近一年来有完备的超声随访记录，此次超声检查提示胆囊息肉较前增大，通过这一系列的记录可观察到息肉在逐步增大，并且患者半月来出现右上腹腹痛症状，查体右上腹压痛，结合《指南》，有明确的手术切除指征，故在患者知情同意的情况下实施"腹腔镜下胆囊切除术"。纵观整个治疗过程，该患者诊断明确，手术指征确切，手术时机及方式选择得当，最终取得满意疗效。

四、思　考　题

1. 对于偶然影像学检查发现的胆囊息肉，应该给予患者怎样的建议？
2. 对于不能明确诊断胆囊息肉的患者应继续做哪些检查？

参 考 文 献

陈孝平，汪建平. 2018. 外科学［M］. 北京：人民卫生出版社：451.
葛均波，徐永健. 2018. 内科学［M］. 北京：人民卫生出版社：426.
卢昊，2017. 2017 年欧洲多学会联合指南：胆囊息肉管理和随访摘译［J］. 临床肝胆病杂志，33（6）：1051-1055.
田德禄，蔡淦. 2004. 中医内科学［M］. 北京：人民卫生出版社：257.

（张礼涛）

案例 3　反复右上腹胀痛

一、病 历 摘 要

患者，男，56 岁。因"反复右上腹痛 10 年，复发半月"，于 2018 年 3 月 5 日入院。

10 年前脂餐后出现右上腹胀痛，向右肩背部放射，无发热、畏寒、黄疸、消瘦等症，就诊于某医院，腹部 B 超检查显示胆囊结石，予输液抗炎治疗后缓解。10 年来上症反复发作，均给予抗炎等治疗可缓解。半月前脂餐后再次出现右上腹痛，为求手术治疗就医，门诊以"胆囊结石伴慢性胆囊炎急性发作"收入院。既往史、个人史、过敏史无特殊。入院症见：右上腹痛，呈胀痛，向右肩背部放射，无发热、畏寒、黄疸、消瘦等症，精神纳眠尚可，二便可。

入院查体　生命体征正常，舌质红，苔黄腻，脉弦，全身皮肤及巩膜无黄染，心肺无特殊，腹平，未见胃肠型及蠕动波，未见腹壁静脉曲张；腹软，全腹无压痛、反跳痛及肌紧张，肝脾肋下未扪及，莫非氏征（-），肝、肾区无叩痛，移动性浊音（-），肠鸣音 3 次/分。

入院诊断　中医诊断：胆石病（肝胆湿热证）

西医诊断：胆囊结石伴慢性胆囊炎急性发作

诊疗经过　入院后外科常规护理，完善术前检查（腹部 B 超未见胆囊占位，血胆红素正常），排除手术禁忌证后于 2018 年 3 月 7 日于全麻下行腹腔镜胆囊切除术。术后予抗感染、抑酸、止痛及补液对症支持等治疗。术后病检回示：胆囊腺癌，肿瘤侵及外膜层，胆囊颈部切缘未见肿瘤累及。上腹部 CT 及增强显示：胆囊摘除术后右侧胸壁下积气、腹腔积气、胆囊窝积液，胆囊面肝脏实质恶性浸润。与患者家属沟通后于 2018 年 3 月 19 日于全麻下行胆囊癌根治术。术后予抗感染、抑酸、止痛、保肝及补液对症支持等治疗。术后病检：门静脉旁淋巴结见转移癌（1/2），另送胆管壁组织、胆囊床肝组织、肝门部结缔组织、淋巴结、胆囊床粘连网膜组织、胃部胆囊窝粘连组织均未见癌累及。术后恢复可，予以出院。

出院诊断　中医诊断：胆石病（肝胆湿热证）

西医诊断：（1）胆囊结石伴慢性胆囊炎急性发作

（2）胆囊恶性肿瘤（$T_{1b}N_1M_0$）

术后随访至 2021 年 3 月，未发现肿瘤复发转移。

二、案 例 解 析

诊断方面，胆囊癌的病程长达 5～15 年，其早期临床表现为右上腹痛、胆囊肿大、低热、恶心呕吐，后期可出现上消化道出血、黄疸、消瘦等恶病质征象等，无特异性，与慢性胆囊炎、胆绞痛相似，部分患者因胆囊结石行胆囊切除术，术后病理检查意外发现胆囊癌。胆囊癌晚期往往预后不良，而病变未突破胆囊黏膜的早期患者有治愈的可能，因此胆囊癌的早期诊断尤为重要。常见的诊断方法有如下几种：

（1）超声检查　①常规 B 超：检查操作简便且价格相对低廉，可作为诊断胆囊癌的首选影像学检查方法；②超声造影：可实时反馈胆囊病灶的血运情况，对胆囊癌的诊断较常规 B 超更具优越性；③内镜超声：是诊断胆囊癌的新方法，能避免肠内积气的干扰，可判定胆囊壁各层结构及浸润程度，对胆囊癌的早期诊断具有重要价值。

（2）CT 检查　是对胆囊癌 B 超诊断的进一步补充，两者联合可明显提高诊断的符合率。CT 可显示胆囊壁被侵犯程度、毗邻器官是否受累及淋巴结转移情况，为患者术前评估及能否行手术治疗提供依据。

（3）MRI 检查　不作为诊断胆囊癌的首选检查方法，但对于胆囊壁局灶性或弥漫性增厚的患者，MRI 可为鉴别胆囊癌、胆囊慢性炎症和胆囊腺肌瘤提供依据。磁共振胆道水成像（MRCP）对于存在黄疸的患者可提供肝内外胆管的走形影像，对胆囊癌是否转移至胆管引起的胆道梗阻提供帮助，指导术前手术方案制定。

（4）PET/CT 检查　对胆囊癌及胆管癌的诊断及分期均有重要作用。胆囊的良、恶性病变在代谢功能和解剖特征上往往具有相似性，PET/CT 检查不仅可将其进行区分，对术后偶然发现的胆囊癌患者，也可判断病变是否出现转移。

（5）诊断性腹腔镜检查　因大部分胆囊癌患者确诊时已失去手术机会，对此类患者腹腔镜探查相对于剖腹探查可明显减少术后并发症的发生率。同时，在诊断性腹腔镜检查辅助下术中行冰冻切片检查，可明确胆囊病变性质。腹腔镜探查有操作简单、耗时少及术后康复快等优势。

该患者术前检查、术中切除标本未见胆囊癌诊断依据，术后病理学检查明确诊断，属意外胆囊癌（incidental gallbladder carcinoma，IGBC）。IGBC 指在术前诊断为胆囊良性疾病，在术中（后）偶然发现的胆囊癌，亦有将在诊疗其他疾病过程中偶然发现的胆囊癌也归入 IGBC 范畴。IGBC 的发生率为 0.3%～0.9%，在术前或术中存在恶性证据的约占 15%～30%。其早期诊断仍是外科医师面临的难点之一。

治疗方面，目前，外科手术切除是唯一可能治愈胆囊癌的方法，新辅助疗法对胆囊癌的疗效仍不确切。近年来，随着胆囊癌治疗方式不断发展，其可治愈性及生存率已有所提升，但因胆囊癌病情进展迅速，且早期症状无明显特异性，早期即可通过淋巴结转移，所以具有手术机会的患者仍不多，预后较差。外科治疗胆囊癌的主要目的是达到 R0 切除，达到切缘阴性，根治性切除术范围包括病变的胆囊、附近的肝组织及相应肝段、局部淋巴结清扫及邻近组织切除。依据胆囊癌的分期、患者一般情况等选择个体化的手术方式才能提高患者的生存质量及 5 年生存率；对于许多进展期胆囊癌患者，特别是已失去手术机会的患者，辅助治疗无疑是一种比较好的治疗方法。除 T_1N_0 期患者外，其他获得肿瘤切除的患者目前都建议予以辅助治疗，肿瘤的辅助治疗主要包括放疗、化疗、介入治疗及分子靶向治疗等。

IGBC 的治疗与分类相关。IGBC 分两类：

术前诊断为胆囊非恶性病变（胆囊炎、胆囊结石、胆囊息肉等），术后病理诊断为胆囊癌。术前诊断为胆囊非恶性病变，术中意外发现胆囊癌。对前者而言，由癌肿浸润深度决定具体治疗方式：①T_{1a} 期：完全切除胆囊后，在无破损、无胆汁外漏及切缘阴性的情况下，预后良好，5 年生存率近 100%，无需二次手术治疗。②T_{1b} 期：目前意外发现的 T_{1b} 期胆囊癌患者治疗方式的选择仍存在争议，但大多数学者仍倾向于行二次根治性手术治疗。③T_2 期：目前普遍认为此期意外发现的胆囊癌应行二次根治性手术切除，切除范围包括部分肝组织或 IVb 段和 V 段肝叶切除、淋巴结清扫。研究表明，T_2 期胆囊癌患者行根治性切除术后 5 年生存率可由 20% 提升至 70%。④T_3、T_4 期：此期患者大多数已出现淋巴结或远处转移，往往无法耐受再次手术创伤，对这类患者行姑息性治疗更为适合。对于再次手术时机的选择，目前尚无明确规定，但一致认为二次手术应尽早实施，通常为单纯胆囊切除术后 4～6 周。术中怀疑胆囊存在恶性病变时，应行术中冰冻切片检查明确胆囊病变性质。根据肿瘤的分期及胆囊周围情况选取合适的手术方式。

IGBC 的辅助治疗有化疗、放疗及靶向治疗。①化疗：目前尚缺乏针对胆囊癌的有效化疗药物，亦无统一、标准的联合化疗方案可供参考，多以 5-氟尿嘧啶为基础的联合化疗方案为主。②放疗：一般认为，对于手术切除范围已足够的早期胆囊癌患者，辅助放疗并不能使其获益，所以对早期胆囊癌患者行根治性切除后无需行放射治疗。对进展期、晚期胆囊癌术后和无法行手术切除的患者，放射治疗可能会延长患者的生存时间。③靶向治疗：目前靶向治疗药物仍处于早期临床试验阶段，需大样本多中心的循证医学评估其疗效。肿瘤形成原因复杂，需多靶点联合阻断才可能产生满意效果，随着临床基础研究的深入，分子靶向治疗将具有良好的前景。

三、按　语

胆囊癌是胆道系统最常见的恶性肿瘤，虽然近年来胆囊癌的治疗方式已有所发展，但其预后仍较差，这与胆囊癌早期症状不典型及其生理特性有关。目前，胆囊癌的治疗仍以手术治疗为主。目前胆囊癌的基础研究已进入细胞、分子水平，随着学者们不断对胆囊癌发病机制的探索，胆囊癌的辅助治疗亦得到发展，其中放疗对胆囊癌的疗效仍需进一步探讨。随着化疗药物的不断更新和分子靶向治疗研究的不断深入，胆囊癌的治疗将得到长足的发展。因早期胆囊癌预后较好，中晚期往往预后不良，甚至失去手术机会，故早期诊断胆囊癌尤为重要。加强对高危人群的筛查，对存在胆囊结石、胆囊息肉等危险因素的患者及时处理是预防胆囊癌的重要措施。诊断胆囊癌后，根据患者的具体情况选择个体化的综合治疗方案是延长患者存活时间的关键。

四、思　考　题

胆囊癌的危险因素有哪些？

参 考 文 献

Shirai Y，Wakai T，Sakata J，et al. 2012. Regional lymphadenectomy for gallbladder cancer：Rational extent，technical details，and patient outcomes［J］. World Journal of Gastroenterology，（22）：2775.

（李　东）

案例 4　右上腹痛、皮肤巩膜黄染

一、病历摘要

患者，男，74 岁。因"右上腹痛 3 天"，于 2019 年 8 月 11 日入院。

3 天前无明显诱因出现右上腹痛，疼痛呈间歇性胀痛，皮肤巩膜黄染，无放射痛，小便色如浓茶色，伴发热，自测体温 38.5℃，无恶心、呕吐、消瘦等症，就诊于某医院，腹部彩超提示胆囊结石，为求进一步诊疗来院就医，门诊以"胆囊结石伴急性胆囊炎、黄疸原因？"收入院。既往史、个人史、过敏史无特殊。入院症见：右上腹痛、皮肤巩膜黄染，疼痛呈间歇性胀痛，无放射痛，伴发热，体温 38.5℃，无恶心、呕吐、消瘦等症，精神、睡眠、饮食欠佳，小便色黄如浓茶，大便可。

入院查体　生命体征正常，舌质红、苔黄腻、脉弦，皮肤巩膜黄染，心肺无特殊。腹平软，上腹部压痛，无反跳痛及肌紧张，肝脾肋下未扪及，莫非氏征可疑，肝、肾区无叩痛，移动性浊音阴性，肠鸣音 3 次/分。

入院诊断　中医诊断：胆胀（肝胆湿热证）
　　　　　西医诊断：（1）胆囊结石伴急性胆囊炎
　　　　　　　　　　（2）黄疸原因？

诊疗经过　入院后完善各项检查。血常规：WBC 10.63×10⁹/L↑，NEUT% 78.60%↑。生化：AST 109U/L↑，ALT 287U/L↑，TBIL 171.1μmol/L↑，DBIL 103.3μmol/L↑，IBIL 67.8μmol/L↑，ALP 150U/L↑，GGT 525U/L↑。MRCP（见图 8-4-1）：肝门部占位，结石性胆囊炎。上腹部增强 CT（见图 8-4-2、图 8-4-3）：肝门区占位性病变，考虑淋巴结增大可能性大，建议活检明确诊断；胆囊管及肝总管受压梗阻并胆囊、肝内胆管扩张、胆汁淤滞、胆囊炎。予抗感染、解痉、止痛、护肝及补液等治疗，于 2019 年 8 月 19 日在全麻下行 ERCP＋ENBD 术（见图 8-4-4）。肝功能生化（2019 年 9 月 5 日）：AST 129U/L↑，ALT 193U/L↑，TBIL 82.9μmol/L↑，D-BIL 68.1μmol/L↑。肝功能好转后于 2019 年 9 月 6 日在全麻下行肝门胆管占位切除＋肝门胆管整形＋胆囊切除＋胆肠吻合术。术后予抗感染、保肝、止痛、止血及补液、营养支持等治疗。2019 年 9 月 14 日胸腹部 CT 检查报告（图 8-4-5、图 8-4-6）：符合"胆肠吻合术后改变"，术区多发渗出，肝周积液、积气改变，请结合临床。2019 年 9 月 16 日在局部麻醉下行腹腔穿刺置管引流术，引流出胆汁样液，考虑胆漏，予冲洗通畅引流。经治疗患者术后恢复可，出院。肝总管原位癌，无需化疗，规律随诊。

术后病检回示 慢性化脓性胆囊炎伴溃疡形成；门静脉旁淋巴结呈反应性增生改变；胆管占位组织结合免疫组化标记支持神经鞘瘤；肝总管周围神经鞘瘤，并侵及肝总管，肝总管上皮癌变（原位腺癌）。

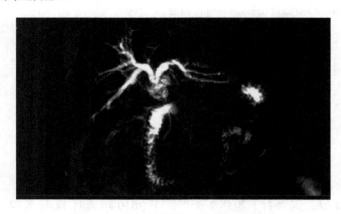

图 8-4-1　肝门部占位，肝总管受压横断

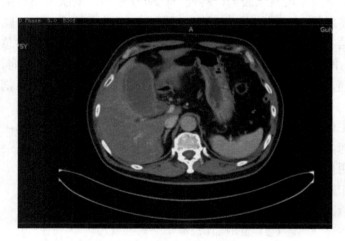

图 8-4-2　肝门部低密度占位，压迫肝总管（一）

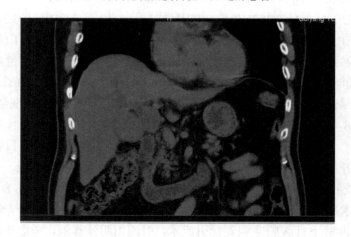

图 8-4-3　肝门部低密度占位，压迫肝总管（二）

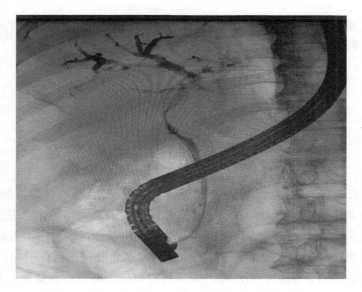

图 8-4-4　ERCP 造影示肝总管受压，胆总管狭窄

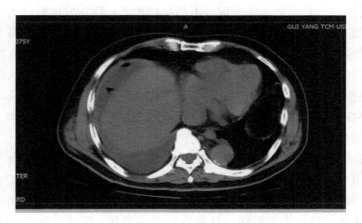

图 8-4-5　术后胸腹腔积液

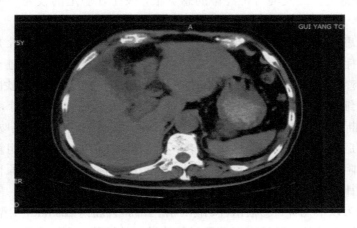

图 8-4-6　术后肝门部渗出、积液

出院诊断　中医诊断：胆胀（肝胆湿热证）

　　　　　　西医诊断：（1）胆囊结石伴急性胆囊炎

　　　　　　　　　　　（2）肝门胆管恶性肿瘤（原位腺癌）

　　　　　　　　　　　（3）肝总管旁神经鞘瘤

二、案　例　解　析

　　诊断方面，患者右上腹疼痛，腹部 B 超示胆囊结石，胆囊结石伴急性胆囊炎诊断明确。患者伴皮肤巩膜黄染，考虑胆道梗阻引起，具体梗阻原因不明，当先考虑胆囊结石掉入胆总管，由胆总管结石引起，亦不能排除胆道、胰头等占位引起，需行上腹部增强 CT、MRCP、肿瘤标志物等检查进一步明确诊断，经查黄疸原因考虑为肝门部占位引起，占位性质不明，仍不能明确诊断，综合评估后手术治疗，术后病检明确诊断为：胆囊结石伴急性胆囊炎，肝门胆管恶性肿瘤（原位腺癌），肝总管旁神经鞘瘤。

　　肝门部胆管癌缺乏特异的临床表现，不易早期诊断，往往发现时已为中晚期，手术根治难度极大。术前无法行组织病理学检查明确诊断，故肝门部胆管癌诊断主要依靠影像学检查，准确的影像学检查不仅对提高早期诊断率有积极意义，而且对术前拟定手术方式至关重要。目前，肝门部胆管癌的影像学检查按检查方式是否有创分为侵入性检查和非侵入性检查。侵入性检查有内镜逆行胆胰管造影、经皮肝穿刺胆管造影、血管造影等；非侵入性检查有 CT、MR、彩超等。此外，在此基础上还发展了一些新技术，如三维胆管造影、三维血管造影、MRCP、PET/CT 等。

　　肝门部胆管癌分成 4 型，称为 Bismuth-Corlett 分型。Ⅰ型：肿瘤在肝总管，未侵犯左右肝管汇合部；Ⅱ型：肿瘤侵犯汇合部，未侵犯左、右肝管；Ⅲa 型：已侵犯右肝管；Ⅲb 型：已侵犯左肝管；Ⅳ型：同时侵犯左右肝管。患者属Ⅰ型。患者合并神经鞘瘤，神经鞘瘤常见于 20～50 岁患者，男女均可发病，且多发生于头颈部、四肢、躯干、腹膜后等解剖组织周围神经中的感觉神经及混合神经中的感觉根，发生在胆道的较为少见，且多数均为良性。

　　治疗方面，患者入院时腹痛、黄疸、发热，考虑胆囊炎、胆管炎，常规给予抗感染、解痉、保肝及对症等治疗。完善检查（MRCP、上腹部增强 CT）后，为进一步评估手术方案，同时退黄改善肝功能，行 ERCP＋ENBD，鼻导管同时可作为术中寻找胆总管标志（部分患者胆总管较细时，术中可能难以寻找到）。肝功能好转后行手术治疗，术中切除占位组织，切除组织断端冰冻均阴性，肝门部骨骼化，左右肝管整修后行胆肠吻合，术后胆漏，予穿刺对症处理后痊愈出院。梗阻性黄疸患者入院后因肝功能受损，梗阻解除前不宜中药内服，待患者梗阻解除，中药可促进黄疸消退。患者术后病检为肝总管原位癌，无需化疗等后续治疗，规律随诊。

　　手术治疗分为以下几种：①根治性切除：肝门部胆管癌为 Bismuth Ⅰ型、Ⅱ型、Ⅲ型，无肝内转移，无腹腔动脉、肠系膜根部及远处的淋巴结转移，无肠系膜上动脉或下腔静脉的侵犯，未侵及或仅局部侵及门静脉，无脏器转移。②姑息性切除：对于不能根治切除的肝门部胆管癌患者，主要目的是解除梗阻性黄疸所造成的肝损害及全身影响，缓解临床症状，延长患者生命，增加接受其他治疗的机会。③胆道引流：主要用于有远处转移、不能行手术切除的晚期肿瘤和全身状况较差的患者。

肝门部胆管癌术后胆道并发症发生率较高，如胆漏、胆道感染、吻合口狭窄等，其中胆漏发生率居众多并发症之首，合理引流是治疗胆漏的最佳方法。

三、按 语

肝门部胆管癌是胆道肿瘤中最多见、最难处理的恶性肿瘤之一，由于解剖位置及其生物学特性，呈浸润性生长及与肝门部血管关系密切等特点，给手术切除造成极大的困难，切除率低，长期以来，肝门部胆管癌被认为是无法手术根治性切除的癌肿，自20世纪90年代以来，由于影像学和手术技术的进步，使肝门部胆管癌的诊断和治疗取得重大进步，肝门部胆管癌外科治疗在提高手术切除率、规范手术步骤、减少手术后并发症和降低死亡率方面有了很大的进步，但根治性切除率仍然较低。扩大根治术、血管切除重建等的疗效问题依然是肝胆外科医生所面临的严峻挑战。

四、思 考 题

肝门部胆管癌除上述治疗方法外还有哪些相关治疗？肝门部胆管癌有哪些临床表现？

参 考 文 献

秦兴雷，薛焕洲，王作仁，等. 2010. 肝外胆管癌淋巴结微转移的检测及其对预后的影响 [J]. 中华医学杂志，90：678-682.
张秋学，赵连利，刘汝海，等. 2014. 肝门胆管癌术后胆道系统并发症的防治 [J]. 中华肝胆外科杂志，20（6）：440-442.

（李 东）

案例5 皮肤巩膜黄染，伴腹胀

一、病 历 摘 要

患者，男，74岁。因"皮肤巩膜黄染，伴腹胀1月"，于2013年12月17日入院。
1月前无明显诱因出现皮肤、巩膜黄染，伴上腹部胀满、乏力、厌油、呃逆、恶心欲吐、食欲不振，无发热、腹痛、腹泻、黑便等症，于外院予口服抑酸、利胆药物（具体不详），治疗未见好转，为系统诊疗来院就医，门诊以"黄疸原因"收治入院。既往史、个人史、过敏史无特殊。入院症见：皮肤、巩膜黄染，黄色鲜明，伴上腹部胀满、乏力、厌油、呃逆、恶心欲吐、食欲不振，无发热、腹痛、腹泻等症，精神、睡眠、饮食欠佳，小便色黄如浓茶，大便可。

入院查体　生命体征正常，舌质红，苔黄腻，脉弦，全身皮肤及巩膜黄染，心肺无特殊，腹平软，上腹压痛，无反跳痛及肌紧张，肝脾肋下未扪及，墨菲氏征阴性，肝、肾区无叩痛，移动性浊音阴性，肠鸣音 3 次/分。

辅助检查　生化：AST 227U/L，ALT 173U/L，TBIL 315.6μmol/L，D-BIL 243.8μmol/L。

入院诊断　中医诊断：黄疸、阳黄（热重于湿证）

　　　　　　西医诊断：黄疸原因：胆总管结石？肿瘤？

诊疗经过　完善各项检查。血常规、凝血功能、肿瘤标志物未见明显异常。腹部 B 超：胆囊增大，胆汁淤积；肝内外胆管明显扩张，胆总管中下段梗阻可能性大。上腹部 CT 平扫：胆总管远端梗阻，考虑十二指肠乳头部占位。MRCP：胆总管下端占位并低位胆道梗阻征象（见图 8-5-1）。患者不能耐受，未行上腹部增强 CT 检查。给予保肝等治疗。于 2013 年 12 月 25 日行 ERCP＋ENBD，术中见十二指肠乳头占位，并取活检，明确为十二指肠乳头腺癌。与患者家属沟通后，家属放弃根治性手术方案，选择姑息性治疗，要求胆道支架植入，于 2013 年 12 月 28 日再次 ERCP 下放置金属胆道支架。术后西医予抗感染、保肝等治疗，中医予茵陈蒿汤加减清热通腑，利湿退黄。患者肝功能明显改善，全身情况明显好转后出院。出院后随访，患者于 2015 年 5 月去世。

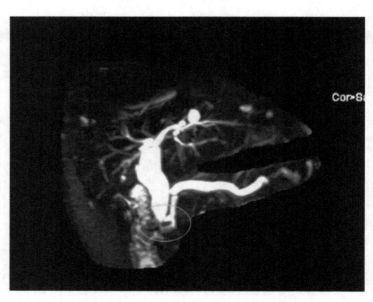

图 8-5-1　MRCP：胆总管下端梗阻，近端胆总管扩张

出院诊断　中医诊断：黄疸、阳黄（热重于湿证）

　　　　　　西医诊断：十二指肠乳头恶性肿瘤

二、案例解析

（一）西医诊疗要点

梗阻性黄疸是临床多种疾病症状群中的一种症状。按照解剖部位可以分为肝外梗阻性黄疸和肝内梗阻性黄疸，两者又有胆道外梗阻性黄疸和胆道内梗阻性黄疸之分。不同原因、不同解剖部位导致的梗阻性黄疸治疗方法和预后截然不同。

梗阻性黄疸与其他类型黄疸的症状和体征有许多相似之处，主要依靠如下辅助检查以进一步鉴别：①直接胆红素、总胆红素升高明显。②尿胆红素明显增加，尿胆原减少或消失。③谷丙转氨酶、谷草转氨酶正常或升高。④碱性磷酸酶和γ-谷氨酰转移酶明显升高。⑤脂蛋白-X明显升高。⑥影像学检查（包括B超、CT、MRI以及MRCP等）可显示梗阻近端胆管扩张。上述几种检查手段联合能提高诊断的灵敏性与特异性。

肝内梗阻性黄疸，大多为肝内胆管弥漫性病变所致，包括药物性胆汁淤积、妊娠性胆汁淤积、原发性胆汁性肝硬化以及原发性硬化性胆管炎等，这类黄疸往往需内科先观察治疗，当部分患者出现肝脏功能衰竭时，可外科肝移植。

肝外梗阻性黄疸，病变大致可分为原发于胆道的病变以及由周围解剖结构异常所致的继发胆道病变。原发于胆道的病变，包括胆管内异物（如结石、胆道寄生虫）、肿瘤（如胆管癌及对应部位的良性肿瘤）、炎症（如急性胆管炎）、胆道良性狭窄（如手术及外伤性胆管瘢痕性狭窄）、先天性胆总管异常（如胆总管囊肿）。与原发于胆道的病变相比，由周围解剖结构异常所致的继发胆道病变病因复杂，不仅要考虑局部病变，也要考虑全身的因素。胰头部的囊性或实性占位和炎症、十二指肠降部病变是继发胆道病变的常见原因。此外，肝十二指肠韧带内的血管、神经、淋巴结等组织良性和恶性病变均可压迫胆汁流出道，存在肝外梗阻性黄疸可能，这些病变既可以由局部病变如血管瘤、神经鞘瘤等所致，也可以是全身病变在局部的反应，如结核、肿瘤转移等。

梗阻性黄疸的治疗，根本在于有效解除梗阻病因，保证胆汁引流通畅，恢复有效的生理循环，从而加快肝脏功能、肠道屏障功能以及全身免疫功能等恢复。要根据不同患者采取个体化治疗，中西医结合治疗可以使患者最大受益。该患者原则上需行根治性手术治疗，即行胰十二指肠切除术，但患者家属表示该手术创伤大，患者高龄，恐不能耐受手术，要求行姑息性治疗，选择行ERCP胆道支架植入治疗。术后服用茵陈蒿汤加减，有助于黄疸的消退。

（二）中医诊疗要点

本案例以目黄、身黄、小便黄为主症，属于祖国医学"黄疸"范畴。患者黄色鲜明，发病急，病程短，舌质红，苔黄腻，脉弦，为阳黄，辨证为热重于湿证。

外感湿热疫毒，内伤饮食、劳倦，病后续发是黄疸的主要病因。湿邪、热邪、寒邪、疫毒、气滞、瘀血是黄疸的病理因素，以湿邪为主。由于湿邪壅阻中焦，脾胃失健，肝气郁滞，疏泄不利，致胆汁输泄失常，胆液不循常道，外溢肌肤，下注膀胱，而发为目黄、肤黄、小便黄之病症。黄疸有阳黄与阴黄之分。阳黄黄色鲜明，发病急，病程短，常伴身热，口干苦，舌苔黄腻，脉象弦数；因湿热疫毒为患，有热重于湿、湿重于热，胆腑郁热与疫毒炽热之殊。阴黄黄色晦暗，病程长，病势缓，常伴纳少、乏力、舌淡、脉沉迟或细缓；因寒湿阻遏、脾虚湿滞为患，可兼瘀血。治疗以化湿邪、利小便为法。化湿可以退黄，必要时通利腑气，使湿热下泄；利小便通过淡渗利湿以退黄。以茵陈蒿汤加减。

梗阻性黄疸患者在手术解除梗阻的基础上应用茵陈蒿汤，能够加速黄疸的消退，促进肝功能的恢复。

三、按　语

对梗阻性黄疸与其他类型黄疸的鉴别、自身病因的鉴别，外科医师必须充分掌握患者的病史（是否疼痛，疼痛与黄疸的先后顺序，药物服用及不良反应史，大便颜色，有无发热寒战等）及详尽体格检查（皮肤巩膜颜色，腹部阳性体征等），正确选择各项实验室检查（肝炎标志物，各胆红素值，有无三系减少，甚至病毒系列、自免肝等）、影像学检查（明确梗阻部位，梗阻原因等）以及病理学检查（穿刺活检等）。根据上述相关资料，有目的地推进，避免资源浪费，降低因辅助检查导致的并发症的发生率。治疗方面需根据患者多方面综合考虑，制定出适合患者的个体化治疗方案；梗阻原因的不同而治疗不同，良性疾病只需去除病灶，解除胆道梗阻即可，无需术后放化疗及其他辅助治疗；梗阻部位不同治疗不同，高位胆道梗阻、胆总管中断及低位胆道梗阻手术方式差距极大，不同部位化疗方案、辅助治疗方案差异性亦极大；根据患者合并症、全身情况可进一步选择手术治疗或保守治疗，手术治疗又可选择根治及姑息不同术式。总之，对于黄疸患者，需详细分析评估，制定出一个符合患者的个体化治疗方案。

四、思　考　题

如何解读茵陈蒿汤方义？该患者姑息性治疗除 ERCP 植入胆道支架外还有哪些治疗方法？

参 考 文 献

吴峰，梁鹤，邢栋，等. 2012. 茵陈蒿汤对梗阻性黄疸患者术后胆红素的影响 [J]. 临床与实践，9（17）：12-13.

（李　东）

案例 6 上腹痛，伴发热

一、病 历 摘 要

患者，男，31 岁。因"上腹痛 15 天，伴发热 3 天"，于 2012 年 7 月 13 日入院。

15 天前进食油腻食物及饮酒后突发中上腹部持续性胀痛，放射至腰背部，伴腹胀、恶心、呕吐，呕吐物为胃内容物，无发热、黄疸、心慌、胸闷等症，就诊于我院急诊。上腹部 CT 提示急性胰腺炎，查血淀粉酶 3200U/L，诊断为急性胰腺炎，予禁饮食、胃肠减压、抗感染、抑制胰腺分泌、补液等治疗。14 天前出现呼吸急促，鼻导管 5L/min 吸氧下末梢氧饱和度仅能维持在 80%～85%，动脉血气检查：SPO_2 40%，$SPCO_2$ 68%，转入 ICU。诊断为急性呼吸窘迫综合征、2 型呼吸衰竭、急性重症胰腺炎，予气管插管（5 日后气管切开），呼吸机通气治疗，先后予亚胺培南西司他丁钠、万古霉素、头孢哌酮钠舒巴坦钠、奥硝唑等抗感染，维持水电解质酸碱平衡、营养支持，经鼻空肠营养管注入清胰汤，生大黄灌肠，芒硝腹部外敷等治疗。7 天前停止呼吸机通气，5 天前拔除气管插管。3 天前下午出现不明原因发热，体温 39～40℃，物理降温及肌注氨林巴比妥后体温恢复正常。近两日出现发热，对症处理使体温恢复正常后转入肝胆外科。既往史、个人史、过敏史等无特殊。

查体 T 36.5℃，P 102 次/分，R 20 次/分，BP 110/75mmHg。神清，精神差，舌质红，舌苔黄腻，脉滑数，皮肤巩膜无黄染，颈部气管切开伤口敷料干燥，无渗血、渗液，双肺呼吸音清晰，未闻干湿啰音，心率 102 次/分，律齐，未闻杂音。腹平软，未见肠型、蠕动波，无压痛，无反跳痛、肌紧张，墨菲征（-），肝脾未扪及肿大，肝区叩击痛，双肾区无叩痛，移动性浊音（-），肠鸣音 4 次/分。鼻空肠营养管通畅，右锁骨下深静脉置管敷料干燥，无渗血、渗液。

实验室检查 血常规：WBC $5×10^9$/L，NEUT% 68%，RBC $4.5×10^{12}$/L，Hb 145g/L。尿常规、大便常规、生化未见明显异常。

入院诊断 中医诊断：腹痛（湿热内蕴证）

西医诊断：（1）急性重症胰腺炎

（2）气管切开术后

诊疗经过 入科后予头孢美唑抗感染，脂肪乳、氨基酸营养支持，经鼻空肠营养管注入葡萄糖液等治疗。入科当日 16 时，出现发热，体温 39.5℃，口渴，无恶寒，予血培养、物理降温、氨林巴比妥肌注，30 分钟后患者大汗出，体温逐渐恢复正常。胸部 CT 检查未见明显异常。全腹 CT 示急性重症胰腺炎后改变，胰腺周围渗出减少。入科次日 16 时 20 分，再次出现发热，体温 39.8℃，予物理降温、拔除深静脉置管、鼻空肠营养管，并采样细菌培养。中医据舌质红，舌苔黄腻，脉洪大，予白虎汤（石膏 60g、知母 20g、甘草 10g、粳米 20g）内服。入科第 3 日无发热，停抗生素，进低脂流质饮食。此后无发热，逐渐恢复饮食。入科第 7 日血培养报告白色念珠菌生长，深静脉置管、鼻空肠营养管培养未见细菌生长，予氟康唑口服。入科第 10 日出院。

　　出院诊断　中医诊断：腹痛（湿热内蕴证）

　　　　　　　西医诊断：（1）急性重症胰腺炎

　　　　　　　　　　　　（2）气管切开术后

　　　　　　　　　　　　（3）真菌性败血症

二、案例分析

　　本案例急性重症胰腺炎诊断明确，急诊住院期间出现呼吸急促、缺氧，动脉血氧分压下降、二氧化碳分压增高，诊断急性呼吸窘迫综合征、2 型呼吸衰竭。治疗期间出现高热，当先考虑有无胰腺无菌性坏死、胰腺周围脓肿等原因，患者无腹部症状、体征，全腹 CT 未提示相关证据，故可排除。患者无咳嗽、咳痰，肺部无啰音，胸部 CT 未见异常，也可排除肺部感染。尿常规排除尿路感染。深静脉置管、鼻空肠营养管等导管引起的感染经培养也可排除。先后使用亚胺培南西司他丁钠、万古霉素、头孢哌酮钠舒巴坦钠、奥硝唑等抗生素，故需考虑二重感染，后经血培养提示白色念珠菌感染，真菌性败血症诊断明确。

　　治疗上，本病例为急性重症胰腺炎，并发急性呼吸窘迫综合征、2 型呼吸衰竭，经气管插管/切开置管，呼吸机通气治疗，处理得当，患者生命得以挽救。治疗期间出现高热，排除胰腺无菌性坏死、胰腺周围脓肿、肺部感染、尿路感染，及深静脉置管、鼻空肠营养管等导管引起的感染，考虑真菌感染，但真菌血培养具有滞后性特点，患者一般情况好，西医治疗仅予对症处理。中医药充分发挥了救治急危重症的作用。患者以发热为主症，日晡发热，无恶寒，大便通畅，舌质红，舌苔黄腻，脉洪大，符合阳明经证特点，以白虎汤主之。《伤寒论》记载："伤寒脉浮滑，此以表有热，里有寒，白虎汤主之。"白虎汤是治疗阳明气分无形热盛的代表方。阳明胃腑，热淫于内，燔烁肌腠，则身现壮热，大汗出；壮火食气，燥热伤津，故口大渴，热烦不解；脉现浮滑或洪大。方中生石膏辛甘大寒，解肌退热，生津止渴，配知母苦寒而润，泄火养阴，二者相合，辛寒除壮热，生津止烦渴，佐以炙甘草、粳米，益胃生津，免致寒凉伤胃之弊。

三、按　　语

　　急性胰腺炎中医治疗经过数十年实践证明其疗效，已广泛运用于临床。目前主要治疗方案：清胰汤或大、小柴胡汤内服，或经胃管、空肠营养管注入；生大黄灌肠；芒硝局部外敷。但临证仍需辨证论治，首先当辨有无表证，要点在于有无恶寒，若有恶寒，当为少阳证，当以大、小柴胡汤论治。此病例日晡发热，无恶寒，为阳明证。阳明证发热，当辨阳明经证和阳明腑证，后者有痞满燥实坚的特点，此病例大便通畅，故为阳明经证。值得注意的是，《伤寒论》言："伤寒，若吐若下后，七八日不解，热结在里，表里俱热，时时恶风，大渴，舌上干燥而烦，欲饮水数升者，白虎加人参汤主之"，如气阴两伤，则应大清气热并益气生津。

四、思　考　题

复习小柴胡汤证、大柴胡汤证、白虎汤证、大承气汤证，思考六经辨证在急性胆囊炎、急性胆管炎、急性胰腺炎中的运用。

参考文献

陈光，王阶. 2016. 白虎汤证辨析及应用 [J] . 中华中医药杂志，（7）：2587-2590.

（张　建）

案例 7　外伤后发现上腹部包块

一、病历摘要

患者，男，74 岁。因"发现左肝占位 5 天"于 2020 年 10 月 26 日入院。

5 天前患者因摔伤致双侧多发肋骨骨折于某县人民医院住院治疗，上腹部 CT 提示："肝左叶富血管供肿瘤，考虑恶性，血管肉瘤？混合型肝癌？"为进一步诊治来院。症见：右侧肋骨处疼痛，无放射痛，咳嗽，咳痰，量多，呈褐色血性痰，腹部无明显胀痛，无放射痛，神志清，精神可。既往史、个人史、过敏史无特殊。

入院查体　P 84 次/分，BP 142/91mmHg，舌暗淡，苔白，脉弦涩，面色欠华，右侧胸壁压痛明显，叩击痛阳性，双肺叩诊清音，双肺呼吸音粗，右肺较左肺稍低，双肺未闻及明显干湿性啰音。心脏（-）。腹平软，剑突下可扪及一约 6cm×6cm 包块，质硬，不能移动，全腹无压痛、反跳痛、肌紧张。

辅助检查　胸部＋全腹部 CT 示：右侧第 3～6 肋骨骨折，部分断裂错位明显，周围软组织肿胀、积气，左侧第 5～8 肋骨骨质部连续，周围见股痂影，系陈旧性骨折，右侧多发肋骨陈旧性骨折；右肺下叶撕裂伤；左肝约 89mm×71mm 团块状稍低密度影，考虑占位性改变；双肾结节状低密度影，系囊肿；腰椎体前上缘骨折。胸部＋上腹部增强 CT 示：肝左叶富血管供肿瘤，考虑恶性，血管肉瘤？混合型肝癌？其他？胆囊结石；双肾囊肿；腰 2 椎体前上缘骨折。

入院诊断　中医诊断：癥瘕病（气滞血瘀证）

西医诊断：（1）左肝占位性病变

（2）胆囊结石伴胆囊炎

（3）双侧多发肋骨骨折

（4）右下肺多发性撕裂伤

（5）肺部感染

诊疗经过　入院后给予抗感染，化痰止咳及补液对症等治疗。复查胸腹部 CT（见图 8-7-1、图 8-7-2）提示多发肋骨骨折并血气胸，因血气胸加重，故转入胸外科，行胸腔闭式引流，血气胸情况明显好转后转回肝胆科。肿瘤标志物检查：AEP 227.10ng/ml，CEA 7.06ng/ml，CA 72-4 21.86U/ml。排除手术禁忌证后于 2020 年 11 月 9 日在全麻下行"左肝肿瘤切除术＋胆囊切除术"，术后剖开标本见鱼肉样组织（见图 8-7-3）。术后西医予抗感染、保肝、抑酸、止痛，化痰止咳，补液营养支持等治疗；中医予康莱特注射液静滴补气消癥散结，中药内服活血化瘀，行气止痛，伤口愈合后出院。2020 年 11 月 11 日胆囊病理示慢性胆囊炎，2020 年 11 月 13 日肝脏组织病理诊断：（左肝外叶）肝细胞癌，肿瘤大小约 8.5cm×7.5cm，可见脉管内瘤栓，未见神经侵犯，肝切缘及包膜未见肿瘤累及；肿瘤组织免疫组化结果：CD34（血管＋），Hepacyte（＋），CK（＋），CK19（胆小管＋），GFAP（－），GATA-3（－），P53（野生型＋），Ki-67（＋约 20%），CK7（－），CK20（－），GlypIcan-3（＋）。

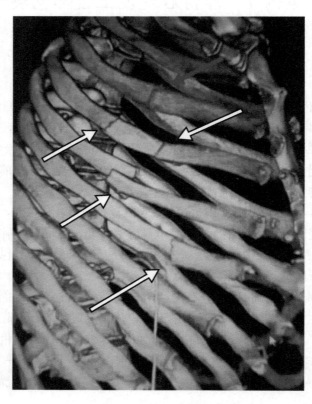

图 8-7-1　肋骨 VR 成像：骨折的肋骨

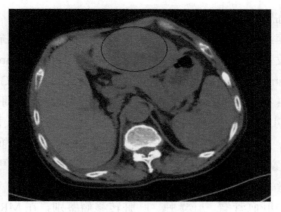

图 8-7-2 腹部 CT：见左肝占位

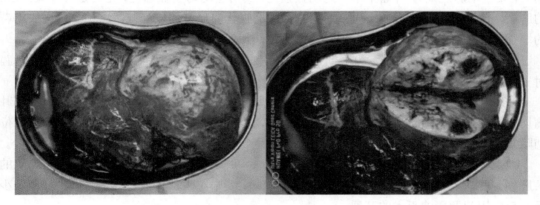

图 8-7-3 手术标本图：左肝占位，切除标本剖开呈鱼肉样组织

出院诊断 中医诊断：癥瘕病（气滞血瘀证）

西医诊断：（1）左肝肝细胞癌

（2）胆囊结石伴胆囊炎

（3）双侧多发肋骨骨折

（4）右下肺多发性撕裂伤

（5）肺部感染

（6）右侧创伤性血胸

二、案 例 解 析

诊断方面，患者因外伤意外发现上腹部包块——肝占位性病变，当地医院无独立处理肝癌的能力后转入上级医院。胸腹部 CT 见：肝左叶占位性病变，平扫密度不均，增强后动脉期明显不均匀性强化，其间见扭曲变形肿瘤血管生长，其上方见小结节状凝染色。门静脉期及平衡期病灶内染色密度减低，门静脉内对比剂充盈良好，未见充盈缺损。考虑恶性病变，原发性肝细胞癌可能，肉瘤不能除外。术前诊断为原发性肝癌，术后病理检查为

左肝肝细胞癌，符合临床诊断。

原发性肝癌是目前我国第 4 位常见恶性肿瘤及第 3 位肿瘤致死病因，严重威胁我国人民的生命和健康。原发性肝癌主要包括肝细胞癌（hepatocellular carcinoma，HCC）、肝内胆管细胞癌（intrahepatic cholangiocarcinoma，ICC）和 HCC 和 ICC 混合型 3 种不同病理类型，其中肝细胞癌占 85%～90%。原发性肝癌早期发现较难，对肝癌的高危人群的早期发现、早期诊断、早期治疗，是提高肝癌的疗效的关键，高危险人群包括（具有 HBV、HCV 感染、过度饮酒、非酒精性脂肪肝、长期食用被黄曲霉素污染的食物、各种其他原因引起的肝硬化以及有肝癌家族病史人群，特别是年龄＞40 岁的男性风险更大），早期的筛查可行肝脏超声（US）和血清 AFP 进行早期的肝癌筛查，建议高危人群每 2 年进行一次筛查。

原发性肝癌需要与肝血管瘤、肝囊肿、肝脏转移瘤鉴别，在 MRI 或 CT 增强扫描动脉期（主要在动脉晚期），肝癌呈不均匀明显强化，偶可呈均匀明显强化，尤其是直径≤5.0cm 的肝癌，门静脉期和（或）实质平衡期扫描肿瘤强化明显减弱或降低，这种"快进快出"的增强方式是肝癌诊断的特点，也是临床上诊断原发性肝癌的方法之一。

治疗方面，恶性肿瘤手术为限期手术，患者血气胸得到控制后，行手术切除肝脏肿瘤。对于原发性肝癌，治疗手段如下。

（1）肝切除　是目前治疗原发性肝癌最主要的手术方式，包括解剖性肝切除和局部肿瘤切除、精准肝切除。近年来提倡精准肝切除，将肝脏叶段肝静脉进行解剖，将病灶部位切除，同时最大可能保留胆道和肝脏血液流出道，手术的死亡率、并发症较前明显减少。

（2）肝脏移植　对于小肝癌并肝功能不全或者肝硬化、无法切除的大肝癌、可切除的大肝癌并肝功能不全等患者可进行肝移植，肝源主要来源于尸体或近亲属，但是肝源较少及治疗费用问题影响手术的开展。

（3）介入治疗　经皮肝动脉化疗栓塞术（transcatheter arterial chemoembolization，TACE），是目前最常见肝癌介入治疗，主要因为原发性肝癌的血供来源只有肝动脉，而经动脉化疗栓塞能使得肝癌细胞缺血性坏死，加上一些局部药物的使用能将肝癌细胞杀伤，使小肝癌 5 年生存率上升；对于不可切除的肝癌或巨大肝癌在行多次 TACE 后，部分患者获得二期手术切除机会。

（4）消融治疗　包括射频消融术、肿瘤无水酒精注射等，利用物理、化学的方法，将局部的肿瘤细胞杀死，对于直径小于 5cm 不能手术切除，2～3 个癌灶位于不同区域，或者位居肝脏深部或中央型的肝癌，局部消融可达到手术切除疗效，获得微创下根治性消融。

（5）放疗、化疗　全身治疗可以减轻肿瘤负荷，改善肿瘤相关症状，提高生活质量，延长生存时间。

（6）靶向治疗及免疫治疗　相比较全身化疗，靶向治疗相当于"精确制导炸弹"，以抑制肿瘤新生血管，近年来索拉非尼等药物治疗晚期肝癌，患者生存时间、生活质量均得到改善。免疫治疗可使用免疫调节剂（如α-干扰素、胸腺肽α1）、嵌合体抗原受体 T 细胞疗法 CAR-T、细胞因子诱导的杀伤细胞即 CIK、免疫检查点抑制剂等进行抗肿瘤治疗。目前免疫检查点抑制剂是继靶向治疗后的又一肿瘤有效治疗措施，全称为程序性细胞死亡蛋白 1、程序性细胞死亡蛋白 1 配体（PD-1、PD-L1），其通过撕掉肿瘤细胞的逃脱免疫的面具，使 T 细胞活化激活自身肿瘤免疫。

（7）中医药治疗　中医药治疗能够改善症状，提高机体的抵抗力，减轻放化疗不良反应，提高生活质量。现代中成药制剂，如槐耳颗粒、康莱特、华蟾素、榄香烯、肝复乐等对于肝癌有一定的疗效。辨证运用复方中药治疗肝恶性肿瘤有一定的临床疗效。

三、按　　语

肝癌是威胁国人健康的第四大癌症。该患者"怀揣肝癌而不知"，因外伤意外发现，虽然肝肿瘤已生长较大，但尚未出现转移，有可切除的机会，也算"因祸得福"。但大多数患者，肝癌发现时已多为中晚期，失去根治性手术机会，故早期发现，及时治疗以及对高危人群的定期筛查，在肝癌的临床实践中尤其重要。对于中晚期肝癌，现临床研究的热点是，中医药调控抑制肿瘤的生长，CAR-T 疗法和 PD-1、PD-L1 免疫检查点抑制剂能够推动免疫系统，使 T 细胞重新激活进入攻击状态，增强抗肿瘤免疫应答和打破肿瘤的免疫抑制，产生抗肿瘤作用，目前上市的帕博利珠单抗和纳武单抗等药物已取得良好的临床疗效。部分研究表明，靶向联合免疫治疗，比单用患者获益更多。故针对中晚期肝癌患者，制定个体化治疗方案，有利于改善患者的症状，延长生存时间，从而最大限度提高治疗效果。我们观察到健脾化瘀中药治疗肝恶性肿瘤有一定的临床疗效，可以调控 Smad3、Smad7 平衡，抑制肝细胞膜上皮间质转化（epithelial to mesenchymal transition，EMT）的侵袭转移能力；健脾化瘀中药联合 TACE 治疗肝癌，可降低其术后复发率，提高生存率，减轻不良反应；中晚期肝癌患者常规治疗基础上用健脾化瘀中药治疗，具有一定的临床效果，能够提升患者的生存质量，对临床应用及推广具有一定的意义。

四、思　考　题

1. 中医健脾化瘀法治疗肝恶性肿瘤的作用机制有哪些？
2. 肝恶性肿瘤发病的高危因素有哪些？

参 考 文 献

李民，熊俊. 2019. 《原发性肝癌诊疗规范（2017 年版）》解读 [J]. 中国普通外科杂志，28（7）：785-789.

曾珠，廖正银. 2020. 晚期肝细胞肝癌治疗中免疫检查点抑制剂的应用 [J]. 华西医学，35（2）：230-235.

中华预防医学会肝胆胰疾病预防与控制专业委员会，中国研究型医院学会肝病专业委员会，中华医学会肝病学分会，等. 2021. 原发性肝癌的分层筛查与监测指南（2020 版）[J]. 中华肿瘤杂志，43（1）：60-77.

钟崇，胡明利，黄俊海，等. 2016. 健脾化瘀法中药联合 TACE 治疗肝癌术后复发临床研究 [J]. 新中医，48（5）：208-210.

钟崇，黄俊海，陈秋源. 2017. 健脾化瘀法方药对肝癌细胞 Smad7 蛋白及上皮间质转化的影响 [J]. 中华中医药杂志，32（8）：3789-3792.

Li X. 2020. Immunotherapy for Hepatocellular Carcinoma [J]. Cancer Letters，470：8-17.

（胡明利）

案例 8　上腹部疼痛，但查体无明显体征

一、病历摘要

患者，女，20岁，因"上腹部疼痛3天"于2019年10月26日入院。

3天前无明显诱因出现右上腹部钻顶样疼痛，疼痛剧烈，呈间歇性，疼痛放射至右腰背部。就诊于当地医院，腹部彩超示胆总管蛔虫病，经输液治疗（具体不详）后好转。后患者为求中西医结合治疗来院就医。入院时患者仅感上腹部隐痛，无放射痛，无发热、黄疸等症。既往史无特殊。

入院查体　生命体征平稳，舌质红，苔黄腻，脉弦，皮肤、巩膜无黄染，腹平软，右上腹轻微压痛，无反跳痛及肌紧张，肝脾未扪及，肝区无叩痛，移动性浊音阴性，肠鸣音4次/分。

辅助检查　血常规、生化、凝血功能、传染性标志物正常。二便常规正常。全腹彩超：胆总管内平行强回声带：胆总管蛔虫；肝左叶囊肿可能；肝右叶强回声带：钙化带；胆囊、胰腺、脾脏、肾脏、双侧输尿管未见明显异常。MRCP（见图8-8-1）：考虑胆道蛔虫；肝左叶囊肿。

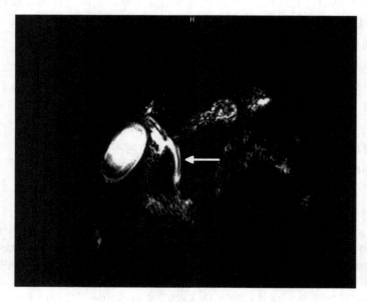

图 8-8-1　MRCP 示：胆道内蛔虫

入院诊断　中医诊断：蛔厥病（肝胆湿热证）
　　　　　西医诊断：（1）胆道蛔虫病
　　　　　　　　　　（2）肝囊肿

　　诊疗经过　患者入院后予阿苯达唑片口服驱蛔治疗，乌梅丸安蛔止痛，驱蛔杀虫。完善术前检查，排除手术禁忌证，于 2019 年 10 月 31 日在全麻下行"腹腔镜联合胆道镜胆道蛔虫取出术＋胆总管一期缝合术"，术中取出蛔虫后再次胆道镜探查，胆管内未见异常。术后继予口服乌梅丸及阿苯达唑驱虫。2019 年 11 月 4 日痊愈出院。

　　出院诊断　中医诊断：腹痛病（肝胆湿热证）

　　　　　　　　西医诊断：（1）胆道蛔虫病

　　　　　　　　　　　　　（2）肝囊肿

二、案 例 分 析

（一）西医诊疗要点

　　蛔虫是人体最常见的肠道寄生虫，由于饥饿、胃酸降低、驱虫不当等因素，蛔虫钻入胆道引起一系列临床症状，称为胆道蛔虫病。随着饮食习惯、卫生条件的改善，本病发病率明显下降。肠道蛔虫有钻孔习性，喜碱性环境。当胃肠道功能紊乱、饥饿、发热、妊娠、驱虫不当等导致肠道内环境改变时，蛔虫窜入十二指肠，如遇 Oddis 括约肌功能失调，蛔虫可钻入胆道，可引起胆绞痛、急性胰腺炎、急性化脓性胆管炎、肝囊肿、胆囊穿孔等。括约肌长时间痉挛致蛔虫死亡，其尸骸日后可成为结石的核心。该病的特点是突发剑突下钻顶样剧烈绞痛与仅右上腹或剑突下轻度压痛等较轻的腹部体征不相称，即所谓的"症征不符"。超声是该病的首选检查，多能确诊，随着磁共振扫描的普及，MRCP 对胆道蛔虫的诊断亦有极大优势。ERCP 目前不作单纯的检查使用，可作为胆道取虫的治疗手段。

　　根据症状、体征及辅助检查，本病诊断不太困难，但需与胆石症相鉴别。

　　胆道蛔虫病的治疗有非手术治疗和手术治疗。

　　（1）**非手术治疗**　①解痉止痛：注射山莨菪碱、哌替啶等。②利胆驱虫，口服食醋、乌梅汤、左旋咪唑、阿苯达唑等。③抗感染，选用对肠道菌群及厌氧菌敏感的抗生素，预防和控制感染。

　　（2）**手术治疗**　①十二指肠镜取虫：对于儿童及年轻患者尤其需要保护 Oddis 括约肌功能完整。因经十二指肠镜取虫属于入路无创，操作微创的手术，而且随着技术的进步，十二指肠相关并发症完全处于可控状态，故作为首选治疗手段。②腹腔镜下胆道探查取虫：胆道一期缝合术，若合并胆道感染，需行 T 管引流术。需要注意的是术中应用胆道镜检查，取出虫体后再次胆道镜检查，以避免漏取或遗漏蛔虫残骸。术后仍需服药驱除肠道蛔虫，防止胆道蛔虫复发。

　　手术方式应首选十二指肠镜下胆道取虫。本案例选择腹腔镜联合胆道镜微创手术取虫，主要依据是：首先，十二指肠镜下取虫需行十二指肠大乳头 Oddis 括约肌切开术（EST），有造成该括约肌功能丧失的可能，后期引起反复发作的胆道感染、胆管结石，更有甚者引起肝硬化、肝功能衰竭；且该手术有引起一定概率的医源性胰腺炎的可能。其次，因该患者年轻女性，保护十二指肠大乳头括约肌功能完整的原则在整个诊疗过程中尤为突出，术前 MRCP 提示蛔虫已完全进入胆道，经十二指肠镜取蛔需要切开乳头括约肌，经腹腔镜联合胆道镜微创手术取虫，取石疗效相较经十二指肠镜下胆道取虫而言，整个手术过程基本不涉及十二指肠大乳头括约肌，且不会引起医源性胰腺炎，对于患者而言获益更多。综合来看，胆道蛔虫的治疗方法首选手术。虽然总体而言十二指肠镜下操作与腹腔镜联合胆道镜手术的优劣无明显统计学差异，但手术方式的选择需要结合多方面因素（患者自身条件、技术水平、硬件设施、远期疗效、人文环境等）综合考虑，仔细斟酌。

（二）中医诊疗要点

蛔虫寄生于肠道，扰乱气机，劫取营养，损伤脾胃，耗伤气血，当蛔虫钻入胆道时形成胆道蛔虫病，中医称之为"蛔厥"。中焦虚寒，蛔虫扰动，蛔虫钻入胆道，虫动则绞痛剧烈，弯腰屈背，辗转不安，虫安则痛止如常人；若寒郁化热，胆汁外溢，则可有畏寒发热、黄疸，见舌红苔黄腻，脉弦数。治以乌梅丸加减以安蛔止痛，驱蛔杀虫。本方为安蛔止痛要方，方中乌梅安蛔止痛，花椒、细辛驱蛔温脏，黄连、黄柏清除胃热，干姜、桂枝温脏祛寒，加延胡索、乌药止痛。服药时可同时口服陈醋，每次20～30ml。

三、按　语

蛔虫病是世界性蠕虫感染疾病之一，蛔虫是人体最常见的寄生虫，发病农村高于城市，儿童高于成人，尤其卫生条件差的地区，而在经济发达国家则较罕见，我国因经济水平的不断提高，该病呈下降趋势。通过仔细询问病史、认真查体、针对性的辅助检查使蛔虫病、胆道蛔虫病的诊断不再困难。本案例有典型症状重、体征轻的"症征不符"的临床表现。采用腹腔镜联合胆道镜取虫，结合患者年龄，保护乳头括约肌功能的诉求在诊治过程尤为突出，故选择双镜联合（腹腔镜联合胆道镜）微创治疗的手术方案。作为临床医生，还要对患者进行卫生宣教，加强卫生管理，以预防为主。

四、思　考　题

1. 药物可以完全清除患者体内的蛔虫吗？
2. 在什么情况下蛔虫病需要手术治疗？

参 考 文 献

陈孝平，汪建平.2018. 外科学［M］. 北京：人民卫生出版社：447-448.
梅小才，张建，杨胜波，等.2018. 胆囊结石合并胆总管结石微创治疗268例对比分析［J］. 人人健康，（17）：81.

（张礼涛）

案例 9　上腹隐痛、黄疸

一、病 历 摘 要

患者，男，66 岁，因"上腹隐痛 2 月余，皮肤巩膜黄染 1 周"，于 2019 年 11 月 25 日入院。

2 月余前无明显诱因出现上腹隐痛不适，呈间歇性，无明显时间规律，未予诊治，经休息后稍缓解。1 周前出现皮肤巩膜黄染，小便色深黄如浓茶，就诊某医院，腹部 B 超见性质待查胰头低回声团，腹部 CT 发现胰头占位性病变、胆囊增大、肝外胆管扩张。为求中西医结合诊治来院就医，门诊以"胰头占位性病变"收入院。入院时患者感上腹部间歇性隐痛，皮肤巩膜黄染，纳差。既往史：无特殊。

入院查体　生命体征平稳，舌质红苔厚腻微黄、脉弦滑。皮肤巩膜黄染，腹平软，上腹部轻度压痛，无反跳痛、肌紧张，墨菲征（-），移动性浊音（-），肠鸣音 4 次/分。

辅助检查　血常规：PLT 67×10^9/L，NEUT% 77.30%。生化：AST 177U/L，ALT 209U/L，TBIL 183.7μmol/L，D-BIL 123.8μmol/L，IBIL 59.9μmol/L，TBA 40.6μmol/L，ALP 220U/L，GGT 298U/L。肿瘤标志物：CA19-9 2860 U/ml。腹部超声：胰头低回声团，性质待查，请进一步 CT 检查。胆囊增大，考虑胆汁淤积；肝外胆管扩张。

入院诊断　中医诊断：黄疸、阳黄（湿重于热证）
　　　　　　西医诊断：胰头恶性肿瘤

诊疗经过　入院完善相关检查。上腹部 CT 及 CT 增强（见图 8-9-1 至图 8-9-3）：胰头体积增大，增强扫描后结节状低密度占位，考虑胰头癌，胆总管上端及肝门胆管稍扩张，建议 MRCP 进一步检查。胆囊积液 CT 征象。肝内胆管小结石或钙化灶形成可能。排除手术禁忌证，行"胰十二指肠切除术"，术后予抗感染、补液、保肝、止血、抑制胰腺分泌等治疗。中医治疗术前以清热利湿、利疸退黄为法，内服茵陈五苓散加减（茵陈 15g、茯苓 20g、猪苓 15g、泽泻 15g、白术 15g、桂枝 6g、藿香 20g、陈皮 10g　黄芩 10g、连翘 10g，水煎 200ml，餐前温服，3 次/日，每日 1 剂）；术后患者神疲乏力，纳呆少食，大便稀溏，舌质淡苔薄白，脉缓，以健脾益胃为法，内服补中益气汤加减（黄芪 20g、党参 15g、白术 10g、炙甘草 6g、当归 20g、陈皮 6g、升麻 6g、柴胡 15g、生姜 9 片、大枣六枚，水煎 150ml，餐前温服，3 次/日，每日 1 剂）。术后病理报告：胰腺低分化腺癌，符合腺鳞癌。伤口愈合出院。

出院诊断　中医诊断：黄疸、阳黄（湿重于热证）
　　　　　　西医诊断：胰头癌（低分化腺癌）

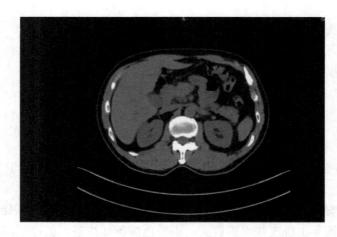

图 8-9-1　上腹部 CT 平扫：胰头部增大，密度欠均匀，不规则软组织肿块

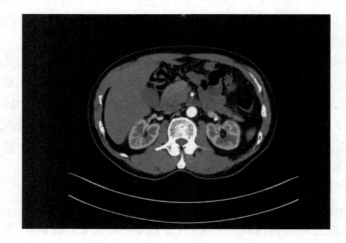

图 8-9-2　上腹部 CT 增强：动脉期，肿块强化低于正常胰腺组织

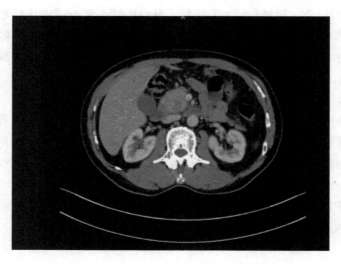

图 8-9-3　上腹部 CT 增强：静脉期，胆管轻度扩张

二、案例解析

（一）西医诊疗要点

胰腺癌是一种发病隐匿、进展迅速、治疗效果及预后均极差的消化系统恶性肿瘤，具有早期诊断困难，手术切除率低，术后易复发转移等临床特点，临床诊治极具挑战性。近年来胰腺癌发病率明显升高，与多因素反复作用相关，吸烟是公认的危险因素，但吸烟增加发病危险性的机制尚不明确。如高蛋白饮食、职业暴露、疾病史、遗传因素和个体易感性等也与发病相关。

胰腺的头部包括十二指肠乳头和胆管下端，是最容易发生癌变的部位，约占胰腺癌患者总数的 60%～70%。胰体部和胰尾部之间因界线不能明确划分，故统称为胰体尾癌，约占胰腺癌患者总数的 30%。全胰腺癌，又称胰广泛癌，其发病率各家报告不一，约占胰腺癌患者的 10%。

胰腺癌早期无特异性临床症状，症状取决于肿瘤所在位置和大小。临床症状以上腹部疼痛、饱胀不适、黄疸、食欲下降、消瘦最为多见。上腹部疼痛是常见的首发症状，可呈隐痛、钝痛、胀痛等。黄疸是胰头癌最主要的临床表现，一般呈持续性进行性加重。疾病早期一般无明显体征，常见的体征有消瘦，皮肤、巩膜黄染，胆囊、肝脏、脾脏肿大，上腹部压痛或包块，腹水，浅表淋巴结肿大等。中晚期体征与肿瘤的部位、发病时间长短、侵犯的范围密切相关。

CA19-9 是诊断胰腺癌较为理想的肿瘤标志物，可作为良恶性胰腺疾病的鉴别依据和胰腺癌术后复发监测及预后预测的指标。CA19-9 在胰腺和肝胆系统疾病及多种恶性肿瘤中均可表达，因此，并非胰腺癌特异性指标，结合其他肿瘤标志物的检测可提高灵敏度和特异性。

影像学诊断技术是胰腺癌的定位和定性诊断的重要手段。腹部超声可显示肝内外胆管扩张、胆囊肿大、胰管扩张、胰头部占位病变等，是胰腺肿瘤的首选无创检查，可初步进行胰腺癌的排查。对于 B 超发现异常或者显示不清时要进一步行 CT 或 MRI 检查以明确诊断和分期。CT 对于胰腺癌的定位、定性诊断提供非常重要的影像学依据，尤其是对胰腺癌的术前可切除性评估具有重要意义。对于 CT 和 MRI 不能明确诊断的可考虑行胰胆管造影（ERCP）或超声内镜（EUS）。内镜下细针穿刺活检对胰腺癌的定性诊断具有决定性意义，其局限是有创且不能显示肿瘤本身的情况。EUS 可发现小于 1cm 的肿瘤，对评估大血管受侵犯程度敏感性高，是目前对胰头癌 TNM 分期最敏感的检查手段，可作为评估肿瘤可切除性的可考虑依据。MRI 具有无创性、多角度成像、定位准确、无并发症等优点，但在诊断方面未显示出比 CT 更多的优势。PET-CT 可显示早期胰腺癌，并可检出小至 0.5cm 的病灶，其鉴别肿瘤复发及手术后改变的情况优于 CT，但在术前评估肿瘤可切除性方面不及增强 CT。

胰腺癌早期仍以手术治疗为主，常用的根治性手术方式包括胰十二指肠切除术（切除范围包括胰头、远端胃、十二指肠、上段空肠、胆囊和胆总管，需同时清除相应区域的淋巴结）、保留幽门的胰十二指肠切除术等。对于无法行根治性手术的患者，以退黄、改善症状为主，包括内镜下胆道支架植入术、胆肠吻合术、胃-空肠吻合术、经皮肝穿刺胆道引流术。

胰腺癌非手术治疗推荐以吉西他滨或氟尿嘧啶类药物（包括卡培他滨、替吉奥以及5-氟尿嘧啶、甲酰四氢叶酸）为主的单药化学治疗。耐受性良好的患者可联合放射治疗。其他治疗还有介入治疗（动脉灌注）、免疫治疗、靶向治疗、去间质治疗、不可逆电穿孔治疗（纳米刀）等治疗方法，但总体疗效欠佳或处于临床试验阶段，需要更高级别循证医学证据支持。

（二）中医诊疗要点

胰腺癌属于中医的"癥瘕""积聚""黄疸""伏梁"等范畴。中医认为，本病病位在肝脾，常因外感湿邪、忧思恼怒、嗜食肥甘厚腻等因素导致的肝气郁结，痰湿蕴结、瘀毒内结，日久不散，积而成瘤。《诸病源候论·黄疸诸候》言"气、水、饮停滞，积聚成癖，因热气相搏，则郁蒸不散，故胁下满痛而身发黄，名而癖黄"。胰腺癌的发生与脾胃关系密切，脾胃虚损，外邪入侵是总的病因病机。本病以脏腑气血亏虚为本，以气滞、血瘀、痰凝、毒聚为标，属于本虚标实之证。治则当以补益气血、活血化瘀、健脾利湿、化痰解毒为主。

本案例患者皮肤巩膜黄染，舌质红苔厚腻微黄、脉弦滑，属黄疸阳黄之湿重于热证。患者积聚日久不消，阻滞胆道，湿遏热壅，肝胆失泄，胆汁不循常道而泛溢，故身目皆黄；湿热蕴于中焦，脾胃气机不畅，不通则痛，故腹痛；胃失受纳腐熟之功，脾失运化水湿之职，则纳差；湿热蒸腾而湿浊较甚，故舌苔厚腻而微黄，湿热充斥脉道则脉见弦滑。治当清热利湿、利疸退黄，以茵陈五苓散加减。

三、按　　语

胰腺癌的发病率在全世界范围内有增加趋势。在我国，近20年来其发病率增长约6倍。胰腺癌早期缺乏典型症状，确诊时病人多已失去根治性手术的机会，化疗效果差，故临床生存期极短。晚期胰腺癌患者总体1年生存率仅10%，中位生存时间仅为6～8个月，经过化疗其中位生存时间也仅为8～10个月。本案例诊断确切，有明确手术指征，手术时机恰当，手术治疗为首选治疗方案。

近年来一些研究发现中医药治疗胰腺癌有其独到之处，是胰腺癌综合治疗的重要手段之一，尤其对于晚期胰腺癌和高龄患者，中医药可作为主要的治疗选择并能体现出显著优势。中医药治疗胰腺癌也存在一些问题：如辨证分型不统一、中医证型与预后的关系缺乏研究、单方的疗效还需进一步确认、缺少大样本的临床对照试验研究、治疗胰腺癌的机制尚需进一步阐释等。随着胰腺癌发病率的增高，中医药的作用将不仅仅局限于现今的减少放化疗并发症，以及晚期胰腺癌患者的姑息治疗上，中医药治疗的地位将会得到重视和加强。特别是从天然药物中筛选活性抗癌成分，遵照中药配伍原则，多生物靶点地调节机体免疫功能，诱导胰腺癌细胞的分化和凋亡疗法，已经成为一个引人注目的领域，也会成为今后研究的热点之一。中西医结合治疗采取辨病与辨证相结合的原则，根据不同的病理类型、不同的西医治疗背景、不同的临床表现，对于接受手术、放疗、化疗等且具备治疗条件的胰腺癌患者，予以不同的中医药治疗。在不同治疗阶段，分别发挥增强体质、促进康复、协同增效、减轻不良反应、巩固疗效等作用。

四、思 考 题

1. 对于胰腺癌围手术期的患者应采取哪些综合治理措施？
2. 中医对于胰腺癌的病因病机有哪些认识？

参 考 文 献

陈孝平，汪建平. 2018. 外科学 [M]. 北京：人民卫生出版社：463-465.
林洪生. 2014. 恶性肿瘤中医诊疗指南 [M]. 北京：人民卫生出版社：400-416.
中国抗癌协会胰腺癌专业委员会. 2021. 中国胰腺癌综合诊治指南（2020版）[J]. 中华外科杂志，59（2）：81-100.
中华医学会外科学分会胰腺外科学组. 2021. 中国胰腺癌诊疗指南 [J]. 中华外科杂志，59（7）：561-577.

（张礼涛）

案例 10　上腹痛，胆囊切除术后呕吐

一、病 历 摘 要

患者，女，51岁。因"上腹痛15天"，于2010年5月12日入院。

15天前因进食油腻食物诱发中上腹部持续性胀痛，放射至腰背部，伴腹胀，无恶心、呕吐、发热、黄疸、心慌、胸闷等症，来院急诊。腹部B超提示胆囊多发结石、胰腺炎，上腹部CT也提示胆囊结石、急性胰腺炎，AMY 1000U/L。诊断为急性胆源性胰腺炎、胆囊结石伴急性胆囊炎，予禁饮食、胃肠减压、抗感染、抑制胰腺分泌、补液等治疗，腹痛缓解，收入肝胆外科。入院时精神差，未进食，小便黄，大便未解，无腹痛、腹胀、恶心、呕吐等症。既往史、个人史、过敏史等无特殊。

入院查体　T 36.7℃，P 82次/分，R 20次/分，BP 120/70mmHg。神清，精神差。舌质红，舌苔黄腻，脉弦。皮肤巩膜无黄染，双肺呼吸音清晰，未闻干湿啰音，心率82次/分，律齐，未闻及杂音。腹平，未见肠型、蠕动波，腹软，无压痛，无反跳痛、肌紧张，墨菲征（-），移动性浊音（-），肠鸣音4次/分。血常规、尿常规、大便常规、凝血功能、生化均未见异常。

入院诊断　中医诊断：腹痛（肝胆湿热证）

西医诊断：（1）急性胆源性胰腺炎

（2）胆囊结石伴急性胆囊炎

诊疗经过　入院后完善术前检查，做好术前准备，于 2010 年 5 月 14 日在全麻下行腹腔镜胆囊切除术，手术顺利，术后予抗感染、补液等治疗。术后第 1 天下床活动，予进水，但饮水后呕吐。术后第 2 天肛门排气。术后 5 天，患者仍不能进食，食入即吐，予补液、营养支持等治疗。中医针刺足三里、合谷、内关等穴位，内服香砂六君子汤加减（党参 15g、茯苓 20g、白术 15g、木香 12g、陈皮 12g、砂仁 10g、代赭石 20g、旋覆花 10g）。服中药后呕吐加重，上级医师查房，患者诉心下痞满、恶心、食水即吐、大便干结难解，舌质红，苔黄腻，脉弦，调整处方，半夏泻心汤加减（黄连 6g、黄芩 12g、干姜 6g、半夏 12g、党参 12g、大枣 10g、甘草 6g、生大黄 6g）。患者第一次服药后仍呕吐，坚持服药两日后未再呕吐，能少量进流质饮食，大便通畅，此后饮食逐渐恢复，术后 1 周出院。

出院诊断　中医诊断：腹痛（肝胆湿热证）

西医诊断：（1）急性胆源性胰腺炎

（2）胆囊结石伴急性胆囊炎

二、案 例 分 析

本案例为急性胆源性胰腺炎、胆囊结石伴急性胆囊炎，胰腺炎好转后行腹腔镜胆囊切除术，是常规西医诊治流程。中医辨证论治是本案例的特点。中医药对肝胆外科围手术期的处理有较多经验，有助于患者术后胃肠功能恢复、黄疸消退，符合近年来加速康复外科的理念。此病例管床医生未详查舌脉，以十余日未进食、身体虚弱、食入即吐而以香砂六君子汤为主方，加降逆止呕之代赭石、旋覆花，药后不见效，反呕吐加重。细究之，患者虽十余日未进食，但舌红、苔黄腻、脉弦，大便干结难解，并非虚证，而偏里证实证，故二剂予半夏泻心汤主之。方中黄连、黄芩苦寒降泄除其热，干姜、半夏辛温开结，党参、大枣、甘草甘温益气，生大黄泻下清热。寒热并用，辛开苦降，补气和中，使邪去正复，气机升降得复，而痞自消。

三、按　　语

泻心汤为《伤寒论》太阳病篇的重要经方，乃张仲景为伤寒汗下后见心下痞而设，临床上广泛运用于邪郁于心下胃脘而成虚痞者。《伤寒论》说："伤寒五六日，呕而发热者，柴胡汤证具……若心下满而硬痛者，此为结胸也，大陷胸汤主之，但满而不痛者，此为痞，柴胡不中与之，宜半夏泻心汤。"后世对少阳证误下后的痞证治宜半夏泻心汤的研究较多。成无己和柯琴从痞证病位分析，半夏泻心汤用于比半表半里更深的部位，即心下。陈修园从六经病位的角度解释了痞证的原因，开拓辨证思路。方有执认为痞证的病邪是阴邪内伏，虚热上凝，因此半夏泻心汤是"清热涤饮"之剂。黄元御认为痞证是阴邪痞塞于心下，痞塞不消会郁而化热，故半夏泻心汤是"清上温下，寒热并用"之方。

四、思 考 题

《伤寒论》中有哪五个泻心汤？仔细研读经文并体会其临床运用。比较小柴胡汤和半夏泻心汤在经文中的区别。

参 考 文 献

李志春，徐鹏远. 2009. 加速康复外科在肝胆外科的应用价值 [J]. 昆明医科大学学报，30（S2）：231-234.
刘雅倩，韩新，张妙芬，等. 2019. 半夏泻心汤证考 [J]. 河南中医，39（6）：817-820.

（张　建）

第九章 皮肤及性传播疾病

案例 1 红斑、簇集性丘疱疹、水疱伴疼痛

一、病 历 摘 要

患者，男，53 岁。因"右腰腹部皮疹伴疼痛 7 天，加重 2 天"，于 2020 年 9 月 3 日入院。

7 天前患者无明显诱因右腰腹部出现红斑、丘疱疹、水疱，并伴阵发性针刺样疼痛、牵扯样疼痛，无发热、恶寒、心慌、胸闷、呼吸困难、腹胀、腹痛、关节疼痛等症，患者就诊于当地社区医院，诊断不详，予静滴抗生素治疗（具体不详），皮疹及疼痛无明显缓解。2 天前右腰腹部疼痛加重，患者自行予炉甘石洗剂涂擦皮疹及疼痛处，皮疹及疼痛仍无明显减轻。既往史无特殊。

入院查体 生命体征平稳。舌质红，苔黄，脉弦数。心肺腹（-）。皮肤科情况：右腰腹部见大小不等片状潮红斑，其上簇集分布粟米至绿豆大小红色丘疱疹、水疱，部分水疱干涸，皮疹沿单侧神经呈带状分布，未超过前后正中线，右腰腹部伴阵发性针刺样疼痛、牵扯痛（见图 9-1-1）。

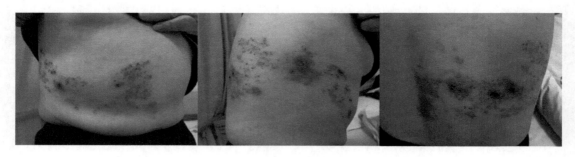

图 9-1-1 右腰腹部皮疹

入院诊断 中医诊断：蛇串疮病（肝经郁热证）

西医诊断：带状疱疹

诊疗经过 入院后完善相关检查，血常规、生化全套、凝血功能、感染性标志物、大便常规、小便常规、心电图、胸部 CT 未见明显异常。中医以清肝泻火、解毒止痛为法施治，佐以参芎葡萄糖注射液静滴活血化瘀、通络止痛；通迪胶囊活血通络止痛；药物拔罐以疏经通气、调节脏腑功能；埋针治疗以清热、解毒、止痛；疼痛部位放血疗法以泻热止

痛。西医予维生素 B_{12} ＋利多卡因注射液＋地塞米松皮损内注射以营养神经、止痛；阿昔洛韦静滴抗病毒；复方甘草酸苷静滴抗炎、调节免疫；维生素 B_1 片、甲钴胺片口服营养神经；氨酚双氢可待因片口服止痛；复方多黏菌素 B 软膏外擦抗炎。氦氖激光照射以产生有效刺激，沿经脉传输，激发气血运行，提高机体免疫功能。经治，患者右腰腹部阵发性针刺样疼痛、牵扯痛基本消失，右腰腹部片状潮红斑消退为暗红色、褐色斑，其上簇集分布的红色丘疱疹、水疱消退为痂壳，大部分痂壳脱落，伴轻度瘙痒。于 2020 年 9 月 14 日出院。

  出院诊断 中医诊断：蛇串疮病（肝经郁热证）
      西医诊断：带状疱疹

二、案 例 解 析

（一）西医诊疗要点

本病例有以下特点：①中老年男性，右腰腹部皮疹伴疼痛 7 天，加重 2 天；②皮疹为大小不等片状潮红斑，其上簇集分布粟米至绿豆大小红色丘疱疹、水疱，皮疹沿单侧神经呈带状分布，未超过前后正中线；③疼痛性质呈阵发性针刺样疼痛、牵扯样疼痛；④抗生素抗感染治疗无效。带状疱疹以临床表现为主要诊断依据，即根据皮损红斑上的成簇水疱呈带状排列、单侧分布，有神经性针刺样疼痛、牵扯样疼痛等特点可诊断。本例符合带状疱疹诊断。本病要与单纯疱疹鉴别，后者好发于皮肤黏膜交界处，疼痛不明显，易反复发作。

本病西医治疗主要为抗病毒、消炎、止痛，缩短病程，局部预防继发细菌感染。治疗的关键在于早期规范足量地进行抗病毒、营养神经、止痛、抗感染对症处理，以缩短病程，尽可能地避免带状疱疹后遗神经痛的发生。对无糖皮质激素绝对禁忌证且皮疹严重、面积广泛、疼痛剧烈的患者，应尽早使用糖皮质激素，减轻神经炎症及水肿，预防神经坏死。

（二）中医诊疗要点

本案例患者以右腰腹部皮疹伴疼痛为主症，属于中医"蛇串疮"范畴。因火热湿毒侵袭机体，伏而后发，灼伤肌肤。兼之平素性情稍急，肝失疏泄，肝气郁结，气郁化热，致肝经火毒炽盛，熏蒸皮肤而发红斑、丘疱疹、水疱；肝气郁结，气机不畅，气血凝滞，不通则痛，故见发病部位疼痛；肝气郁结，郁而化热则舌质红，苔黄，脉弦数。结合舌脉症，辨证属肝经郁热证。该病须与热疮鉴别，热疮多因内有蕴热，外感时毒，热毒互结郁于肺胃，上蒸头面或下注二阴而发病，以皮肤黏膜交界处发生成群水疱，疼痛相兼为特征。患者发病部位为腰腹部，非皮肤黏膜交界部位，故可鉴别。本病中医以清热利湿解毒、通络止痛为治则，病程初期以清热利湿解毒为主，佐以通络止痛；病程中期清热解毒和通络止痛并重；病程后期以养阴清热、化瘀止痛为主。

三、按 语

带状疱疹是常见的病毒感染性皮肤病，典型临床表现为沿神经分布的皮肤红斑、簇集性丘疹、水疱及神经痛，病情可轻可重。典型的带状疱疹临床表现具有特征性，较易诊断，但在皮疹出现之前的神经痛应注意与内在相关疾病如阑尾炎、心绞痛等鉴别。由于体质差异，临床亦可见不典型表现的带状疱疹，如顿挫型或不全型、大疱型、出血型或坏疽型、泛发型、播散型等，其中泛发性或复发性者往往提示免疫功能缺陷，应当注意是否伴有合并症或潜在疾患。近年，带状疱疹疫苗已在国内上市，适用于 50 岁及以上的中老年人，接种后能够降低带状疱疹发病率。

四、思 考 题

1. 本病的临床特点和诊断依据是什么？
2. 带状疱疹如何与单纯疱疹相鉴别？
3. 带状疱疹中医临床分几型论治？具体治法、方药有哪些？
4. 带状疱疹的西医治疗原则是什么？

参 考 文 献

陈达灿，李红毅.2018. 中西医结合皮肤性病学 [M]. 第 2 版. 北京：科技出版社：58-61.
赵辨.2010. 中国临床皮肤病学 [M]. 南京：江苏科学技术出版社：394-397.

（管连城）

案例 2 反复红斑、丘疹、鳞屑、糜烂、渗出伴瘙痒

一、病 历 摘 要

患者，男，40 岁。因"反复全身皮疹伴瘙痒 1 年，复发加重 2 天"，于 2020 年 9 月 29 日入院。

1 年前无明显诱因全身出现散在粟粒大小红色皮疹，无水疱、脓疱，自觉瘙痒，无腹痛、腹泻、关节疼痛，自服抗过敏药物及外用药物涂擦治疗（具体不详）后，瘙痒稍缓解，随后皮疹及瘙痒加重。曾于我科住院治疗后好转出院，出院后皮疹时有少许反复发作。2 天前患者无明显诱因复发，皮损面积逐渐蔓延增多，躯干、四肢见粟粒至绿豆大小红色皮

疹，密集成片，瘙痒剧烈，影响日常生活和休息，自行外擦膏药（具体不详）无效而再入院。曾因"荨麻疹"于2年前、8月前两度于我科住院治疗。

入院查体 生命体征平稳。舌质红，苔黄腻，脉滑数。心、肺、腹（-）。皮肤科情况：躯干、四肢对称散在分布绿豆至黄豆米大小红色斑疹、斑丘疹、丘疹，部分融合为斑块，上覆少许鳞屑，其上散在抓痕、血痂，可见少许糜烂、渗液，皮疹处瘙痒剧烈（见图9-2-1）。

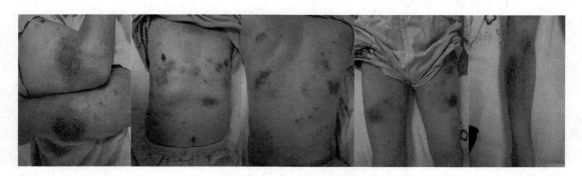

图 9-2-1 躯干、四肢皮疹

入院诊断 中医诊断：湿疮病（湿热浸淫证）
西医诊断：湿疹

诊疗经过 入院完善相关检查，血常规、生化全套、凝血功能、感染性标志物、大便常规、小便常规、心电图、胸部CT未见明显异常。中医治疗以清热、除湿、止痒为法，中药封包、中药熏洗以清热利湿止痒，药物罐以调理脏腑、疏通经络，埋针治疗以清热除湿、调理脏腑。西医予维生素C注射液、葡萄糖酸钙注射液静滴降低毛细血管通透性、减少渗出；依巴斯汀片、盐酸赛庚啶片口服抗过敏、止痒；复方甘草酸苷片口服抗炎、调节免疫；地奈德乳膏、卤米松乳膏外用抗炎止痒；复方多黏菌素B软膏外擦抗炎。物理治疗以氦氖激光照射产生有效刺激，沿经脉传输，激发气血运行，提高机体免疫功能。经治患者躯干、四肢皮疹处瘙痒明显减轻，未见新发皮疹。躯干、四肢对称散在分布粟粒至黄豆大小不等的暗红色、褐色斑疹，未见丘疹、水疱，斑块明显变薄，未见明显抓痕、血痂，痂壳已脱落，局部未见糜烂、渗出，全身皮肤稍滋润，皮疹处轻微瘙痒。于2020年10月10日出院。

出院诊断 中医诊断：湿疮病（湿热浸淫证）
西医诊断：湿疹

二、案例解析

（一）西医诊疗要点

本病例有以下特点：①患者中年男性；②皮疹发生于全身，呈对称分布；③皮疹形态多样，加重时以丘疹、丘疱疹、水疱、糜烂、渗液、结痂为主；④主要症状为剧烈瘙痒；⑤使用抗组胺药物及外用类固醇皮质激素软膏治疗，症状改善。结合患者病史，可确诊为慢性湿疹急性发作。该病主要与神经性皮炎鉴别，后者多见于颈、肘、骶尾部，有典型苔藓样变，无多形性皮疹，无渗出表现，根据发病部位及皮疹特点可鉴别。

西医治疗以局部治疗结合系统治疗。局部治疗应当遵循外用药物使用原则。系统治疗以抗炎、止痒、对症为主。

（二）中医诊疗要点

本案例患者以反复全身皮疹伴瘙痒为主症，属于中医"湿疮"范畴。患者平素喜食肥甘辛辣之品，脾失健运，湿邪内生，郁久化热，湿热侵袭肌表，故见红色皮疹；湿热熏蒸肌肤，血行不畅，肌肤失于濡养，故见肌肤瘙痒、脱屑。湿热内蕴则见舌红，苔黄腻，脉滑数。结合舌脉象，四诊合参，病性属实，属湿热，辨证属湿热浸淫证。该病需与牛皮癣鉴别，牛皮癣多因情志内伤、风邪侵袭而发，症见多角型扁平丘疹，密集成片，呈苔藓样变，边缘见扁平发亮丘疹。

湿疮易反复发作，中医以标本兼顾、内外并治、整体与局部结合为治疗原则。急性湿疹多属湿热浸淫证或风湿蕴肤证，湿热内蕴而致皮疹糜烂、渗出。故治宜清热利湿或疏风清热。

三、按　　语

湿疹急性期，瘙痒剧烈，皮损泛发可能合并感染，应考虑中西医结合治疗，尽快控制病情，西医治疗可以发挥起效快的优点，中医治疗则通过整体调节缓解患者烦躁、焦虑等不良情绪；对于慢性湿疹缓解期则可以中医治疗为主，降低复发率。临床面对湿疹患者，除了上述治疗外，应当详细询问病史，积极寻找病因，避免接触刺激物质，保持情绪稳定，并宣教勿挠抓、勿用热水烫洗患处、勿食辛辣刺激或易致敏食物等。

四、思　考　题

1. 本病的临床特点和诊断依据是什么？
2. 本病的病因及发病机制是什么？
3. 本病临床分几期，各期有哪些特点？
4. 本病应如何合理使用类固醇皮质激素外用制剂？

参 考 文 献

陈达灿，李红毅. 2018. 中西医结合皮肤性病学［M］. 第 2 版. 北京：科技出版社：179-184.
赵辨. 2010. 中国临床皮肤病学［M］. 南京：江苏科学技术出版社：725-731.

（管连城）

案例 3　红斑、风团、瘙痒、白细胞升高

一、病历摘要

患者，女，18 岁。因"全身皮疹伴瘙痒 2 天，加重伴呼吸困难 5 小时"，于 2019 年 11 月 13 日入院。

2 天前无明显诱因躯干、四肢出现红斑伴剧烈瘙痒，就诊某医院，查血常规未见明显异常，诊断为"荨麻疹"，予"盐酸氮卓斯汀片""盐酸左西替利嗪片""复方樟脑乳膏"等药物治疗，瘙痒缓解，但皮疹仍时起时消。今晨 10 时左右，患者再次出现全身皮疹及瘙痒，红斑、风团面积较前扩大并伴呼吸困难、全身酸痛，就诊某医院，诊断为"急性荨麻疹"，予"地塞米松磷酸钠"5mg 静滴后，呼吸困难稍好转。现患者仍感全身酸痛、瘙痒难忍，就诊于我院。

入院查体　生命体征平稳。舌质红，苔薄黄，脉浮数。咽喉红肿，双侧扁桃体Ⅰ度肥大。心、肺、腹（-）。专科查体：头面、躯干、四肢散在分布大小不等水肿性红斑、风团，呈圆形或椭圆形，部分融合成片，皮肤表面凹凸不平，呈橘皮样外观，皮肤划痕试验（+）。血常规：WBC 16.59×10^9/L，NEUT% 93.80%，NEUT$^{\#}$ 15.57×10^9/L。

入院诊断　中医诊断：瘾疹病（风热外犯证）

西医诊断：急性感染性荨麻疹

诊疗经过　治疗上，予盐酸克林霉素注射液静滴抗感染，硫代硫酸钠、维生素 C 静滴降低毛细血管通透性，复方甘草酸苷静滴抗炎，依巴斯汀片、富马酸酮替芬片口服抗组胺、止痒，复方樟脑乳膏、炉甘石洗剂外擦止痒，地奈德乳膏外用抗炎、止痒，予注射用甲泼尼龙琥珀酸钠 40mg 静滴抗炎。中医予消风散内服清热疏风止痒；中药止痒膏封包以清热疏风止痒。

经上述治疗后，11 月 18 日患者咽喉部梗阻不适明显减轻，无恶心、呕吐、心慌、胸闷、呼吸困难等症；全身皮疹及瘙痒较前缓解，皮肤划痕试验（+），予逐渐减少激素剂量以序贯治疗。复查血常规：WBC 10.94×10^9/L，NEUT% 89.80%，NEUT$^{\#}$ 9.83×10^9/L。此后几天患者病情持续缓解。11 月 23 日查房，患者躯干、四肢原发皮疹消退，未见新发皮疹，未诉咽喉部、腹部不适，无恶心、呕吐、心慌、胸闷、呼吸困难等症。查体：咽后壁不红，扁桃体不大。心肺腹（-）。准予出院。

出院诊断　中医诊断：瘾疹病（风热外犯证）

西医诊断：急性感染性荨麻疹

二、案例解析

（一）西医诊疗要点

荨麻疹是由于皮肤、黏膜小血管扩张及渗透性增加而出现的一种局限性水肿反应（见图 9-3-1）。

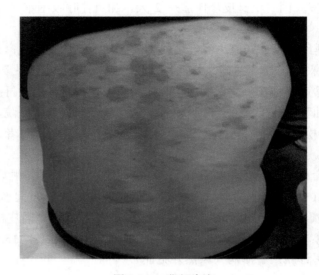

图 9-3-1　背部皮疹

该病病因复杂，约 3/4 患者不能找到原因，食物、感染、药物、呼吸道吸入物及皮肤接触物、物理因素、精神内分泌因素、系统性疾病等是常见诱因。根据病程、病因等可将荨麻疹分为急性和慢性荨麻疹、物理性荨麻疹、其他特殊类型荨麻疹等。

本病治疗原则是去除病因、抗过敏和对症治疗。急性荨麻疹首选镇静作用较轻的第二代 H_1 受体拮抗剂治疗。维生素 C 及钙剂可降低血管通透性，与抗组胺药有协同作用；伴腹痛可给予解痉药物（如普鲁本辛、654-2、阿托品等）；脓毒血症或败血症引起者应立即使用抗生素控制感染，并处理感染病灶。病情严重伴有休克、喉头水肿及呼吸困难者，应立即按过敏性休克抢救。

本例患者发病急，皮疹色红、风团严重，瘙痒剧烈，入院时血象升高，考虑为感染原因所致急性荨麻疹。入院后患者出现咽喉部不适，查体见咽后壁红肿，扁桃体肥大，考虑上呼吸道感染所致急性感染性荨麻疹，疑因患者入院前使用激素导致病情被掩盖。患者住院期间逐渐出现咽部不适、胸闷等呼吸道表现，在治疗过程中除了关注皮疹的表现，还应同时兼顾呼吸道的症状，特别是在出现严重胸闷、呼吸困难等喉头水肿表现时应及时抢救。

（二）中医诊疗要点

本案例患者以"全身皮疹伴瘙痒 2 天，加重伴呼吸困难 5 小时"为主诉，属于中医"瘾疹"范畴。该患者腠理开泄，卫外不固，风热外袭肌表，蕴积肌肤而发病，故见皮肤剧痒；热邪熏蒸肌肤，故见风团色红；风热袭表，侵袭上焦，故见咽喉肿痛，进而呼吸困难；"风为百病之长，善行而数变"，大凡发病骤急，来势迅速，疹块大片，伴有剧烈瘙痒，具有"风候"的特点。舌红，苔薄黄，脉浮数。结合舌脉症，辨证属风热外犯证，治当疏风清热止痒，以消风散加减。

三、按　　语

中医学的最根本特点之一是整体观。中医学的整体观，就是把人体内脏和体表各组织、器官看成是一个有机的整体，彼此密切联系，不可分割。同时认为四时气候、地土方宜、周围环境等因素对人体生理病理有不同程度的影响。既强调人体内部的统一性，又重视机体与外界环境的统一性。在皮肤病中，"有诸内必形诸外"，局部的皮损表现必然与内在各脏腑器官、组织功能的失调有关，且相互联系与影响。所以，在中医辨证论治上，绝不能"见皮治皮"，仅仅以局部皮损辨证来代替全局、代替整体。如一见红斑风团，即辨为风热而疏风清热；一见肿胀渗液，即辨为湿热而清热利湿；一见干燥脱屑瘙痒，即辨为血虚风燥而养血润燥等，其结果往往导致临床无效。而应从整体观出发，从全局性考虑，将患者整体性的症状与局部皮疹表现结合起来，进行综合的思辨，得出恰当的证，确定治法方药。这样，不但整体证候得到改善，且局部皮疹亦能消退。古人云"见痰非治痰，见血非治血，识得个中趣，方为医中杰"，说的就是这个道理。所以在辨治皮肤病的时候，亦须"见皮非治皮"，非为不治皮，乃是不能为局部皮损所一叶障目。

从此案例可以看到，荨麻疹原因复杂，任何蛛丝马迹医生均需仔细追问，比如患者血象升高，应仔细追问患者症状及行相对比较全面的检查。本例患者本无咳嗽、咳痰等症状，若出现咽部不适时，未进行咽喉部查体，则很有可能找不到相应的感染灶。

四、思　考　题

急性荨麻疹及慢性荨麻疹诊疗时分别应该做哪些相关的辅助检查？

参 考 文 献

李曰庆，何清湖. 2012. 中医外科学［M］. 北京：中国中医药出版社：177-179.

欧阳卫权. 2010. 经方辨治皮肤病思路［C］//全国经方论坛. 中华中医药学会：108-109.

赵辨. 2001. 临床皮肤病学［M］. 南京：江苏科学技术出版社：783.

（赵泽鑫）

案例 4 双膝红斑、丘疹、肿胀、瘙痒

一、病 历 摘 要

患者，女，55 岁。因"外贴膏药后双膝皮疹伴瘙痒 3 天，加重 1 天"，于 2018 年 10 月 30 日入院。

3 天前因双膝关节酸痛自行外贴膏药（具体不详）后出现局部边界清楚的片状水肿性红斑，颜色鲜艳，伴瘙痒剧烈，无发热、恶寒、咳嗽、咳痰等，患者自行外擦"XX 软膏"（具体不详）治疗，症状未见改善，1 天前局部红肿加重，皮温升高，伴瘙痒进一步加重，影响活动。今为求中西医系统诊治来院就医，门诊以"接触性皮炎"收入院。既往史无特殊。

入院查体 生命体征平稳，舌质红，苔薄黄，脉弦滑数，心肺腹（-）。皮肤科情况：双膝关节可见界限清楚的水肿性红斑，其上见粟粒大小红色丘疹，触之皮温高，未见水疱、糜烂、渗出等（见图 9-4-1）。

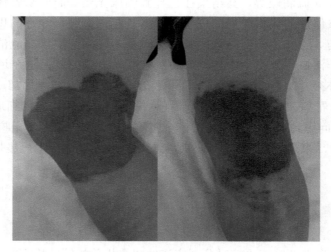

图 9-4-1 双膝皮疹

入院诊断 中医诊断：膏药风（湿热蕴毒证）

西医诊断：接触性皮炎

诊疗经过 入院完善相关检查，生化全套、血常规、感染性标志物、尿常规、大便常规、心电图等均未见明显异常。中医以清热解毒、祛湿止痒为治则，以中药熏洗清热润肤止痒，中药涂擦止痒膏（自配）以清热利湿止痒，口服一清胶囊清热解毒、利湿止痒。西医予复方甘草酸苷注射液静滴抗炎、调节机体免疫力，葡萄糖酸钙注射液静滴以降低毛细血管通透性、抗过敏，依巴斯汀片、富马酸酮替芬片口服抗组胺止痒，卤米松乳膏、地奈德乳膏外用抗炎、止痒。经治疗，患者红肿消退、瘙痒消失于 2018 年 11 月 6 日出院。

出院诊断　中医诊断：膏药风（湿热蕴毒证）

　　　　　西医诊断：接触性皮炎

二、案 例 解 析

（一）西医诊疗要点

患者中年女性，急性起病，主要临床表现为红肿、瘙痒，发病有直接诱发原因，有明确的局部外用药物史，符合接触性皮炎的典型临床特点，故诊断明确。接触性皮炎是由于接触某些外源性物质后，在皮肤黏膜接触部位发生的急性或慢性炎症反应。接触性皮炎需与以下疾病相鉴别。

（1）丹毒　皮疹可表现为水肿性红斑，界限亦清楚，但皮疹部位有疼痛及压痛，多由细菌通过皮肤黏膜轻微损伤（如外伤、足癣、小腿溃疡、鼻炎等）侵入而导致，而非皮疹局部接触刺激性物质所致，故可鉴别。

（2）急性湿疹　部分急性湿疹皮疹也表现为水肿性红斑、丘疹，但皮疹界限多不清晰，具有皮疹对称、瘙痒明显、搔抓后渗出等特点，发病无明显诱因，该患者发病前有外用膏药病史，故可与之鉴别。

接触性皮炎治疗原则首先为停用致敏药物，轻症予抗组胺药口服、外擦糖皮质激素膏药等治疗即可，重者需系统使用糖皮质激素。该患者虽局部红肿、瘙痒明显，但未出现水疱、大疱、糜烂、渗出等非常严重局部症状，故选用复方甘草酸苷制剂代替糖皮质激素抗炎、抗过敏，复方甘草酸苷制剂具有部分激素样作用，而副作用远远低于激素，故临床常用来代替糖皮质激素抗炎、抗过敏，既达到治疗效果，又可避免出现激素的不良反应。

（二）中医诊疗要点

本案例患者中年女性，以外贴膏药后双膝红斑、瘙痒为主症，属于中医"膏药风"范畴。该病需与丹毒相鉴别：丹毒局部有明显红、肿、热、痛症状，且压痛明显，伴畏寒、发热、头痛等全身症状，发病前无局部外贴膏药史，故可予之相鉴别。患者因禀赋不耐，皮肤腠理不密，接触有毒膏药，湿热毒邪郁于肌肤而发病，热毒蕴于皮肤则见红色皮疹、灼热，湿热毒邪内蕴则见舌质红，苔薄黄，脉弦滑数。四诊合参则属湿热蕴毒证。可根据辨证分型以一清胶囊口服，佐以中医外治以清热解毒，利湿止痒。

三、按 语

接触性皮炎为局部接触刺激性物质所致皮肤黏膜变态反应性炎症。治疗的首要原则是停用致敏物质，轻症可口服抗组胺药、外擦糖皮质激素，重者需系统使用糖皮质激素。该病例虽红肿明显、瘙痒剧烈，但无水疱、大疱、糜烂、渗出等症状，故口服抗组胺药，外用强效糖皮质激素软膏，系统给予复方甘草酸苷注射液静滴加强免疫抗炎作用。复发甘草酸苷主要有效成分为甘草次酸，其结构与甾体激素的结构相似，具有类激素样免疫抗炎作用。

四、思 考 题

1. 如患者局部出现水疱、大疱、糜烂、渗出等症状，除增加糖皮质激素系统治疗外，局部是否还可以直接外擦糖皮质激素药膏？

2. 患者今后是否还可以使用同一外用膏药，使用后是否还会发病？

参 考 文 献

陈红风，魏跃钢，裴晓华，等. 2016. 中医外科学［M］. 北京：中国中医药出版社：174-176.

杨志波，李斌，李元文，等. 2020. 中医皮肤性病学［M］. 上海：上海科学技术出版社：111-114.

赵辨. 2010. 临床皮肤病学［M］. 南京：江苏科学技术出版社：717-721.

（陈泽宇）

案例 5 日晒后面颈部红斑、丘疹伴瘙痒

一、病 历 摘 要

患者，男，74 岁。因"颈部皮疹伴瘙痒 10 天余，加重 2 天"，于 2020 年 8 月 2 日入院。

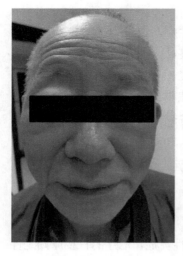

图 9-5-1 面部皮疹

10 余天前患者外出活动日晒后颈部出现红斑、丘疹，伴瘙痒、灼痛，无糜烂及溃疡，自行予药膏外擦后（具体不详），皮疹及瘙痒未见好转。2 天前颈部皮疹扩散至颜面部，双眼肿胀，颈部、前胸、双上肢呈水肿性红斑，丘疹，斑丘疹，可见散在抓痕、血痂、浆痂、渗出，皮肤干燥，瘙痒加重，为求规范系统治疗来院就医。病来患者精神、饮食可，睡眠欠佳，小便黄，大便正常。辅查：IgE 121.00U/ml。余检查未见异常。

入院查体　生命体征平稳、心肺腹（-）。舌红、苔黄腻、脉滑数。面部、颈部、前胸、双上肢见弥漫分布水肿性红斑，界限不清，其上见散在分布粟粒至米粒大小红色丘疹、斑丘疹，部分融合，皮温高，其上散在抓痕、血痂、浆痂、渗出，皮肤干燥，其上覆有少许细薄鳞屑（见图 9-5-1）。

入院诊断　中医诊断：日晒疮（湿热蕴毒证）

西医诊断：日光性皮炎

诊疗经过　中医以清热解毒、健脾除湿为法，以清脾除湿饮加减（金银花 20g、连翘 15g、黄芩 15g、牡丹皮 15g、僵蚕 15g、蒲公英 15g、苍术 15g、茯苓 15g、白术 15g、泽泻 15g、车前子 10g、秦艽 10g、龙骨 10g^{先煎}、甘草 6g）内服。同时中药内服药煎汁至 10% 浓度外治患处以清热除湿、止痒消斑。西医静滴葡萄糖酸钙、复方甘草酸苷，口服依巴斯汀片、赛庚啶片，皮损处外涂地奈德乳膏、卤米松乳膏、复方多黏菌素 B 软膏，皮损渗出处外涂硼酸氧化锌冰片软膏，临时予复方倍他米松注射液肌内注射。治疗后面部、颈部、前胸、双上肢皮疹基本消退，已无干燥脱屑，瘙痒明显减轻。

出院诊断　中医诊断：日晒疮（湿热蕴毒证）

西医诊断：日光性皮炎

二、案 例 解 析

（一）西医诊疗要点

根据患者临床特点：①发病前有强烈的日光暴露史；②皮损多位于暴晒部位；③皮疹表现为面部、颈部、前胸，双上肢见弥漫分布水肿性红斑，界限不清，其上见散在分布粟粒至米粒大小红色丘疹、斑丘疹，皮温高，其上散在抓痕、血痂、浆痂、渗出，皮肤干燥，其上覆有少许细薄鳞屑。日光性皮炎诊断明确。

本病要与以下疾病鉴别。

（1）刺激性接触性皮炎　发生于任何季节，与日晒无关，起病前有接触刺激物史，皮疹仅局限于接触部位，接触刺激物后的部位出现红斑、水疱、糜烂、结痂、脱屑等损害。皮损界限清楚，分布不对称。接触物刺激性强，短时间内在接触部位出现红斑、水肿、水疱、糜烂，重者出现坏死和溃疡。

（2）烟酸缺乏症　皮疹不仅局限于暴晒部位，还可累及非暴晒部位，常为双侧、对称分布。除皮疹外，常伴有消化系统、神经精神系统的症状。随着病程的延长，皮肤变脆、粗糙、裂开，呈淡黑色，掌、指可发生疼痛性皲裂。

日光性皮炎治疗应首先避免日晒。以抗炎、止痒为治疗原则。轻症予口服抗组胺药、外擦糖皮质激素膏药等治疗即可，重者需系统使用糖皮质激素、免疫抗炎药。该患者皮损面积大，皮疹严重，自觉症状明显。故给予依巴斯汀片、赛庚啶片，静滴葡萄糖酸钙等降低毛细血管通透性；复方倍他米松注射液、复方甘草酸苷加强免疫抗炎；针对不同部位不同皮损表现外涂地奈德乳膏、卤米松乳膏、复方多黏菌素 B 软膏抗炎止痒，皮损渗出处外涂硼酸氧化锌冰片软膏，收敛抗炎。

（二）中医诊疗要点

本案例患者老年男性，以日晒后面颈部皮疹伴瘙痒为主症，属于中医"日晒疮"范畴。本病应与膏药风鉴别，后者发病前有膏药接触史，皮疹特点为接触部位皮肤先潮红肿胀，后有水疱、糜烂、渗出，边界清楚，形态与膏药或橡皮膏类外用药物形态相似，瘙痒，或有烧灼感，抓破继发感染者则全身肿痛，一般无全身不适，与季节、日晒无关。患者久居湿地，平素嗜食肥甘厚味，致脾失健运，易生痰饮水湿等病理产物，蕴久化热，兼日光热毒照射，内外合邪，湿热毒邪蕴蒸肌肤，故见水肿性红斑、丘疹、灼痛，且皮温高；热毒湿邪耗伤阴血，生风致燥，肌肤失于濡养，故见肌肤干燥、脱屑、瘙痒；湿热之邪上犯头面，故见双眼肿胀。舌红、苔黄腻、脉滑数为湿热蕴毒之象。纵观本病，病位在肌肤，病性属本虚标实，以脾虚失健为本，以外感热毒为实。中医以清热止痒、健脾除湿为治则，内服清脾除湿饮加减，可配合中医治疗如中药熏洗、中药封包以加强清热止痒之功效。

三、按 语

日光性皮炎可发生于任何人身上，为长时间或高强度日光照射所致。主要表现为颜面部、前胸、颈部、双上肢水肿性红斑、丘疹、丘疱疹，严重者可见渗出，好转后可发生脱屑、继发性色素沉着。自觉皮损处烧灼、瘙痒及疼痛。治疗早期局部外用药物应以抗炎、止痒、安抚和止痛为主要目的，直到急性炎症消退。红肿消退的后期，可使用医用修复润肤剂帮助修复皮肤屏障功能，对严重、泛发的皮疹和（或）伴发严重的全身症状者，应考虑及早短期使用糖皮质激素，减轻急性期的反应。

日光性皮炎病因明确，应以预防为主，注意皮肤的护理和适当的劳动保护。在上午 10 点至下午 2 点日光照射最强时尽量避免外出活动；物理性的防护手段可采用撑伞、戴帽子、穿长袖衣物等，在可能日光强暴露时外涂高日光防护系数（sun protection factors，SPF）值的遮光剂，遮光剂要在日晒前 20 分钟使用，每隔 2 小时重复涂抹。

日晒疮在古籍中早有记载，《外科启玄·卷九日晒疮》云"三伏炎天，勤苦之人，劳于任务，不惜身命，受酷日晒曝，先疼后破，而成疮者，非血气所生也"。日晒疮虽与阳光酷暑暴晒有重要关系，但不可忽略内部条件。贵州属于高原地区，气候潮湿。患者因久处湿地，湿邪内生是其重要的致病因素。脾脏喜燥恶湿，湿邪内生易致脾胃受损，一则运化功能失常致精微物质生成不足，不能濡养皮肤腠理；再则运化水湿功能失常，更进一步导致湿邪停滞于体内，蕴久化热，故而泛溢肌肤。《灵枢》有云："有诸内者，必形于外"。人是有机的整体，应从整体观思考皮肤病与脏腑功能失常的关系。该患者发生日晒疮的始动环节为腠理失固，感受日光热毒，加之脾虚湿盛、内外相合发病，在治疗上标本兼顾，清热解毒、健脾利湿、祛风止痒。

四、思 考 题

日光性疾病除上述治疗药物外，还有什么药物口服可起到防光敏作用？

参 考 文 献

赵辨. 2017. 中国临床皮肤病学［M］. 南京：江苏凤凰科学技术出版社：730-732.

（杨 凡）

案例 6 全身皮疹、瘀斑、剧烈瘙痒

一、病 历 摘 要

患者，女，72 岁。因"全身皮疹伴瘙痒 4 天"，于 2020 年 9 月 25 日入院。

4 天前，患者于某医院治疗高血压、糖尿病期间，静滴"谷红注射液"后，双上肢出现红色丘疹及紫红色瘀斑，伴瘙痒，无发热、恶寒、头昏、头痛、咳嗽、咳痰等症。当地医院考虑为"湿疹"，未予特殊治疗。此后红色及紫红色皮疹逐渐增多，面积逐渐增大，瘙痒逐渐加重，皮疹泛发至头面、躯干、四肢，剧烈瘙痒，来我院就诊。

入院查体 T 36.4℃，生命体征平稳，心、肺、腹（-）。舌红，苔薄黄，脉浮数。头面部、颈部、双上肢散在大小不等淡红色丘疹及紫红色瘀斑，压之不褪色；躯干、双下肢密集弥漫性紫色瘀斑，部分融合成大片，压之不褪色，局部皮温高；躯干、四肢均可见抓痕、血痂；未见糜烂及渗液，无口腔及生殖器糜烂及溃疡，感全身皮疹剧烈瘙痒（见图 9-6-1）。

实验室检查 随机血糖：12.3mmol/L。血常规：WBC $14.31×10^9$/L，NEUT% 75.40%，LYMPY% 12.70%，EO% 9.10%。肾功能：Urea 12.38mmo1/L，UA 348μmol/L。CRP：56.66mg/L。肝功能、凝血功能未见异常。

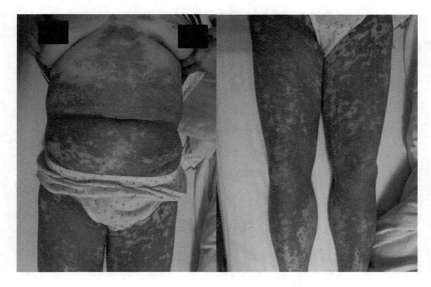

图 9-6-1 躯干、双下肢皮疹

入院诊断　中医诊断：药毒病（血热犯肤证）

西医诊断：（1）药疹（药物性皮炎，紫癜型）

（2）2型糖尿病

（3）原发性高血压2级（很高危组）

诊疗经过　入院后停用可疑致敏药物，监测血压、血糖。外用糖皮质激素药膏，用复方甘草酸苷注射静滴抗炎；葡萄糖酸钙、维生素C注射液静滴补液，降低毛细血管通透性；依巴斯汀片、盐酸赛庚啶片口服抗组胺、止痒；卤米松乳膏外涂抗炎、止痒。中医以清热凉血、止痒为法，以犀角地黄汤加减内服；配合中药止痒膏封包清热解毒、凉血止痒。

经过系统治疗后患者头面部、颈部、双上肢、躯干、双下肢皮疹较入院明显消退，瘙痒较入院明显好转（见图9-6-2），于2020年10月3日出院。

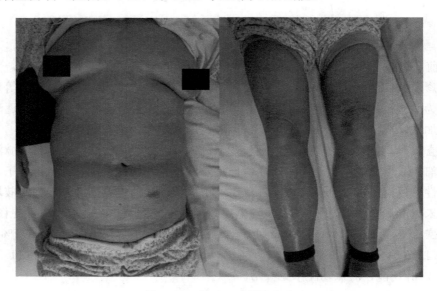

图9-6-2　躯干，双下肢皮疹

出院诊断　中医诊断：药毒病（血热犯肤证）

西医诊断：（1）药物性皮炎（紫癜型）

（2）2型糖尿病

（3）原发性高血压2级（很高危组）

（4）慢性肾脏病

糖尿病肾病

高血压肾病

二、案例解析

（一）西医诊疗要点

药物性皮炎是药物通过口服、注射、吸入、栓剂、外用吸收等各种途径进入人体后引起的皮肤黏膜炎症反应。药疹的发病机制复杂，可分为超敏反应机制和非超敏反应机制两大类。临床上易引起药物性皮炎的药物主要有抗生素、解热镇痛药、镇静催眠药及中草药，血清制剂、疫苗、生物制剂、抗痛风药、抗甲状腺药物、吩噻嗪类药物也可引起。药物性皮炎的临床表现复杂，不同药可引起不同类型药物性皮炎，而同一种药物对不同患者或同一患者在不同时期也可引起不同临床类型的药物性皮炎。

本例患者因在外院住院期间使用的降压药及降糖药均未更换，住院期间静脉给予了"谷红注射液"后发病，因此，考虑该药致敏可能性大。皮疹为大面积瘀点、瘀斑，故考虑紫癜型药物性皮炎。本型药疹可通过Ⅱ型或Ⅲ型变态反应介导，双下肢好发，两侧对称，严重者可累及躯干四肢。本病治疗要点：①停用一切可疑致敏药物及结构相似药物；②多饮水或补液，加速致敏药物排泄；③外用糖皮质激素药膏对症治疗皮疹。

（二）中医诊疗要点

患者老年女性，以"全身皮疹伴瘙痒4天"为主诉，发病前有用药史，属于中医"药毒"范畴。本病因先天禀赋不耐，毒邪内侵所致。外邪郁久化火，血热妄行，溢于肌表而发病。血热外袭肌表，蕴积肌肤，故见皮肤瘙痒；热邪熏蒸肌肤，故见皮疹色红；舌红，苔薄黄，脉浮数。结合舌脉症，辨证属血热犯肤证。治以清热凉血、止痒，以犀角地黄汤加减内服；配合中药止痒膏封包清热解毒、凉血止痒。

三、按　语

药物性皮炎为药源性疾病，临床诊断用药需注意：仔细询问用药史，要追问患者近1月的用药史，甚至长期使用的药物换了生产厂家及生产批次也需仔细询问，一旦怀疑可疑药物，应立即停药；用药简单，大量补液加速致敏药物代谢；如合并重症导致器官受损，应及早系统给予糖皮质激素甚至丙种球蛋白，避免器官衰竭，危及生命。临床上如果怀疑某种药物过敏可以建议患者做药物高通量筛选，确定致敏药物。

四、思考题

本病若出现病情逐渐加重，应采用什么治疗方案？

参 考 文 献

李曰庆，何清湖. 2012. 中医外科学［M］. 北京：中国中医药出版社：173-175.

欧阳卫权. 2010. 经方辨治皮肤病思路［C］//全国经方论坛. 中华中医药学会：177-184.

赵辨. 2001. 临床皮肤病学［M］. 南京：江苏科学技术出版社：794-807.

（赵泽鑫）

案例 7　全身多处靶形损害丘疹、红斑伴瘙痒

一、病 历 摘 要

患者，男，34 岁。因"右上肢皮疹伴瘙痒 7 天，泛发全身 2 天"，于 2019 年 8 月 19 日入院。

10 天前出现头晕、咽喉肿痛，自行口服"清火胶囊""益肺颗粒""布洛芬"治疗，症状有所缓解，7 天前右上肢出现少许红色皮疹，伴瘙痒，自用"皮炎平软膏"外涂，皮疹无改善。2 天前皮疹逐渐泛发全身，明显瘙痒，就诊于某私人诊所，予"四季抗病毒合剂""富马酸氯马斯汀胶囊"等药物口服，皮疹未控制，颈部、躯干、臀部、四肢对称密集分布数个绿豆至黄豆大小红色丘疹及水肿性红斑，部分水肿性红斑融合，颜色鲜明，可见明显靶形损害，手足不肿胀，口唇轻度肿胀，伴瘙痒，为求规范系统治疗，来院就医。病来患者精神、饮食可，眠差，小便黄，大便正常。

入院查体　生命体征平稳。舌质红，苔薄黄，脉滑数。心肺腹（-）。专科查体：颈部、躯干、臀部、四肢对称密集分布数个绿豆至黄豆大小红色丘疹及水肿性红斑，部分水肿性红斑融合，颜色鲜明，压之不褪色，可见明显靶形损害，手足不肿胀，口唇轻度肿胀，口腔、眼、鼻、外生殖器及肛门黏膜未见糜烂、溃疡（见图 9-7-1）。

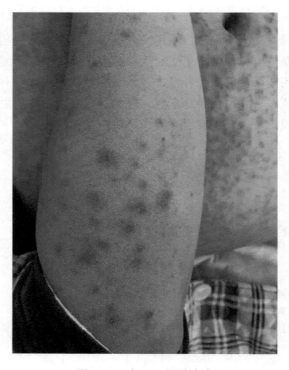

图 9-7-1　躯干、四肢皮疹

入院诊断　中医诊断：猫眼疮病（湿热蕴结证）

西医诊断：多形红斑

诊疗经过　入院后完成相关检查。皮肤组织病理检查表皮可见部分基底细胞液化变性，表皮内部分角质形成细胞坏死，呈深红色，真皮乳头水肿，浅层细血管周围淋巴细胞浸润，可见散在嗜酸性粒细胞。EB病毒DNA定量$3.10×10^3$U/ml。余检查未见异常。中医以清热凉血、除湿止痒为法，内服中药以消风散加减（金银花20g、生地15g、射干15g、黄芩15、山豆根6g、泽泻6g、车前草10g、柴胡10g、板蓝根10g、丹皮15g、僵蚕15g。水煎服，一日一剂，一日三次，每次100ml，饭后半小时温服）；辅以中药外治法，用上述中药药渣水药浴20分钟，每日一次，水温37℃。西医以复方甘草酸苷静滴抗炎、调节免疫；伐昔洛韦片口服抗病毒；硫代硫酸钠静滴抗过敏；依巴斯汀片、赛庚啶片口服抗过敏、止痒；糠酸莫米松乳膏外涂抗炎、止痒。

出院诊断　中医诊断：猫眼疮病（湿热蕴结证）

西医诊断：多形红斑

二、案 例 解 析

（一）西医诊疗要点

本案例的临床特点是：①患者男性，发病前有上呼吸道感染病史；②皮损位于全身，以四肢远端为主；③皮疹表现为水肿性红色斑疹，可见明显靶形损害。加之皮肤组织病理检查见部分基底细胞液化变性，表皮内部分角质形成细胞坏死，真皮见散在嗜酸性粒细胞，为多形红斑组织象。多形红斑的诊断可以明确。

本病要以下疾病鉴别。

（1）玫瑰糠疹　春秋季节发病。皮疹初起为椭圆形或圆形淡红色或黄褐色斑片，直径3~5mm，边缘不整齐呈锯齿状，被覆糠秕样鳞屑，称母斑。斑的长轴与皮纹方向一致，皮疹数目多，好发于躯干、四肢近端，无黏膜损害，慢性经过，具有自限性。

（2）疱疹性皮炎　虽系多形性皮疹，但多呈环状或半环状排列。慢性经过，易于复发。瘙痒剧烈，组织病理可见表皮下张力性大疱，内含中性粒细胞及嗜酸性粒细胞。碘化钾试验阳性。

（3）大疱性类天疱疮　好发于老年人。皮疹为疱壁紧绷的水疱、大疱，发生于正常皮肤或红斑上，疱液清，以四肢、背部最多见，也可泛发全身，伴有明显瘙痒，尼氏征阴性，较少累及黏膜。

（4）多形红斑型药疹　是指药物通过口服、注射、吸入等途径进入机体后引起的皮肤、黏膜反应，是药物的最常见副作用。皮疹泛发全身，全身弥漫分布大小不等的淡红色丘疹、斑丘疹，部分融合成斑块。

本病应积极寻找致病因素，若考虑与用药相关，应及早停用可疑药物。轻症给予抗组胺药口服、静滴免疫抗炎药，外擦糖皮质激素药膏等治疗即可，重者需系统使用糖皮质激素，以加强免疫抗炎作用，同时注意维持机体水、电解质平衡，补充能量。如有口腔、黏

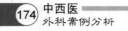

膜损害，加强口腔护理。

（二）中医诊疗要点

在中医辨病辨证方面，患者中年男性，以身多处皮疹伴瘙痒为主症，属中医"猫眼疮病"范畴，《医宗金鉴》载："猫眼疮名取象形，痛痒不常无血脓，光芒闪烁如猫眼，脾经湿热外寒凝。"患者久居住湿地，平时嗜食肥甘厚味，湿阻脾胃，脾胃受损，湿浊内生，蕴久化热，故生湿热。湿热蕴阻于肌肤，故见红色丘疹及水肿性红斑；湿热上壅，热伤津液则咽痛、口唇轻度肿胀；湿热中阻则发热；湿热下注则尿黄；舌红、苔薄黄、脉滑数为湿热蕴结之象。本案治疗应以清热凉血、除湿止痒为治法，可以消风散加减内服与外洗。

本病应与冻疮相鉴别。冻疮发生于冬季，手足、耳廓及面颊部出现局限性暗红色肿胀，严重者出现水疱、糜烂，但无虹膜样损害，皮损瘙痒灼痛，遇热尤甚。

三、按　　语

多形红斑是一种病因复杂的急性炎症性皮肤病，特征为突发的对称性固定性红丘疹，部分演变为典型或不典型丘疹样靶形损害。典型靶形损害为规则的圆形，边界清楚，直径＜3cm，至少有三层带区，内带为中央部位，略凹陷，颜色深，呈暗红色或紫红色，有时为紫癜或水疱；中央带为水肿性隆起，色淡；外带为淡红色斑，界限清楚。该病常由感染、药物等因素引起。治疗原则为去除可疑病因，停用可疑致敏药物，对症治疗以减轻症状和缩短病程。根据该患者病情，病毒感染病因明确，故予抗病毒配合免疫抗炎治疗。

多形红斑属于中医"猫眼疮病"的范畴。古代至近现代医家对猫眼疮的病因病机做了详细的论述，在治疗上也积累了很多经验，也取得了较好的疗效。猫眼疮多因禀赋不耐，风寒外袭，以致营卫不和，寒凝血滞而成；或为外感风热，风热之邪郁于肌肤而发；或因风湿热邪内蕴，毒火炽盛，气血燔灼，蕴结肌肤而致。针对该患者的情况，湿热蕴结为其主要病机，故治疗上以清热祛湿、凉血通络为法。内外并治注重调理脏腑气血功能以便更好地祛邪外出。在中药内服的基础上，配合中医外治法，有较好的近期及远期疗效。该患者经过中西医结合治疗后皮疹逐渐消退，疗效确切。

四、思　考　题

如患者经上述治疗效果欠佳，可做什么检查？

参　考　文　献

赵辨. 2017. 中国临床皮肤病学［M］. 南京：江苏科学技术出版社：1086-1088.

（杨　凡）

案例 8   全身红斑、丘疹、斑块、鳞屑伴瘙痒

一、病历摘要

患者，男，55 岁。因"全身反复皮疹伴瘙痒 5 年余，加重 1 月余"，于 2020 年 11 月 8 日入院。

5 年余前无明显诱因双小腿出现红色皮疹，伴鳞屑，感瘙痒明显，无脓疱、溃疡、糜烂，就诊于当地诊所，诊断不详，予药物外涂（具体不详）治疗后皮疹无改善，皮疹很快蔓延至头部、躯干、四肢等处，就诊于当地人民医院，诊断为"银屑病"，经相关治疗（具体不详）后症状未见明显缓解。此后就诊于某私人诊所，予激素药物（用量不详）口服后皮疹明显消退，停药后很快复发。曾多次反复系统使用激素治疗，病情反复且皮疹逐渐加重。1 月余前因右小腿外伤后皮疹再次加重，瘙痒明显，无脓疱、溃疡、糜烂，无发热、关节疼痛等症。为求规范系统治疗，来院就医。病来患者精神、饮食可，睡眠差，二便调。

入院查体　生命体征平稳，舌红、苔薄黄，脉细数。心肺腹无特殊。专科查体：头部、躯干、四肢皮肤密集分布大小不等、边界清楚、形状不一的浸润性红色丘疹、斑块，部分斑块融合成片，部分可见抓痕、糜烂面，其上可见薄层银白色鳞屑，刮除可见蜡滴、薄膜及点状出血，可见束发状，手指甲见"顶针状"改变，指、趾甲远端色黄浑浊（见图 9-8-1）。

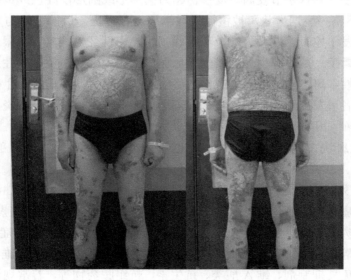

图 9-8-1　躯干、四肢皮疹

辅查　ESR 41mm/h；ALT 66U/L；AST 122U/L。余检查无明显异常。

入院诊断　中医诊断：白疕（血热内盛证）

　　　　　　西医诊断：寻常型银屑病

诊疗经过　中医以清热凉血、润燥止痒为法，中药内服以凉血消风散加减（水牛角

20g^{先煎}、生地 20g、丹皮 15g、紫荆皮 15g、龙骨 20、地肤子 30g、女贞子 30g、墨旱莲 15g、玄参 20g、麦冬 15g，甘草 6g。水煎服，一日一剂，一日三次，每次 100ml，饭后半小时温服）。辅以中医外治法，中药熏洗以清热润肤止痒；复方黄柏液湿敷以清热除湿止痒。西医以葡萄糖酸钙注射液、维生素 C 静滴降低毛细血管通透性；依巴斯汀、赛庚啶口服止痒；复方氟米松外涂（封包半小时）软化角质抗炎；卡泊三醇乳膏外涂抑制角质细胞异常增殖；硅霜外涂润肤、修复皮肤屏障。物理治疗以黑光照射抗炎、抑制角质形成细胞增殖。经过上述治疗后头部、躯干、四肢斑块变薄，呈淡红色斑片，无鳞屑，瘙痒轻微。

　　出院诊断　中医诊断：白疕（血热内盛证）

　　　　　　　　西医诊断：寻常型银屑病

二、案例解析

（一）西医诊疗要点

　　本案例的主要临床特点是：①患者男性，皮疹分布于头皮、躯干、四肢；②皮损表现为红斑、斑块，其上可见薄层银白色鳞屑，刮除可见蜡滴、薄膜及点状出血；③可见束发状，手指甲见"顶针状"改变，指、趾甲远端色黄浑浊。寻常型银屑病的诊断明确，但要注意与以下疾病鉴别。

　　（1）玫瑰糠疹　春秋季节发病。皮疹初起为椭圆形或圆形淡红色或黄褐色斑片，直径 3～5mm，边缘不整齐呈锯齿状，被覆糠秕样鳞屑，称母斑。斑的长轴与皮纹方向一致，皮疹数目多，好发于躯干、四肢近端，无黏膜损害，慢性经过，具有自限性。

　　（2）毛发红糠疹　是一种少见的发生于毛囊口处的慢性鳞屑性炎症性皮肤病。特征性损害为皮肤鳞屑性红斑，鳞屑不易剥脱，之后出现成群毛囊性小丘疹，往往同时伴有掌跖角化，病情严重者可发展为脱屑性红皮病。部分患者会并发痤疮、汗腺炎。

　　（3）副银屑病　初期时出现丘疹及红色斑点的情况非常少，其最为主要的症状就是硬币大小的红色斑块。鳞屑比较薄且症状也较轻，不感到瘙痒，发病部位不固定，长期存在。

　　（4）慢性湿疹　尤其发生于小腿的慢性肥厚性银屑病，应与小腿慢性湿疹相鉴别。湿疹往往有剧烈的瘙痒，鳞屑不呈银白色，有皮肤浸润肥厚、苔藓样变及色素沉着同时存在。

　　银屑病以抗炎、止痒、抑制角质形成细胞异常分化为治疗原则。轻症外用维生素 D3 衍生物如卡泊三醇软膏、钙调磷酸酶抑制剂如他克莫司、糖皮质激素、维 A 酸类药物等。系统用药可选用免疫抑制剂、维 A 酸类、抗生素、抗组胺药物等，若常规治疗无效者可考虑使用生物制剂。

（二）中医诊疗要点

　　本案例以全身红斑、丘疹、斑块、鳞屑伴瘙痒为主症，属于中医学"白疕"的范畴。本病应与白屑风相鉴别。白屑风因素体湿热内蕴，感受风邪所致，表现为红斑鳞屑，鳞屑多呈油腻性，多发生于头皮，头部弥漫、均匀的糠秕样干燥白屑脱落，自觉痒甚，头发不呈束发状。

本案例患者年过半百，脾气渐虚，运化失常，湿邪内蕴，蕴久化热毒，热入营血，故见皮疹鲜红；脾虚失运，易生痰湿，阻碍气血运行，气血不通，津液不行则生瘀，瘀阻肌表，故见斑块；脾胃为气血生化之源，脾胃功能受损，气血乏源，血虚则生风，故可见薄膜、鳞屑、瘙痒；湿邪内蕴日久化热，热盛生腐，故见指甲呈顶针样，且指、趾甲远端色黄浑浊；舌红、苔薄黄，脉细数属于血热内盛之象。纵观本病，病位在肌肤，病性属本虚标实，脾虚为本、血热为标，证属血热内盛证。治当清热凉血、润燥止痒，可用犀角地黄汤与消风散加减内服治疗，配合中医外治如中药熏洗疗法、药物罐等以清热除湿，凉血祛风，润燥止痒。

三、按 语

银屑病是一种由 T 淋巴细胞介导的慢性、炎症性、自身免疫性皮肤病。其发病原因与多种因素密切相关，如遗传因素、免疫因素、病原体感染、神经精神因素、饮食等。由于目前对银屑病发病机制的认识尚不全面，治疗过程较长、临床复发率高，容易并发心血管病变、肾脏损害等并发症，这严重影响患者的身心健康。寻常型银屑病的治疗方法是调节角质细胞分化和抑制炎症反应。甲氨蝶呤是系统治疗银屑病的标准用药，其作用机制是通过其毒性作用诱导 T 细胞及角质形成细胞的凋亡、抑制黏附分子的产生、降低炎症反应相关的细胞因子的产生、促进角质形成细胞的成熟和分化、对抗真皮乳头血管增生。但长期应用可引起肝脏广泛性纤维化和肝硬化，在应用该药时要注意监测肝功能。外用糖皮质激素是目前治疗银屑病最常用的疗法。头部和掌趾部宜用强效糖皮质激素，弱效用于面部及间擦部。氟米松软膏属于一种中等强度甾体药物，是合成的二氟糖皮质激素，成分为 0.02% 的氟米松和 3% 的水杨酸。氟米松的成分能有效抑制人体内 T 细胞活性，同时以高度的选择性作用在人体钙离子的信号传导通道中，抑制钙调磷酸酶的活性，从而抑制人体 IL-2、IL-4 等诸多炎性因子的生成，起到充分的抗炎作用，且还能有效抑制人体内组胺的不断释放，抑制炎性细胞的过度增殖；水杨酸具有抗炎、杀菌、促角质软化以及保护酸性皮层的作用，对于人体皮肤中的保护性酸性皮层有着充分的保护和稳定作用，可促进皮肤功能的恢复。临床使用过程中，安全性高，不良反应少。目前，维生素 D_3 类似物是寻常型银屑病的一线外用药之一，卡泊三醇是维生素 D_3 衍生物最具代表性的药物，有抑制角质形成细胞增殖和促进角质形成细胞分化成熟及抗炎等药理作用，治疗银屑病疗效肯定。

四、思 考 题

1. 银屑病分为哪几型，每型典型临床特点是什么？
2. 目前常规治疗无效的银屑病可选用什么药物治疗？

参 考 文 献

杜佳溪，陈娇，韩伊杨，等.2020. 维生素 D 及其衍生物在银屑病发病机制和治疗中的作用 [J]. 皮肤性病诊疗学杂志，27（1）：
　49-52，56.

杨帆，张苑菁，陈菁菁，等.2018. 甲氨蝶呤治疗寻常性银屑病的药物基因组学研究进展 [J]. 中华皮肤科杂志，51（10）：
　768-771.

赵辨.2017. 中国临床皮肤病学 [M]. 南京：江苏科学技术出社：1104-1126.

（杨　凡）

案例 9　躯干、四肢皮肤瘙痒

一、病 历 摘 要

　　患者，男，70 岁。因"全身皮肤瘙痒 5 年余，加重 5 月余"，于 2017 年 11 月 16 日入院。

　　5 年余前无明显诱因感躯干、四肢瘙痒，皮肤稍干燥，无斑疹、丘疹、糜烂、渗出等，无发热、恶寒、腹痛、腹泻等不适。未予特殊处理，瘙痒冬重夏轻。5 月余前患者感躯干、四肢瘙痒剧烈，夜间明显，皮肤干燥，影响生活和睡眠，无发热、乏力、心慌、胸闷等不适，就诊于"某私人医院"，予"药浴"治疗（具体诊断、用药不详）后皮肤瘙痒无明显缓解。于 2017 年 11 月 16 日来院就医，门诊以"皮肤瘙痒症"收入院。既往史无特殊。

　　入院查体　生命体征平稳，舌淡，苔薄白，脉弦滑。心肺腹（-）。专科查体：全身皮肤干燥，躯干、四肢未见明显原发皮疹，可见抓痕、血痂，皮肤划痕试验（-）（见图 9-9-1）。

　　实验室检查　随机血糖 6.4mmol/L。

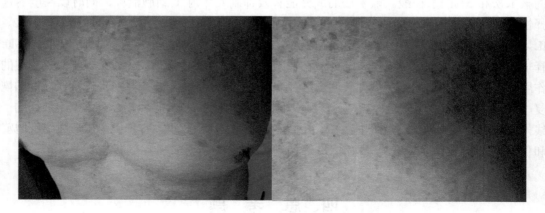

图 9-9-1　胸部皮疹

　　入院诊断　中医诊断：风瘙痒病（血虚风燥证）
　　　　　　　西医诊断：皮肤瘙痒症

诊疗经过 入院后完善感染性标志物、血常规、凝血功能、尿常规、大便常规未见明显异常；生化全套示 UA 524μmol/L，余未见明显异常。治疗上，中医以疏风止痒、养血润肤为法，予当归饮子加减内服以疏风止痒、活血润肤。配合中药熏洗、止痒膏中药封包以润肤止痒。西医以复方甘草酸苷口服以调节免疫、抗炎、止痒，葡萄糖酸钙注射液、注射用维生素 C 静滴降低毛细血管通透性、止痒，依巴斯汀片、富马酸酮替芬片口服以抗过敏、止痒。物理治疗用氦氖激光穴位照射以产生有效刺激，沿经脉传输，激发气血运行，提高机体免疫功能。同时需要加强医用润肤剂使用，修复皮肤屏障，改善患者皮肤干燥状态，加强止痒效果。经治疗后患者瘙痒明显好转，于 2017 年 11 月 25 日出院。

出院诊断 中医诊断：风瘙痒病（血虚风燥证）

西医诊断：皮肤瘙痒症

二、案 例 解 析

（一）西医诊疗要点

瘙痒是皮肤病最常见的临床症状，严重影响患者的日常生活与睡眠。皮肤瘙痒症是指患者仅有瘙痒症状及抓痕、血痂等继发皮损，无原发皮疹者。皮肤瘙痒症多数为单纯性皮肤瘙痒，但亦有部分继发于其他疾病，要系统排查，注意鉴别，因单纯性皮肤瘙痒和继发于基础疾病的皮肤瘙痒治疗原则有差异。

本案例患者以"全身皮肤瘙痒"为主要症状，经系统检查，未发现糖尿病、肾功能不全、肿瘤、肝胆疾患等基础疾病。综合分析该患者为高龄皮脂腺功能减退，皮肤干燥和退行性萎缩所诱发皮肤瘙痒，故"皮肤瘙痒症"诊断明确。皮肤瘙痒症一般无原发皮损，仅有瘙痒症状，搔抓后可有抓痕、血痂、色素沉着或减退，日久部分患者可呈现湿疹样变和苔藓样变，还可继发各种皮肤感染和毛囊炎、疖、淋巴结炎等。在皮肤瘙痒症患者的诊断过程中，一定要注意排查糖尿病、肾功能不全、肿瘤、肝胆疾患等基础疾病，因基础疾病所诱发的皮肤瘙痒症，不积极治疗原发疾病，仅仅对症处理往往效果欠佳。

因患者瘙痒非基础疾病所致，故治疗上仅仅针对瘙痒，无需治疗基础疾病。西医治疗予葡萄糖酸钙注射液、注射用维生素 C 静滴降低毛细血管通透性、止痒；复方甘草酸苷片口服以调节免疫、抗炎、止痒，依巴斯汀片、富马酸酮替芬片口服以抗组胺、止痒；同时外擦硅霜以修复皮肤屏障，增强皮肤滋润度。

（二）中医诊疗要点

本案例以全身皮肤瘙痒为主症，属于中医"风瘙痒"范畴。风瘙痒应与慢性湿疮鉴别。慢性湿疮是由急性、亚急性湿疮发展而来，病程迁延，可见斑疹、丘疹、丘疱疹等原发皮疹，边界不清，日久皮疹融合呈苔藓样变。本案总病机由禀赋不足，年老体虚，气血亏虚，气虚则失于外固，风邪乘隙入内，兼血虚生风，肌肤失养，风胜则燥，故见皮肤干燥，风胜则痒，故瘙痒明显。气血虚则舌淡，苔薄白，血虚肝风内动则见脉弦滑。四诊合参，该病辨证属血虚风燥证。

患者中医辨证为风瘙痒之血虚风燥证，予当归饮子加味内服以补血活血、祛风止痒。配合中药熏洗、止痒膏中药封包以润肤止痒。

三、按　　语

本病例为典型的皮肤瘙痒症，患者既往体健，虽未诉常见老年性基础疾病，但已达古稀之龄，故入院后仍需做系统检查排除可诱发皮肤瘙痒的基础疾病。老年性皮肤瘙痒症常见原因为皮肤源性、神经源性、精神源性及与系统疾病如肾功能不全、糖尿病、肿瘤、肝胆疾病等有关。还与老年患者年龄、皮脂分泌、皮肤屏障破坏及皮肤代谢等有关。故在临床诊疗活动中，要有整体思维，要将人体作为一个整体看待，不能局限于对某一症状的处理，而忽略了诱发症状的潜在基础疾病。此外，老年皮肤屏障功能受损是老年性皮肤瘙痒症的不可忽视的因素，皮肤屏障受损，皮肤不能阻止潜在的抗原，使细胞因子释放，促进皮肤出现免疫炎症，导致瘙痒发生。所以，指导患者长期使用润肤剂修复皮肤屏障在治疗皮肤瘙痒症时尤为重要。

该类患者治疗好转后要注意日常生活调护，要长期外擦医用润肤剂改善皮肤干燥，内衣要柔软宽松、宜棉制品或丝织品，避免饮酒、过度搔抓、开水烫洗、过食辛辣刺激食物等方可避免疾病频繁复发。

四、思　考　题

如患者在住院过程中发现血糖高、肿瘤、肾功能不全等基础疾病，治疗上以止痒为主还是以治疗基础疾病为主？

参　考　文　献

张学军，涂平. 2015. 皮肤性病学［M］. 北京：人民卫生出版社：200.
赵辨. 2010. 临床皮肤病学［M］. 南京：江苏科学技术出版社：1286-1289.

（陈泽宇）

案例 10　口腔、背部、外阴红斑、水疱、糜烂、痒痛

一、病　历　摘　要

患者，女，56岁。因"口腔、背部、外阴红斑、水疱伴痒痛1月余"，于2020年

5 月 15 日入院。

1 月余前无明显诱因出现口腔黏膜糜烂，继而背部、外阴出现大小不等的红斑、水疱，部分水疱破溃见糜烂面，伴瘙痒、疼痛，无发热、头痛、头昏，无心慌、胸闷、腹痛等不适，就诊于某医院，查血常规、肠道病毒未见异常，未明确诊断，未治疗，症状亦未见好转。继就诊于某口腔医院，查抗桥粒芯抗体 1∶10 阳性、1∶100 阳性、1∶1000 阴性，表皮基底膜抗体 1∶10、1∶100、10∶1000 阴性，考虑"天疱疮"，未治，上症逐渐加重，遂来院就医，门诊以"天疱疮"收入院。既往曾于疾控中心行 HIV 检查，结果不确定。

入院查体　生命体征平稳，舌质淡胖，苔白腻，脉滑。心肺腹（-）。皮肤科情况：口腔黏膜糜烂，背部、外阴散在大小不等红斑、水疱，疱壁薄，疱液清，易破溃，大部分水疱破溃结痂，尼氏征（＋）（见图 9-10-1），无腋下及肛周、腹股沟糜烂。

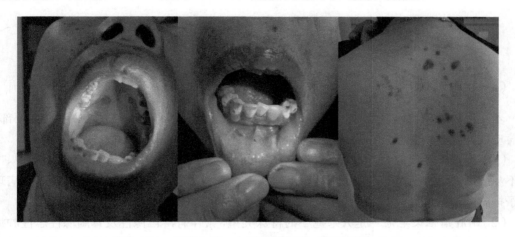

图 9-10-1　口腔上颌、上唇黏膜糜烂，背部红斑、水疱

入院诊断　中医诊断：天疱疮（脾虚湿蕴证）

西医诊断：天疱疮

诊疗经过　积极完善相关检查，胸部 CT 平扫：考虑右下肺间质纤维化，建议定期复查；纵隔及双肺门淋巴结钙化，双侧腋窝淋巴结增多。生化：GLO 36.4g/L，A/G 0.94，HDL-C 0.90mmol/L，APOA 11.17g/L，CL 109.8mmol/L，Mg 1.38mmol/L，Fe 6.5μmol/L。凝血、血常规、免疫球蛋白 A/G/M、补体、肿瘤标志物未见异常。尿常规：WBC＋1cells/μL，WBC＋＋＋/HP。病理检查：（右背部）棘层松解性皮病致表皮内水疱形成，可符合天疱疮。分泌物培养（背部）：表皮葡萄球菌。宫颈 HPV 检查未见异常。G 试验、GM 试验未见异常。口腔溃疡处分泌物培养：正常菌群。口腔黏膜真菌镜检：未查见菌丝及孢子，真菌阴性。宫颈刷取物病理细胞学诊断之常规诊断意见：未见上皮内病变或恶性病变（NILM）；细胞 DNA 倍体检测：未见 DNA 倍体异常细胞。复查血常规：WBC 15.80×10^9/L，HGB 156g/L，HCT 0.47L/L，NEUT% 76.10%，LYMPH% 15.80%，EO% 0，NEUT$^\#$ 12.02×10^9/L，MONO$^\#$ 1.27×10^9/L，EO$^\#$ 0。复查肝功能＋肾功能＋电解质：ALT 45U/L，A/G 1.40，TBA 31.4μmol/L，尿素 8.58mmol/L，二氧化碳结合力 30.2mmol/L。治疗上，中医治以健脾利湿为法，中药止痛膏封包以清热止痛，中药熏洗以清热润肤止痒，中药涂擦以清热润

肤止痛，康复新液含漱以通利血脉、养阴生新；复方黄柏液涂剂外敷以清热解毒，消肿止痛。西医以注射用甲泼尼龙琥珀酸钠静滴＋甲泼尼龙片口服抗炎；予泮托拉唑钠肠溶片、氯化钾缓释片、碳酸钙 D3 片口服预防激素副作用；制霉菌素片、复合维生素 B 片、注射用地塞米松磷酸钠、盐酸利多卡因注射液漱口以抗炎、止痛；盐酸左氧氟沙星片口服抗感染。夫西地酸乳膏外用抗感染；卤米松乳膏外用抗炎。物理治疗用氦氖激光照射以产生有效刺激，沿经脉传输，激发气血运行，提高机体免疫功能。

      出院诊断   中医诊断：天疱疮（脾虚湿蕴证）

                西医诊断：（1）寻常型天疱疮

                          （2）老年性阴道炎

                          （3）慢性宫颈炎

二、案 例 解 析

（一）西医诊疗要点

本案例患者以口腔、背部、外阴红斑、水疱、糜烂、痒痛为主要表现，发病主要部位涵盖皮肤、黏膜，主要皮损为红斑、水疱、糜烂伴痒痛，要从以下几个疾病考虑。

（1）大疱性类天疱疮 多见于老年人，也可表现为红斑、水疱，但水疱为疱壁厚、紧张不易破的张力性大疱，尼氏征阴性。组织病理示水疱位于表皮下。根据临床及组织病理，可予排除。

（2）副肿瘤性天疱疮 是天疱疮中的特殊类型，常伴有淋巴源性及骨髓源性恶性肿瘤，皮疹表现常见红斑、水疱、丘疹、鳞屑、糜烂、结痂，口腔、唇部等部位黏膜糜烂伴疼痛。其临床表现与寻常型疱疮类似，但要同时伴发肿瘤方可诊断，该患者经查肿瘤标志物、CT、彩超等排查未见肿瘤迹象，故予排除诊断。

（3）寻常型天疱疮 临床表现为多发性松弛性水疱，易破裂出现糜烂面，黏膜部位出现非炎症性糜烂或溃疡，尼氏征阳性。组织病理提示表皮内水疱，抗桥粒芯抗体阳性。本案例符合临床＋病理＋免疫学指标阳性的诊断标准，故最终诊断为寻常型天疱疮。

治疗上，根据《寻常型天疱疮诊断和治疗专家建议（2020）》诊疗规范，予一线治疗药物甲泼尼龙抗炎、免疫抑制治疗，因局部皮肤糜烂、渗出有感染征象，故同时予抗感染治疗。天疱疮患者需要长期使用糖皮质激素，故予补钾、抑酸护胃、补钙等治疗预防激素副作用。

（二）中医诊疗要点

本案例以口腔、背部、外阴红斑、水疱、糜烂、痒痛为主症，属于中医"天疱疮"范畴。本病应该与大疱性猫眼疮鉴别，后者多发于儿童和青年，大疱周围有红斑，易破，疱液浑浊，多血性，好发部位为四肢、躯干，尼氏征阳性。本例患者平素饮食不节，喜食辛辣之物，脾失健运，水湿内停，郁而化热，湿热内蕴，邪毒积聚；加之年过半百，正气渐虚，正不胜邪，湿热蕴蒸肌肤而发病，湿蕴化热邪毒蕴于血分则见红斑，湿邪壅阻肌肤则见水疱，湿热阻滞经络，不通则痛。脾虚运化水湿能力减弱，湿邪内阻则见舌质淡胖，苔白腻，湿邪壅盛于内则脉滑。四诊合参，辨证属"天疱疮"之脾虚湿蕴证。治以健脾利湿为法，方以参苓白术散加减。

中医外治以中药止痛膏封包清热止痛，中药熏洗清热润肤止痒，中药涂擦以清热润肤止痛，康复新液含漱以通利血脉、养阴生新；复方黄柏液涂剂外敷以清热解毒，消肿止痛。

三、按　　语

天疱疮病因未明，是一组由表皮棘层细胞松解引起的自身免疫性慢性大疱性皮肤病。特点是在皮肤及黏膜上出现松弛性水疱、大疱，疱易破溃呈糜烂面，棘细胞松解征阳性，组织病理为表皮内水疱，血清中和表皮细胞间存在 IgG 型的抗桥粒芯糖蛋白抗体。本病是由器官特异性自身抗体-抗天疱疮抗原抗体介导的器官特异性自身免疫病。好发于老年人，男性多于女性，临床多数患者表现为寻常型天疱疮，此外还有增殖型天疱疮、落叶型天疱疮、红斑型天疱疮和特殊类型天疱疮等。该病需长期使用激素治疗，治疗目的在于控制新皮损的发生、防止继发病变，治疗关键在于糖皮质激素等免疫抑制剂的合理应用，同时防止并发症。要教育患者有长期与疾病作战的思想准备，不能看见皮疹好转私自停药，从而使疾病复发加重，再次治疗需更大剂量激素，副作用更大。

四、思　考　题

如患者糖皮质激素治疗效果欠佳，该如何处理？

参 考 文 献

杨志波，李斌，李元文，等. 2020. 中医皮肤性病学［M］. 上海：上海科学技术出版社：175-178.
中国医疗保健国际交流促进会皮肤科分会. 2020. 寻常型天疱疮诊断和治疗专家建议（2020）［J］. 中华皮肤科杂志，53（1）：1-7.

（陈泽宇）

案例 11　腹部、双下肢紫红色瘀点、瘀斑

一、病 历 摘 要

患者，女，55 岁。因"腹部、双下肢皮疹 3 月余，复发加重 1 周余"，于 2020 年 7 月 25 日入院。

3 月余前无明显诱因出现腹部、双下肢散在紫红色瘀点、瘀斑，无瘙痒、疼痛，摸之碍手，压之不褪色，无关节疼痛，无发热、咳嗽、腹痛、腹泻、尿急、尿痛、肉眼血尿等症，未予系统治疗，皮疹反复发作。1 周余前无明显诱因上述症状复发，皮疹数量增多，面积扩大，无关节疼痛，无发热、咳嗽、腹痛、腹泻、尿急、尿痛、肉眼血尿等症，就诊于某医院门诊，诊断为"皮肤过敏"，行血常规、尿常规等检查未见异常，予"维生素 C""复方甘草酸苷片""氯雷他定片"等药物口服后症状未见明显缓解而来院就医，门诊以"过敏性紫癜"收入院。曾行"胆囊切除术"。平素食辛辣之品。

入院查体　生命体征平稳，舌质红，苔薄黄，脉浮数。心肺腹（-）。皮肤科情况：腹部、双大腿、双小腿对称分布米粒至绿豆大小紫红色可触及性瘀点、瘀斑，部分密集成片，压之不褪色（见图 9-11-1）。

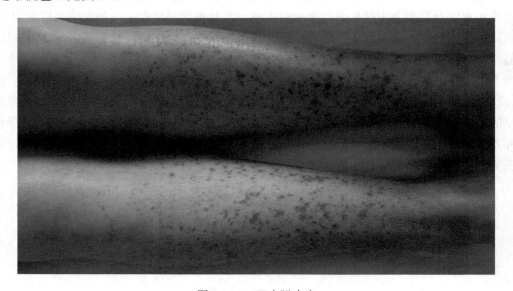

图 9-11-1　双小腿皮疹

实验室检查　血常规、尿常规未见明显异常。心电图示：窦性心律（平均心室率99 次/分）；电轴不偏。

入院诊断　中医诊断：葡萄疫（血热证）

　　　　　西医诊断：过敏性紫癜

诊疗经过　入院后完善实验检查。生化全套：AST 45U/L，ALT 50U/L，GLO 39.4g/L，A/G 1.10，GGT 69U/L，UA 415μmol/L，TG 4.15mmol/L，HDL-C 1.05mmol/L，APOB 1.24g/L，CL 110.0mmol/L，IgA 5.63g/L，C_3 2.05g/L，C_4 0.57g/L。ESR 33mm/h。尿常规：酸碱度 5.00，维 C+ 3mmol/L，WBC 0～1/HP。大便隐血（-）。凝血象、血常规、CRP、抗 O 未见异常。胸部 CT 平扫：双下肺纤维化病灶并肺大疱形成；脂肪肝？腹部彩超：脂肪肝。自身抗体谱：His 弱阳性（+-）。治疗上，中医以清热解毒、凉血消斑为法，以犀角地黄汤加减内服，配合中药封包治疗以清热凉血消斑。西医予葡萄糖酸钙注射液、维生素 C 静滴降低毛细血管通透性、抗过敏；依巴斯汀片口服抗过敏；双嘧达莫片口服抗血小板凝集；曲克芦丁片口服降低血管通透性；复方甘草酸苷片口服抗炎、调节免疫。物理治疗用氦氖激光照射以产生有效刺激，沿经脉传输，激发气血运行，提高机体免疫功能。经治疗后患者腹部、双下肢瘀点、瘀斑全部消退。于 2020 年 8 月 2 日出院。

  出院诊断 中医诊断：葡萄疫（血热证）

      西医诊断：过敏性紫癜

二、案 例 解 析

（一）西医诊疗要点

  过敏性紫癜又称亨-许紫癜，是一种超敏反应性毛细血管和细小血管炎，其特征为非血小板减少的皮肤紫癜，可伴有关节痛、腹痛和肾脏病变。该疾病病因复杂，细菌、病毒、食物和药物等均可导致发病，恶性肿瘤和自身免疫性疾病亦可为病因。发病机制可能为III型超敏反应，抗原抗体结合形成的循环免疫复合物在血管壁沉积，激活补体，导致毛细血管和小血管壁及其周围产生炎症，使血管壁通透性增高，从而产生各种临床表现。该病多累及儿童和青少年，男性多于女性。多发于下肢，以小腿伸侧为主，重者可波及上肢、躯干。发病前常有上呼吸道感染、低热、全身不适等前驱症状，继而出现针尖至黄豆大小可触及的瘀点或瘀斑，部分有融合倾向，常分批出现。病程长短不一，可数月或 1～2 年，易复发。

  本案例患者中年女性，以腹部、双下肢紫红色瘀点、瘀斑为主要表现。皮肤科情况：腹部、双大腿、双小腿对称分布米粒至绿豆大小紫红色可触及性瘀点、瘀斑，部分密集成片，压之不褪色。根据病史、症状、体征，符合过敏性紫癜诊断。本病需与血小板减少性紫癜相鉴别。血小板减少性紫癜一般都有血小板减少，除皮肤出血点外尚有其他系统出血倾向，如牙龈出血、鼻衄、便血等情况，皮疹常为不可触及的瘀点、瘀斑，血常规显示血小板总数可减少，该患者无其他系统出血相关症状，故暂不考虑该病。

  西医予降低毛细血管通透性、抗过敏，抗血小板凝集治疗症状缓解。

（二）中医诊疗要点

  本案例以腹部、双下肢紫红色瘀点、瘀斑为主症，属"葡萄疫"范畴。本病需与血疳鉴别，血疳是一种毛细血管炎性皮肤病，以好发于小腿的对称性紫癜性扁平丘疹为临床特征，皮损除紫癜样改变之外，伴有轻度苔藓样变，可融合成界限清楚斑块，上覆有脱屑。本案患者平素食辛辣之品，燥热内生，侵扰血分，血热迫血妄行，血溢脉外，血溢肌肤而发疹，热毒熏蒸肌肤，则皮肤发瘀点、瘀斑。血热内蕴则见舌质红，苔薄黄，脉浮数。综观患者舌、脉、症，辨证为血热型。治当清热解毒、凉血消斑，用犀角地黄汤加减治疗。

三、按   语

  皮肤出现紫红色瘀点、瘀斑，压之不褪色，提示患者皮疹为出血性疾病，兼之血常规提示血小板正常，故考虑过敏性紫癜，过敏性紫癜分为单纯型、腹型、关节型、肾型和混合型五种，入院后应系统排查有无脏器、关节损害，如有腹痛、大便隐血阳性、血尿、蛋白尿、关节疼痛等要及时请相关科室会诊协助诊治，积极改善疾病预后。

四、思 考 题

如患者有腹痛、大便隐血阳性、血尿、蛋白尿、关节疼痛等症状，治疗方案要如何调整？

参 考 文 献

张学军，涂平. 2015. 皮肤性病学［M］. 北京：人民卫生出版社：294-295.

（陈泽宇）

案例 12　面部炎性丘疹、脓疱、结节、囊肿

一、病 历 摘 要

患者，男，18 岁。因"面部皮疹反复发作 2 年余"，于 2020 年 10 月 8 日入院。

2 年余前下颌部出现针尖大小的粉刺，未诊治。后逐渐累及面部，并逐渐出现红色丘疹、脓点，患者自行予药物外涂（具体不详），皮疹稍有缓解，但仍反复发作。1 年余前面部丘疹逐渐融合，形成斑块、囊肿，触之有波动感。患者自述近 1 年经常熬夜，平素精神压力较大，怕冷、形体偏胖。为求规范系统治疗来院就医。病来患者精神、睡眠差，饮食可，小便正常，大便黏腻不爽。

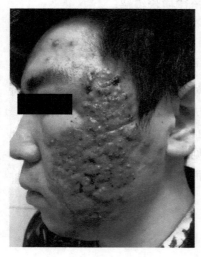

图 9-12-1　颜面部多发红色丘疹，丘脓疱疹，结节、囊肿

入院查体　生命体征平稳。舌淡红，苔白腻，脉濡滑。心肺腹（-）。专科查体：双侧面部、额部可见多发绿豆大小的红色丘疹，局部伴脓疱，可挤出淡黄色脂栓，部分丘疹融合形成斑块、囊肿，呈黄豆至蚕豆大的椭圆形的暗红色、柔软的隆起肿块，触之有波动感，囊肿破溃流出浓稠的脓、血混合性的分泌物（图 9-12-1）。

入院诊断　中医诊断：粉刺病（痰湿互结证）

西医诊断：痤疮

诊疗经过　中医以化痰祛湿、散结消肿为法，中药内服以痤疮 I 号加减（金银花 20g、连翘 15g、防风 6g、赤芍 15g、白芷 6g、猫爪草 30g、薏苡仁 30g、桔梗 10g、

陈皮 15g、茯苓 15g、白术 15g、法半夏 10g、夏枯草 20g、紫花地丁 10g、桂枝 10g、甘草 6g）。中医外治以火针外扎皮疹处以清热散结；放血、拔罐结节囊肿处以散结消痈。西医以盐酸米诺环素胶囊口服；复方多黏菌素 B 软膏外涂，一天两次。双侧面部、额部丘疹斑块变平，脓疱消退，结节囊肿消退，留有红色痘印，痘坑。

　　出院诊断　中医诊断：粉刺病（痰湿互结证）

　　　　　　　　西医诊断：痤疮

二、案例解析

（一）西医诊疗要点

　　本案患者主要临床特点是：①患者男性，皮疹分布于额、面部；②皮损表现为绿豆大小的红色丘疹，局部伴脓疱，可挤出淡黄色脂栓；③部分丘疹融合形成囊肿，触之有波动感，囊肿破溃流出浓稠的脓、血混合性的分泌物。可以明确诊断为痤疮。

　　痤疮要以下疾病鉴别。

　　（1）**颜面播散性粟粒狼疮**　皮损多分布于下眼睑及鼻周，表现为扁平或半球形丘疹或小结节，呈暗红色或褐色，质地柔软。典型的皮损用玻片按压时可见苹果酱色小点。

　　（2）**皮脂腺瘤**　结节性硬化症的面部皮脂腺好发于鼻周，常幼年出现。皮损为伴毛细血管扩张的丘疹，集簇分布，无炎症反应，往往伴有癫痫、鲨鱼皮斑、叶状白斑及甲周纤维瘤等。

　　运用抗生素是痤疮主要治疗措施，米诺环素是首选抗生素，复方多黏菌素 B 软膏、异维 A 酸红霉素凝胶是常用外用药。

（二）中医诊疗要点

　　本案例以面部炎性丘疹、脓疱、结节、囊肿为主症，属于中医学"粉刺病"的范畴。本病应与酒渣鼻相鉴别。酒渣鼻好发于中年人，皮损多分布于鼻尖、鼻周、面颊，局部表现为弥漫性皮肤潮红，伴有丘疹、脓疱、毛细血管扩张，晚期形成鼻赘。在春季及情绪紧张和疲劳时加重。

　　《素问·生气通天论》曰："阳气者，大怒则形气绝，而血菀于上，使人薄厥。有伤于筋，纵，其若不容。汗出偏沮，使人偏枯。汗出见湿，乃生痤痱。高粱之变，足生大丁，受如持虚。劳汗当风，寒薄为皶，郁乃痤。"患者平素长期晚睡，精神压力大，劳损伤阳，阳不化气，气不以推动人体水液，水湿泛溢肌表，湿为阴邪，黏腻、重着，故见怕冷、形体肥胖；阳虚水湿内生，湿犯脾胃，脾虚失运，又易生痰湿，湿蕴日久易化热炼液为痰，痰热互结，上承于面，化腐成脓，故见红色丘疹、脓疱、囊肿；舌淡红，苔白腻，脉濡滑亦属于痰湿互结之象。纵观本病，病位在肌肤，病性属本虚标实，脾阳虚为本虚、痰湿为标实，证属痰湿互结证。治当以健脾除湿、散结消肿为法，以痤疮Ⅰ号方加减内服及外敷，可配以火针、药物罐以消肿排脓，散结软坚。

三、按 语

痤疮是一种慢性毛囊皮脂腺炎症性皮肤病，好发于颜面、胸背等皮脂溢出部位，皮疹初起多为粉刺、丘疹和脓疱，严重时伴有结节、囊肿、瘢痕及色素沉着，易反复发作。痤疮病程长，不仅导致患者身体上的病变，也给患者带来心理上的痛苦。主要病因与皮质分泌过多，毛囊皮脂腺导管角化、堵塞，痤疮丙酸杆菌细菌感染相关。痤疮丙酸杆菌在痤疮的发病机制中的机理已经明确，因此消除该杆菌是治疗痤疮的关键步骤之一。四环素类抗生素对抗痤疮杆菌的敏感性高，具有良好的非特异性抗炎作用；研究发现，米诺环素在毛囊皮脂腺中的浓度高，耐药性较小，安全性较高，故作为临床中治疗痤疮的首选抗生素。在使用该药过程中应向患者交代不良反应，以及时观察药物的副作用及考虑是否更换药物。局部外用药物可使药物直达病所，抗生素的选择中，如果单一使用某一种抗生素治疗痤疮，容易产生耐药性，皮肤菌群失调；复方多黏菌素 B 软膏与异维 A 酸红霉素凝胶联合使用降低了单一使用某一种抗生素的耐药性。异维 A 酸对角质细胞增生有抑制作用，抑制皮脂生成、皮脂腺分泌、角质栓塞，消退痤疮皮损；红霉素对丙酸棒状杆菌释放酯酶有抑制作用，使导致疾病恶化和引发痤疮的游离脂肪酸水平降低，阻碍白细胞趋化，并发挥抗感染功效。复方多黏菌素 B 软膏为复方制剂，其中所含硫酸多黏菌素 B 为多肽类抗生素，细菌不易产生耐药；硫酸新霉素对金黄色葡萄球菌等革兰氏阳性菌有较强抗菌活性；杆菌肽对细菌细胞壁的合成产生了抑制作用；还有利多卡因，可以缓解炎症疖肿的疼痛；其中凡士林基质缓解了痤疮治疗时单独使用维 A 酸类药物的干燥、鳞屑等副作用。

本病多因风热之邪客于肺经，阻滞经络招致气血郁滞而生，或日久热毒阻滞经络而生痰生瘀，痰热瘀结致囊肿结节。临床多采用中药内服结合中医外治治疗本病，二者相得益彰，达到理想疗效。痤疮的病因大致分为内因，外因，外有饮食不节、情志失调等导致脏腑不和，阴阳失调，内因多表现为寒热错杂之证。该患者因素体虚，阳不化气，是导致体内痰湿内盛的主要病因，而湿蕴日久也可化热，故本方在健脾化痰除湿的同时，还兼顾清热润肤的作用。《素问·生气通天伦》言"郁乃痤"，指出"郁"是痤疮的主要病机，脏腑不调导致皮肤腠理阻滞不通，发为痤。然"郁则发之"，火针是一种将针和灸结合的独特手法，具有引热治热、消癥散结、温阳通络的作用，对痰湿互结证的痤疮可调畅局部气血经络，使火郁壅滞得泄，寒湿得化，从而达到治疗目的。放血拔罐即刺络拔罐，具有活血化瘀、疏通经络、调和阴阳、扶正祛邪、调和气血的作用，在粉刺病的治疗中，可使局部结节、脓肿得以消散，缓解局部压力以减轻疼痛不适。在治疗痤疮时，始终坚持中医的整体观念和辨证论治原则，在临床上要注意患者素体阳虚的体质，勿犯虚证大用攻伐的错误。阳虚型痤疮患者由于易出现消极的情绪，易悲伤消沉，所以要加强精神调摄，尽量保持良好的心情，排解负面情绪的影响。

四、思 考 题

痤疮经药物治疗缓解不明显，可增加哪些物理治疗促进病情缓解？如痤疮愈合后遗留瘢痕，后续如何治疗？

参 考 文 献

胡瑾瑾. 2017. 复方多粘菌素 B 软膏联合阿达帕林凝胶治疗中度痤疮疗效观察 [J]. 皮肤病与性病，39（6）：456-457.
袁媛，袁隆，柳文红，等. 2020. 痤疮外治法临床进展 [J]. 皮肤病与性病，42（6）：813-816.
张道军，钱添，郝飞. 2020. 四环素类药物治疗寻常痤疮的再评价 [J]. 临床皮肤科杂志，49（3）：190-192.

（杨　凡）

第十章 妇科疾病

案例 1 外阴肿胀、疼痛

一、病 例 摘 要

患者，女，42 岁。因"发现左侧大阴唇下肿物半月"，于 2019 年 3 月 4 日入院。

半月前于左侧大阴唇内侧扪及一包块，如小拇指大小，质稍硬，边界清晰，表面光滑，无压痛。自述局部皮肤无红肿溃烂，无外阴瘙痒及阴道分泌物增多等不适。自服抗生素数日后，包块无明显缩小且进行性增大，并出现局部胀痛。1 天前来院就医，门诊以"左侧前庭大腺脓肿？"收入妇科。入院症见：左侧大阴唇内侧肿胀，见一大鹌鹑蛋大小包块，囊性，质软，有波动感，边界清，压痛明显，皮温稍高，局部皮肤无破口，无恶寒发热，无尿频、尿急、尿痛，无外阴瘙痒及阴道分泌物增多等不适，精神纳眠可，二便正常。

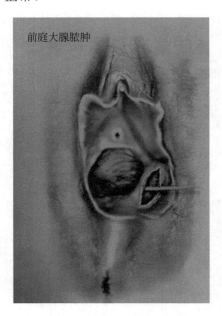

图 10-1-1 前庭大腺造口引流
术示意图

入院查体 T 36.3℃，P 82 次/分，R 20 次/分，BP 142/82mmHg。心肺腹无特殊。腹股沟淋巴结无肿大及压痛。舌质红，苔黄腻，脉弦数。妇科检查：左侧大阴唇内侧肿胀，见一大小约 2cm×4cm×3cm 包块，囊性，质软，有波动感，边界清，压痛明显。

实验室检查 血常规：WBC 10.93×10⁹/L

入院诊断 中医诊断：阴肿（热毒证）

西医诊断：左侧前庭大腺脓肿？

诊疗经过 完善相关检查，排除手术禁忌证后在会阴神经阻滞麻醉下行左侧前庭大腺脓肿切开引流术（见图 10-1-1），术中见大量黄白色脓液流出，囊腔较深，切口予外翻缝合后凡士林纱布填塞囊腔引流。术后予左氧氟沙星联合替硝唑抗感染治疗并每日切口换药。中医予妇乐片、龙胆泻肝汤加减口服以清热凉血、解毒消痈。7 日后会阴切口愈合良好，拆线后出院。

出院诊断 中医诊断：阴肿（热毒证）

西医诊断：左侧前庭大腺脓肿

二、案 例 解 析

本案例女性患者以会阴肿物为主症，当属中医学"阴肿"范畴。患者平素喜食辛辣，加之湿热之邪内侵，与阴部气血相搏结，湿热蕴结而成毒，结块于外阴部。经脉阻塞，不通则痛，故见局部疼痛不适。舌质红，苔黄腻、脉弦数为热毒之象，综观舌脉症，病属阴肿之热毒证。脓未成者当以清热凉血、解毒消痈为治法，可用龙胆泻肝汤加减内服；脓成而溃者，则宜提脓去腐、生肌收口。可对未成脓者用中药熏洗及中药膏剂外敷等中医外治法以解毒消痈，已成脓者可用火针针刺局部排脓。

西医方面，根据患者病史特点，结合妇科检查见左侧大阴唇内侧可扪及肿物，质软，皮温稍高，压痛，因包块位于前庭大腺开口处，可明确前庭大腺脓肿诊断。本病需与大阴唇脓肿相鉴别，二者均可见会阴处红肿疼痛，二者鉴别的要点在于肿胀部位的不同。通常大阴唇脓肿表现为整个大阴唇的大面积肿胀，而前庭大腺脓肿较前者来说肿胀部位较局限，肿胀大多以大阴唇内侧前庭大腺腺体开口处为中心。急性炎症期脓肿未成时以抗炎治疗为主，以前庭大腺开口处分泌物细菌培养选择抗菌素。病情发展后一旦脓肿形成需尽早切开引流，

三、按　　语

前庭大腺又称巴氏腺，腺管细长（约 1～2cm），位于两侧大阴唇的后 1/3 深部，腺管开口于处女膜和小阴唇之间，因其位置的特殊，容易污染，从而使病原体入侵而导致前庭大腺炎，若处理不当，易发展成为前庭大腺脓肿。主要为病原体（葡萄球菌、大肠埃希菌、链球菌、肠球菌等）侵犯腺管，导致前庭大腺导管炎，腺管开口由多种原因而堵塞，分泌物不能外流，感染进一步加重，腺体囊性扩张形成囊肿，当囊肿感染后则形成脓肿。其主要症状为阴唇肿胀、疼痛，局部发红，灼热感，压痛或触痛；若脓肿进一步增大，患者可表现为疼痛剧烈，不便行走，另脓肿成熟可有波动感。

在治疗上，急性炎症期脓肿未成时应保持局部清洁，同时可取前庭大腺开口处分泌物做细菌培养，并根据药敏试验选择抗菌药。病情发展后一旦脓肿形成需尽早切开引流，缓解患者的疼痛症状。应在明显波动感处做低位切口引流，靠内侧黏膜面切开，放置引流条并做细菌培养。此法因保留了腺体功能，故适用于育龄期女性及初发患者。但手术后不可放松警惕，必须告知患者随访及改善生活方式的必要性，对术后好转出院患者的随访及生活方式进行正确指引，避免再次复发。而苦于本病多次复发的患者，可选择在非急性炎症期行前庭大腺腺体切除术。

阴肿之证最早见于葛洪《肘后备急方》。其病因病机不外乎下阴不洁、邪毒内侵，或情志损伤、气血凝滞、郁而化火，湿热下注、壅阻脉络、郁而成痈。若病情发展脓肿破溃便发为阴疮。

疮疡之证的中医治疗，初期脓未成宜使用清热除湿、泻火解毒、凉血活血、消肿散结等消法以使之消散。待到脓熟之时则宜切开排脓。在成脓期间切忌过用寒凉之品，以致肿块消散缓慢，迁延难愈。若脓成而自溃，则宜扩大溃口并充分引流，宜提脓去腐、生肌收口。

除中药内服，中医外治法治疗本病亦多有贡献。对脓已成之阴疮，利用火针"借火助阳""以热引热""开门祛邪"之独特功效，强开门户，以火针局部刺之以排脓。火针疗法不仅宣通局部气血，使得邪有出路，同时扶助正气、托毒外出。此外，还有中药熏洗及中药膏剂外敷等治疗手段。

四、思 考 题

1. 前庭大腺脓肿造口引流术中切开时机、切口位置及切口方向有何注意事项？
2. 反复发作的前庭大腺脓肿该如何选择治疗方法？有何优缺点？

参 考 文 献

王红芹. 2018. LEEP刀联合臭氧治疗前庭大腺脓肿患者的疗效及对术后生活质量的影响［J］. 实用临床医学, 19（2）: 59-60.
谢幸, 孔北华, 段涛. 2018. 妇产科学［M］. 第9版. 北京: 人民卫生出版社. 239.
张园, 袁萍. 2016. 铁箍膏用于前庭大腺脓肿切开引流术前及术后的临床观察［J］. 中国中医急症, （2）: 3.
钟沛丽, 韦永政, 林国华. 2020. 复发性前庭大腺脓肿案［J］. 中国针灸, 40（8）: 880.

（游 方）

案例2 宫颈赘生物

一、病 历 摘 要

患者，女，46岁。因"检查发现宫颈赘生物半年"，于2020年12月16日入院。

患者半年前于某院体检行妇科检查发现宫颈赘生物，大小约0.8cm×0.5cm，质脆，色暗红，宫颈Ⅰ度柱状上皮移位，宫颈TCT检查未见上皮内病变或癌变，建议患者手术治疗。今日患者为经净第二天，来院就诊，要求手术治疗，门诊以"宫颈赘生物"收入院。入院症见：无阴道流血、流液，无白带异常，病来精神纳眠可，二便调，体重无明显变化。

入院查体 舌暗红，边瘀紫，苔薄白，脉弦。妇科检查宫颈外口可见一大小约0.8cm×0.5cm样赘生物，蒂部位于宫颈管内，质脆，色暗红，Ⅰ度柱状上皮外移。实验室检查：宫颈TCT检查未见异常。

入院诊断 中医诊断：癥瘕（气滞血瘀证）
西医诊断：宫颈息肉？

　　诊疗经过　　入院后完善各项检查，排除手术禁忌证后行宫腔镜宫颈赘生物切除术，术中见宫颈赘生物，大小约 0.8cm×0.5cm，质脆，色暗红，蒂部位于宫颈管前壁，从蒂根部切除。术后病理检查结果回示：宫颈息肉，明确诊断。于 2020 年 12 月 25 日出院。

　　出院诊断　　中医诊断：癥瘕（气滞血瘀证）

　　　　　　　　　西医诊断：宫颈息肉

二、案 例 解 析

　　本案例女性患者以"宫颈赘生物"为主症，当属祖国医学中"癥瘕"范畴。患者平素性格急躁，气滞血瘀，日久瘀结成癥。舌暗红，边瘀紫，苔薄白，脉弦为气滞血瘀之征，综上分析，病属癥瘕之气滞血瘀证。治以活血化瘀、消癥散结为法，可以桂枝茯苓丸加减。

　　在西医诊断方面，宫颈赘生物病因众多。宫颈息肉要与以下疾病相鉴别。

　　（1）宫颈癌　　宫颈癌的典型症状是阴道接触性出血、异常排液。宫颈癌早期可以没有任何症状，随着疾病进展，患者可出现宫颈接触性出血、阴道异常排液等症状。宫颈癌晚期，若出现其他脏器组织的浸润转移，可出现尿频、尿急、消瘦、乏力、贫血等症状。结合患者症状、宫颈活检等手段可鉴别。

　　（2）黏膜下子宫肌瘤　　部分黏膜下肌瘤脱出宫颈口，可见宫颈赘生物，但这种包块表面有明显包膜，最终要靠病理检查明确诊断。

　　根据患者术后病理结果回示，"宫颈息肉"诊断明确。治疗上宫腔镜技术是临床上新型的治疗方法，也是治疗妇科宫颈疾病的主要治疗方法，宫腔镜手术具有安全性高、创伤小、康复快以及痛苦小等优点，可以将病灶以较小的创伤进行切除。宫腔镜下切除术式治疗宫颈息肉的临床效果更佳，值得进一步推广与使用。

三、按　　语

　　宫颈息肉与宫颈慢性炎症长期刺激、雌激素和孕激素作用、体内雌激素和孕激素受体表达的异常、阴道酸碱值变化、微生物感染、药物应用、性生活及分娩等因素相关，是女性宫颈疾病最常见病变之一，患病率为 1.5%～10.0%，早期患者一般无明显临床表现，偶有阴道出血或阴道分泌物增多，症状也比较轻，因此早期不容易被发现，一般在应用阴道窥器暴露宫颈时才能被发现。

　　宫颈息肉是属中医"崩漏""癥瘕"的范畴。此病多由于瘀血阻滞经脉，瘀血内阻，恶血不去，新血不得归经而成。血瘀证是宫颈息肉发病的病理生理学基础，而且贯穿于宫颈息肉形成的整个病理过程。

　　临床上，手术为目前治疗宫颈息肉的主要方法，有宫腔镜手术、激光手术摘除、微波治疗、宫颈环状电切术摘除、射频消融术等方式。对于子内膜息肉患者在临床上通常采用宫腔镜下手术治疗，相对于传统常规的手术治疗方法具有明显的优势。宫腔镜下手术治疗采用微创技术不会对患者造成较大的创伤。并且相对于传统常规手术并发症的发生率也得到了明显的降低，同时避免了因传统手术不能彻底切除内膜息肉体的弊端，借助于宫腔镜能够对患者的病变部位进行精准的观察和测定，在阶段对病症进行诊断时准确度高，降低了漏诊率。有研究显示宫腔镜下切除术治疗宫颈息肉可明显提高手术效果，减少术中出血量，同时术后复发风险小，宫颈粘连与感染等并发症发生率低，值得在临床推广实践。

四、思 考 题

在临床中，宫颈息肉常见的手术方式有哪些？各有何优缺点？

参 考 文 献

黄春玉，冯力民，杨保军，等. 2021 宫腔镜在妊娠期宫颈息肉治疗中的应用 [J]. 中华腔镜外科杂志（电子版），14（2）：81-84.

黄小玲. 2020. 子宫内膜息肉患者发病因素及宫腔镜治疗效果分析 [J]. 中国现代药物应用，14（23）：83-85.

李晋，王晓兰，张玉英. 1997. 宫颈息肉患者血液流变学、组织病理学与血瘀证关系探讨 [J]. 中医药学报，（1）：41.

汪颖. 2020. 宫颈息肉摘除术后创面外敷致康胶囊止血的疗效观察 [J]. 临床医药文献电子杂志，7（17）：73-74.

王丽宁，蔡辉，薛慧忠，等. 2016. 伴肠上皮化生的宫颈微偏腺癌 1 例 [J]. 诊断病理学杂志，23（9）：718-719.

魏丽萍. 2018. 宫颈息肉摘除术联合射频消融术治疗宫颈息肉的临床价值分析 [J]. 世界最新医学信息文摘，18（97）：52.

燕素芳. 2020. 宫腔镜下切除术治疗宫颈息肉的近远期疗效观察 [J]. 内蒙古医学杂志，52（5）：580-581.

燕素芳. 2020. 宫腔镜下切除术治疗子宫内膜息肉的近远期疗效观察 [J]. 内蒙古医学杂志，52（5）：580-581.

赵利芳. 2019. 传统术式与宫腔镜下切除术式治疗宫颈息肉的临床效果比较 [J]. 实用妇科内分泌电子杂志，6（13）：37-38.

（曹俊岩）

案例 3　下腹及腰骶坠胀痛

一、病 历 摘 要

患者，女，36 岁。因"反复下腹及腰骶坠胀痛 2 年，复发 2 天"，于 2020 年 11 月 8 日入院。

2 年前因漂流感寒后出现下腹及腰骶部间断性坠胀痛，因疼痛尚能忍受，未诊治。此后每于劳累或感寒后上述症状反复发作，每次发作后均通过保暖或自服"少腹逐瘀胶囊"有好转。2 天前因气候变冷，未及时添衣保暖，再次出现下腹及腰骶部酸胀痛，呈持续性，程度中，休息及保暖后稍可缓解，伴运动后漏尿、肛门坠胀感，无双下肢放射痛，白带量多，质稀，色白。来院就医，门诊妇科检查发现子宫轻压痛，妇科 B 超检查未见明显异常，以"盆腔炎性疾病"收入院。

入院查体　舌质暗，苔白腻，脉沉涩。腹软，轻压痛，无反跳痛及肌紧张。妇科检查子宫轻压痛，左附件区增厚，余无明显异常。血常规：中性粒细胞百分比 82%，CRP 12.2mg/L。

入院诊断　中医诊断：盆腔炎（肾虚寒凝血瘀证）

西医诊断：盆腔炎性疾病

诊疗经过　入院后完善相关检查。中医外治予药棒穴位按摩治疗以扶助正气，调整脏腑功能；温针治疗散寒活血；中药直肠滴入以散寒行气活血止痛；中药封包配合磁疗以温经散寒、化瘀止痛。治疗 7 天后症状消失，复查血常规及 CRP 正常。继续巩固治疗，于 2020 年 11 月 18 日出院。

出院诊断　中医诊断：盆腔炎（肾虚寒凝血瘀证）

西医诊断：盆腔炎性疾病

二、案例解析

（一）西医诊疗要点

腹痛、腰痛均是盆腔疾病临床常见症状。该患者以"下腹及腰骶坠胀痛"为主要表现，要考虑以下疾病。

（1）子宫内膜异位症　子宫内膜异位症体征可与慢性盆腔炎相似，有继发性、进行性加重的痛经，但妇科检查可在宫体后壁、宫骶韧带处扪及触痛性结节，B 超及腹腔镜检查可资鉴别。

（2）盆腔淤血综合征　有长期慢性下腹疼痛，与盆腔炎表现相似，但体征及妇科检查无异常表现，有时宫颈色紫，或举痛，宫旁附件有压痛，但无明显病灶，腹腔镜检可鉴别。

（3）急性阑尾炎　急性阑尾炎也会出现右侧的小腹疼痛，所以这时疼痛的部位难以鉴别，但阑尾炎有明显的反跳痛及肌紧张，且可以进行查体，通过 B 超检查，也有助于盆腔炎和阑尾炎的鉴别。

（4）卵巢肿瘤　良性卵巢肿瘤可无明显症状，或因发生卵巢肿瘤蒂扭转产生剧烈下腹疼痛就诊。恶性卵巢肿瘤在肿瘤体积小时可无明显症状，增大时可产生压迫症状，蒂扭转或肿瘤感染、破裂时出现急性腹痛，当肿瘤出现转移时或合并腹水时，可有隐痛或压迫性症状，表现为排尿困难或不畅等。可行相关超声检查以资鉴别。

本案例根据患者症状、体征及辅助检查，明确诊断为"盆腔炎性疾病"。

盆腔炎性疾病的治疗西医主要予抗生素。应使用可以覆盖所有可能感染病原菌的广谱抗生素，无论试验结果如何，治疗要覆盖所有病原体，包括沙眼衣原体和淋球菌。

（二）中医诊疗要点

本案例女性患者以下腹部及腰骶部疼痛为主症，当属中医学"妇人腹痛""带下病""不孕症""月经病"等范畴，现也称"盆腔炎"。患者感受寒邪，寒性收引凝滞，蕴滞下腹及腰骶部，不通则痛，故出现下腹部及腰骶部坠胀痛；病程两年，日久损伤肾气，肾气虚，血液运行不畅，加重瘀血阻滞。舌质暗，苔白腻，脉沉涩为肾虚寒凝血瘀之征。综上，病属"盆腔炎"之肾虚寒凝血瘀证。中医综合治疗是中医治疗的优势所在。该患者根据中医辨证论治，采用补肾、温经散寒、化瘀止痛为治疗原则进行内、外治，效果明确。

该病中医学归属于"妇人腹痛""带下病""不孕症""月经病"等范畴，《景岳全书·妇人规》云："瘀血留滞作癥，惟妇人有之。其证则或由经期，或由产后，凡内伤生冷，或外受风寒，或恚怒伤肝，气逆而血留，或忧思伤脾，气虚而血滞，或积劳积弱，气弱而不行，总由血动之时，余血未净，而一有所逆，则留滞日积而渐以成癥矣。"其论述与盆腔炎性疾病的发病及临床特点最为相近。当代一般认为盆腔炎的致病因素有寒、热、湿、瘀、郁、虚六种。治疗上常采用内治法、外治法。内治法多以辨证论治、周期疗法、经方、名方、单验方、中成药为主。外治法多以灌肠法、针灸、穴位注射、外敷法、离子导入为主，临床上可根据患者病情采用综合疗法提高治疗效果。

三、按　　语

盆腔炎性疾病是由女性上生殖道炎症引起的一组疾病，包括子宫内膜炎、输卵管炎、输卵管卵巢脓肿和盆腔腹膜炎。由于定位不准确，疾病播散不局限于一个器官，所以统称为盆腔炎性疾病。病原体主要包括三大类病原微生物，其中最重要的是性传播型病原微生物，另外两类是需氧菌和厌氧菌病原微生物。盆腔炎性疾病的临床正确诊断比较困难，延误诊治可能导致盆腔炎性疾病后遗症。而盆腔炎的反复发作可能引发自身防御机制的破坏，造成不孕，且10%～15%的人会出现盆腔炎的反复发作。其次，慢性盆腔痛的发生率也在不断增长，即使患者进行了正规的盆腔炎治疗，仍然有18%～20%的概率会出现慢性盆腔痛。

西医治疗以抗生素类药物为主。对药物治疗失败并且有生育要求的患者，应首选腹腔镜手术治疗。对于有脓肿形成的患者，可选用微创介入治疗，可较快地缓解症状。目前盆腔炎的治疗方法越来越丰富，临床上多采用多种方法进行综合治疗，可以各取所长，有标本兼治之功。

盆腔炎性疾病治疗不彻底可转为盆腔炎性疾病后遗症，缠绵难愈，病情反复，可导致异位妊娠、不孕等。临床上应重在预防，全身治疗与局部治疗相配合，灵活运用各种治疗方法，个体化治疗，达到彻底治疗，避免其反复发作。

四、思　考　题

盆腔炎性疾病的并发症有哪些？

参 考 文 献

邸志芳，吴佳欣，张楚洋，等.2019. 中医药治疗盆腔炎性疾病后遗症研究进展 [J]. 河南中医，39（7）：1122-1125.
姬莉丽.2020. 盆腔炎性疾病后遗症的中医临床治疗研究进展 [J]. 中医临床研究，12（21）：126-128.
李壮壮，林晓婷，于楠，等.2020. 中西医关于盆腔炎性疾病诊疗的研究进展 [J]. 中国妇幼保健，35（21）：4152-4154.
张介宾著. 李继明整理.2007.《景岳全书》下册 [M]. 北京：人民卫生出版社：902-903.

（曹俊岩）

案例4 盆腔包块

一、病历摘要

患者，女，28 岁。因"体检发现盆腔包块 4 月余"，于 2020 年 4 月 3 日入院。

4 月前于外院体检 B 超检查发现子宫前壁肌瘤（大小约 4.0cm×3.4cm×3.6cm），平素无腹痛，无异常阴道流血，无月经及白带异常，未予特殊处理。现患者要求入院行高强度聚焦超声消融（HIFU）治疗，门诊以"子宫肌瘤"收治入院。入院症见：无腹痛，无阴道流血、流液，无白带异常，病来精神纳眠可，二便调，体重无明显变化。

入院查体 舌质暗，苔薄白，脉弦涩。妇科检查宫颈Ⅰ度柱状上皮外移，接触性出血，子宫后位，如孕 1 月大小，活动可，质硬。

入院诊断 中医诊断：癥瘕（气滞血瘀证）

西医诊断：子宫平滑肌瘤

诊疗经过 入院后完善相关检查。妇科 HCG、肿瘤标志物未见异常。治疗西医主要采用 HIFU。HIFU 治疗后，中医以行气活血消癥为法，药棒穴位按摩调节脾胃气机，穴位贴敷调节脏腑功能，普通针刺活血行气，耳针理气通便，宫瘤消胶囊口服益气摄血，化瘀消癥，予中药口服消癥散结、益气扶正，促进术后恢复。于 2020 年 4 月 20 日出院。术后 3 月 B 超复查肌瘤大小较前明显减小。

出院诊断 中医诊断：癥瘕（气滞血瘀证）

西医诊断：子宫平滑肌瘤

二、案例解析

本案例患者以盆腔包块为主症，妇科彩超检查提示子宫肌瘤，属于中医"癥瘕"范畴。癥瘕当辨癥与瘕，癥属血病，瘕属气病；癥者有形可征，固定不移，痛有定处；瘕者聚散无常，推之可移，痛无定处。癥瘕主要分为气滞血瘀型、气虚血瘀型、阴虚血瘀型、肾虚血瘀型、寒湿凝结型、痰瘀互结型。治疗以活血化瘀为主，辅以益气、补肾、温经、化痰等治法。术后中医治疗、中药及宫瘤消胶囊口服促进坏死组织的消融。本案患者平素性格急躁，肝郁气滞，经脉阻滞，气血运行受阻，日久气血积结，滞于冲任、胞宫、胞脉，积结日久，结为癥块，故见盆腔包块；舌质暗，苔薄白，脉弦涩，均为气滞血瘀之象。属癥瘕之气滞血瘀证，治以行气活血消癥，以药棒穴位按摩调节脾胃气机，穴位贴敷调节脏腑功能，普通针刺活血行气，耳针理气通便。

子宫平滑肌瘤可与子宫肉瘤相鉴别。子宫肉瘤好发于老年妇女，生长迅速，侵犯周围组织有腰腿疼痛症状，子宫增大变软或有息肉状质脆赘生物脱出，病理结果可鉴别。

HIFU 是通过热消融原理治疗子宫肌瘤，疗效确切且并发症少，但不同患者疗效仍存在差异。因此，术前准确评估患者疗效，有助于制定合适的个性化治疗方案，减少无效治疗给患者带来的心理负担和经济压力。HIFU 是近年来应用于临床的一种实体肿瘤治疗方法，通过超声汇聚、穿透性强和不同组织吸声特性，将局部吸收声波的组织温度在极短时间内快速升到 60℃，使蛋白质变性而出现凝固性坏死，其安全性高，并发症少，在肝癌、前列腺癌等治疗中均有较好效果。本案例完善相关检查无绝对手术禁忌证，可以满足患者需求，择期行 HIFU 治疗。治疗前需严格饮食准备，予复方聚乙二醇电解质散口服清洁肠道。

三、按　语

子宫肌瘤是一种激素依赖性女性生殖器非恶性肿瘤，现代医学研究发现子宫肌瘤的发病受年龄、职业因素、药物因素、生活习惯、精神因素等影响。药物治疗以激素为主，主要有雌激素类药物、孕激素拮抗剂、促性腺激素释放激素类药物、避孕药及非甾体类抗炎药等。药物治疗无效或不可耐受的患者可行手术治疗，对未生育的及保留子宫意愿较强的患者，可行肌瘤剔除术，常用肌瘤剔除方式有经腹、腹腔镜、宫腔及经阴道肌瘤剔除术。对于不要求保留生育功能或疑有恶变的患者，则可行子宫切除术。其他微创、无创手术主要包括子宫动脉栓塞术和高强度聚焦超声，各种低温、电子、激光等肌溶术以及激光引导的化疗具有创伤小、治疗方便、能够保全子宫等优点。

HIFU 是一种很好的治疗子宫肌瘤方法，但凝固性坏死病灶吸收较慢，在 HIFU 治疗后加用化瘀消癥中药可能有一定的促进凝固性坏死病灶吸收或兼有抑制残存病灶生长的作用，且无明显的副作用，使用方便。

四、思　考　题

治疗子宫肌瘤的常用方法有哪几种？

参考文献

郭家勇. 2020. 强度聚焦超声消融联合中药化瘀消癥法治疗子宫肌瘤的研究［D］. 武汉：湖北中医药大学.
金玉明，吕军，姜新，等. 2013. 超声造影在高强度聚焦超声治疗中晚期前列腺癌应用［J］. 中国现代医学杂志，23（28）：92-95.
蒲铀，周崑，金成兵，等. 2017. 高强度聚焦超声治疗邻近大血管肝癌的有效性及安全性评价［J］. 肿瘤，37（5）：497-503.
热米拉·阿布力克木，李琳锋，葛崇华，等. 2021. 探讨中西医治疗子宫肌瘤的新进展［J］. 新疆中医药，39（2）：125-128.
孙丽，高毅. 2021. DCE-MRI 在高强度聚焦子宫肌瘤消融术疗效评估中的应用价值［J］. 中国 CT 和 MRI 杂志，19（3）：107-109.
王景琪，姚丹，张亚军. 2019. 探讨子宫肌瘤的诊疗思路［J］. 世界最新医学信息文摘，19（66）：261-262.

（曹俊岩）

案例 5　带下增多

一、病历摘要

患者，女，30 岁。因“带下增多 1 月余，发现宫颈病变 20 天”，于 2018 年 12 月 5 日入院。

1 月余前无明显诱因出现带下量增多，色稍黄，质稠，有异味，无腹痛、阴痒等不适，自服消炎药（具体不详）后症状稍改善。20 天前来院妇科门诊体检，查宫颈 HPV 提示 16、53 及 81 型感染，宫颈 DNA 定量细胞学检查和宫颈液基细胞学检查未见异常；后于阴道镜下行宫颈活检术，病理检查发现子宫颈（3，6，9，12 点）慢性子宫颈炎，其中（3 点）局灶游离鳞状上皮呈高级别上皮内瘤变（CIN Ⅲ），建议患者手术治疗。为求中西医结合治疗再次就医，门诊以“宫颈上皮内瘤变 HSIL”收入院。病来精神纳眠可，二便正常，体重无明显变化。既往史无特殊，G3P1。

入院症见　生命体征平稳，舌红，苔黄微腻、脉弦偏数。心肺腹无异常。专科情况：外阴阴毛呈女性分布，已婚已产型；阴道畅，阴道内见少许淡黄色分泌物，质稠，有臭味，阴道壁黏膜无溃疡及出血点；宫颈肥大，表面可见散在纳氏囊肿，质中，无摇举痛；子宫前位，常大，质中，表面光滑，活动可，无压痛；双侧附件区未扪及明显异常，无压痛。

辅助检查　除上述门诊检查结果，妇科 B 超未见子宫、附件明显异常；阴道炎联合检测：过氧化氢阳性，pH 5.0，阴道微生态菌群异常，清洁度Ⅲ度。

入院诊断　中医诊断：带下过多（湿热下注证）

西医诊断：宫颈上皮内瘤变 HSIL

诊疗经过　入院后完善相关检查无异常，排除手术禁忌证，于 2018 年 12 月 6 日在局麻下行宫颈环状电切术治疗，术后阴道内纱布填塞压迫止血。切除的宫颈组织送病理检查，发现（12～1 点、2～5 点）宫颈轻度慢性炎症伴潴留囊肿形成，未见上皮内瘤变，建议细胞学复查。患者术后一般情况好，48 小时后取出阴道内纱布，妇科检查见阴道内有少许暗黄色液体，宫颈切口Ⅱ/甲愈合，于 2018 年 12 月 12 日出院。

出院诊断　中医诊断：带下过多（湿热下注证）

西医诊断：宫颈上皮内瘤变 HSIL

二、案例解析

中医方面，该患者以"带下量增多"为主症，当属祖国医学中"带下病"范畴。患者久居湿地，感受湿邪，加之喜食辛辣，蕴而化热，湿热下注，损伤任带二脉，则见带下量多，色稍黄，质稠，有臭味。舌红，苔黄微腻、脉弦偏数均为湿热下注之征。综上所述，病属带下病之湿热下注，可予清热利湿治疗。

西医方面，结合患者年龄 30 岁，已婚，为性生活活跃年龄，以"带下增多 1 月余，色稍黄，质稠，有臭味"初诊，应与以下疾病鉴别。

（1）阴道炎症　外阴及阴道炎症是妇科最常见的疾病，各年龄组均可发病，均可表现为阴道分泌物增多、外阴瘙痒等症状，但不同病原体感染引起的阴道炎其临床症状及阴道分泌物特点存在区别，临床上可通过临床表现、阴道分泌物特点进行初步诊断，并通过阴道分泌物的实验室检查予以确诊。常见的阴道炎有：滴虫性阴道炎、外阴阴道假丝酵母菌病、细菌性阴道病。

滴虫性阴道炎是由阴道毛滴虫引起的常见阴道炎症，也是常见的性传播疾病。其临床主要症状是阴道分泌物增多及外阴瘙痒，分泌物典型特点为稀薄脓性、泡沫状、有异味，阴道分泌物中找到滴虫即可确诊。

外阴阴道假丝酵母菌病是由假丝酵母菌引起的常见外阴阴道炎症。主要症状是外阴阴道瘙痒、阴道分泌物增多，其瘙痒症状明显，持续时间长，严重者坐立不安，夜间更加明显。阴道分泌物典型特点为白色稠厚，呈凝乳状或豆渣样，在阴道分泌物中找到假丝酵母菌的芽生孢子或假丝菌即可确诊。

细菌性阴道病是阴道内正常菌群失调所致的混合感染，带有鱼腥臭味的稀薄阴道分泌物增多是其临床特点，其诊断标准为：线索细胞阳性；匀质、稀薄、灰白色阴道分泌物，黏附于阴道壁；阴道分泌物 pH＞4.5；胺试验阳性。上述四项中具备 3 项即可诊断。

（2）子宫颈癌　子宫颈癌是最常见的妇科恶性肿瘤，高发年龄为 50～55 岁，早期子宫颈癌常无明显临床症状和体征，随病变发展，可出现阴道接触性出血或阴道排液等临床表现，阴道排液多数为白色或血性、稀薄如水样或米泔状、有腥臭味的阴道排液。早期病例的诊断采用子宫颈细胞学检查和（或）HPV 检测、阴道镜检查、子宫颈活组织检查的"三阶梯"程序，确诊依据为组织学诊断。

本案例按照宫颈癌筛查的"三阶梯"程序和《中国子宫颈癌筛查及异常管理相关问题专家共识》的要求，规范进行了阴道分泌物检查、子宫颈细胞学检查、HPV 检测、阴道镜检查、子宫颈活组织检查，排除阴道炎，发现有高危型 HPV 感染，再通过阴道镜及宫颈活组织检查，明确诊断为宫颈上皮内瘤变 HSIL，排除宫颈癌，最后予以手术治疗，为阻止该患者进一步发展为宫颈浸润癌做出了及时有效的预防治疗措施。

三、按　　语

　　子宫颈鳞状上皮内病变是与子宫颈浸润癌密切相关的一组子宫颈病变，常发生于25～35岁妇女，分为低级别鳞状上皮内病变（low-grade squamous intraepithelial lesion，LSIL）和高级别鳞状上皮内病变（highly squamous intraepithelial lesions，HSIL），大部分LSIL可自然消退，但HSIL具有癌变潜能，为宫颈癌前病变，临床上通过发现子宫颈鳞状上皮内病变，及时治疗高级别病变，是预防宫颈浸润癌行之有效的措施。该病诊断不难，但临床工作中时有过度检查、过度治疗现象，故本病诊治重点为严格把握宫颈癌筛查指征，对宫颈癌筛查结果异常处理中要遵循规范化原则，但规范化不能覆盖全部女性的具体情况，应在规范化的基础上进行个体化处理，可以参照患者年龄、临床表现、细胞学检查质量、HPV检测、患者意愿、随访依从性、经济条件、医疗资源、医生经验、医疗水平、细胞学医师、组织病理学医师的水平等因素进行个体化处理，其目的是最大限度地避免漏诊和处理过度的问题。

　　从宫颈HPV感染的特点并结合中医学相关理论，有学者认为宫颈上皮内瘤变在中医临床上多表现为带下过多、经断复来等病，宫颈上皮内瘤变以正气不足、邪伏胞宫为发病基础，其病因多为肝脾亏虚、气火伏络，冲任不畅、湿火内伏所致。因而治疗当以鼓舞正气、祛邪而出为基本原则。临床用药应随证选择健脾升阳、滋阴养肝、固肾培元之品并配伍清化湿热、行气清火、理气开郁、化瘀消痰、活血行滞之药，以期恢复胞宫及冲任功能。临床上予中药辨证论治的前提是必须行宫颈癌筛查以排除宫颈恶性病变，以免失治误治。

四、思　考　题

对子宫颈鳞状上皮内瘤变如何进行规范诊治？其临床意义是什么？

参 考 文 献

陈顺泰，花宝金. 2020. 中医药防治宫颈癌人乳头瘤病毒感染的研究进展［J］. 吉林中医药，40（2）：141-143.

魏丽惠，赵昀，沈丹华，等. 2017. 中国子宫颈癌筛查异常及异常管理相关问题专家共识（一）［J］. 中国妇产科临床杂志，18（2）：190-192.

张云，李淑萍. 2016. 从"伏邪"论宫颈人乳头瘤病毒感染［J］. 浙江中医药大学学报，40（2）：100-102，113.

（华诏召）

案例 6　腹 部 包 块

一、病 历 摘 要

患者，女，52岁。因"自行扪及腹部包块2月"，于2018年4月9入院。

患者平素月经正常，lmp：2018年4月1日。2月前自行扪及下腹包块（大小不详），未予重视及系统诊治。20天前患者自觉包块增大，遂就诊于某医院查妇科彩超示：右侧卵巢畸胎瘤可能（13.5×7.2cm），建议患者手术治疗。今日患者月经干净第三天，要求手术治疗就诊，门诊以"右卵巢畸胎瘤？"收入院。入院症见：腹部包块，上抵脐下2横指，左至左锁骨中线，右至腋前线。质硬，边界清，活动差，无压痛，余无特殊不适。

入院查体　舌红，苔白，脉涩。查体腹软，下腹可扪及一大小约13cm×7cm包块，上抵脐下2横指，左至左锁骨中线，右至腋前线。质硬，边界清，活动差，无压痛。全腹无压痛、反跳痛及肌紧张，下腹叩诊实音。

入院诊断　中医诊断：癥瘕（气滞血瘀证）

　　　　　西医诊断：盆腔包块，卵巢肿瘤？

诊疗经过　患者入院完善术前常规检查。肿瘤标志物：CEA 280ng/ml，CA-199 453.3U/ml，CA-125 558.4U/ml。盆腔CT示：盆腔内巨大囊实性占位，考虑畸胎瘤可能性大。排除手术禁忌证在全麻下行腹腔镜检查术及盆腔包块切除，腔镜下见卵巢包块（见图10-6-1），术中见包块中有脂肪、毛发及骨骼，取包块组织送冰冻病理检查，结果回示：卵巢畸胎瘤。术后石蜡切片检查，结果回示：右侧卵巢畸胎瘤，明确诊断。于2019年4月15日出院。

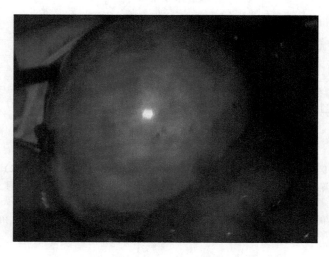

图10-6-1　卵巢畸胎瘤（腹腔镜视野）

出院诊断　中医诊断：癥瘕（气滞血瘀证）

　　　　　西医诊断：右侧卵巢畸胎瘤

二、案 例 解 析

中医方面，患者以"盆腔包块"为主症，当属祖国医学中"癥瘕"范畴。患者平素性格急躁，肝郁气滞，血运涩滞，日久瘀结成癥，故发为盆腔包块。舌红，苔白，脉涩为气滞血瘀之征，综观症、舌、脉本病属癥瘕之气滞血瘀证。以行气活血、化瘀消癥为法。方选桂枝茯苓丸加减。本病应当鉴别癥、瘕，癥者有形可征，固定不移，痛有定处；瘕者瘕聚成形，聚散无常，推之可移，痛无定处；本病有形可征，固定不移，故可鉴别。

西医诊断方面，患者体检发现盆腔包块，结合妇科检查及相关辅助检查提示患者存在附件区包块，考虑以下疾病。

（1）子宫内膜异位症　子宫内膜异位症形成的粘连或直肠子宫陷凹结节易被误认为卵巢恶性肿瘤。内异症常有进行性痛经、月经不规则等，B超及临床症状可鉴别。

（2）盆腔炎性包块　有感染史，低热、下腹痛，妇检附件区组织增厚，成块，可有盆腔压痛，抗感染及理疗后块物缩小。B型超声可排除。

（3）结核性腹膜炎　常合并腹水及盆腹腔内粘连性块物，好发于年轻、不孕妇女，多有肺结核史，表现为低热、盗汗、消瘦、乏力、食欲不佳、月经稀发甚或闭经。结合患者症状及既往史可鉴别。

本案入院后完善相关检查，排除手术禁忌证后择期手术治疗，术中见包块内含有脂肪、毛发及骨骼，为典型畸胎瘤表现。术后病理检查畸胎瘤明确诊断。

三、按 语

卵巢成熟型畸胎瘤，即卵巢皮样囊肿，是妇科临床上较为常见的一种卵巢肿瘤，常发生于生育年龄段的女性群体。卵巢畸胎瘤占原发性卵巢肿瘤总体的 10%～20%，约占卵巢生殖细胞肿瘤的 97%，其中单侧发作最为常见。主要临床表现是盆腔包块，其中约 10% 的患者会因肿瘤出血、扭转或破裂而发生急腹症。

卵巢畸胎瘤的主要诊断方法是超声检查，但是双侧、多发性卵巢畸胎瘤的准确检查还需要进一步的研究。

卵巢成熟型畸胎瘤瘤体内含有大量毛发、脂肪成分，一般采用手术治疗，包括腹腔镜卵巢囊肿核除术与阴式卵巢囊肿核除术等术式。腹腔镜下成熟型畸胎瘤剔除术破裂率较开腹手术高，腹腔镜手术应尽量避免囊肿破裂外溢。对于肿瘤直径＞10cm 的卵巢畸胎瘤患者，阴式卵巢囊肿核除术疗效优于腹腔镜卵巢囊肿核除术，能缩短手术时间，减少术中出血量，而两种手术方式术后患者恢复效果较为一致。腹腔镜手术治疗卵巢畸胎瘤可以有效地提升治疗的疗效和安全性，同时能帮助患者在术后更好地恢复。

四、思 考 题

卵巢畸胎瘤的生物学特点?

参 考 文 献

陈建凤. 2017. 单孔或三孔腹腔镜下卵巢成熟性囊性畸胎瘤剥除术对生育能力的影响比较 [J]. 中国计划生育学杂志, 25 (3): 187-190.

胡玉英. 2021. 腹腔镜与阴式卵巢囊肿核除术治疗卵巢畸胎瘤的疗效对比 [J]. 实用中西医结合临床, 21 (12): 124-125.

蒋玉. 2016. 腹腔镜卵巢畸胎瘤剥除术 60 例临床分析 [J]. 现代诊断与治疗, 27 (3): 492-493.

薛燕, 郭晓莉, 李春芳, 等. 2017. 腹腔镜微创手术对卵巢良性肿瘤患者机体创伤及卵巢功能的影响 [J]. 河北医学, 23 (2): 215-218.

杨秀丽. 2017. 腹腔镜手术治疗卵巢囊肿的疗效及安全性观察 [J]. 实用中西医结合临床, 17 (12): 31-32.

赵海平. 2019. 腹腔镜手术在未生育女性卵巢畸胎瘤治疗中的应用 [J]. 实用妇科内分泌电子杂志, 6 (32): 122-127.

郑佳锐, 李丹, 郑春梅, 等. 2021. 超声检查在卵巢畸胎瘤诊断中的价值研究 [J]. 微量元素与健康研究, 38 (1): 2.

Wang AQ, ZHOU YF. 2005. Comparison of Surgical treatment of ovarian teratoma by either laparoscopy or laparotomy [J]. China Journal of Endoscopy, 11 (4): 361.

(曹俊岩)

案例 7 绝经后不规则阴道流血

一、病 历 摘 要

患者, 女, 52 岁, 因"绝经 2 年余, 不规则阴道流血 1 月余", 于 2012 年 2 月 23 日入院。

绝经 2 年余, 1 月余前无明显诱因出现阴道流血, 量时多时少, 多时每日用卫生巾三四片, 少时每日用卫生巾一二片, 色鲜红, 有少许血块。因阴道流血持续未净, 为求系统诊治来院就医。门诊 B 超检查提示: 宫颈肥大; 宫颈前壁偏低回声结节, 考虑肌瘤? 宫颈多发纳氏囊肿; 宫内节育器。门诊以"阴道流血原因?"收入院。近期无体重明显减轻。10 余年前患"脑梗死", 间断外院治疗, 4 年前因"脑梗死"导致"左眼失明"; 2 年前因"乳腺癌"行乳腺癌根治术, 术后化疗 3 次; 1 月前因"胆结石"行胆囊切除术, 手术顺利。G3P2, 孕产史无特殊。

入院症见 生命体征平稳, 舌红, 苔黄腻, 脉滑。心肺腹无异常。专科情况: 阴道血染, 宫颈直径约 3.0cm, 质硬, 表面凹凸不平, 宫颈口 8~9 点钟见一大小约 0.7cm×0.7cm 赘生物, 质脆, 色淡红, 有活动性出血。子宫前位, 稍丰满, 质中, 活动可, 边界清晰, 表面光滑, 无压痛; 双附件区未扪及明显异常。

入院诊断 中医诊断：经断复来（湿热瘀阻证）

西医诊断：（1）阴道流血原因：宫颈癌？子宫内膜癌？子宫肌瘤？慢性宫颈炎？

（2）宫内节育器

诊疗经过 入院后完善相关检查无异常，于2012年2月24日行分段诊刮术＋宫颈活检术。术中诊刮宫腔光滑，无凹凸不平感，未刮出宫内膜组织，亦无金属感，考虑宫内节育器嵌顿入子宫肌层，无法取出，因宫颈活检处组织出血较多，予碘伏纱布压迫止血。术后将钳夹宫颈组织送病检。因患者阴道流血时间较长，术后予预防感染、止血等对症支持治疗。宫颈病检结果回示宫颈鳞状细胞癌。明确诊断宫颈癌 I B1 期。积极术前准备，于2012年3月2日在全麻下行"经腹广泛性子宫切除术＋盆腔淋巴结清扫术＋双附件切除术"。手术尚顺利，术中出血约1500ml，术中输同型红细胞悬液2U、血浆400ml，术后将切除之子宫、双侧附件，清扫之盆腔淋巴结送石蜡切片检查，术后予预防感染、止血、输血（同型红细胞悬液2U、冰冻血浆250ml）等对症支持治疗。术后病理结果回示：宫颈鳞状细胞癌（中分化），浸润宫颈管全层；宫体、左右附件、左右宫旁、阴道残端未见癌累及。另将发现的左侧盆腔淋巴结3枚、右侧盆腔淋巴结2枚送病理检查，均未见癌组织转移。术后腹部伤口脂肪液化为II/乙愈合，于2012年3月13日出院。

出院诊断 中医诊断：经断复来（湿热瘀阻证）

西医诊断：宫颈癌 I B1 期

二、案 例 解 析

中医方面，患者以绝经后阴道流血为主症，当属祖国医学"经断复来"范畴。该患者摄生不当，感受湿热之邪，蕴于胞宫，与余血相搏结，致血行瘀阻，瘀血阻滞胞宫、胞脉，积结日久，发为癥瘕。湿热内扰，迫血下行，则阴道流血，淋沥不尽；舌红，苔黄腻，脉滑为湿热瘀阻之征。综观舌脉症，病属经断复来之湿热瘀阻。

西医诊断，患者52岁，绝经2年余后出现不规则阴道流血1月余，专科检查见宫颈直径约3.0cm，质硬，表面凹凸不平，宫颈口8～9点钟见一大小约0.7cm×0.7cm赘生物，质脆，色淡红，有活动性出血。根据患者年龄、临床表现及体征，首先考虑宫颈癌可能，但仍需要与子宫内膜癌相鉴别。

（1）宫颈癌 宫颈癌是妇科最常见的恶性肿瘤之一，高发年龄为50～55岁。本病临床表现为：①阴道流血，早期多为接触性出血，后期则为不规则阴道流血；②阴道异常排液；③晚期可出现不同的继发症状，如：尿频、尿急、大便性状改变、里急后重、疼痛等。癌肿压迫或累及输尿管时可引起输尿管梗阻、肾积水及尿毒性。从体征上看，早期无明显病灶，随着发展可有不同体征。外生型宫颈可见息肉、菜花状赘生物，质脆易出血；内生型表现为宫颈肥大、质硬，颈管膨大。晚期癌组织形成溃疡空洞伴恶臭。宫旁组织受累可形成冰冻骨盆。本案例患者临床症状及体征符合宫颈癌，宫颈活检是宫颈癌的确诊依据。

（2）子宫内膜癌　　子宫内膜癌是发生于子宫内膜的一组上皮性恶性肿瘤，以来源于子宫内膜腺体的腺癌最常见。平均发病年龄为 60 岁，其中 75% 发生于 50 岁以上妇女，约 90% 的患者出现阴道流血或阴道排液症状，阴道流血主要表现为绝经后阴道流血、阴道排液，多为血性液体或浆液性分泌物，合并感染则有脓血性排液，恶臭。晚期患者可有子宫增大。诊断性刮宫是常用而有价值的诊断方法。本案例患者临床表现及体征部分符合子宫内膜癌，但根据宫颈局部体征，更倾向于子宫颈癌，故需行分段诊刮＋宫颈活检以明确诊断。

本案例患者入院后即行分段诊刮术＋宫颈活检术，诊刮病检示宫颈鳞状细胞癌。结合病理结果及专科查体情况明确诊断宫颈癌 I B1 期。该类分期属于早期宫颈癌，患者年龄较大，无生育要求，予"经腹广泛性子宫切除术＋盆腔淋巴结清扫术＋双附件切除术"，手术分期及治疗方式均符合宫颈癌治疗原则。术后病理结果回示手术标本切缘阴性，双侧盆腔淋巴结均未见癌组织转移，提示患者手术范围足够，手术效果满意。但因为中分化鳞状细胞癌，且浸润宫颈管全层，且术后患者恢复尚可，一般情况良好，在充分告知患者及家属后，征求患者及家属意愿，是否接受术后辅助化疗。患者及家属坚决拒绝化疗，故术后 11 天签字出院。

三、按　　语

宫颈癌是目前病因明确，且位置表浅，容易暴露，可直视下观察、取组织检查，故是唯一可以预防的肿瘤。一级预防：HPV 预防性疫苗接种；二级预防：普及、规范宫颈癌筛查，早期发现宫颈上皮内瘤变；三级预防：及时治疗高级别病变，阻断宫颈浸润癌的发生。近十余年来，通过上述行之有效的宫颈癌预防、筛查措施，宫颈浸润癌的发生率也有明显下降。临床工作中，妇科医务工作者应该积极开展预防宫颈癌的知识宣教，提高预防性疫苗注射率和筛查率，建立健康的生活方式，切实降低宫颈癌的发生率。对于已经发生的宫颈浸润癌，应由年资高的医师进行临床分期，根据患者实际情况制订个体化治疗方案。《2020 NCCN 子宫颈癌临床实践指南（第 1 版）》推荐开腹手术是根治性子宫切除术的标准手术方式，微创手术仅限于筋膜外子宫切除术；欧洲妇科肿瘤协会的最新声明也指出宫颈癌根治性子宫切除术"开腹方式是金标准"；美国临床妇产科协会、美国临床肿瘤学会杂志、英国妇科肿瘤学会也认同微创比开腹生存率更差。另外，早期宫颈癌术后的辅助治疗，需根据宫颈癌根治术后不良病理因素分为高危、中危或低危来决定。高危因素包括手术切缘阳性、淋巴结转移或宫旁浸润。具有任一高危因素，应给予术后补充放疗或者同步放化疗。中危因素包括肿瘤大小＞4cm、淋巴脉管浸润和深部间质浸润，具备这 3 个因素中任意 2 个的患者，需术后放疗，不应化疗。除上述高危患者和中危患者外所有行宫颈癌根治术后的患者视为低危病变的患者，并不需要任何辅助治疗。本案例病理显示低危病变，不需辅助治疗。目前，宫颈癌的临床分期正在向手术病理分期靠拢，无论哪种分期方法，都是为了提高诊治水平从而改善宫颈癌患者的预后，应该遵循规范化、个体化及循证医学原则。

同时，宫颈癌患者手术治疗后的随访工作非常重要，应该对患者加强规范随访重要性的教育，教育患者了解宫颈癌复发的早期症状，并进行健康宣教，尽可能提高患者随访的依从性。

四、思 考 题

如何进行宫颈癌预防？其临床意义是什么？

参 考 文 献

李静，索红燕，孔为民. 2019. 国际妇产科联盟（FIGO）2018 癌症报告：宫颈癌新分期及诊治指南解读 [J]. 中国临床医生杂志，47（6）：646-649.

周辉，刘昀昀，罗铭，等. 2020. 2020NCCN 子宫颈癌临床实际指南（第 1 版）解读 [J]. 中国实用妇科与产科杂志，36（2）：131-138.

朱义昕. 2017. 宫颈癌的早期筛查及预防对策分析 [J]. 临床辅助检查，33（19）：109-110.

（华诏召）

案例 8　下腹部包块、胀痛

一、病 历 摘 要

患者，女，47 岁。因"下腹部胀痛 15 天，自行扪及下腹部包块 1 天"，于 2017 年 11 月 22 日入院。

15 天前无明显诱因自感下腹部胀痛，无牵扯痛，可忍，呈间歇性，休息后可自行缓解，无阴道流血、流液，无尿频、尿急及尿痛，无排便困难。1 天前下腹部胀痛无缓解，并扪及下腹部包块，遂来院就医。门诊 B 超检查发现盆腔内囊性包块，大小约 15cm×11cm×19cm，疑囊腺瘤，建议住院治疗，门诊以"盆腔包块"收住入院。病来精神纳眠可，二便调，无阴道流血流液，体重无明显变化。有 2 型糖尿病史 3 年，目前以糖尿病饮食控制血糖，血糖稳定。G2P1A1，1996 年于某医院剖宫产 1 活男婴，健在；1999 年人流术 1 次。

入院查体　生命体征平稳，舌淡，苔白，脉细涩。腹软，膨隆，下腹部可见一横行长约 10cm 陈旧性手术瘢痕，下腹可扪及大小约 20cm×15cm 大小包块，上界可达脐上 3cm，左右至腋前线，质偏硬，活动度欠佳，边界清楚，轻压痛，无反跳痛及无肌紧张，叩诊实音，移动性浊音（-）。专科情况：因患者腹部巨大包块，子宫及附件扪诊不清。

辅助检查　妇科 B 超：盆腔内囊性包块，大小约 15cm×11cm×19cm，考虑来源于卵巢；宫内节育器。下腹部 CT 平扫：后方膀胱直肠隐窝积液；膀胱充盈丰满。

入院诊断　中医诊断：癥瘕（气虚血瘀证）

　　　　　　西医诊断：（1）盆腔包块：卵巢肿瘤？

　　　　　　　　　　　（2）2型糖尿病

　　　　　　　　　　　（3）宫内节育器

　　诊疗经过　入院后完善相关检查，排除手术禁忌证，2017年11月24日于全麻及区域阻滞复合麻醉下行腹腔镜检查术＋盆腔粘连松解术＋经腹子宫全切术＋双附件切除术＋大网膜切除术＋阑尾切除术。术后予预防感染，止血、营养等对症支持治疗。术后将"全切子宫""双附件""大网膜""阑尾"等组织送病理检查。病理结果回示：左卵巢浆液性乳头状癌（中分化），网膜组织、左输卵管、右输卵管、右卵巢及子宫颈均未见癌累及；子宫内膜呈增生性改变，左输卵管、右附件未见明显病变；轻度慢性子宫颈炎伴鳞状上皮化生；左卵巢子宫内膜异位症。术后明确诊断：左卵巢浆液性乳头状癌IC1期G2。后于2017年12月12日开始行TP方案化疗（紫杉醇＋顺铂），并配合水化、营养支持等治疗。术后腹部伤口Ⅱ/甲愈合，于2017年12月19日出院。

　　出院诊断　中医诊断：癥瘕（气虚血瘀证）

　　　　　　西医诊断：（1）左卵巢浆液性乳头状癌IC1期G2

　　　　　　　　　　　（2）2型糖尿病

二、案 例 解 析

　　中医方面，患者以"盆腔包块"为主症，当属祖国医学中"癥瘕"范畴。患者平素体虚，气虚血运涩滞，日久瘀结成癥，故发为盆腔包块；气血瘀阻，不通则痛，故见下腹痛。舌淡，苔白，脉细涩为气虚血瘀之征，综观症、舌、脉本病属癥瘕之气虚血瘀证。

　　西医方面，本案例因"下腹部胀痛15天，自行扪及下腹部包块1天"入院。根据患者临床症状、体征、辅助检查结果，应考虑该患者为卵巢肿瘤。患者发病时间短，肿瘤生长快，包块巨大，且质偏硬，活动度欠佳，接诊初期需警惕卵巢恶性肿瘤。卵巢癌初次治疗原则是手术为主，辅以化疗、放疗等综合治疗。初次手术的彻底性与预后密切相关。早期患者应行全面手术分期，包括：经腹手术应有足够大的腹部正中直切口；腹腔积液或腹腔冲洗液细胞学检查；全面探查腹膜和腹腔脏器表面，活检和（或）切除任何可疑病灶；正常腹膜随机盲检；全子宫、双附件切除，结肠下网膜切除；选择性盆腔淋巴结切除及腹主动脉旁淋巴结取样；黏液性肿瘤者应切除阑尾。恶性肿瘤术后应根据其组织学类型、手术病理分期等决定辅助性化疗。

　　该患者入院后及时行手术治疗，根据病理结果确诊为左卵巢浆液性乳头状癌，根据手术-病理分期为IC1期。该患者术前已考虑卵巢肿瘤，且肿瘤巨大、生长快，质偏硬，活动度欠佳，肿瘤恶性可能性极大，原则上应直接行剖腹探查术，避免腹腔镜手术因肿瘤巨大导致肿瘤破裂，从而增加肿瘤腹腔种植转移的风险。

三、按　　语

　　卵巢肿瘤可发生于任何年龄，因为卵巢位于盆腔深部，很难早期发现恶性病变，很多患者出现临床症状就医时已经到晚期，晚期病例缺乏有效的治疗手段，临床上即使经过规范的手术、化疗，其 5 年生存率也只能在 30%左右，故卵巢恶性肿瘤致死率居妇科恶性肿瘤首位。规范诊断及治疗显得尤为重要，临床分期越早，患者预后越好。故一旦怀疑卵巢癌，无论期别早晚，都应尽早手术治疗。手术治疗在卵巢恶性肿瘤的初始治疗中有重要意义，手术目的包括切除肿瘤、明确诊断、准确分期、判断预后和指导治疗。术中尽可能完成满意的肿瘤细胞减灭术，减少残留病灶。循证医学证实尽早满意的缩瘤手术可以很大程度地改善患者的预后，5 年生存率与首次手术是否达到满意的缩瘤效果有密切的关系。故对于卵巢癌的手术治疗，原则上应由有经验的妇科肿瘤医师直接行剖腹探查术，腹腔镜手术仅适用于肿瘤体积小，可以完整装入取物袋中经穿刺孔取出的病例，但容易种植扩散。经腹手术能尽可能完整切除肿瘤，术中应尽量避免在腹腔内对肿瘤切割，避免人为的医源性的肿瘤种植扩散。本案例在明知卵巢肿瘤巨大，短期内生长速度快，应警惕卵巢恶性肿瘤可能，但手术方式却首先选择腹腔镜手术，后转为开腹手术，分析原因可能对该患者卵巢肿瘤恶性可能性高的判断不够，应总结经验教训。

　　卵巢恶性肿瘤的治疗以手术为主，并加以化疗、放疗、靶向治疗等。针对卵巢恶性肿瘤手术可能引起并发症及放化疗过程易发生的相关毒副反应，中医药的参与不仅可以防治手术并发症，并减轻放化疗毒副反应、提高放化疗疗效，目的为提高患者生存质量、延长其生存期。

　　中医治疗应坚持辨证论治，辨证与辨病相结合。同时遵循扶正祛邪的根本大法，根据疾病的不同阶段及具体的治疗手段来选择治则治法。如选择手术治疗，术前、术后扶正固本之法一能改善患者一般情况，增强其耐受手术的能力；二能促进机体体质尽快恢复。而对于放化疗过程中的消化系统、造血系统及泌尿系统的相关并发症，中医辨证论治亦能收效。

四、思　考　题

　　卵巢癌的手术治疗原则？

参 考 文 献

卢淮武，霍楚莹，许妙纯，等. 2020. 2020 NCCN 卵巢癌包括输卵管癌及原发性腹膜癌临床实践指南（第 1 版）解读［J］. 中国实用妇科与产科杂志，36（4）：340-348.
王玉荣，谈勇. 2005. 中医药在卵巢恶性肿瘤治疗中的应用思路与方法［J］. 山西中医学院学报，6（2）：58-59.

周琦，吴小华，刘继红，等. 2018. 卵巢恶性肿瘤诊断与治疗指南（第四版）[J]. 中国实用妇科与产科杂志，34（7）：739-749.

（华诏召）

案例 9　月经紊乱、阴道不规则流血

一、病历摘要

患者，女，40岁，因"月经紊乱4月余，阴道不规则流血2月余"，于2021年1月8日入院。

患者既往月经规律，4月余前患者无明显诱因出现月经紊乱，以经期延长为主，持续8～20天不等，经色暗，点滴样，无腹痛，未予重视。2月余前出现间断阴道不规则流血，量时多时少，色暗红，夹血块，仍未重视。因阴道不规则流血持续存在，5天前患者来院就医，门诊盆腔螺旋CT平扫见子宫内混杂密度占位，结合病史，符合子宫内膜癌，故行诊刮术，诊刮术后病理检查示子宫内膜癌而收入院。病来精神纳眠好，二便调，体重无明显减轻。既往史及孕产史无特殊，G3A2P1。

入院症见　生命体征平稳，面色苍白，舌淡紫，苔薄白，脉细涩。专科情况：阴道内见少量血性分泌物，色暗红，无异味，宫颈肥大，无抬举痛及摇摆痛。子宫后位，常大，质中，表面光滑，活动可，无压痛。双侧附件区未扪及明显包块，无压痛。

入院诊断　中医诊断：崩漏（肾虚血瘀证）

西医诊断：子宫内膜癌

诊疗经过　入院后完善相关检查，排除手术禁忌证，于2021年1月13日在全麻下行腹腔镜检查术＋全子宫切除术＋双附件切除术＋盆腔淋巴结清扫术＋腹主动脉旁淋巴结清扫术＋肠粘连松解术＋盆腔粘连松解术＋骶前淋巴结清扫术。术后予预防感染、止血等对症支持治疗。术后腹腔冲洗液未见肿瘤细胞，见较多间皮细胞、淋巴细胞及红细胞；腹主动脉旁、骶前、左侧盆腔淋巴结、右侧盆腔淋巴结病理均未见癌转移（0/3、0/4、0/10、0/10）；双侧附件病理见卵巢滤泡囊肿、输卵管副中肾管型囊肿。全切子宫标本病理：子宫内膜样腺癌Ⅱ级，癌组织浸及浅肌层（1/2层），未见脉管及神经侵犯；子宫颈炎症并鳞化，（左、右）宫旁、阴道残端未见肿瘤累及。子宫内膜癌组织免疫组化：ER（－），PR（＋），CK7（＋），CK20（－），MLH1（－），MSH2（＋），PSM2（－），MSH6（＋），PAX-8（＋），Ki-67（80%），Vim（部分＋），WT-1（－），P16（－），P53（野生型＋）；宫颈组织免疫组化：P16（－），P53（野生型＋），Ki-67（－）。术后腹部伤口Ⅱ/甲愈合，于2021年1月21日出院。

出院诊断　中医诊断：崩漏（肾虚血瘀证）

西医诊断：子宫内膜样腺癌 IA 期 G2

二、案 例 解 析

中医方面，患者以月经紊乱、不规则阴道流血为主症，当属祖国医学"崩漏"范畴。患者平素体虚，肾气不足，以致封藏失职，冲任失摄，故见非经时阴道流血。舌淡紫，苔薄白，脉细涩皆为肾虚血瘀之征，综观症、舌、脉本病属"崩漏"之"肾虚血瘀证"，本病病位在胞宫。

西医方面，患者 40 岁，月经紊乱，阴道不规则流血 2 月，行诊刮术后病检，入院前子宫内膜癌诊断已经明确。门诊医师采用简单有效的检查方法，及时明确诊断，为患者能及时获得手术治疗提供了确诊依据。根据患者年龄、临床表现及体征，应与以下疾病相鉴别。

（1）异常子宫出血　是妇科常见的症状和体征，指与正常月经的周期频率、规律性、经期长度、经期出血量中任何一项不符、源于子宫腔的异常出血。仅限定于生育期非妊娠妇女。根据出血时间，可分为经间期出血、不规则子宫出血、突破性出血。血量较多者为出血，量少者为点滴出血。该患者为 40 岁女性，较年轻，阴道不规则流血时间较长，需要考虑异常子宫出血，同时也不能排除子宫内膜癌可能，诊断性刮宫适合于年龄>35 岁，存在子宫内膜癌高危因素的异常子宫出血患者，既可止血，也可明确子宫内膜癌病理诊断。

（2）子宫黏膜下肌瘤或内膜息肉　有月经过多或不规则阴道流血，可行超声检查、宫腔镜检查以及诊断性刮宫以明确诊断。

（3）内生型宫颈癌、子宫肉瘤及输卵管癌　均表现为不规则阴道流血及排液增多。内生型宫颈癌病灶位于宫颈管内，宫颈管扩大形成桶状宫颈。子宫肉瘤可见子宫明显增大、质软。输卵管癌主要表现为间歇性阴道排液、阴道流血和下腹隐痛，可有附件包块。分段诊刮及影像学检查可协助鉴别。

本案例患者门诊就诊即行诊刮术，该方法易操作、费用低、手术时间短，兼有诊断和止血双重作用。诊断明确后及时入院行手术治疗，并根据术后病理，规范进行手术-病理分期，明确病理类型及分型，其诊治流程规范、准确。但患者年轻，行全子宫＋双附件切除术后，可能出现更年期症状，需要心理关注，加强健康教育，做好随访及后续治疗。

三、按　　语

子宫内膜癌在发达国家是女性生殖系统最常见的恶性肿瘤，在我国居女性生殖系统恶性肿瘤的第二位，近年子宫内膜癌发病率呈现上升趋势。约有 70%的子宫内膜样腺癌患者，发现时局限于子宫体，生存率相对较高，但常忽略早期不规则阴道流血和阴道排液等症状，失去早期诊断的机会。本案例在诊断上及时、准确，手术方式符合《子宫内膜癌诊断与治疗指南（第四版）》。对于年轻女性因子宫内膜癌行全子宫＋双附件切除术后，要告知可能出现更年期症状，应给予绝经激素治疗（menopausal hormone therapy，MHT），改善更年期症状，并注意补充钙剂和维生素 D 等预防骨质疏松。后续要关注患者心理健康，辅助治疗必须根据术后病理分期和是否有高危因素决定，在术后尽早进行，以期达到最佳治疗效果。要详细告知患者随访重要性及随访周期，规范随访，做好患者健康教育，改善生活方式，有健康的性生活，做好营养咨询，应对好治疗的远期副反应。

四、思 考 题

如何进行子宫内膜癌的随访？对年轻子宫内膜癌患者我们应该关注什么？

参 考 文 献

谢玲玲，林荣春，林仲秋. 2020. 2020NCCN 子宫肿瘤临床实践指南（第 1 版）解读 [J]. 实用妇科与产科杂志，36（4）：333-339.

周琦，吴小华，刘继红，等. 2018. 子宫内膜癌诊断与治疗指南 [J]. 第 4 版. 中国实用妇科与产科杂志，34（7）：739-749.

（华诏召）

案例 10 阴道脱出物

一、病 历 摘 要

患者，女，45 岁，因"阴道内反复脱出肿块 3 年"入院。

3 年前无明显诱因出现阴道口有块状物脱出，长久站立、剧烈活动、增加腹压后感阴道肿物脱出明显，伴局部胀满不适，无尿道溢液、无腰骶坠胀痛及肛门坠胀感，未系统诊治。上述症状持续存在，为彻底诊治而来院就医，门诊妇科检查发现宫颈脱出至阴道口，阴道前壁膨出，收入病房。

专科检查：可见宫颈脱出阴道口，阴道前壁膨出，还纳后查：内可见少量淡黄色分泌物，质稀，无异味，宫颈无接触性出血。双合诊：子宫、双侧附件未扪及明显包块及压痛。

入院诊断　中医诊断：阴挺（肾气虚证）

西医诊断：（1）子宫脱垂Ⅱ度轻型

（2）阴道前壁膨出

诊疗经过　入院完善相关检查及检验，排除手术禁忌证，行腹腔镜下子宫骶骨固定术＋经阴道阴道前壁修补术，术后予抗感染补液等对症支持治疗，中医方面：治以益气升提、补肾固脱，予以大补元煎合补中益气汤加减内服。

出院诊断　中医诊断：阴挺（肾气虚证）

西医诊断：（1）子宫脱垂Ⅱ度轻型

（2）阴道前壁膨出

二、案 例 解 析

　　中医方面，阴挺多与分娩损伤有关，产伤未复，中气不足，或肾气不固，带脉失约，提摄子宫无力可致脱出。肾气亏虚可为先天不足，抑或房劳多产，或年老体弱，致肾气亏虚，冲任不固，带脉失约，无力系胞，以致阴挺。

　　西医方面，自觉下坠感、腰酸并感有肿块从阴道脱出是临床常见症状，病因众多。要考虑以下疾病。

　　（1）前盆腔器官脱垂　阴道前壁脱垂，久站更明显。若合并膀胱膨出时，常导致排尿困难而有尿潴留，甚至继发尿路感染及充溢性尿失禁。

　　（2）中盆腔器官脱垂　宫颈或阴道顶端脱垂，轻者无明显症状，重者有下坠感、腰酸并感有肿块从阴道脱出，休息后部分患者脱出物能够自行回纳阴道内，重者不能自行回纳，甚至嵌顿于阴道口。多数患者合并阴道前壁膨出，部分合并阴道前、后壁膨出；脱出物长期在阴道外的患者，因长期摩擦导致宫颈局部、阴道壁破溃及出血，甚至继发感染，形成溃疡。

　　（3）后盆腔器官脱垂　轻者无明显症状，重者自觉下坠、腰酸、块状物从阴道脱出。可出现排便困难，便秘，宿便，甚至有的患者需要将手指插入阴道内，按压膨出的阴道后壁方能排出大便；插入深者，提示后壁筋膜在子宫骶韧带连接处断裂，插入浅者，提示在会阴体位置发生断裂。会阴体脱垂患者有不能排便病史，排便甚至需要数小时，总有大便不尽感。

三、按 　 语

　　随着现代医学的发展，各种检验设备的完善，在医学生中存在不重视病史询问、基本体格检查训练的现象。本案例诊断明确，仔细询问既往分娩史及妇科专科检查起到了关键作用。因此，问病史作为医学基本功，有必要加强训练。同时值得注意的是，在询问病史中患者自己描述的情况很多时候存在偏差，大部分患者无法确切分娩时情况，及盆底肌肉受损情况。所以在询问病史中，不仅仅要仔细记录患者怎么说，同时也要带着问题行必要的体格检查。

　　对于子宫脱垂的临床分度，我国以往常用的是 1979 年全国部分地区子宫脱垂及瘘防治科研协作组提出的分度标准，虽简单易学，但较粗糙，不够精准。而其他国家也都有自己习惯的分度标准。但由于使用的临床评估体系不一致，导致无法评判及横向比较各个研究中心的临床治疗效果，也无法进行有效的学术交流，严重阻碍了学科的发展。1996 年国际尿控协会、美国妇科泌尿协会及美国妇科手术医师协会共同拟定了 POP-Q 分期并正式颁布推广。与以往的多种分度标准相比，POP-Q 分期具有客观、细致、良好的可靠性和重复性等优点，对妇科泌尿学的发展及科研进步起到了积极的推进作用。

四、思 考 题

腹腔镜下子宫骶骨固定术治疗后的并发症有什么？

参 考 文 献

JULIAN TM. 2001. Pelvic support defects. In：Precis：An update in Obstetrics & Gynecology［M］. 2nd ed. Washington，DC：American College of Obstetricians and Gynecologists：47-49.

S. ROBERT KOVAC，CARL WZIMMERMAN. 2010. 经阴道手术和盆底重建手术外科学 ［M］. 岳天孚，罗营，主译. 天津：天津科技翻译出版公司：106-174.

（曾 莉）

案例 11　阴道肿物膨出

一、病 历 摘 要

患者，女，45 岁。因"阴道内肿物脱出 2 年，加重 1 月"，于 2020 年 11 月 18 日入院。

2 年前无明显诱因发现阴道口肿物脱出，大小约 3cm×3cm，质软，局部轻微充血，表面无溃疡，咳嗽、喷嚏等腹压增大后更加明显，平卧或休息后肿物可回缩至阴道内，无外阴阴道不适感，无尿频、尿急、尿痛，无阴道流血流液，1 月前上述症状进行性加重。来院就医，门诊妇科检查发现阴道前壁全部脱出阴道口，初步诊断"阴道前壁膨出Ⅱ度"而收入院。

专科检查：可见阴道前壁脱出阴道口外，阴道壁色淡红，阴道前壁皱褶消失，无溃疡及出血点。阴道窥诊：内见中等量白色分泌物，质稠，无异味，宫颈表面点状充血，无破溃、流脓，无接触性出血，阴道可容 3 指余，无触痛及摇摆痛；双侧附件未扪及明显异常。

入院诊断　中医诊断：阴挺（气虚证）

西医诊断：阴道前壁膨出Ⅱ度

诊疗经过　入院积极完善相关检查及检验，排除手术禁忌证。阴道窥诊见阴道前壁皱褶消失，考虑耻骨宫颈筋膜中线缺陷暨耻骨宫颈筋膜在阴道中线部位损伤分离，导致阴道前壁膨出。故行经阴道前壁修补术，术后予抗感染等对症支持治疗。术后专科检查：阴道前壁无膨出，局部无渗血，无红肿，无触痛，阴道内无灼热，白带中等量，无臭。

出院诊断　中医诊断：阴挺（气虚证）

西医诊断：阴道前壁膨出Ⅲ度

二、案 例 解 析

中医方面，阴道前壁膨出与分娩损伤有关，产伤未复，中气不足，或肾气不固，带脉失约，提摄子宫无力可致脱出。素体脾虚，中气不足；难产、滞产、产程过长，或分娩时用力太过，或产后过早操劳持重，或久嗽不愈，或便秘努责，损伤中气。气虚下陷，冲任不固，带脉失约，无力系胞，以致阴挺。

西医方面，本案例以阴道内肿物脱出为主要表现，要考虑前盆腔器官脱垂。患者有自觉下坠感、腰酸并感有肿块从阴道脱出，实际为阴道前壁膨出，久站更明显。当阴道前壁合并膀胱膨出时，常导致排尿困难而有尿潴留，甚至继发尿路感染及充溢性尿失禁。

三、按 语

阴道前壁膨出是由于妊娠和分娩过程中耻骨宫颈韧带、膀胱宫颈筋膜损伤，盆底的肌肉撕裂等造成阴道前壁向下膨出。盆底康复治疗是阴道前壁膨出首选的治疗方法，目的是缓解产妇临床症状，增加盆底肌肉的收缩力和支持力，防止脱垂持续加重，避免或延缓手术干预，同时可作为术前及术后的辅助治疗。盆底肌锻炼是目前仍广泛应用的传统盆底康复方法，现已逐渐作为一种女性健身运动，但训练结果往往不理想，主要是由于对患者的教育不到位，经过简单的口头指导，仍然约有超过30%的患者不会正确锻炼。因此，盆底肌锻炼的成功需要进行有效指导、监督、控制和反馈。电刺激和生物反馈疗法目前已经被广泛应用到盆底功能障碍性疾病的治疗中，即通过电刺激盆底肌的肌纤维，使肌纤维体积增加，增强肌肉的收缩能力。

四、思 考 题

如何避免阴道前壁再次膨出？

参 考 文 献

唐佳松. 2019. 个体化膳食营养联合盆底康复治疗产后阴道前壁膨出的效果观察［J］. 中国妇幼保健，(3)：3.

Newman D K. 2014. Pelvic floor muscle rehabilitation using biofeedback［J］. Urologic Nursing, 34（4）：193.

Starr J A, Drobnis E Z, Lenger S, et al. 2013. Outcomes of a comprehensive nonsurgical approach to pelvic floor rehabilitation for urinary symptoms, defecatory dysfunction, and pelvic pain［J］. Female Pelvic Medicine & Reconstructive Surgery, 19（5）：260.

Zhu L, Yu S, Xu T, et al. 2011. Chinese validation of the Pelvic Floor Impact Questionnaire Short Form［J］. Menopause-the Journal of the North American Menopause Society, 18（9）：1030-1033.

（曾 莉）

案例 12 下 腹 痛

一、病 历 摘 要

患者，女，37岁。因"下腹部疼痛4小时"，于2019年5月1入院。

4小时前无明显诱因突然出现下腹部疼痛，呈刺痛，拒按，难以忍受，左侧下腹部为著，向肛门及会阴部放射，未引起重视。疼痛逐渐加重，不可耐受，伴恶心、呕吐（呕吐物为胃内容物），遂来院急诊。妇科B超示：左附件囊性占位（7.8cm×5.6cm）。下腹部CT示：子宫及周围异常密度灶，结合病史，多考虑巧克力囊肿扭转，不除外其他，建议进一步检查。以"卵巢囊肿蒂扭转"收入院。入院症见：左下腹刺痛，拒按，难以忍受，向肛门及会阴部放射。14年前于某医院行阑尾切除术。

入院查体 舌质红，苔黄腻，脉滑数。全腹软，下腹部压痛，反跳痛及肌紧张，以左侧尤甚，阑尾点阴性。

入院诊断 中医诊断：癥瘕（湿热瘀结证）

西医诊断：左卵巢囊肿蒂扭转

诊疗经过 入院后完善相关检查。排除手术禁忌证后在全身麻醉下行腹腔镜检查术、附件包块切除术。术中探查于左侧卵巢处可见一大小约8cm×6cm囊肿，质软，表面光滑，边界清，色紫红，囊肿蒂部及左侧输卵管顺时针旋转两圈。术中诊断左侧卵巢囊肿蒂扭转。即行左侧卵巢囊肿及输卵管切除术。术后病检结果回示：囊肿（左侧输卵管旁）可能起源于副中肾管。病检结果符合卵巢囊肿蒂扭转。术后切口愈合好，呈Ⅱ/甲愈合，无手术并发症，于2019年5月6日出院。

出院诊断 中医诊断：癥瘕（湿热瘀结证）

西医诊断：左卵巢囊肿蒂扭转

二、案 例 解 析

中医方面，本案例以下腹部疼痛为主症，辅助检查发现"肿物"，可归于"癥瘕"范畴。患者平素起居失司、劳累过度，正气不足，加之感受湿热之邪，邪气侵袭冲任、胞宫、胞脉，与气血相结，血行不畅，凝滞下腹，故下腹疼痛，有包块；湿热阻隔中焦，脾胃受损，胃不纳受，故恶心、呕吐；舌质红，苔黄腻，脉滑数。结合舌、脉、症，辨证属湿热瘀结证。当以清热除湿、化瘀消癥为法，内服中药治疗。该病应与痛经相鉴别。痛经患者下腹部疼痛与月经周期有明显关系，多发生在经期、经前、经后期。

西医方面，腹痛是常见的临床症状，病因众多。该患者以"腹痛"为主要表现，要考虑以下疾病。

（1）阑尾炎　起始症状就是突发性、转移性腹部疼痛，疼痛可呈进行性加重，常伴有压痛、反跳痛及肌紧张。患者既往 14 年前已行"阑尾切除术"，故排除。

（2）卵巢囊肿破裂　以急性下腹痛为主症，B 超提示有积血。据患者病史、临床表现及 B 超结果，可排除。

（3）盆腔炎性疾病　以下腹痛为主症，若有炎性包块，B 超可见盆腔包块；血常规、血沉及 CRP 可有炎性征象，可鉴别。

（4）异位妊娠　若异位妊娠破裂或流产，可见急腹症，但 HCG 测定可鉴别。

卵巢肿瘤蒂扭转的蒂部由骨盆漏斗韧带、卵巢固有韧带和输卵管组成。发生急性扭转后，因静脉回流受阻，瘤内充血或血管破裂致瘤内出血，导致瘤体迅速增大。如动脉血流受阻，肿瘤可发生坏死、破裂和继发感染。典型的症状是体位改变后突然发生一侧下腹部剧烈疼痛伴恶心、呕吐甚至休克的表现。卵巢囊肿蒂扭转的程度和时间对病情有直接的影响，蒂扭转的圈数越少，时间越短，对卵巢的影响越小。

该病属于妇科急症，应立即排除手术禁忌证行手术治疗。

三、按　语

附件扭转（adnexal torsion，AT）是指卵巢和（或）输卵管沿骨盆漏斗韧带及卵巢固有韧带轴线发生的解剖学变位，位居妇科急腹症的第 5 位。AT 可发生于任何年龄段女性，其中以育龄期女性最为常见，其次为儿童期和青春期。AT 最常见的临床表现为突发局限性下腹痛，伴或不伴恶心、呕吐。超声、CT、MRI 等检查对 AT 的诊断有一定辅助意义，由于缺乏典型临床特征，仍较难与其他常见急腹症相鉴别，容易造成漏诊、误诊。AT 诊治延误可能会导致女性生殖及内分泌功能不同程度地受损乃至丧失，为此会带来不同程度的心理负担。

近年来 AT 的早期诊断、规范化管理逐渐受到国内外专家学者重视，并认为手术探查是附件扭转确诊的标准手段。既往大多数的主观倾向性观点认为，扭转附件复位后血栓栓塞事件的发生率会增加，加之担心扭转组织快速病理准确性偏倚，甚至个别情况下不具备快速病理诊断的条件，手术治疗时大多选择患侧附件切除术。随着对 AT 认识的提高，多项研究表明附件扭转术后肺栓塞发生率仅为 0.2%，扭转附件复位并未增加血栓栓塞事件的发病率。无论扭转的附件肉眼外观如何，解除扭转后，卵巢功能均有恢复可能。因此，一旦疑诊应及时诊断性手术解除扭转，尽可能保护卵巢功能和生育能力。

在中医学典籍中没有关于本病名称的确切记载，但是根据其发病特征、临床表现以及中医学对疾病的命名特点，本病符合癥瘕病证的特点，可归属于血瘀证，治疗当以活血化瘀为主，其机制可能为通过抑制促凋亡作用，从而抑制颗粒细胞发生凋亡，有效促进了复位后卵巢血供的恢复，降低因缺血缺氧造成的再灌注的损伤，使受损的卵巢功能逐渐恢复。

四、思 考 题

卵巢囊肿早期有哪些症状？哪一类的卵巢囊肿容易发生蒂扭转？

参 考 文 献

刘柳青. 2018. 许润三教授治疗盆腔炎性疾病后遗症慢性盆腔痛用药规律研究［D］. 北京：北京中医药大学：15-16.

马玉霞，马成龙. 2020. 卵巢囊肿蒂扭转 1 例病例分析［J］. 饮食保健，7（33）：78-79.

吴静琳，袁超燕. 2019. 打破传统，附件扭转保守手术治疗［J］. 世界最新医学信息文摘，19（6）：5-6，10.

叶丽丽. 2012. 卵巢蒂扭转保守性手术治疗时间的探讨及血府逐瘀汤对复位后卵巢的影响［D］. 南京：南京中医药大学：24-26.

Adeyemi-Fowode O，Mc Cracken KA，Todd NJ. 2018. Adnexal torsion［J］. Journal of Pediatric and Adolescent Gynecology，31（4）：333-338.

All ACOG committee members and authors. 2019. Adnexal Torsion in Adolescents：ACOG Committee Opinion No. 783［J］. Obstet Gynecol，134（2）：e56-e63.

Nur Azurah AG，Zainol ZW，Zainuddin AA，et al. 2015. Update on the man-agement of ovarian torsion in children and adolescents［J］. World Journal of Pediatrics，11（1）：35-40.

Parelkar SV，Mundada D，Sanghvi BV，et al. 2014. Should the ovary always be conserved in torsion? A tertiary care institute experience［J］. Journal of Pediatric Surgery，49（3）：465-468.

（曹俊岩）

案例 13 停经、下腹疼痛伴阴道流血

一、病 历 摘 要

患者，女，24 岁。因"停经 44 天，间歇性下腹坠胀痛伴阴道少量流血 5 天"，于 2018 年 5 月 25 日入院。

末次月经 2018 年 4 月 13 日，量色质同既往。于停经 38 天自测尿 HCG 阳性。5 天前无明显诱因出现下腹部坠胀痛，伴阴道咖啡样分泌物排出，量少呈点滴样，来院就医。门诊查血 HCG 1072.0mU/ml，孕酮 19.80nmol/L；妇科 B 超示子宫内膜增厚，宫内未见明显孕囊反射。建议患者两日后复查 HCG，注意腹痛及阴道流血情况。后复查血 HCG 1309mU/ml，孕酮 14.17nmol/L；复查妇科 B 超示：子宫内膜增厚，宫内未见明显孕囊反射；左附件区厚壁囊性结构，考虑异位妊娠。入院治疗。入院症见：偶感下腹部坠胀痛，阴道少量咖啡色分泌物，无肉样及葡萄样组织物排出，无明显肛门坠胀感，无腹泻。有下腹阵发性隐痛，病程中无晕厥史。

入院查体 生命体征平稳，心肺腹无异常。舌质暗，苔薄白，脉弦涩。妇科检查：外阴阴毛呈女性分布；阴道畅，阴道壁色淡红，无溃疡及赘生物，阴道可见少量咖啡色分泌物；宫颈常大，表面光滑，色淡红，质中，无接触性出血，无举痛及摇摆痛；子宫前位，

常大，质稍软，表面光滑，活动好，无压痛。双侧附件区未扪及明显包块及增厚，无压痛。

入院诊断　中医诊断：异位妊娠（未破损期、气滞血瘀证）

西医诊断：异位妊娠？

诊疗经过　完善相关检查后在全麻下行腹腔镜下左侧输卵管开窗取胚术。术后病检左侧输卵管妊娠物送检为胎盘绒毛。术后第二日复查血 HCG 970mU/ml；复查妇科 B 超示左侧卵巢旁非均质回声结节。患者术后血 HCG 下降不满意，结合 B 超结果考虑持续性异位妊娠。予甲氨蝶呤联合宫外孕 II 号方加减以活血化瘀杀胚，拟方如下：丹参 15g、赤芍 15g、桃仁 10g、三棱 10g、莪术 10g、白术 12g、山药 24g、蜈蚣 5g、全蝎 5g、益母草 20g、紫草 10g、甘草 6g。6 剂，水冲服，每日一剂。4 天后复查血 HCG 140.6mU/ml、7 日后血 HCG 30.2mU/ml，予以出院。

出院诊断　中医诊断：异位妊娠（未破损期、气滞血瘀证）

西医诊断：（1）左侧输卵管壶腹部妊娠

（2）持续性异位妊娠

二、案例解析

本案例患者为育龄期女性，以停经、腹痛、阴道流血为主症，血 HCG 升高伴妇科 B 超宫内未见孕囊反射，见附件区包块，符合中医学之"异位妊娠"诊断。异位妊娠是因少腹宿有瘀滞，冲任不畅，运送孕卵受阻，不能到达子宫体腔；或先天肾气不足，后天脾气虚弱，运送孕卵无力，不能按时到达子宫体腔，于子宫腔以外着床生长而致本病发生，以下腹痛、阴道流血、晕厥与休克、腹部包块为主要表现的病证。目前中医与西医对本病命名已经统一。

根据患者病史特点，结合血 HCG 及超声影像学结果来看，高度考虑异位妊娠可能。异位妊娠的临床表现易与一些早期妊娠合并疾病混淆。要注意与早期妊娠流产、早孕合并黄体破裂、早孕合并卵巢囊肿破裂或扭转、早孕合并出血性输卵管炎、宫内外复合妊娠，以及急性阑尾炎等内、外科急腹症等疾病相鉴别。

目前，经阴道超声检查是对可疑异位妊娠患者的首选诊断方法。若阴道超声提示附件区含有卵黄囊和（或）胚芽的宫外孕囊，可明确诊断异位妊娠。同时应明确是否有宫内外复合妊娠。单独的血清 HCG 水平无法明确妊娠部位；连续的血清 HCG 测定有助于区分正常与异常妊娠；血清孕酮水平无法诊断异位妊娠。一般来说，连续经阴道超声检查和（或）血清 HCG 值测定可辅助诊断。必要时还可通过诊断性刮宫检查来鉴别早期宫内妊娠流产与异位妊娠。

三、按　　语

我国相关流行病学数据显示，异位妊娠的发病率在逐渐增加。在临床诊疗中应识别异位妊娠的高发人群以做到早诊断、早治疗。输卵管妊娠的主要危险因素包括：既往有异位妊娠、输卵管损伤或手术、盆腔炎性疾病、辅助生殖技术助孕等。既往有异位妊娠的女性复发风险增加，有过 1 次异位妊娠病史者，其重复异位妊娠概率约为 10%；有过 2 次以上异位妊娠病史者，则再发的风险增加至 25%以上。次要危险因素包括吸烟史，年龄＞35岁。使用宫内节育器的女性患异位妊娠的风险低于未使用宫内节育器者，然而一旦带环妊娠，则异位妊娠的发生率高达 53%。其余如口服避孕药、紧急避孕失败、前次选择性终止妊娠、流产、剖宫产均不增加异位妊娠风险。33%～50%诊断为异位妊娠的患者没有明确的高危因素。

对于所有保留输卵管生育功能的异位妊娠手术患者，持续性异位妊娠是不能被忽视的一种并发症。手术后残余滋养细胞有可能继续生长，称为持续性异位妊娠。若术后血清 HCG 水平升高，术后 1 天下降＜50%，或术后 12 天未下降至术前值的 10%以下，均可诊断为持续性异位妊娠。除手术及甲氨蝶呤杀胚治疗外，异位妊娠的中医药疗效亦是肯定的。除中药内服治疗外，中医特色外治法诸如中药外敷等治疗手段可使药物实现局部吸收，直接作用于病变部位，从而发挥活血化瘀止痛，消癥杀胚散结的作用。中药配合甲氨蝶呤能加强杀胚疗效、缩短疗程，特别是对于杀胚成功后的患者还能促进附件区包块的吸收。

四、思 考 题

1. 甲氨蝶呤治疗的适应证及禁忌证有哪些？
2. 导致持续性异位妊娠发生率增加的可能因素有哪些？

参 考 文 献

陆琦，王玉东. 2018. 2018 年美国妇产科医师学会《输卵管妊娠》指南解读 [J]. 中国实用妇科与产科杂志, 34（3）：270-274.
中国优生科学协会肿瘤生殖学分会. 2019. 输卵管妊娠诊治的中国专家共识 [C]. 中国实用妇科与产科杂志, 35（7）：780-787.
Barnhart KT，Fay CA，Suescum M，et al. 2011. Clinical factors affecting the accuracy of ultrasonography in symptomatic first trimes-ter pregnancy [J]. Obstet Gynecol, 117（2 Pt 1）：299-306.
Clayton HB，Schieve LA，Peterson HB，et al. 2006. Ectopic pregnancy risk with assisted reproductive technology procedures [J]. Obstet Gynecol，107（3）：595-604.
Cleland K，Raymond E，Trussell J，et al. 2010. Ectopic pregnancy and emergency contraceptive pills: a systematic review [J]. Obstet Gynecol，115（6）：1263-1266.
Raymond E，Pradham A，Keder L. 2015. Practice Bulletin No. 152: Emergency Contraception [J]. Obstet Gynecol, 126（3）：e1-e11.

（游 方）

第十一章 骨外科疾病

案例 1 跌伤、右肩肿痛、活动受限

一、病历摘要

患者，男，81 岁。因"跌伤致左肩肿痛伴活动受限 20 余天"，入院。

20 余天前不慎摔伤后出现左肩肿痛，疼痛呈刺痛样，伴左肩活动明显受限，左侧颜面部及左手多处皮肤挫伤，无晕厥、恶心、呕吐、心慌、胸闷等不适，就诊某院，行相关检查后明确诊断为"左侧肱骨外科颈骨折"，并先后行手法复位、夹板固定治疗后，左肩肿痛伴活动受限症状无明显缓解，现为进一步手术治疗来院就医，骨科门诊以"左侧肱骨外科陈旧性骨折"收入院。

入院查体　生命体征平稳，面色欠华，左肩肿痛，舌淡紫，苔薄白，脉弦。专科检查：左肩部局部较对侧肿胀，皮肤完整，肤色正常，未见明显瘀斑，肤温无异常，左肩部处压痛、叩痛及纵向叩击痛，左肩关节活动受限（因疼痛未行活动度检查），左肘、腕及各指间关节活动尚可。NS：左上肢因固定未行检查，余肢体肌力、肌张力、肌容积、感觉及血液循环均未见明显异常；生理反射正常引出，病理反射未引出。

辅助检查　左肱骨近端 X 线片及 CT 三维重建示：左肱骨近端粉碎性骨折，骨折波及肱骨大结节（见图 11-1-1、图 11-1-2）。

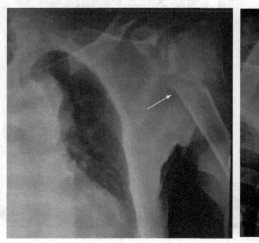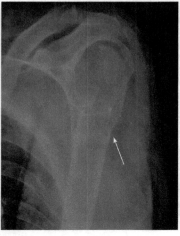

图 11-1-1　左侧肱骨近端粉碎性骨折 X 线片

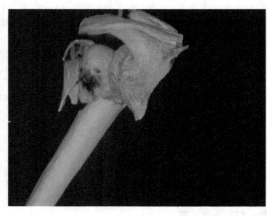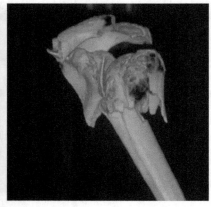

图 11-1-2　左侧肱骨近端粉碎性骨折 CT 三维重建

入院诊断　中医诊断：骨折病（气滞血瘀证）

　　　　　　西医诊断：左侧肱骨近端粉碎性骨折（外科颈）

诊疗经过　完善术前检查，排除麻醉及手术禁忌证后，择期在左臂丛麻醉联合基础麻醉下行左肱骨闭合切开复位髓内钉内固定术。尝试手法闭合复位失败后，取三角肌前内侧切口，暴露三角肌前缘，分离头静脉，牵向内侧，斜形劈开三角肌前方至肩袖，找到肱二头肌结节间沟，以此为界，切开骨膜，暴露骨折端，行纵向牵引，见骨折端已存在纤维骨连接，清理骨折断端，直视下复位，C 臂透视见复位满意。于肩峰前角后方做一长约 5cm 的纵向切口，纵向分离三角肌至冈上肌肌腱，纵向劈开冈上肌肌腱，暴露大结节顶点，以大结节偏内接近肱骨头软骨处为进针点，打入导针，C 臂透视确定进针位置良好，扩髓，在纵向牵引下，插入主钉，打入 3 枚空心松质骨螺钉固定，远端打入 2 枚皮质骨螺钉固定，上髓内钉尾帽。上引流管 1 根，2-0 抗菌薇乔缝线缝合筋膜及皮下，3-0 可吸收缝线皮内缝合。术后即刻 X 线片检查（见图 11-1-3），常规进行抗炎、消肿、止痛，功能锻炼，伤口换药等治疗。

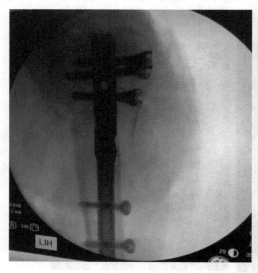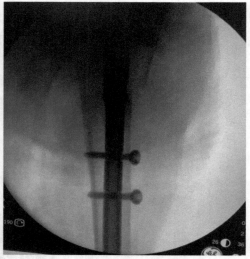

图 11-1-3　左侧肱骨近端粉碎性骨折术后 X 线片

出院诊断　中医诊断：骨折病（气滞血瘀证）
　　　　　西医诊断：（1）左侧肱骨近端粉碎性骨折（外科颈）
　　　　　　　　　　（2）骨质疏松症

二、案 例 解 析

（一）西医诊疗要点

本案例在诊断上，根据患者损伤机制及症状体征可以对肱骨近端骨折有一个粗略的判断，老年人骨质疏松平地跌倒，手或上臂着地，暴力传导至肱骨外科颈及肱骨头区域，易导致肱骨近端脆性骨折，且骨折多伴有压缩或粉碎。该患者老年男性，跌伤致左肩肿痛伴活动受限，左肩肿痛，疼痛呈刺痛样，伴左肩活动明显受限。专科检查见肩关节局部肿胀，无明显瘀斑，肤温无异常，左肩部处压痛、叩痛及纵向叩击痛，左肩关节活动受限，符合肱骨近端骨折的特征。左肱骨近端 X 片及 CT 三维重建可进一步明确诊断为左肱骨近端粉碎性骨折（外科颈）。

骨折治疗的一般原则是复位，固定，功能锻炼。骨折后骨折端移位故需先复位；复位后存在再移位可能，因此需要固定以维持复位；长时间固定将会引起骨折并发症，故而需要功能锻炼以期恢复肢体关节功能。

本案例治疗要首先明确治疗目的是恢复患肢肩关节的功能。其次要明确到目的路径是复位、固定、促进愈合、功能锻炼及药物治疗。然后正确使用复位（手法复位或手术复位）和固定技术（外固定或内固定）。最后指导功能锻炼以恢复肩关节功能。

在针对肱骨外科颈骨折进行治疗前，对骨折类型进行明确，在治疗方案的更合理选择及对预后的判定中具有重要意义，可增强临床治疗效果，促进患者骨折后恢复。临床进行肱骨近端骨折分型主要有 AO 分型和 Neer 分型，AO 分型主要根据骨折部位、血液供应情况进行分型，而 Neer 分型根据骨折移位情况及骨折数量进行分型，在临床治疗指导中应用效果显著得到广泛认可。Neer 分型标准主要根据骨折移位程度进行评定，其标准为骨折相邻块移位均超过 1cm，或骨端所成角超过 45°，Ⅰ 型骨折多为单一骨折，且不满足上述标准，关节稳定性较好，也称为一部分骨折；Ⅱ 型骨折又称为二部分骨折，指存在一个主骨折块，且与其他 3 个部分存在超出上述标准的移位；Ⅲ 型骨折即三部分骨折，表示存在 2 个主要骨折块，且相互之间发生超出标准的明显移位；Ⅳ 型骨折即四部分骨折，表示肱骨近端主要的四部分骨折间均存在超出标准的移位，肱骨头疾病丧失血液供应，肱骨头坏死风险增加。

大量临床研究及实践表明，高龄肱骨外科颈骨折 Neer Ⅰ 型及部分 Ⅱ 型损伤更提倡采用非手术治疗方法进行治疗。主要因 Neer Ⅰ 型和 Ⅱ 型肱骨外科颈骨折软组织无较严重损伤，且骨端间嵌插较紧密，属稳定性骨折，选用非手术方式进行复位固定治疗可在保障治疗效果的同时在一定程度上减少手术创伤，减轻患者痛苦。夹板固定及石膏固定是非手术治疗的两种闭合复位固定治疗手段，疗效显著，但在治疗期间仍无法避免并发症的发生，需在维持复位期间加强日常护理，以促进患者康复。非手术治疗在稳定性骨折中应用效果明显，但在 Neer Ⅲ型、Ⅳ型及粉碎性肱骨外科颈骨折中难以适用，在骨折复位及维持复位中均无法有效实施，极易引起关节畸形、愈合不良等发生，甚至引起肱骨头坏死。

手术治疗的方法主要有闭合穿针内固定、闭合带锁髓内钉加空心拉力螺钉内固定、切开复位钢板内固定、改良 Ender 针张力带内固定，人工肩关节置换等。

髓内钉内固定术是一种手术创伤小，并能保留骨折端血液供应的一种微创手术，疗效显著，安全性高，大大降低肱骨头缺血性坏死发生风险。此手术多应用于严重移位、粉碎性或骨质疏松性高龄肱骨外科颈骨折，可减少骨折端干扰及机械性损伤，安全性较高，且目前常用的髓内钉在敲入时可直接进行自旋转进入骨质，起到有效的镇压作用，同时刀片在进入骨质锁定后，与骨质紧密锚合，不易松动，稳定性强，对存在骨质疏松、不稳定性骨质均有良好效果，利于术后早期活动，加速术后关节功能恢复，在排除其他影响因素的同时，目前大多数学者认同，可根据患者情况优先选择髓内钉内固定术进行治疗。

本案例患者存在骨质疏松，骨折为波及大结节的外科颈骨折，选择肱骨近端髓内钉更为合适，且不需要如异体腓骨结构性植骨，更少术后并发症。患者骨折后 20 天为陈旧性骨折，经过反复手法复位配合夹板外固定疗效欠佳，术前需要充分考虑到陈旧性骨折纤维骨痂开始形成会导致骨折复位困难，如果单纯依靠软组织袖及回敲技术修复位不成功，则需要考虑切开复位。

（二）中医诊疗要点

我国早在元代对肱骨外科颈骨折的分类和治疗就有一定的认识，如《永类钤方·二十二卷》就已将此骨折分为向前、向后、向内成角三种类型，并介绍采用布袋悬腕于胸前或背后以矫正骨折的向前或向后成角的固定方法，以及采用内收患肢以矫正骨向内成角的整复方法。明代《普济方·折伤门》及《证治准绳·疡医》均有类似的记载。在病因上也认为是由跌闪倒地时，受伤而致，与受伤时的上臂外展或内收有关，位置不同，发生的骨折类型亦不同。

本案例以跌伤致左肩肿痛伴活动受限为主症，属中医"骨折病"范畴。患者老年男性，左肩摔伤，筋离骨断，血溢脉外，瘀滞于筋骨腠理之间，气血运行不畅，气滞血瘀，不通则痛，故见左肩肿痛；气血瘀滞于舌下络脉而见舌淡紫，苔薄白，肩部筋离骨断，形伤肿，气伤痛，痛而气滞，而见脉弦。骨断筋伤，不能联系肢节，故见功能障碍。综合症、舌、脉，当辨为气滞血瘀之证，病位在左肩部，病性属实。

本病临床证候可分为三型：①气滞血瘀型：损伤早期，由于经脉受伤，气血受损，气血瘀滞，局部出现肿胀疼痛，舌质淡紫，苔薄白，脉弦。②营血不调型：损伤中期，经初期治疗局部瘀血，肿胀基本消退，疼痛基本消失，新血渐生，筋骨虽续而未坚，活动仍受限，舌质暗红苔薄白，脉弦缓。③肝肾不足型：损伤后期，骨折基本愈合，功能初步恢复，但筋骨尚未坚实强壮，气血不足，舌淡苔白，脉虚细。

中医治疗方法有手法整复与夹板外固定、中药治疗、外治疗法、康复治疗。

手法复位小夹板外固定治疗肱骨外科颈骨折疗效可靠，但对于不稳定骨折类型也存在固定不牢的弊端，但通过外展架、皮牵引下甩肩治疗，通常也能获得满意疗效。

中药治疗根据骨折三期辨证施治，用中药外治、内服。三期辨证是中医骨伤科治疗肱骨端骨折的主要指导原则。肱骨近端骨折初期，肿痛为主，急治其标。由于骨折筋断、气滞血瘀、经脉受阻，治疗当以活血化瘀、消肿止痛为原则，选用复元活血汤加减或和营止痛汤加减。骨折中期，由于肩部肿胀、疼痛渐消，而骨折尚未牢固连接，治疗当以续筋接骨，祛瘀生新为原则，选用桃红四物汤加减，顺应病情发展定其治法及方药。骨折后期，病缓则治其本。由于骨折开始愈合，骨痂生长，治疗当以补肝肾、益气血、壮筋骨为主，选用健步虎潜丸等。

外治法可辅以局部中药熏蒸仪、艾灸等治疗，促进深部瘀血吸收，使局部肿胀早日消退，为日后关节功能恢复创造条件，并大大减少日后关节的残留隐痛。

康复治疗是骨折治疗的重要措施。功能锻炼方法根据骨折的类型、稳定性，固定的牢固程度来决定。常用的功能锻炼分为被动功能锻炼、主动功能锻炼及加强活动范围和力量锻炼。即使偶有骨折没有获得良好位置，由于肩关节周围肌肉比较发达，关节囊和韧带比较松弛，活动度或代偿功能大，只要通过早期功能锻炼也能获得满意的疗效。因而，肱骨外科颈骨折的复位要求较其他近关节骨折低，不强求解剖复位，治疗时避免多次手法再次损伤周围软组织，强调早期功能锻炼，就能确保肩关节活动功能得到较好恢复。运用皮牵引、甩肩疗法加杉树皮夹板外固定法较好地解决了这一难题。皮牵引可控制肌肉萎缩，避免重叠移位，可通过患肢自身的重力加上牵引的重量达到逐步复位的目的，且痛苦少；杉树皮夹板既有韧性、可塑性，且轻便透气，又有一定的硬度，能有效地对骨折断端起到制约作用。

三、按　　语

肱骨外科颈骨折是常见的肱骨近端骨折，多由直接暴力所引起，主要因此处为松质骨向皮质骨过渡段，属力学薄弱区，在遭受外力刺激后易发生骨折。肱骨外科颈骨折主要发生群体为年龄超过 60 岁的高龄群体，因人体自 45 岁后骨密度呈逐渐下降趋势，而高龄群体多伴有不同程度的骨质疏松，骨骼强度减弱，是骨折的高发阶段。

从本案例可发现，对于不同类型的高龄肱骨外科颈骨折需根据其具体情况采取合适的治疗方案。对无明显移位的骨折可通过非手术方法治疗，对于移位明显的不稳定骨折根据患者情况选择合适的内固定治疗方案，对于骨折创伤严重、复位治疗无明显效果的骨折采用人工肩关节置换手术进行治疗，均可达到较好的治疗效果。但高龄患者多合并不同程度的骨质疏松，目前尚无特效方法，需在手术治疗的同时配合抗骨质疏松治疗，以改善骨质疏松，增强远期治疗效果。

四、思　考　题

1. 该案例是否还有别的治疗方案可供选择？

2. 该患者术后内固定松动移位的概率是否较高？

3. 术后需要注意哪些骨内科疾病的远期干预？如何干预？

参 考 文 献

白金全. 2014. 肱骨外科颈骨折内侧柱完整与否两种内固定方式的三维有限元分析 [D]. 衡阳：南华大学：12-14.

陈航. 2018. MIPPO 技术与传统切开复位内固定术治疗肱骨外科颈骨折的比较研究 [D]. 福州：福建医科大学：12-18.

陈作军，马云，孙桂红. 2014. 肱骨外科颈骨折的临床分型及外科治疗 [J]. 中国现代药物应用，8（9）：58-59.

郭骏飞. 2017. 肱骨大结节骨折块大小与肩关节复位时医源性外科颈骨折关系的研究 [D]. 石家庄：河北医科大学：14-16.

季飞，左廷政. 2019. 肱骨近端锁定钢板内固定治疗 Neer 分型 IV 型肱骨外科颈骨折的效果观察 [J]. 世界最新医学信息文摘，19（23）：54，60.

姜自伟，欧阳崇志，黄枫，等. 2015. 肱骨近端骨折改良 Neer 分型的四部评分法 [J]. 中医正骨，27（9）：64-66.

黎旭军，何晖，黄健林，等. 2016. 肱骨外科颈骨折临床中西医研究进展 [J]. 内蒙古中医药，35（11）：157-158.

苏东方. 2018. 甩肩疗法治疗肱骨外科颈骨折临床疗效观察 [D]. 沈阳：辽宁中医药大学：10-12.

孙卫明. 2014. I、II、III 型肱骨外科颈骨折手术治疗研究 [J]. 中国社区医师，30（24）：65-66.

汤瑨，李正兴，魏学东，等. 2016. 甩肩疗法治疗肱骨外科颈骨折与钢板内固定术的临床对比研究 [J]. 中国中医骨伤科杂志，24（6）：25-28.

陶文生，王军辉，李全喜. 2016. 肱骨近端锁定钢板内固定治疗 Neer 分型 IV 型肱骨外科颈骨折的疗效 [J]. 中国农村卫生，（3）：77-78.

田向群. 2017. 肱骨外科颈骨折分型与治疗简述 [J]. 大医生，2（4）：4-5，14.

王满宜，曾炳芳，荣国威，等. 2010. 骨折治疗的 AO 原则 [M]. 上海：上海科技出版社：428-438.

王希宁，丛玉杰. 2014. 内固定结合自体髂骨植骨治疗老年肱骨外科颈骨折的临床疗效观察 [J]. 宁夏医学杂志，36（12）：1163-1164.

杨志鹏，范淼. 2018. 甩肩疗法治疗肱骨外科颈骨折的临床研究 [J]. 中国现代医生，56（31）：77-79.

章伟，高田田，蔡韵律，等. 2019. 闭合复位髓内钉内固定治疗老年肱骨外科颈骨折临床观察 [J]. 河北医科大学学报，40（10）：1149-1153.

赵朵. 2018. 切开复位与经皮微创内固定治疗肱骨外科颈骨折的临床疗效分析 [D]. 南宁：广西医科大学：14-15.

（陈建侠）

案例 2　跌伤、右腕肿痛畸形、活动受限

一、病 历 摘 要

　　患者，女，64 岁。因"跌伤致右腕肿痛伴活动受限 1 天"，于 2016 年 6 月 29 日入院。

　　1 天前患者不慎摔伤致右腕关节肿痛伴活动受限，跌倒时，右腕关节背伸位着地，无头晕、头痛、心慌、胸闷及呼吸困难，无腹胀、腹痛等不适，来院就医，门诊右腕关节正侧位 X 片右 Colles 骨折，予小夹板固定后，收入院。既往体健。

　　入院查体　生命体征平稳。面色欠华，右腕关节畸形肿痛，右腕关节压痛，舌淡，苔薄白，脉弦。专科检查：脊柱正中无畸形、双下肢及左上肢正常；右腕关节较对侧肿胀，右腕部外侧及掌侧皮下青紫，餐叉畸形，肤温偏高，局部环形压痛，可扪及骨擦感，局部

纵向叩击痛，腕关节主、被动活动受限，肢端血液循环、感觉、肌力和肌张力无明显异常。生理反射存在，病理征未引出。

辅助检查 右腕关节正侧位 X 线片示：右侧桡骨远端骨皮质不连续，桡骨远端与近端嵌插并向桡侧及掌背侧移位，尺骨茎突与尺骨远端分离，向远端移位（见图 11-2-1）。

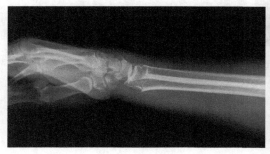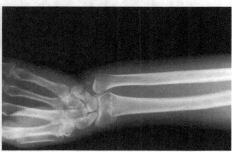

图 11-2-1 右侧桡骨远端骨折 X 线片

入院诊断 中医诊断：骨折（气滞血瘀证）

西医诊断：（1）右桡骨远端骨折（Colles 骨折）

（2）右尺骨茎突撕脱骨折

（3）右腕三角软骨损伤？

（4）右远端尺桡关节脱位？

诊疗经过 完善入院相关检查，行右腕关节手法复位小夹板外固定术。在局部血肿内麻醉下行手法复位小夹板外固定术，患者保持坐位姿势，一名助手站于术者对侧，双手紧握在患者的患肘上方做反方向对抗牵引，术者立于患者面前，将两拇指并列放置于患肢桡骨远端背侧，其余两手的另外四指置于患腕部分别扣紧患手大小鱼际，顺势拔伸牵引 3～5 分钟以纠正骨折处的重叠移位，远端旋前后再迅速尺偏掌屈，扪及骨折处"台阶"消失，复位完成。以小夹板固定于掌屈尺偏位。前臂吊带悬吊固定，指导患者功能锻炼。复位后复查 X 线片（见图 11-2-2），必要时做手法调整，以恢复正常的尺桡骨长度、桡骨掌倾角及尺偏角。固定后注意右上肢血液循环、感觉及肿胀情况，前臂托固定抬高患肢。中医以活血化瘀为治法，予桃红四物汤加减内服；予埋针治疗持续刺激以补肝肾、活血通络止痛；穴位贴敷以调节脏腑，补益肝肾，活血止痛。一周后门诊复查腕关节正侧位片以评估骨折固定及恢复情况并排除当时无法发现的舟骨骨折。1 个半月后再次复查 X 片，并进行骨折临床愈合评估后决定是否去除夹板。

出院诊断 中医诊断：骨折（气滞血瘀证）

西医诊断：（1）右桡骨远端骨折（Colles 骨折）

（2）右尺骨茎突撕脱骨折

（3）右腕三角软骨损伤

（4）右远端尺桡关节脱位

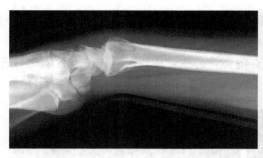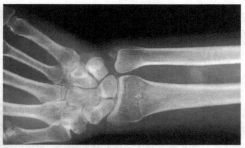

图 11-2-2　右侧桡骨远端骨折手法复位后 X 线片

二、案 例 解 析

（一）西医诊疗要点

此类患者多为跌倒时，腕关节背伸位着地，暴力导致骨折远端向腕关节背侧及桡侧移位，而见腕关节餐叉畸形，结合 X 片或 CT 可进一步确诊。本案例患者老年女性，摔伤后见右腕关节肿痛伴活动受限，餐叉畸形，可扪及骨擦感，局部纵向叩击痛，腕关节主、被动活动受限，右腕关节正侧位片见右桡骨远端，骨皮质不连续，骨折端向腕背侧及桡侧移位，证实右 Colles 骨折。

治疗要遵循复位、固定、功能锻炼的一般原则。桡骨远端向腕关节背侧及桡侧移位，骨科医师需要根据骨折移位机制，逆关节移位方向将骨折复位并固定于掌屈尺偏位，以防止骨折再移位；因为骨折临床愈合前需要长时间固定，会引起关节僵硬并发症，故而需要正确的功能锻炼以预防并发症并恢复肢体功能。必要时加药物及康复治疗以促进腕关节功能恢复。老年人桡骨远端脆性骨折往往提示存在骨质疏松，故远期骨质疏松的干预治疗也必须纳入诊疗计划。

本案例的治疗目的是恢复右侧腕关节的功能，采用骨折复位，维持有效固定并促进骨折愈合，功能锻炼外加辅助用药进行治疗，要指导功能锻炼及辅助运动康复治疗以恢复关节功能。

桡骨远端骨折治疗的要点：①恢复患肢腕关节的掌倾角和尺偏角。②恢复尺桡骨远端压缩的长度。③使患腕关节面恢复平整。实际操作的技术要点：恢复尺偏角（约23°），恢复压缩长度（桡骨远端高度约1.2cm），恢复掌倾角（约11°）。

桡骨远端骨折是临床常见骨折之一，大多数患者通过规范的保守治疗可获得良好的结果，对于复杂的桡骨远端骨折和特殊类型骨折需要认真分析其骨折特点，采用有针对性治疗方法，以求获得良好的疗效。桡骨远端骨折手法整复，因各种骨折类型而整复方式各有不同，但整复后最终目的相同：即恢复患肢尺、桡骨的长度，恢复患肢腕关节的掌倾角和尺偏角，使患腕关节面恢复平整，最终恢复患肢功能。

临床医学生，可以参照 AO 分型在头脑中形成开放的可随时扩充的骨折形态图谱及对应治疗方式的选择策略。

无移位桡骨远端骨折，石膏夹板或小夹板外固定功能锻炼。

　　移位的桡骨远端骨折，如可复位的关节内 A2 型、B1、C1 型行闭合复位后如稳定可以石膏托、小夹板或管型石膏；如果不稳定可经皮穿针或在关节镜或 C 臂辅助下复位；如继发移位可考虑外固定架加植骨或接骨板固定配合功能锻炼。

　　桡骨远端骨折移位为难复位或不稳定型，如关节外 A3 型，可考虑外固定架＋植骨或接骨板固定（无骨质疏松前提）配合功能锻炼。

　　桡骨远端骨折移位为难复位或不稳定型的部分关节内（B1，B2，B3 型）外固定架，选择性有限切开复位固定，克氏针固定植骨或接骨板固定和植骨，无骨质疏松配合功能锻炼。

　　桡骨远端移位的难复位或不稳定型骨折，如完全关节内（C2，C3 型），选择切开复位内固定，选择克氏针、张力带、螺钉、支撑接骨板术后配合功能锻炼。可以此思路按图索骥，结合实际情况选择调整治疗方案。

　　另外，由于损伤机制、暴力大小、持续时间，及患者诊治经过等因素的影响，导致桡骨远端骨折损伤类型的不同，桡骨远端骨折的复杂程度远比想象的要复杂和多样。作为一个现代临床骨科医师，仅了解传统手法正骨夹板外固定保守治疗这一套方法是远不足以应对临床复杂多变的桡骨远端骨折的临床实际情况的。根据相应的桡骨远端骨折或脱位类型对应的适应证，选择不同的治疗方法，做到博观而约取，简、便、廉、效地选择并制定实施针对性诊疗方案，以期获得更好的临床疗效，更好地恢复肢体的正常形态和功能，以期取得较好的医患满意度。以符合现代精准医疗的理念。

（二）中医诊疗要点

　　桡骨远端骨折属中国传统医学之"跌坠""举重用力""击仆""五劳所伤"等范畴。跌仆外伤，骨折筋伤，筋骨离断、气滞血瘀为该病的病因病机。本案例患者不慎摔伤，致局部筋骨离断血溢脉外，瘀滞于筋骨腠理之间，局部气血运行不畅，气血瘀滞、堵塞脉络、不通则痛，故见右腕关节肿痛；骨断筋伤，不能联系肢节，故见功能障碍；舌淡，苔薄白，脉弦。故当辨为骨折病之气滞血瘀证。病位在右腕关节，病性属实。

　　"动静结合""筋骨并重""内外兼治""医患合作"作为中医骨伤科的四大基本原则，对不稳定型桡骨远端骨折的治疗具有重要的指导意义。

　　小夹板是治疗不稳定型桡骨远端骨折的重要方法。手法复位小夹板外固定是保守治疗桡骨远端骨折主要方法，常用的复位手法包括牵开复位法、提按挤压复位法、折顶旋转复位法，复位后给予小夹板外固定。小夹板外固定尤其适用于 AO 分型中 A 型及 B 型桡骨远端骨折。但小夹板治疗桡骨远端骨折，尤其是不稳定型桡骨远端骨折，特别是桡骨背侧皮质发生压缩、粉碎者，疗效比较手术治疗略差。

　　小夹板治疗骨折有如下优点：①固定牢固，具有一定的可靠性，可维持骨折复位状态。②小夹板的弹性，可使腕关节能早期进行功能锻炼。③小夹板固定力度可随腕关节肿胀程度随时调整，既保证肢体正常血供，又保证固定牢固。④与外用药物配合使用较方便。⑤不会引起患者皮肤过敏反应。⑥通过应用适当的衬垫避免骨折移位和骨折不愈合的力学作用，有利于维持骨折复位后稳定。

　　中药治疗根据骨折三期辨证施治，用中药外治、内服。

三、按 语

本案例可以给临床诊疗提供一些启示。骨科医师只注重骨折的整复和固定是不够的，在现代运动医学及生物力学观念指导下骨折整复前的评估，整复后骨折及软组织损伤的再评估很有必要。此病例在手法整复和固定后，仍存在尺桡骨远端分离移位和尺骨茎突撕脱骨折情况。尺骨远端胫突撕脱骨折，常提示合并三角软骨有损伤，此时需要对远尺桡关节稳定性，三角软骨损伤进行针对性的体格检查和核磁共振的影像学评估，必要时可以引入腕关节镜进行针对腕关节三角纤维软骨盘的检查及诊疗。

四、思 考 题

1. 尺骨茎突撕脱骨折是否需要处理及如何处理？
2 三角软骨损伤如何诊断及处理？
3. 尺、桡关节远端分离移位如何诊断及治疗？

参 考 文 献

曹发奇，周武，夏天，等. 2018. 跨关节外固定支架治疗老年 AO 分型 C3 型桡骨远端骨折术后并发症分析 [J]. 中华创伤骨科杂志，20（11）：960-963.

曹新彦，杭柏亚. 2020. 桡骨远端骨折中医保守治疗进展研究 [J]. 名医，（11）：6-7.

高俊峰，栗树伟，王东. 2017. 桡骨远端骨折的临床分型及治疗进展 [J]. 基层医学论坛，21（19）：2568-2570.

高志敏. 2017. 桡骨远端骨折的中西医治疗进展 [J]. 内蒙古中医药，36（18）：126-127.

高志强. 2020. 桡骨远端骨折治疗进展 [J]. 中国医刊，20（10）：707-708.

顾格瑜，梁凯路. 2019. 老年桡骨远端骨折的治疗现状和进展 [J]. 世界最新医学信息文摘，19（35）：84-85，87.

韩芳林，吕发明. 2015. 老年患者桡骨远端骨折外固定治疗进展 [J]. 新疆中医药，33（6）：96-99.

黄坤. 2020. 桡骨远端骨折治疗的研究进展 [J]. 医学食疗与健康，18（8）：214，216.

黄政基，姚霁航，张晓猛，等. 2018. 桡骨远端骨折不同治疗方法的研究进展 [J]. 中国老年学杂志，38（9）：2292-2294.

刘凯，叶永亮，胡建炜，等. 2020. 手法复位桡骨远端骨折后再移位 92 例原因分析 [J]. 中国中医骨伤科杂志，28（10）：61-64.

刘司达，徐俊涛，蒋华军，等. 2018. 腕关节镜评估不稳定型桡骨远端骨折患者 TFCC 损伤的发生率 [J]. 中华手外科杂志，34（6）：429-431.

陆晴友，郝迎新. 2017. 桡骨远端骨折治疗进展 [J]. 国际骨科学杂志，38（3）：154-157，165.

那次克道尔吉，王海龙. 2018. 尺骨茎突骨折及分型对复杂桡骨远端骨折术后临床疗效的影响研究 [J]. 智慧健康，4（10）：106-107，109.

申琳，曾宪铁. 2017. 桡骨远端骨折的分型及治疗进展 [J]. 中国中西医结合外科杂志，23（3）：330-333.

王昌军. 2019. 绝经后女性桡骨远端骨折 AO 分型与骨密度、肌肉及体脂成分的相关性分析 [D]. 南京：南京中医药大学：7-12.

王满宜，曾炳芳，荣国威，等. 2010. 骨折治疗的 AO 原则 [M]. 上海：上海科技出版社：491-507.

王叶，郭亮，李晓兰. 2019. 影像学在桡骨远端骨折中的应用进展 [J]. 创伤外科杂志，21（4）：317-318，321.

杨莹，陈宏伟，李冬成，等. 2016. 桡骨远端 Die-punch 骨折的 CT 表现及其影像分型 [J]. 中华放射学杂志，50（11）：860-864.

于振华. 2018. 切开复位桡骨远端掌侧钢板内固定术治疗不稳定型桡骨远端骨折临床观察 [J]. 西藏医药，39（6）：62-65.

张琳袁，刘志清，王跃挺，等. 2020. 尺骨茎突骨折对 C 型桡骨远端骨折术后疗效的影响[J]. 中华手外科杂志，36（3）：180-184.

宗双乐. 2017. 桡骨远端骨折治疗的临床研究和荟萃分析［D］. 天津：天津医科大学：9-11

（陈建侠）

案例 3 跌伤后左髋肿痛、活动受限

一、病历摘要

患者，女，96 岁。因"跌伤致左髋肿痛伴活动受限 20 余天"，入院。

20 余天前行走时不慎跌倒后致左髋部疼痛伴活动受限，局部无皮肤破损及出血，无心慌、胸闷、恶心、呕吐等症，就诊某医院，行骨盆及左髋关节正斜位 X 线片检查后诊断为"左股骨转子间粉碎性骨折"，予保守治疗后疼痛无明显好转。为求中西医结合治疗来院就医，门诊以"左侧股骨转子间骨折"收入院。平车推入病房，左髋部疼痛，呈间歇性刺痛，左下肢短缩外旋，活动受限，无心慌胸闷、恶心呕吐等症。既往史无特殊。

入院查体 舌紫暗，苔薄白，脉弦。生命体征平稳，一般查体无特殊。专科检查：左下肢短缩外旋畸形，左腹股沟中点下方压痛，左股骨大转子侧方压痛和叩痛，左下肢纵向叩痛，左大腿根部较对侧肿胀（周径较对侧大 1cm），未见皮下瘀斑。左下肢较对侧短缩约 2cm。左髋关节功能活动受限。四肢各肌群肌力和肌张力、感觉、血液循环正常。生理反射存在，病理征未引出。

实验室检查 实验室抽血项目检查结果无明显异常。外院骨盆及左髋关节正斜位 X 线片示（见图 11-3-1）：左侧股骨转子间粉碎性骨折，顺转子型；左侧耻骨支骨折，骨折断端未见明显移位。左髋关节正斜位 X 线片检查：骨质疏松症 X 线征象；左侧股骨转子间骨折；耻骨上、下支陈旧性骨折。

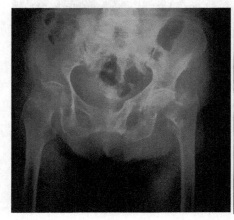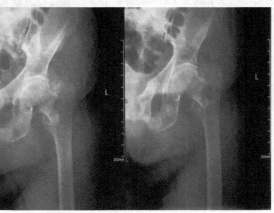

图 11-3-1 术前骨盆 X 线片及左髋关节正斜位 X 线片

入院诊断　中医诊断：骨折病（肝肾亏虚证、气滞血瘀证）

西医诊断：（1）左侧股骨转子间陈旧性粉碎性骨折（顺转子型）

（2）左侧耻骨支陈旧性骨折

诊疗经过　中医以补益肝肾、活血化瘀通络止痛为治则。埋针活血化瘀止痛，穴位贴敷调理脏腑，药棒穴位按摩以活血通络止痛。西医予 5%葡萄糖氯化钠注射液＋维生素 C 注射液＋维生素 B_6 注射液＋复方氯化钠注射液静滴营养支持治疗。完善术前检查，排除手术及麻醉禁忌证后择期在腰麻下行左侧半髋关节置换术。手术经过：麻醉生效后，患者取右侧卧位，术区常规消毒铺巾，取左髋部后外侧入路，作切口长约 10cm，逐层切开皮肤、皮下、筋膜层，切开关节囊，见左侧股骨转子间骨折，约在股骨小转子上约 1.0cm 截骨，取出股骨头。股骨髓腔开口、扩髓，测试直径 12# 生物型股骨柄匹配，植入股骨柄假体（远端固定柄），安装陶瓷球头（直径 28mm 标头）。复位髋关节，见关节张力适中。屈髋 90°、内旋 40°无脱位。严密止血，生理盐水脉冲冲洗术区。可吸收缝合线逐层缝合至皮下，抗菌薇乔缝线皮内缝合，无菌敷料包扎固定。

术后常规预防血栓，复查术后骨盆平片及左髋关节正侧位 X 线片（见图 11-3-2），第三日下地功能锻炼。检查高密度提示：重度骨质疏松，予抗骨质疏松治疗。术后一周扶助步器可自由行走。伤口愈合良好。

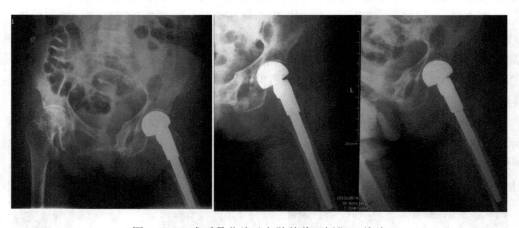

图 11-3-2　术后骨盆片及左髋关节正侧位 X 线片

出院诊断　中医诊断：骨折病（肝肾亏虚证、气滞血瘀证）

西医诊断：（1）左侧股骨转子间陈旧性粉碎性骨折（顺转子型）

（2）左侧耻骨支陈旧性骨折

（3）重度骨质疏松症

二、案 例 解 析

人工髋关节置换治疗老年转子间骨折的手术适应证一直是学界争议的焦点，到目前为止尚未形成统一标准，但其达成的治疗共识是要恢复患肢功能并尽早下床活动。早期有学者认为因转子间骨折很少发生不愈合和股骨头坏死，内固定效果较好，且人工关节置换多合并并发症，因此不应将人工关节置换的适应证扩大到转子间骨折。随着人工关节置换技术的发展，国内学者提出应该科学审慎对待人工关节置换术治疗转子间骨折，内固定术仍是绝大多数转子骨折的首选方案，但针对患者术前已存在髋关节病变、粉碎骨折、骨质难以支撑内固定的和内固定失败的病例，人工关节置换也是一种可以选择的方案。人工关节置换术应严格把握适应证，根据患者要求及自身情况，综合个体化因素考虑。人工关节置换治疗转子间骨折的适应证经历了从不可用到一定条件下可用的转变，在讨论具体应对何种分型的骨折、何种程度的骨质疏松、内固定失败及其他情况的转子间骨折患者行关节置换术时有不同观点。国外学者的研究显示相对于内固定治疗，一期关节置换更适用于高度不稳定性骨折伴骨质疏松或骨关节炎及其他内固定可能失败的情况。当存在年龄、性别、骨质量差、术后负重和髋关节炎等导致内固定失败的危险因素时，应当考虑关节置换。

　　AO 创伤学会认为治疗转子间骨折需总体考虑手术治疗，术后处理的转子间骨折占股骨近端骨折的 55%，主要发生在有骨质疏松的老年患者，围手术期的死亡率高。年轻患者转子骨折，通常由高能量损伤造成，并伴有其他损伤。转子骨折是关节囊外骨折，失血量虽大于关节囊内股骨颈骨折，但股骨头的血供很少受到影响。通常有明确的手术指征，大多数病例临床效果都很好。

　　考虑到分类方法的不同，通常用稳定型和不稳定型来描述及评估骨折固定的难易程度，AO 分类法将转子间骨折分为三种亚型：①A1 型骨折，是简单的二部分骨折，股骨近端内侧骨皮质仍有良好的支撑；②A2 型骨折，是粉碎性骨折，股骨近端内侧和后方骨皮质存在数个平面上的破裂，但外侧骨皮质保持完好；③A3 型骨折，外侧骨皮质也有断裂，为逆向转子骨折（反斜行骨折），小转子平面的横行骨折线，标志着转子区域的下限。如果骨折的中心低于股骨小转子远端水平线，也就被归为是股骨转子下骨折。

　　手术治疗需要股骨近端正侧位 X 片和 CT 评估骨折，如果采用股骨近端髓内钉 PFNA 或防旋转股骨近端髓内钉，摄片还必须包括股骨干中段以下，以测量股骨髓腔宽度和评估股骨干的形状。PFNA 不宜用于股骨干过度弯的病人，因为髓内钉的尖端会穿出股骨干的前方骨皮质造成骨折。

　　关于限期手术及手术时机，由于老年人内科合并症多体质相对弱，长期卧床并发症发生概率更高等多因素决定了股骨转子间骨折的手术为限期手术。对患者的骨科及全身情况的评估是必不可少的，而且一旦认为患者适合手术，就应当尽早进行，不要延误治疗，或病人的全身情况一旦得到控制，就应进行内固定或髋关节置换术，在可透 X 线的手术床或在骨折牵引床上进行骨折复位和固定均可，这两种技术各有优缺点，手术中必须在两个平面上进行 C 型臂或 G 型臂的电透机监控。

　　成功治疗转子间骨折，需要正确使用内置物和器械，以获得坚强的内固定。转子间骨折内固定在过去十年中得到了极大的发展，在得当而明智地选择和使用各种不同类型的内固定的前提下，均能取得良好的治疗效果，动力髋螺钉可选做稳定型骨折 A 型和 A2.1 型的内固定物。这种装置可使骨折沿滑动的股骨颈螺钉移动而嵌压，所以 DHS 必须放置于股骨头的中心。如果位于股骨的上方 1/4，则可能螺钉拉出而失败，特别存在股骨质疏松时这种并发症概率更高，正确放置导引钢针，并在两个平面上仔细核对，可避免位置失当。

由于生物力学的特性，新型的股骨近端带锁髓内钉，适合于严重粉碎的不稳定性骨折，A2.3 和 A3 型远端交锁应当是静力型的逆行的股骨转子间骨折更适用。动力髁螺钉（DCS），髁接骨板和带有大转子稳定结构板的 DHS 都可供选择使用，三者之中 DCS 安装学习曲线较短。

如果病人已经有明显的骨关节炎症状，可以考虑实行髋关节置换术。对于转子间骨折来说，假体置换手术具有一定的难度，且并发症很多，对于大多数病人而言，最初选用骨折内固定更可取，骨折愈合后，如关节炎症状仍存在，再实行假体置换手术，较新鲜骨折更为方便。

术后第一天患者就应该使用助步器或扶拐行走，由于大多数老年病人很难以做到部分负重，所以内固定应当坚强到允许几乎完全的负重。骨折在 3 到 5 个月内完全愈合。

如果内固定使用正确，即使对于骨质疏松的病人，也能起到固定作用，若内固定失败或骨折再移位，则应当根据失败的类型，骨骼质量，年龄，病人的要求以及期望决定如何处理，年轻患者如果股骨头骨量良好，软骨完整，血供充分时应当再进行骨折复位内固定，骨质疏松老年人则以假体置换更为合适。

本案例患者左侧股骨转子间陈旧性粉碎性骨（顺转子型），现无法站立、行走，严重影响生活治疗，保守治疗，骨折愈合概率低，且患者为老年女性，长期卧床并发症多，致死率极高，手术指征明确，结合患者年龄及术前左髋关节功能良好，术前相关检查已完善，无绝对手术和麻醉禁忌证，术前诊断明确，术前准备充分，拟行左侧半髋关节置换术。半髋关节置换术创伤小，手术时间短，可早期下地，相对较好，术前需要准备骨水泥假体。

三、按　　语

如果内固定使用正确，即使对于骨质疏松的病人，也能起到固定作用，若内固定失败或骨折再移位，则应当根据失败的类型，骨骼质量，年龄，病人的要求以及期望决定如何处理，年轻患者如果股骨头骨量良好，软骨完整，血供充分应当再进行内固定，骨质疏松老年人则以假体置换更为合适。

人工关节置换术目前并不被作为治疗老年转子间骨折的首选方法，应该遵循一定的适应证：①年龄＞70 或 75 岁、预计生命＜10 年；②不稳定骨折；③伴有严重骨质疏松症；④合并同侧髋部关节炎、股骨头坏死；⑤合并同侧髋部其他部位骨折、脱位、内翻畸形、头颈短缩；⑥内固定失败；⑦全身情况耐受手术；⑧伤前髋膝关节活动无受限，可独立或扶拐走行；⑨伴有其他并发症不宜长期卧床者；⑩患者自身情况、本人或家属要求早日下地。

人工股骨头置换手术是一种较为折中而相对安全可取的方法，由于只需要进行股骨侧置换手术，切口可以较全髋关节置换更小，手术时间更短，出血更少，麻醉副作用及并发症也相应更少。该患者存在年龄、性别、骨质量差、术后负重和髋关节炎等导致内固定失败的危险因素，故可考虑人工股骨头置换。

四、思考题

1. 治疗方案选择的影响因素有哪些？治疗方案的选择依据有哪些？
2. 转子间骨折的分型及对应治疗方法有哪些？
3. 高龄骨质疏松患者转子间骨折选择的依据有哪些？
4. 如果选择关节置换，关节假体当如何选择？
5. 老年患者如何预防摔倒？

参 考 文 献

陈建侠. 2013. THA 与 PFNA 治疗老年不稳定型股骨转子间骨折疗效比较［D］. 贵阳：贵阳中医学院：15-17.

陈剑明，徐丁，汪帅伊. 2020. 老年股骨转子间骨折围术期管理的相关问题［J］. 中华创伤杂志，36（12）：1061-1066.

迟琨，刘波，杨雪梅. 2020. 早期全负重训练在老年不稳定性股骨转子间骨折患者生物型全髋关节置换术中的应用［J］. 中国医学前沿杂志（电子版），12（12）：42-45.

冯瑰丽，肖明，赵蕾，等. 2021. 快速康复外科护理策略在老年股骨转子间骨折病人围术期中的应用［J］. 全科护理，19（1）：59-62.

顾华，付建，张波涛，等. 2012. DHS 与 PFNA 治疗老年不稳定股骨转子间骨折的疗效比较［J］. 川北医学院学报，27（3）：288-292.

李荣西. 2020. 股骨近端钛丝固定加人工股骨头置换治疗老年股骨转子间骨折［J］. 临床骨科杂志，23（6）：851-853.

李震强. 2017. 我国高龄转子间骨折经髋关节置换与内固定治疗的 Meta 分析［D］. 太原：山西医科大学：13-15.

刘斌. 2017. PFNA 与 THA 治疗老年不稳定型股骨粗隆间骨折疗效比较［D］. 武汉：湖北中医药大学：13-16.

吕家兴，白磊鹏，金宇，等. 2020. PFLCP 与 PFNA 治疗老年股骨转子间骨折伴骨折侧中重度膝骨性关节炎患者的效果比较［J］. 临床误诊误治，33（12）：51-56.

聂少波，李建涛，赵燕鹏，等. 2020. 内侧支撑髓内钉和股骨近端抗旋髓内钉治疗股骨转子间骨折 A3.3 型的生物力学研究［J］. 中国骨伤，33（12）：1161-1165.

秦伟光，李忠华，张秀华，等. 2014. 股骨近端防旋髓内钉与解剖型锁定钢板治疗老年不稳定型股骨转子间骨折疗效比较［J］. 临床骨科杂志，17（3）：324-326，329.

石淇允，李无阴，张颖，等. 2020. 股骨近端抗旋髓内钉对比股骨近端锁定钢板治疗不稳定型股骨转子间骨折疗效的 Meta 分析［J］. 广西医科大学学报，37（11）：2014-2023.

滕林，肖永川，钟刚. 2021. 股骨转子间骨折髓内钉内固定术后内植物周围再骨折的治疗［J］. 中国修复重建外科杂志，35（3）：312-317.

汪灿锋，韩雷，胡云根. 2021. 股骨近端锁定钢板与 Gamma 钉用于伴有外侧壁骨折股骨转子间骨折的三维有限元分析［J］. 现代实用医学，33（1）：72-74，142.

王满宜，曾炳芳，荣国威，等. 2010. 骨折治疗的 AO 原则［M］. 上海：上海科技出版社：491-507.

王一寒，李杨，张玲，等. 2021. 数字骨科三维可视化技术在股骨转子间骨折复位内固定中的应用［J］. 中国组织工程研究，25（24）：3816-3820.

韦显高，王照卿，韦力，等. 2021. 人工股骨头置换术治疗高龄股骨转子间骨折的临床效果［J］. 中外医学研究，19（2）：119-120.

杨朝旭，田志，邢栋，等. 2021. 人工股骨头置换术对超高龄不稳定型股骨转子间骨折伴骨质疏松症治疗的近期临床疗效［J］. 创伤外科杂志，23（1）：33-36.

张立杰. 2020. 解剖型钢板与动力髋螺钉治疗老年股骨转子间骨折的效果［J］. 临床骨科杂志，23（6）：844-846.

Huang Chaoqing，Wu Xing，Lim Dohyung. 2021. Surgical Selection of Unstable Intertrochanteric Fractures：PFNA Combined with or without Cerclage Cable［J］. BioMed Research International，9（3）：176-179.

LAW Gin Way，WONG Yoke Rung，GARDNER Antony. 2021. Intramedullary Nailing Confers An Increased Risk Of Medial Migration Compared To Dynamic Hip Screw Fixation In Unstable Intertrochanteric Hip Fractures［J］. Injury，6（3）：136-139.

Ma Tao，Hao Lin-Jie，Wen Peng-Fei，et al. 2021. The Role of Preoperative Computed Tomography on the Quality of Reduction and Outcomes in Intertrochanteric Fracture：A Controlled Trial［J］. BioMed Research International，41（11）：18-26.

Nie ShaoBo，Li JianTao，Zhao YanPeng，et al. 2020. Biomechanical study on the treatment of intertrochanteric fracture of A3. 3 type with medial sustainable nail and proximal femoral anti-rotation nail［J］. China Journal of Orthopaedics and Traumatology，33（12）：1128-1131.

（陈建侠）

案例 4 双髋部疼痛、活动受限

一、病 历 摘 要

患者，男，57 岁。因"双髋部疼痛、活动受限 5 年，复发加重 1 月"，于 2020 年 11 月 3 日入院。

5 年前无明显诱因出现双髋部疼痛，双髋下蹲困难，以左髋为甚，下蹲及久行等诱发双髋疼痛加重，呈酸痛样，遂就诊于当地医院，行双髋 X 线检查，诊断为"双侧股骨头坏死"，经治疗后（用药不详）好转出院，此后常因过度活动反复出现双髋部疼痛不适，自行口服"双氯芬酸钠""云南白药"等药物对症止痛。1 月前患者再次因负重活动后出现双髋关节疼痛加重，以右髋为甚，呈针刺样痛，位置固定不移，双髋活动受限加重，下蹲困难，需拄拐行走，无双下肢放射痛、麻木，无畏寒肢冷，无潮热、盗汗，无头昏、头痛、恶心、呕吐、呼吸困难、腹痛等症，为系统中西医治疗来院就医，门诊以"双侧股骨头坏死"收入科。有 1 年"高血压"病史，最高血压达 150/100mmHg，规律口服"酒石酸美托洛尔"控制血压；长期饮酒，每日 300～400ml。

入院查体 心率 70 次/分，血压 121/80mmHg；舌质淡，苔薄白，脉沉弦。脊柱及四肢无畸形，双侧髋部肤色肤温正常；双侧腹股沟中点下 1cm 处压痛，双侧股骨大转子处叩痛；双下肢等长。双侧髋部活动受限，右侧：屈曲约 90°，后伸约 10°，外展约 20°，内收约 10°，内外旋各约 25°；左侧：屈曲约 80°，后伸约 0°，外展约 15°，内收约 10°，内外旋各约 20°。双侧屈髋屈膝试验（＋），双侧"4"字征（＋），双侧直腿抬高试验（－），双下肢皮肤感觉、肌力及肌张力正常，肢端血液循环、活动度可。NS：双膝腱反射及跟腱反射存在，病理反射征未引出。

辅查 骨盆 X 线片（见图 11-4-1）示：双侧股骨头缺血性坏死 X 线征，以左侧为甚；双侧髋关节退变，左髋关节间隙狭窄。双髋 CT（见图 11-4-2）示：双侧股骨头缺血性坏死线征，以左侧为甚；双侧髋关节退变，左髋关节间隙狭窄。

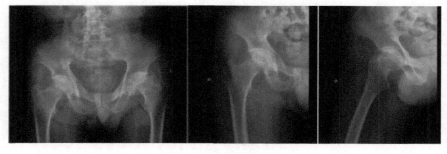

图 11-4-1　骨盆 X 线片

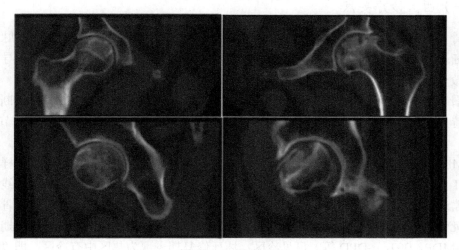

图 11-4-2　双髋 CT

入院诊断　中医诊断：骨蚀病（肝肾亏虚证）

西医诊断：（1）右股骨头坏死（Ficat 分期：Ⅱ期）

（2）左股骨头坏死（Ficat 分期：Ⅳ期）

（3）原发性高血压 1 级（低危组）

诊疗经过　入院积极完善各项相关检查，血常规、生化全套、凝血功能、尿常规及 C 反应蛋白未见明显异常。心电图、胸部 X 线、心脏彩超及肺功能无明显异常。血沉 30mm/h。治疗上，中医治以补益肝肾、强筋壮骨，予穴位贴敷以活血舒筋、通络止痛；药棒穴位按摩活血化瘀止痛；中药热罨包治疗双髋部温经通络止痛；埋针治疗行气活血、调补肝肾、疏经蠲痹。西医予琥珀酸美托洛尔缓释片口服控制血压。患者右股骨头坏死为 Ficat Ⅱ期，可予保头手术治疗；其左股骨头坏死为 Ficat Ⅳ期，股骨头已塌陷且疼痛明显，严重影响患者生活质量，经评估手术风险，排除手术禁忌证后，于 2020 年 11 月 5 日在全麻下行右股骨头颈钻孔减压术，术后安返病房，予中药热罨包治疗双髋部温经通络止痛、抗感染、镇痛等对症支持治疗；术后 1 周患者述右髋部疼痛和关节功能得到显著改善。遂于 2020 年 11 月 10 日在腰硬麻下行左人工全髋关节置换术。术后予注射用头孢唑林钠静滴抗感染，低分子肝素钠皮下注射预防血栓形成、双髋关节功能训练等对症治疗后，2020 年 11 月 15 日查房患者述左髋部疼痛和关节功能得到显著改善，好转出院。

出院诊断　中医诊断：骨蚀病（肝肾亏虚证）

西医诊断：（1）左侧人工全髋关节置换术后

（2）右侧股骨头颈钻孔减压术后

（3）原发性高血压1级（低危组）

二、案例解析

（一）西医诊疗要点

股骨头坏死（osteonecrosis of femoral head，ONFH）是股骨头静脉淤滞，动脉血供受损或中断使骨细胞及骨髓成分部分死亡引起骨组织坏死及随后发生的修复，共同导致股骨头结构改变及塌陷，引起髋关节疼痛及功能障碍的疾病。

股骨头坏死诊断不复杂，《中国成人股骨头坏死临床诊疗指南（2020）》诊断标准：①临床特点：多以髋部、臀部或腹股沟区的疼痛为主，偶尔伴有膝关节疼痛，髋关节内旋活动受限。常有髋部外伤史、皮质类固醇类药物应用史、酗酒史及潜水员等职业史。②MRI影像：MRI检查对股骨头坏死具有较高的敏感性。表现为T1WI局限性软骨下线样低信号或T2WI"双线征"。③髋关节X线影像：正位和蛙式位是诊断股骨头坏死的X线基本体位，通常表现为硬化、囊变及"新月征"等。④髋关节CT扫描征象：通常出现骨硬化带包绕坏死骨、修复骨，或表现为软骨下骨断裂。⑤放射性核素检查：股骨头急性期骨扫描（99Tcm-MDP、99Tcm-DPD等）可见冷区；坏死修复期表现为热区中有冷区，即"面包圈样"改变。单光子发射计算机断层显像（single photon emission computed tomography，SPECT）或许可能提高放射性核素检查对股骨头坏死诊断的灵敏度。正电子发射断层显像（positron emission tomography，PET）可能比MRI和SPECT更早发现股骨头坏死征象，并可以预测股骨头坏死的进展。⑥骨组织活检：骨小梁的骨细胞空陷窝多于50%，且累及邻近多根骨小梁，骨髓坏死。⑦数字减影血管造影：表现为股骨头血供受损、中断或淤滞。不建议在诊断时常规应用。除①外，②至⑦另外符合任意一条即可确诊。

本案患者以双髋部疼痛为主，伴有髋关节活动受限；长期饮酒。影像学检查，骨盆X线提示：双侧股骨头缺血性坏死X线征，以左侧为甚；双髋CT提示：双侧股骨头缺血性坏死线征。患者所有表现均符合股骨头坏死诊断标准中①、③、④条，诊断明确。

对具有股骨头坏死类似临床症状、X线或MRI影像学表现的患者，应注意鉴别。

（1）中、晚期髋关节骨关节炎　当关节间隙变窄并出现软骨下囊性变时与股骨头坏死不易鉴别。但股骨头坏死的CT表现为硬化并有囊性变，且囊性变多远离软骨下骨；关节炎的囊性变多位于负重区软骨下骨对应区域，MRI改变以T1WI低信号为主。此外，骨关节炎股骨头的轮廓变形不严重，以间隙狭窄为主；而骨坏死股骨头塌陷变形严重，其次是间隙狭窄，可据此鉴别。

（2）髋臼发育不良继发骨关节炎　X线表现为髋臼对股骨头包裹不全、关节间隙变窄或消失、骨硬化及囊变，髋臼对应区出现类似改变，容易鉴别。

（3）强直性脊柱炎累及髋关节　常见于青少年男性，多为双侧骶髂关节受累，血清检测 HLA-B27 阳性，X 线表现为股骨头保持圆形而关节间隙变窄、消失甚至融合，容易鉴别。部分患者长期应用皮质类固醇类药物可并发股骨头坏死，股骨头可出现塌陷但往往不严重。

（4）暂时性骨质疏松症或骨髓水肿综合征　中青年发病，属暂时性疼痛性骨髓水肿。X 线片表现为股骨头颈甚至转子部骨量减少；MRI 主要表现为股骨头和颈部 T1WI 均匀低信号、T2WI 高信号，范围可至股骨颈及转子部，无带状低信号；病灶可在 3～12 个月内消散。

（5）软骨下骨不全骨折　多见于 60 岁以上患者，无明显外伤史，或长期从事剧烈运动的中青年，如运动员、军人等。表现为突然发作的髋部疼痛，不能行走，关节活动受限。X 线片示股骨头外上部稍变扁；MRI 表现为 T1WI 及 T2WI 软骨下低信号线及周围骨髓水肿，T2 抑脂像出现片状高信号。

股骨头坏死根据其诱发因素，可分为创伤性 ONFH 和非创伤性 ONFH，糖皮质激素的使用和饮酒是非创伤性 ONFH 的最常见诱因。长期饮酒患者的血液黏滞度显著增加，并伴有血管内皮细胞损伤、成骨细胞脂肪变性、脂质代谢紊乱等病理改变，使患者股骨头内微血管减少，骨内压显著升高，最终导致 ONFH；且饮酒量越大、饮酒时间越长，ONFH 的发生风险越高。本案患者因长期饮酒后出现双髋关节疼痛，未及时诊治且继续饮酒，当发现股骨头有坏死时，仍未听从医师建议仍继续饮酒，最终导致双侧股骨头坏死。

股骨头坏死的治疗首先要明确诊断、分期、病因等因素，同时考虑患者年龄、身体一般状况、单髋或双髋受损，以便选择最佳的治疗方案。常用的治疗方法可分为非手术治疗和手术治疗。非手术治疗包括保护性负重、药物治疗（抗凝、增加纤溶、扩张血管与降脂药物联合应用；联合应用抑制破骨和增加成骨的药物）、物理治疗（体外冲击波、电磁场、高压氧等）、制动与牵引及中医药治疗。手术方式主要包括"保头"及人工髋关节置换术两大类。但对于年龄较大患者，尤其是 60 岁以上者，由于其成骨能力下降，保髋手术治疗效果不佳，如任其自然发展，股骨头塌陷将不能避免，一旦塌陷，大多数患者需行髋关节置换治疗。

（二）中医诊疗要点

《素问·评热病论》云："邪之所凑，其气必虚。"先天不足卫外不固，极易受各种外因的作用而发生本病。肝藏血、主筋，肾藏精、主骨生髓，筋骨的强弱与肝肾精血的状况密切相关。《素问·生气通天论》记载："因而强力，肾气乃伤，高骨乃坏。"《脾胃论·脾胃胜衰论》提到"脾病则下流乘肾，土克水，则骨乏无力，是为骨蚀，令人骨髓空虚，足不能履地"。酒为湿热之品，长期饮酒，湿邪困脾，脾虚生痰，"积久渗于脉中，血之为浊"，运行不畅，经脉闭阻；热邪伤阴，日久及肾，肾藏精主骨生髓，虚则生化无源，骨枯髓减，导致股骨头坏死。本案患者以双髋部疼痛、活动受限为主症，属于"骨蚀病"范畴。患者为中年男性，既往大量饮酒损伤肝肾，致肝肾亏虚，筋骨失养，气滞血瘀，经络痹阻不通，不通则痛，故见双髋部疼痛；经络失养，不能联系关节，故见髋关节活动受限；舌质淡，苔薄白，脉沉弦，结合舌脉症，辨证属肝肾亏虚兼瘀证。该病应与痿证鉴别：鉴别要点首先在于关节的痛与不痛，其次要观察肢体的活动障碍情况。痿证病初就存在肢体肌肉萎缩，无力运动，但疼痛症状不明显。基于此，我们在中医辨证论治和整体观念的指导下，着眼于肝肾亏虚之本，以补益肝肾为主，辨证加减活血、行气等药物，常用骨碎补、枸杞、女贞子滋补肝肾，杜仲、淫羊藿补肾壮阳，土鳖虫、续断、牛膝续筋接骨，黄芪、白术、茯苓、黄精健脾益气，气为血之帅，益气以补血，白芍、枸杞、女贞子、黑芝麻滋补肝肾，杜仲、淫羊藿补肾壮阳，土鳖虫、续断、牛膝续筋接骨，当归、鸡血藤活血补血，兼具通络之功，延胡索引气活血，使补而不留瘀之弊，焦三仙以顾护脾胃。诸药合用，具有补益肝肾、强筋健骨、活血化瘀之功，并辅以局部中药热敷，以加强活血化瘀疗效，达到瘀去、新生、骨修复的目的，为股骨头坏死修复创造良好的局部与全身条件。

三、按　　语

　　股骨头坏死曾被称为股骨头缺血性坏死和股骨头无菌性坏死，是骨科常见的难治性疾病。对任何年龄段、任何病理分期的患者，规范的诊疗方案都非常重要。迄今为止，在全球范围内尚无股骨头坏死的流行病学报告。2020年我国首次开展的大规模非创伤性骨坏死流行病学调查结果显示：非创伤性股骨头坏死患者累积已达812万，男性患病率（1.02%）显著高于女性（0.51%），北方居民患病率（0.85%）高于南方居民（0.61%），城镇居民高于农村居民，糖皮质激素、酒精、高血脂、肥胖、高危职业（潜水员）、吸烟、糖尿病等均为非创伤性股骨头坏死的风险因素。

　　股骨头坏死一经诊断，则应分期；目的是用于指导制订治疗方案，判断预后，评估疗效。国际上常用的有 Ficat 和 Alert 分期，Marcus、Enneking 和 Massam 等分期，Sugioka 分期，Pennsylvania 大学分期，国际骨循环研究会（Association Research Circulation Osseous，ARCO）分期，日本骨坏死研究会（Japanese Investigation Committee，JIC）分型等。根据近年来的临床实践，以 Pennsylvania 大学分期为基础，引入中国分型（中日友好医院分型）和各分期病理变化，制订了 ONFH 中国分期。其中，主要采用 ARCO 分期和 Steinberg 分期，参考 Ficat 分期。

　　股骨头坏死的治疗方法包括非手术治疗和手术治疗。非手术治疗，包括保护性负重、药物治疗、中医药治疗、物理治疗及制动与牵引等。其中药物治疗建议选用抗凝、增加纤溶、扩张血管与降脂药物联合应用，也可联合应用抑制破骨和增加成骨的药物，如磷酸盐制剂、美多巴等。药物治疗可单独应用，也可配合保髋手术应用。中医药治疗以中医整体观为指导，遵循"动静结合、筋骨并重、内外兼治、医患合作"的基本原则，强调早期诊断、病证结合、早期规范治疗。对高危人群及早期无痛患者以活血化瘀为主，辅以祛痰化湿、补肾健骨等中药，具有促进坏死修复、预防塌陷的作用；对早期出现疼痛等症状的股骨头坏死，在保护性负重的基础上应用活血化瘀、利水化湿的中药，能缓解疼痛，改善关节功能；对中晚期股骨头坏死，应用补益肝肾、活血化瘀及利水化湿中药配合外科修复手术，能提高保髋手术效果；物理治疗包括体外冲击波、电磁场、高压氧等。制动与牵引：适用于股骨头坏死早中期病例。对于股骨头坏死进展较快，非手术治疗效果不佳，多数患者需要手术治疗。手术方式包括保留患者自身股骨头为主的修复重建术和人工髋关节置换术两大类。保留股骨头的手术包括髓芯减压术、旋转截骨术、带或不带血运的骨移植术等，适用于股骨头坏死早期（ARCO 0～1 期）或中期（ARCO 2～3B 期），坏死体积在 15% 以上的股骨头坏死患者。如果方法有效，可避免或推迟人工关节置换术。

　　术后康复锻炼可防止股骨头坏死患者废用性肌肉萎缩，是促使其早日恢复功能的有效手段。功能锻炼应以主动活动为主，被动活动为辅，由小到大，由少到多，逐渐增加；并根据股骨头坏死的分期、治疗方式、髋关节功能评分及步态分析结果选择适宜的锻炼方法。

四、思 考 题

1. 股骨头坏死中医药治疗方案的选择有哪些？
2. 酒精性股骨头坏死为何发生疼痛时已进入晚期阶段？
3. 根据 MRI 表现如何判断股骨头坏死的预后？
4. 股骨头坏死分期的目的及各自优缺点有哪些？

参 考 文 献

魏秋实，杨帆，陈晓俊，等. 2018. 激素性与酒精性股骨头坏死患者骨标本坏死区域病理与显微结构特点分析 [J]. 中国修复重建外科杂志, 32（7）：866-872.

赵德伟，胡永成. 2012. 成人股骨头坏死诊疗标准专家共识（2012 年版）[J]. 中华关节外科杂志（电子版）, 4（3）：89-92.

中国医师协会骨科医师分会骨循环与骨坏死专业委员会. 2020. 中国成人股骨头坏死临床诊疗指南（2020）[J]. 中华骨科杂志, 40（20）：1365-1376.

Basal O，Atay T，Ciris M，et al. 2018. Epidermal growth factor（EGF）promotes bone healing in surgically induced osteonecrosis of the femoral head（ONFH）[J]. Bosn J Basic Med Sci, 18（4）：352-360.

Li Y，Liu FX，Yuan C，et al. 2017. Association between plasminogen activator inhibitor gene polymorphisms and osteonecrosis of the femoral head susceptibility：A case-control study [J]. Medicine（Baltimore）, 96（42）：e7047.

Mont MA，Cherian JJ，Sierra RJ，et al. 2015. Nontraumatic osteonecrosis of the femoral head：where do we stand today? A ten-year update [J]. J Bone Joint Surg Am, 97（19）：1604-1627.

Zalavras CG，Lieberman JR. 2014. Osteonecrosis of the femoral head：evaluation and treatment [J]. J Am Acad of Orthop Surg, 22（7）：455-464.

（黄维琛）

案例 5　摔伤致右髋部疼痛、活动受限

一、病 历 摘 要

患者，女，96 岁。因"摔伤致右髋部疼痛伴活动受限 1 天"，于 2020 年 9 月 30 日入院。

1 天前不慎跌倒，右髋部着地，当即感右髋部疼痛伴功能受限，无一过性昏迷、意识障碍，无恶心、呕吐，无头晕、头疼，无心慌、胸闷等症，立即来院就医，门诊经骨盆 X 线检查后，以"右侧股骨颈骨折"收入我科。

入院查体　生命体征平稳；舌质淡，苔白腻，脉弦涩。专科检查：脊柱正中呈圆背畸形，右下肢短缩外旋畸形，短缩约 2cm；右侧腹股沟中点压痛，右下肢纵向叩击痛（＋）。右侧下肢活动检查因患者疼痛不能配合。四肢肢端血液循环、感觉，双上肢及左下肢活动

度正常；四肢肌力、肌张力及肌容积正常。NS：生理反射正常引出，未引出病理征。

辅查　骨盆平片：右股骨颈骨折（见图 11-5-1）。

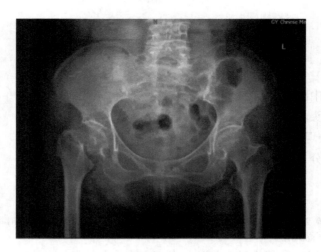

图 11-5-1　骨盆 X 线片：右股骨颈骨折

入院诊断　中医诊断：骨折病（气滞血瘀证）

西医诊断：右股骨颈骨折 Garden Ⅳ型

诊疗经过　入院按骨科常规护理，Ⅱ级护理，平卧位，低盐低脂饮食。完善相关检查。胸部 X 线示：慢支炎、肺气肿样 X 线征象；双侧胸膜增厚；主动脉硬化，心影丰满；胸椎退行性改变。心电图示：窦性心律（平均心室率 68 次/分）；电轴不偏。双下肢血管彩超未见明显异常。血常规、生化、凝血功能、血沉、CRP、血气分析未见明显异常。经评估手术风险，排除手术禁忌证于 2020 年 9 月 30 日在腰麻硬麻联合＋强化下行右全髋关节置换术，并于术后复查骨盆平片及右髋关节正位片检查（见图 11-5-2）。中医以活血化瘀、行气止痛为治则，予以三七粉口服。术后恢复可，已下地行走。出院情况：生命体征平稳，心肺腹无特殊，右髋部切口敷料清洁干燥，伤口 I/甲愈合，肤色肤温正常，双下肢等长，四肢感觉、肌力、肌张力无明显异常。NS：生理反射存在，病理征未引出。

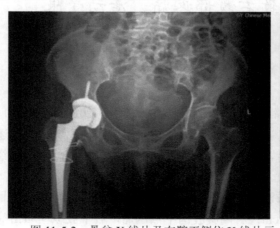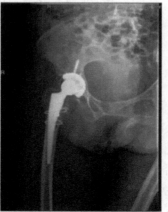

图 11-5-2　骨盆 X 线片及右髋正侧位 X 线片示：右侧髋关节置换术后改变

出院诊断　中医诊断：骨折病（气滞血瘀证）

西医诊断：右股骨颈骨折 Garden Ⅳ型

二、案例解析

（一）西医诊疗要点

股骨颈骨折是指由于骨质疏松、老年人髋周肌肉群退变、反应迟钝或遭受严重外伤所致的股骨颈断裂。大多数老年人股骨颈骨折创伤较轻微，年轻人股骨颈骨折则多为严重创伤所致，损伤机制在于跌倒时大粗隆受到直接撞击以及肢体外旋。股骨头由于前关节囊及髂股韧带牵拉而相对固定，股骨头向后旋转，后侧皮质撞击髋臼而造成颈部骨折，此种情况下，常发生后外侧骨皮质粉碎，年轻人中造成股骨颈骨折的暴力多较大，暴力沿股骨干直接向上传导，常伴软组织损伤，骨折也常发生粉碎。

股骨颈骨折的主要诊断依据：①有明确外伤史，青年人遭遇高能量暴力损伤。②典型表现：髋部疼痛、活动受限、下肢畸形、髋部肿胀及瘀斑。骨折治疗处理不及时常并发创伤性关节炎，骨折端因血运不足造成的缺血、坏死等相关并发症。③影像学检查：X 线摄片、CT 或 MRI 检查。X 线显示无异常且高度怀疑股骨颈骨折时，CT 检查有助于发现隐匿的或病理性股骨颈骨折。MRI 对非创伤性股骨头缺血性坏死改变比较敏感，但对急性股骨头血供改变能力有限，可以作为无移位或隐匿骨折的辅助检查。

需要注意的是：部分患者在股骨颈骨折后，骨折部位未发生移位，没有立即出现活动障碍，仍能行走或骑车。但是，如果未经及时治疗，可在数天后逐步发生骨折移位，进展为不稳定骨折，髋部疼痛可逐渐加重，下肢活动受限，甚至完全不能行走。

股骨颈骨折常用分类方法有：①按骨折部位可分为头下型、经颈型、基底型。头下型股骨颈骨折由于损伤营养血管，很容易发生股骨头缺血性坏死。②按骨折移位程度分类（Garden 分类）分为不完全骨折或者嵌插型骨折（Ⅰ型）、完全骨折但无移位（Ⅱ型）、完全骨折骨折断端部分移位（Ⅲ型）、完全骨折骨折断端完全移位（Ⅳ型）。从Ⅰ型至Ⅳ型，股骨颈骨折严重程度递增，不愈合率与股骨头缺血性坏死率也随之增加。③按 AO 分型可分为 B1、B2、B3 型。④按 X 线表现分类（按 Pauwels 角分类）分为 Pauwels 角为 0~30°（Ⅰ型）、Pauwels 角为 30°~50°（Ⅱ型）、Pauwels 角为大于 50°（Ⅲ型），骨折角度越大，骨折断端所受剪切力越大。

本病要注意与以下疾病鉴别。

（1）股骨转子间骨折　股骨转子间骨折和股骨颈骨折的受伤姿势、临床表现大致相同，两者容易混淆。转子间骨折因局部血运丰富，肿胀，瘀斑明显，疼痛亦较剧烈，都比股骨颈骨折严重；前者的压痛点多在大转子部，后者的压痛点多在腹股沟韧带中点的外下方，X 线片可帮助鉴别。

（2）髋关节骨关节炎　是股骨头关节面软骨先发生病变，而后累及股骨头内部，引起股骨头出现囊性变等改变。早期 X 线表现不明显，随着病情进展至关节间隙狭窄时表现较为典型，没有明显骨折线，而股骨颈骨折 X 线检查有骨折线。

（3）类风湿性髋关节炎　除髋部疼痛、活动受限外，类风湿性髋关节炎患者的血液化验结果常提示类风湿因子阳性。

股骨颈骨折的治疗方法较多，包括保守治疗、闭合复位内固定治疗、切开复位内固定治疗及人工髋关节置换等。不同症状及不同年龄患者应当选择不同的治疗方法，以提高治疗效果及安全性。而人工髋关节置换术是目前临床治疗老年股骨颈骨折的主要手段，人工髋关节置换术包含人工半髋关节置换术及人工全髋关节置换术两种术式，两种术式治疗效果具有一定的差异，需要临床根据患者的具体情况，为其选择合理的术式治疗，才能保证其治疗效果。

术后可在助行器帮助下下地行走，患肢逐步进行负重功能锻炼；避免患肢内收、外旋，避免盘腿、深蹲、穿袜子、系鞋带等动作；卧床期间加强踝泵、股四头肌收缩功能锻炼；出院后1、3、6、12月复诊。

（二）中医诊疗要点

本案例以右髋部疼痛、活动受限为主症，属于"骨折病"范畴。患者因跌倒时，间接暴力作用于右髋部致股骨颈骨断裂，筋损，肉伤，血溢脉外，血瘀气阻，不通则痛，故见右髋部疼痛；骨断，筋损，肉伤，不能联系关节，故见关节功能障碍；外伤致病，病程短，故见舌质淡，苔白腻；血溢脉外，血瘀气阻，久而脉管失去濡润，血行不畅，以致脉气往来艰涩，故见脉弦涩。结合舌脉症，辨证属气滞血瘀证。中药内服，初期活血化瘀、行气止痛，中期活血化瘀、和营生新、接骨续筋，后期补气养血、滋补肝肾、濡养脾胃、坚骨壮筋。该病应与伤筋鉴别：伤筋是凡因各种外来暴力或慢性劳损等原因所造成筋的损伤，亦包括现代医学所指的软组织损伤，无骨的损伤，可通过骨盆平片，与股骨颈骨折相鉴别。

三、按　　语

股骨颈骨折常发生于老年人，随着人的寿命延长，其发病率日渐增高，尤其随着人口老龄化，已成为严重的社会问题。其临床治疗中存在骨折不愈合和股骨头缺血性坏死两个主要难题。至今，股骨颈骨折的治疗仍有存在未解决的问题。股骨颈骨折多发生于老年人，女性发生率高于男性，由于老年人多有不同程度的骨质疏松，而女性活动相对较男性少，由于生理代谢的原因骨质疏松发生较早，故即便受伤不重，也会发生骨折。观察发现，给股骨颈骨折患者做人工髋关节置换术时，取下股骨内侧皮质进行组织学观察，骨单位明显减少，哈弗斯管变宽；也有研究认为在65岁女性中，50%的骨骼矿物质含量低于骨折临界值，在85岁女性中，100%的骨骼矿物质含量低于骨折临界值，骨质疏松是引起股骨颈骨折的重要因素，甚至有些学者认为，可以将老年人股骨颈骨折看作为病理骨折，骨质疏松的程度对于骨折的粉碎情况（特别是股骨颈后外侧粉碎）及内固定后的牢固与否有直接影响。

股骨颈骨折多发于股骨头下至股骨颈基底部间，该疾病不仅可引发患者出现患侧髋部剧烈疼痛，活动时加重，患肢缩短和外旋畸形等症状，同时还会诱发其出现一系列并发症，从而严重影响其预后生活质量，基于此，就需临床尽早采取有效方案对患者治疗。

四、思 考 题

1. 股骨颈骨折分型的意义？
2. 股骨头血供的特点？
3. 股骨颈骨折的中医药干预？
4. 为什么股骨颈骨折愈合率低而股骨头坏死率高？

参 考 文 献

蒋小剑. 2012. 人工全髋关节置换术患者居家护理方案的制定和应用研究［D］. 长沙：中南大学.

王璞琳，郭锦丽，白帆. 2015. 股骨颈骨折手术治疗进展［J］. 中国医学创新，12（3）：137.

胥少汀，葛宝丰，徐印坎，等. 2019. 实用骨科学［M］. 第 4 版. 北京：人民军医出版社：928-946.

中华医学会骨科学分会创伤骨科学组，中国医师协会骨科医师分会创伤专家工作委员会. 2018. 成人股骨颈骨折诊治指南［J］.
　中华创伤骨科杂志，20（11）：921-928.

Chen CY，Chen WM，Chiu FY, et al. 2008. Surgical treatment of basicervical fractures of femura prospective evaluation of 269 patients.
　［J］. The Journal of trauma，64（2）：427-429.

Garden RS. 1964. Stability and Union in Subcapital Fractures of the Femur［J］. J Bone Joint Surg Br，46：630-647.

（黄维琛）

案例 6 膝关节疼痛、活动受限

一、病 历 摘 要

患者，男，51 岁，农民。因"反复双膝关节疼痛 1 余年，复发加重 2 月"，于 2020 年 10 月 20 日入院。

1 年前无明显诱因出现双膝关节疼痛，呈酸胀样，痛处固定不移，上下楼梯时疼痛明显，休息后可缓解，无关节红肿热痛、晨僵、寒战、高热等症，自服药物治疗后症状缓解（具体不详）。此后上症反复发作，均未予系统诊治。2 月前无明显诱因感双膝关节疼痛复发加重，右膝疼痛为甚，疼痛呈酸胀痛，痛处固定，上下楼梯时明显，关节活动基本正常，无关节红肿，无双下肢水肿，无晨僵、寒战、高热等不适。有 8 年的"右肾结石"病史，现未诉特殊不适；4 年的"颈椎病"病史，现时感颈部疼痛；1 年"高血压"病史，最高血压达 170mHg/90mmHg，2 月前已自行停药，具体用药及血压控制不详。

入院查体 生命体征平稳；舌质紫暗，苔白，脉沉涩。专科检查：脊柱正中无畸形，双膝内翻畸形，双膝关节无红肿，肤色、肤温正常，双膝髌周轻压痛，双侧膝关节内侧明显压痛，右膝为甚，双膝磨髌试验（＋），双膝压髌征（＋），双膝浮髌试验（－），双侧屈髋屈膝试验（－），关节交锁征（－），双膝关节活动基本正常。四肢肢端血液循环、感觉、活动度正常，四肢肌力、肌张力、肌容积正常。NS：生理反射存在，病理征未引出。

辅查　双膝关节 X 线片示（见图 11-6-1）：双侧膝关节退行性改变，内侧关节间隙不均匀性变窄，骨性关节面增生、硬化。

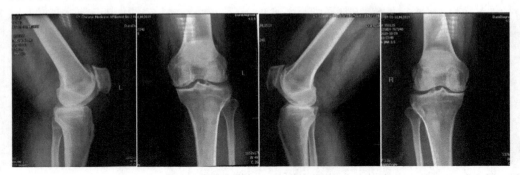

图 11-6-1　双膝 X 线片

入院诊断　中医诊断：膝痹病（气滞血瘀证）

西医诊断：双膝骨关节炎并内翻畸形（K-L 分级Ⅳ级）

诊疗经过　入院后查血常规、凝血功能、C 反应蛋白、血沉、大便常规、尿常规及传染病标志物均未见明显异常。胸片、心电图及心脏彩超未见明显异常。双下肢全长正侧位片示：双膝关节退行性改变，双下肢重力线稍内移，髌上囊积液。生化：尿酸 495μmol/L，钾 3.48mmol/L，总胆固醇 7.65mmol/L，甘油三酯 4.07mmol/L，高密度脂蛋白胆固醇 1.46mmol/L，低密度脂蛋白胆固醇 5.94mmol/L。西医予补钾等对症处理，经评估手术风险，排除手术禁忌证后于 2020 年 10 月 22 日在腰硬联合麻醉下行右侧胫骨近端高位截骨并钢板螺钉内固定术＋植骨术。术后西医方面予抗感染、止痛、换药等对症支持治疗。中医以活血化瘀为原则，予埋针治疗以活血化瘀、通络止痛；药棒穴位按摩治疗以舒筋通络止痛；穴位贴敷以疏经蠲痹等对症治疗。出院情况：患者伤口无明显疼痛，切口 I/甲愈合，无畏寒、发热等症，精神、纳眠尚可，大小便正常。术后复查右膝关节 X 线片示（见图 11-6-2）：右侧膝关节退行性改变；右侧胫骨上段截骨术后并金属内固定术后改变。

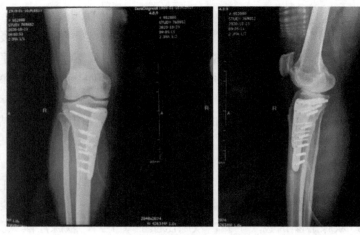

图 11-6-2　术后复查右膝关节 X 线片

出院诊断 中医诊断：膝痹病（气滞血瘀证）

西医诊断：双膝骨关节炎并内翻畸形（K-L 分级Ⅳ级）

二、案 例 解 析

（一）西医诊疗要点

膝骨关节炎（knee osteoarthritis，KOA）是一种以退行性病理改变为基础的疾病，多见于中老年人群，其症状多表现为膝部疼痛、上下楼梯痛、坐起立行时膝部酸痛不适等。其起病于关节软骨，逐步侵蚀至软骨下骨及周围组织，导致局灶性、侵蚀性的关节病变，从而引发膝关节疼痛、活动障碍及畸形。KOA 患病率随年龄增长而升高。我国 55 岁、65 岁以上人群的 KOA 发病率分别可达 60%、80%。KOA 可分为原发性与继发性。原发性 KOA 指关节软骨和软骨下骨发生退行性改变，目前其发病机制尚未明确；继发性 KOA 指已知有骨关节疾病，由于原有疾病未能控制或未发现而导致的骨关节炎，常见原因有先天性关节畸形、儿童期发生的骨关节病、骨骺滑脱、外伤或机械刺激等。

膝骨关节炎诊断参照《骨关节炎诊疗指南（2018 年版）》，诊断标准为：①近 1 个月内反复的膝关节疼痛；②X 线片（站立位或负重位）示关节间隙变窄、软骨下骨硬化和（或）囊性变、关节边缘骨赘形成；③年龄≥50 岁；④晨僵时间≤30min；⑤活动时有骨摩擦音（感）。满足①＋②～⑤条中的任意 2 条可诊断，本案例满足①＋②＋③＋⑤条，诊断明确。本病需要和以下疾病相鉴别。

（1）**类风湿性关节炎** 女性多见，年龄 20～45 岁，早期常有低热、乏力、贫血、消瘦等全身症状。多关节炎表现，以近端指间关节多见，其次是腕、膝、肘、踝、肩、髋。特点为对称性多关节同时受累，发作时受累关节肿胀、疼痛、活动受限，缓解后遗留功能障碍或关节畸形。20%～30%的患者有皮下类风湿结节。实验室检查血红蛋白减少，类风湿因子阳性，活动期血细胞沉降率加快。X 线片上可见关节周围软组织肿胀影，骨质疏松，关节间隙狭窄，关节软骨下囊性破坏。该患者临床以远端大关节-膝关节退行性改变为主。

（2）**痛风性关节炎** 痛风性关节炎症状为发作性关节肿痛，往往与饮食有关，常见致病食物有海鲜动物内脏等。实验室检查血尿酸和红细胞沉降率升高。该患者虽有尿酸升高，但临床表现无关节肿痛。

（3）**化脓性关节炎** 多见于儿童，起病前有身体其他部位感染或外伤史。起病急，有发热、畏寒、食欲减退等全身症状。关节红、肿、热、痛，不能承重，活动关节时有剧痛。白细胞计数和中性粒细胞计数增多，关节液混浊或脓性。该患者起病前无外伤及感染史，关节无红、肿、热、痛等表现，血象正常。

KOA 的治疗目的是缓解疼痛，延缓疾病进展，矫正畸形，改善或恢复关节功能，提高患者生活质量。总体治疗原则是依据患者年龄、性别、体重、自身危险因素、病变部位及程度等选择阶梯化及个体化治疗。基础治疗是病变程度不重、症状较轻者的首选的治疗方式。

早期 KOA 患者，尤其是高龄患者或基础疾病较多的患者，先选择局部外用药物治疗（如氟比洛芬凝胶贴膏、中药膏剂等）。NSAIDs 类药物是治疗 KOA 最常用的药物，建议首选选择性 COX-2 抑制剂，相对而言其胃肠道的副作用小，如塞来昔布、艾瑞昔布、依托考昔等。中期 KOA 患者可考虑膝关节的修复性手术治疗：①关节镜清理术，对伴有机械症状的膝关节 OA 治疗效果较好，适用于存在游离体、半月板撕裂移位、髌骨轨迹不良、滑膜病变、软骨面不适合等，通过关节镜下摘除游离体、清理半月板碎片及增生的滑膜等，能减轻部分早、中期 OA 患者症状，但在延缓 KOA 进展方面并无优势。对伴有机械症状但关节间隙狭窄较明显的患者，关节镜手术的益处可能有限。②关节软骨修复术及生物治疗，采用组织工程及外科手段修复关节表面损伤的透明软骨，主要适用于年轻、活动量大、单处小面积负重区软骨缺损，对退行性关节炎的老年患者、多处损伤、激素引起坏死等效果较差，传统方法包括自体骨软骨移植、软骨细胞移植和微骨折等技术；随着组织工程技术的发展，关节软骨的损伤修复进入了一个新高度，其中可降解水凝胶因其良好的生物相容性和生物降解性被广泛用于关节软骨的修复和再生。③膝关节周围截骨术（胫骨近端截骨术、股骨远端截骨术、腓骨近端截骨术），能最大限度地保留关节，通过改变力线来改变关节面的接触面。该方法适合青中年活动量大、力线不佳的单间室病变，膝关节屈曲超过 90°、无固定屈曲挛缩畸形、无关节不稳及半脱位、无下肢动静脉严重病变的患者。④膝关节重建手术，晚期 KOA 患者可考虑此手术治疗。人工全膝关节置换术是终末期 KOA 成熟且有效的治疗方法，应用日益广泛，主要方式有全膝关节置换术、单髁置换术、髌股关节置换术。

本例患者股胫关节内翻较轻，胫骨平台塌陷不明显，髌股关节基本正常，故选用右侧胫骨近端高位截骨并钢板螺钉内固定术＋植骨术治疗方式。

（二）中医诊疗要点

本案例以双膝关节疼痛为主症，当属祖国医学"膝痹病"范畴。本病与患者身体禀赋、年龄、劳损及风寒湿邪有关，肝肾亏虚，长期劳损，筋骨失养，气滞血瘀，风寒湿邪气外侵，痹阻经络，多种因素杂至，证属本虚标实。患者年过五八，肾气衰；渐进七八，肝气衰，筋不能动；加之患者职业为农民，长期从事重体力劳动，多劳伤筋；久行、久立、劳累后，致局部筋骨累积劳损，患者久居西南寒湿之地，肾气不足，外受于寒，寒主凝滞，寒气客于脉外则气不通，寒湿痹阻日久不愈，气血运行不畅，气血瘀滞，不通则痛，故见双膝关节疼痛，痛处固定。血脉壅滞，气血运行不畅，故疼痛性质为酸胀痛；气血壅滞，堵塞脉络，日久停而成瘀，故见舌质紫暗，苔白；瘀血阻滞脉道，血脉被遏，久而脉管失去濡润，血行不畅，以致脉气往来艰涩而无力，故见脉沉涩。综合舌、脉、症，为气滞血瘀证，病位在双膝，病性属本虚标实。治以活血化瘀、通络止痛为主，以血府逐瘀汤加减内服。可予恒古骨伤愈合剂、盘龙七片、风湿骨痛胶囊等中成药治疗。行气活血中药可改善血液循环，加速炎性介质代谢，有抗炎镇痛作用。

该病应与痿证鉴别：鉴别要点首先在于关节的痛与不痛，其次要观察肢体的活动障碍情况。痿证病初就存在肢体肌肉萎缩，无力运动，但疼痛症状不明显。

预防保健和治疗康复贯穿于健康人-患者-恢复健康人的整个过程。要避免对本病治疗不利的各种因素，建立合理的日常活动方式，如保护受累的膝关节，避免长途疲劳奔走、爬山、上下高层楼梯，以及各种不良体位姿势（长久站立、跪位和蹲位等）。超重会增加关节负担，应保持标准体质量。保护关节，可戴保护关节的弹性套，如护膝等；避免穿高跟鞋，穿软、有弹性的"运动鞋"，用适合的鞋垫，对膝关节内侧室 OA 可用楔形鞋垫辅助治疗。发作期减轻受累关节的负荷，可使用手杖、助步器等协助活动。科学合理的关节肌肉锻炼，如有氧运动：步行、游泳、骑自行车，适度进行太极拳、八段锦运动等有助于保持关节功能；急性期物理治疗的主要目的是止痛、消肿和改善关节功能；慢性期物理治疗的目的是以增强局部血液循环和改善关节功能为主。中医治疗可以减轻疼痛症状和缓解关节僵直，包括按摩、热疗、水疗、针灸、推拿等。

三、按　语

骨关节炎（osteoarthritis，OA）是一种严重影响患者生活质量的关节退行性疾病，膝骨关节炎（KOA）在临床最常见，主要表现为膝关节疼痛和活动受限。KOA 虽然无明显致命性，致残率也低于风湿性或类风湿性关节炎，但由于其患病率较高，因此是对老年人生活质量影响最大的骨关节炎。《骨关节炎诊疗指南（2018 年版）》显示，我国膝关节症状性骨关节炎的患病率为 8.1%；与国外流行病学调查相比，国内 KOA 发病率明显高于髋骨关节炎，且呈现明显的地域差异，即西南地区及西北地区明显高于华北地区和东部沿海地区。从区域特征来看，农村地区膝关节症状性骨关节炎患病率高于城市地区。KOA 的首要症状：①疼痛：疼痛是绝大多数 KOA 患者就诊的第一主诉，初期为轻中度疼痛，非持续性，受凉时可诱发或加重疼痛；随着疾病的进展，疼痛可能首先影响上下楼梯或蹲下起立动作，且与活动呈明显相关性。疾病进展到中期时疼痛症状会进一步影响到平地行走。晚期可以出现持续性疼痛，明显影响活动甚至影响睡眠及非负重活动。②膝关节活动受限：KOA 早期不明显影响膝关节活动，多表现为膝关节长时间固定姿势后改变体位时短时间不灵活感。晚期关节活动可能明显受限，甚至导致残疾。③膝关节畸形：早期畸形不明显，随着疾病进展、软骨层变薄、半月板损伤脱落或骨赘增生等变化都可导致膝关节出现明显内翻、外翻及旋转畸形。

膝关节 X 线片为 KOA 明确临床诊断的影像学"基本标准"，是首选的最简单、最有价值的影像学检查；此外，膝关节 MRI 检查是对明确早期诊断、鉴别诊断、分期及确定治疗方法，很有价值的影像学"补充标准"。实验室检查是鉴别和排除与 KOA 表现相似的其他膝关节炎症等疾病的"鉴别标准"。KOA 是发生于膝关节的 OA，它符合 OA 的共同特点，同时具有膝关节这特殊部位的特点。膝关节为下肢负重关节，重力在 KOA 的致病机制和临床表现及诊疗方面具有重要意义，与负重活动相关的膝关节疼痛、肿胀、畸形、活动障碍是 KOA 主要诊断标准。

为便于制定规范的相对应阶梯治疗方案，对 KOA 进行分期，目前临床上应用最广泛的 Kellgren-Lawrence（K-L）分级将 KOA 分为初期、早期、中期及晚期四个期：①初期（K-L 分级Ⅰ级）：偶发膝关节疼痛；可正常进行日常活动；无膝关节肿胀；无明显畸形（或原有畸形）；X 线片显示关节间隙可疑变窄，可能出现骨赘。②早期（K-L 分级Ⅱ级）：经常出现膝关节疼痛；日常活动基本不影响，少数患者平路行走偶有影响，常于起立、下蹲或者上下楼梯时疼痛，活动轻微受限；偶发肿胀；无明显畸形（或原有畸形）；X 线片显示，关节间隙轻度狭窄，有明显的小骨赘。③中期（K-L 分级Ⅲ级）：经常出现膝关节严重疼痛；日常活动因为疼痛而受限；复发性膝关节肿胀；可能出现明显膝关节轻度内翻或者外翻畸形；X 线片显示，明确的关节间隙狭窄，有中等量骨赘，软骨下骨骨质轻度硬化，可能出现膝关节骨性畸形（内翻畸形、外翻畸形、屈曲畸形）。④晚期（K-L 分级Ⅳ级）：膝关节疼痛非常严重；日常活动严重受限；可能经常出现膝关节肿胀；畸形，可能出现严重的内翻、外翻畸形或屈曲挛缩畸形；X 线片显示，严重的关节间隙狭窄，大量骨赘形成，明显的软骨下骨硬化，明显的膝关节骨性畸形。

四、思 考 题

1. 软骨的生理代谢是如何进行的？
2. 关节软骨的润滑是通过什么机制完成的？
3. 膝骨关节炎性疼痛是如何引起的？

参 考 文 献

陈卫衡. 2020. 膝骨关节炎中医诊疗指南（2020 年版）[J]. 中医正骨，32（10）：1-14.

李军锋，王晓峰，卫志刚. 2015. 盘龙七片治疗膝骨关节炎的临床观察[J]. 中国中医骨伤科杂志，23（8）：65-67.

刘永刚，贾震宇，房蒙，等. 2021. 关节镜治疗 50 岁以下膝骨关节炎 5 年随访[J]. 中国矫形外科杂志，29（17）：1543-1547.

邢丹，陈耀龙，曾宪涛，等. 2020. 2019 年《OARSI 非手术治疗膝、髋及多关节骨关节炎临床实践指南》方法学解读和推荐意见阐释[J]. 中国循证医学杂志，20（3）：258-266.

医学会骨科分会关节外科学组，吴阶平医学基金会骨科学专家委员会. 2019. 膝骨关节炎阶梯治疗专家共识（2018 年版）[J]. 中华关节外科杂志（电子版），13（1）：124-130.

中华医学会骨科学分会关节外科学组. 2018. 骨关节炎诊疗指南（2018 年版）[J]. 中华骨科杂志，38（12）：705-715.

中华医学会骨科学分会关节外科学组，中国医师协会骨科医师分会骨关节炎学组，国家老年疾病临床医学研究中心（湘雅医院），等. 2021. 中国骨关节炎诊疗指南（2021 年版）[J]. 中华骨科杂志，41（18）：1291-1314.

Altman R，Alarcón G，Appelrouth D，et al. 1991. The American college of rheumatology criteria for the classification and reporting of osteoarthritis of the hip [J]. Arthritis Rheum，34（5）：505-514.

Tang X，Wang SF，Zhan SY，et al. 2016. The prevalence of symptomatic knee osteoarthritis in China results from the China health and retirement longitudinal study [J]. Arthritis Rheumatol，68（3）：648-653.

Zhang W，Doherty M，Leeb BF，et al. 2009. EULAR evidence-based recommendations for the diagnosis of hand osteoarthritis: report of a task force of ESCISIT [J]. Ann Rheum Dis，68（1）：8-17.

（黄维琛）

案例 7　间歇性腰腿疼痛

一、病 历 摘 要

患者，女，66 岁。因"反复腰痛 2 年，加重伴双侧小腿后侧疼痛 2 月"，于 2020 年

3月24日入院。

患者2年前弯腰拖地后出现腰部酸胀疼痛，无双下肢疼痛及麻木，无肢体抽搐，未见肌萎缩。劳累后诱发腰痛加重，蹲坐或平卧休息后腰痛可缓解，就诊于当地县中医院，诊断为"腰椎滑脱症"，经按摩、输液等治疗（具体不详）后腰痛有所缓解。后上述症状反复发作，多次就诊于当地县中医院行系统保守治疗，患者症状好转后出院。2月前，患者无明显诱因出现腰部酸胀疼痛复发并伴双侧小腿后侧酸胀疼痛，每行走约200米感腰部酸胀疼痛及双小腿后侧酸胀疼痛加重，蹲坐或平卧休息后缓解。近2月来，患者上症无好转，为寻中西医结合诊治来院就医，门诊以"腰椎管狭窄症"收入科。

查体　T 36.2℃，P 101次/分，R 20次/分，BP 144/65mmHg。舌胖大有瘀斑，苔少，脉细涩。专科检查：脊柱正中无畸形，双上肢各关节无畸形、活动度可。腰部肤色肤温无异常，L4/S1棘突、棘突间压痛，L5/S1椎间隙压痛尤甚，L5/S1棘突旁开约2.5cm处压痛伴双臀部及双大腿后侧放射痛。腰椎左侧弯诱发腰部及右臀部疼痛。左侧直腿抬高试验40°及加强试验（＋），右侧直腿抬高试验60°及加强试验（＋），双侧"4"字试验阴性、屈髋屈膝试验阴性、双侧梨状肌紧张试验阴性，四肢肢端血液循环、肌力和肌张力无明显异常，双侧跟腱反射未引出。NS：生理反射正常引出，未引出病理征。影像学检查见图11-7-1至图11-7-3。

入院诊断　中医诊断：腰痹（肝肾亏虚证、气滞血瘀证）

西医诊断：腰椎管狭窄症

诊疗经过　中医以补益肝肾、活血化瘀为治疗原则。埋针治疗以疏经通络止痛，药棒穴位按摩以活血通络，中药热罨包治疗腰部、双下肢以活血化瘀、温经止痛。穴位贴敷以疏经通痹。经保守治疗5天，症状未见明显好转，考虑到引起患者腰椎管狭窄的原因为椎体滑脱所致，治疗上应行椎体复位，恢复椎管正常容积，完善相关检查，排除手术禁忌证，于2020年3月30日在全麻下行手术治疗。术后影像学检查腰4椎体前滑脱纠正，内固定可靠（见图11-7-4）。

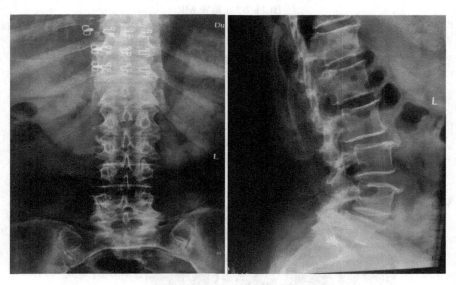

图11-7-1　腰椎正侧位片

注：腰椎退变，椎体边缘骨赘形成，腰4椎体前滑脱

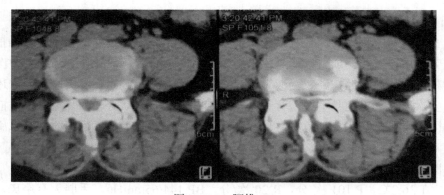

图 11-7-2　腰椎 CT

注：腰 4/5 间隙黄韧带增生肥厚，椎间盘突出，相应节段椎管狭窄

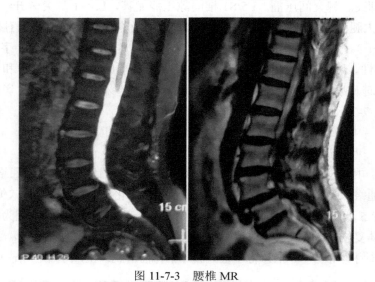

图 11-7-3　腰椎 MR

注：腰 4 椎体前滑脱，腰 4/5 间隙黄韧带增生肥厚，椎间盘突出，相应节段椎管狭窄，硬膜囊受压

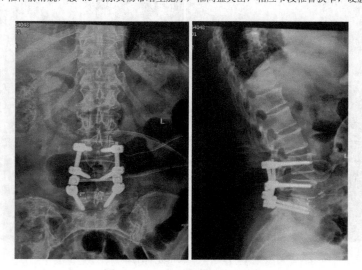

图 11-7-4　术后腰椎正侧位片

出院诊断　中医诊断：腰痹（肝肾亏虚证、气滞血瘀证）
　　　　　西医诊断：腰椎管狭窄症

二、案例解析

本案例以腰痛加重伴双侧小腿后侧疼痛为主症，属于中医"腰痹"范畴。患者老年女性，久病未愈，肝肾已虚，加之年老体弱久病未愈，肝肾已虚，肝主筋，肾主骨，肝肾不足则筋骨不坚，加之长期劳作，局部筋骨累积受损，腰部气血运行不畅，气血瘀滞、堵塞脉络、不通则痛，故见腰部、双下肢疼痛。肝肾阳虚，故舌胖大，气血瘀滞，故舌见瘀斑，气血两虚，故脉细，涩主瘀血。四诊合参，综合症、舌、脉，当辨为痹证之肝肾亏虚、气滞血瘀证。病位在腰部，病性属本虚标实之证。中医当以填补肝肾、活血化瘀为治则，可内服中药及埋针、药棒穴位按摩、中药热罨包治疗、穴位贴敷等治疗。

腰椎管狭窄症根据病史、症状、体征及影像学检查诊断不难，但需与下列疾病鉴别。

（1）腰肌劳损　多起病较为缓慢，有腰部疼痛、活动受限症状，局部可有压痛，局部按摩后症状缓解，直腿抬高及加强试验多为阴性，CT及X线检查可供鉴别。

（2）第三腰椎横突综合征　为腰椎管外病变，该横突尖部软组织因损伤而引起一系列的病理变化，并导致腰痛或腰臀痛。多发于青壮年、腰背肌较弱者，男性多见，有外伤史和长期工作姿势不良者。主要症状表现为腰部及臀部疼痛，活动时加重，俯卧位检查时可触及一侧或两侧竖脊肌轻度痉挛及压痛，可在第三腰椎横突末端扪及硬结和条索状物，触压痛明显。直腿抬高试验阴性，无神经根刺激症状，化验及影像学检查无特殊异常。

（3）臀上皮神经炎　臀上皮神经在途经骨纤维管道出口处或筋膜出口处遭受卡压，而引起腰臀部疼痛及腿痛。臀上皮神经来自腰1~3脊神经后支的外侧支，当神经穿出胸腰筋膜或通过髂嵴处骨纤维管道入臀时易造成损伤，或因管道狭窄压迫神经，出现腰臀部疼痛并牵掣至大腿后侧直至腘窝部。结合腰部CT、MRI检查可供鉴别。

（4）梨状肌综合征　坐骨神经大多数从梨状肌下缘穿出，少部分经梨状肌肌腹或其上下缘穿出。梨状肌损伤严重未经适当治疗的可产生坐骨神经卡压症状，与腰椎间盘突出症相似。鉴别要点：①干性痛与根性痛的区别。②疼痛范围不同。③压痛点不同。④结合CT、MRI检查。

（5）腰椎结核和骶髂关节结核　部分患者可出现类似于腰椎神经根性受压症状。可结合病史特点、体征，及辅助检查相鉴别（血沉、X片、CT、MRI）。

（6）带状疱疹　带状疱疹是由水痘带状疱疹病毒引起的急性炎症性皮肤病，主要特点为簇集性水疱，沿一侧周围神经作群集带状分布，常伴有明显神经痛。偶可见累及坐骨神经痛，表现为坐骨神经支配区域的臀腿部疼痛，诊察时充分暴露疼痛区域即可做出鉴别诊断，但发病早期及疱疹表现不典型时也容易漏诊。

本案例腰椎管狭窄病因为腰4椎体前滑脱，手术目的为复位滑脱之椎体，充分减压，恢复椎管容积，椎间植骨融合后坚强固定，避免椎体滑脱复发及腰椎管狭窄再次发生，治疗方式选择恰当，取得了良好的临床疗效。

三、按　　语

　　腰椎管狭窄症是指由先天或后天因素引起的腰椎管或椎间孔狭窄，进而导致腰部神经组织受压、血液循环障碍，出现以臀部或下肢疼痛、神经源性跛行，伴或不伴腰痛症状的一组综合征。其病因可分为先天发育性及后天退行性椎管狭窄两种，先天发育性椎管狭窄可由于椎管发育狭窄，软骨发育不良和骶裂等所致，后天退行性椎管狭窄主要因椎管结构退行性改变、脊柱滑脱和手术后医源性狭窄所致，两者均可导致椎管压力增加，马尾缺血、神经根受压，引起马尾神经症状或神经根症状。临床上分为中央型椎管狭窄、侧隐窝狭窄、神经根管道狭窄三种类型。腰椎管狭窄症是腰椎神经根病变的常见原因，神经受压导致腰腿痛，降低患者的生活质量和步行能力。腰椎管狭窄症手术治疗的原则是椎管减压和重建脊柱的正常形态，椎管减压植骨融合内固定术的植骨融合率高达95%左右，被视为治疗的"金标准"。经典开放手术切口大，需要大范围切断肌肉及大范围剥离软组织，导致术后腰背痛、肌肉僵硬萎缩，但是，开放手术能彻底减压、坚强固定，利于患者早期下床活动。因此，经典开放手术目前仍在临床广泛应用。

四、思　考　题

　　腰椎管狭窄症的手术指征有哪些？

参 考 文 献

Ghiselli G，Wang JC，Hsu WK，et al. 2003. L5-S1segment sur-viorship and clinical outcome analysis after L4-5 isolated fusion［J］. Spine，28（12）：1275-1280.

Kamson S，Trescot AM，Sampson PD，et al. 2017. Full-endoscopic assisted lumbar decompressive surgery performed in an outpatient，ambulatory facility：report of 5 years of complications and risk factors［J］. Pain Physician，20（2）：E221-E231.

（黄　伟）

案例 8　腰 腿 疼 痛

一、病 历 摘 要

　　患者，女，51岁。因"反复腰痛伴双下肢放射痛20年，复发加重6月"，于2021年1月20日入院。

　　患者20年前劳动时突然出现腰部疼痛，疼痛呈酸胀样，伴双下肢放射痛，劳累后加重，休息后缓解，未予重视及诊治。此后，上症无明显诱因多次反复发作，多次在当地医院系统保守治疗，症状逐渐加重，6 月前无明显诱因腰部疼痛复发加重，伴双下肢放射痛，遂于当地卫生院针灸治疗后上症稍好转，治疗结束后症状复发加重。于当地医院行腰椎CT 示：腰椎退行性改变；L4/5 椎间盘突出，L3/4、L5/S1 椎间盘膨出。予口服药物（具体不详）治疗后上症未见缓解。现患者腰部疼痛，疼痛呈酸胀样，伴双下肢放射痛，为寻进一步中西医结合系统治疗来院就医，门诊以"腰椎间盘突出症"收入科。

查体　T 36℃，P 70 次/分，R 20 次/分，P 124/84mmHg。舌淡胖有瘀斑，苔少而干，脉涩。专科检查：脊柱四肢无畸形，L1-S1 棘突、棘突间压痛，以 L4-S1 棘突间及棘突旁开 3cm 压痛明显，腰部活动无受限，腰后伸试验阴性，双侧直抬高试验 60°阳性，加强试验阳性，双侧"4"字试验阴性，双侧屈髋屈膝试验阴性，四肢肢端感觉、血液循环及活动度正常。四肢肌力、肌张力、肌容积正常。NS：生理反射存在，病理反射未引出。

影像学检查见图 11-8-1 至图 11-8-4。

入院诊断　中医诊断：腰痹（气滞血瘀证）

西医诊断：腰椎间盘突出症

诊疗经过　中医以活血化瘀，通络止痛为治则，方用身痛逐瘀汤加减内服。加埋针治疗、药棒穴位按摩、穴位贴敷以活血化瘀、通络止痛，中药热罨包治疗腰部、双下肢以活血化瘀、温经止痛。保守治疗 2 天无效。考虑到患者病程长，多次系统保守治疗疗效欠佳，症状持续加重，完善入院相关检查，排除手术禁忌证，于 2021 年 1 月 22 日在全麻下行腰椎椎板切除减压钉棒内固定术，术后行影像学检查（见图 11-8-5）。

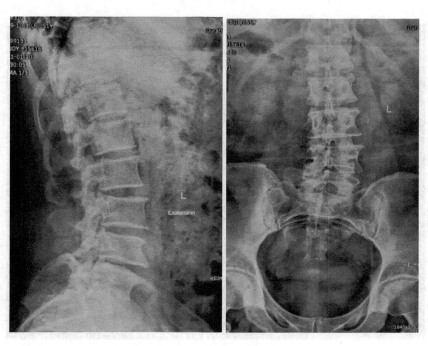

图 11-8-1　腰椎 X 线片（一）

注：腰椎退变，腰椎生理曲度变直、侧弯

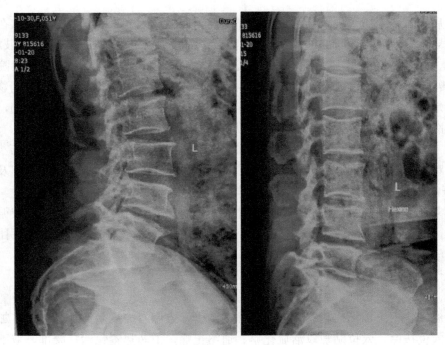

图 11-8-2　腰椎 X 线片（二）

注：腰椎退变，腰椎生理曲度变直，脊柱稳定性尚可

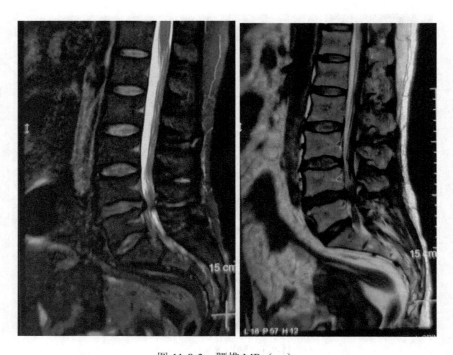

图 11-8-3　腰椎 MR（一）

注：腰 4/5 椎间盘中央型突出，硬膜囊及神经根受压

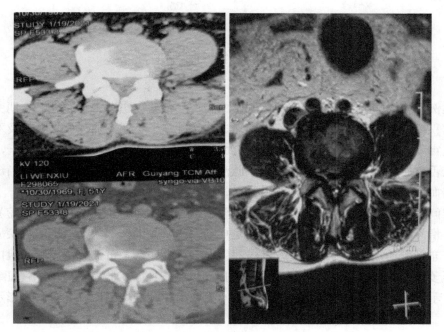

图 11-8-4　腰椎 MR（二）

注：腰 4/5 椎间盘中央型突出，硬膜囊及神经根受压

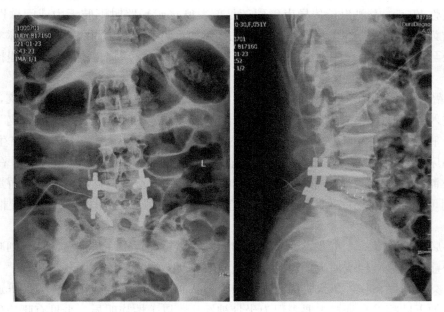

图 11-8-5　术后腰椎 X 线片

注：腰 4/5 椎板减压、椎间植骨、钉棒系统内固定术后，钉棒系统及 cage 位置良好

出院诊断　中医诊断：腰痹（气滞血瘀证）

西医诊断：腰椎间盘突出症

二、案 例 解 析

　　本案例以腰腿痛为主症，当属祖国医学"腰痹"范畴。患者中年女性，长期劳作致局部筋骨累积受损，气血运行不畅，气血瘀滞、堵塞脉络、不通则痛，故见腰部及双下肢麻木。气机宣降失司，气滞而致血行受阻，气血生化不足，故见舌淡胖，苔少而干，气滞血瘀，而见舌有瘀斑，气血运行不畅，故见脉涩。四诊合参，综合症、舌、脉，当辨为腰痛病之气滞血瘀证。病位在腰部及双下肢，病性属实。

　　腰椎间盘突出症依据病史、体征及影像学检查诊断不难，但应与以下疾病鉴别。

　　（1）椎间盘源性疼痛　椎间盘性疼痛是疼痛门诊常见的一类疾病。椎间盘疾病常引起沿神经分布区域的放射状疼痛，呈闪电样。因神经根长期受压.可致其所支配的肌肉肌力减退，甚至萎缩，部分病人甚至出现对侧直腿抬高试验阳性。实验室检查的阳性征象包括：①X线片示椎间隙变窄；②CT及MRI示椎间盘脱出和神经根受压；③脊髓造影示神经根受压。

　　（2）椎管内肿瘤　椎管内肿瘤以神经根性痛为首发症状者临床较为多见，而根性痛多由神经鞘瘤所引起，胸腰以下的根性痛可表现为腰痛或腰腿痛，当单一神经根受累时可与腰椎间盘突出症的临床表现极似，因此临床鉴别相当困难。详细询问病史，均呈典型的慢性渐进性起病，表现为长传导束障碍，足部发麻，走长路时下肢无力或间歇性跛行。然而肿瘤为持续地进行性生长，其症状呈进行性加重，不因休息而缓解。足部麻木亦由下而上发展至腿部，甚至对侧下肢。临床检查多无脊柱畸形，压痛也不明显，直腿抬高试验不典型。

　　（3）臀上皮神经卡压综合征　臀上皮神经来源于L1～3脊神经后支的外侧支，下行越过髂嵴进入臀部时，经过腰背筋膜在髂嵴上缘附着处形成的骨纤维管，穿出到皮下，分布于臀部及股后外侧皮肤。臀上皮神经在经过深筋膜孔处受到刺激或卡压，可产生一系列症状。临床表现为腰痛及臀部疼痛，可扩散到大腿及腘窝，但极少涉及小腿，在髂后上棘外上方髂嵴缘下有明显压痛点，有时可扪及条索结节或小脂肪瘤，可伴有臀肌痉挛，局部封闭可立即消除疼痛。腰部无体征，直腿抬高及加强试验阴性，可除外腰椎间盘突出症。

　　（4）腰椎管狭窄症　主要表现为腰痛和间歇性跛行，行走症状加重，休息则减轻，下蹲或平卧症状明显减轻或消失，通过CT或MRl可明确诊断。

　　（5）梨状肌综合征　梨状肌综合征是由于梨状肌及筋膜肿胀或粘连，局部压迫坐骨神经而引起的下肢痛综合征，主要表现为坐骨神经痛，以干性痛明显，少见有腰痛症状，体征上坐骨神经出口梨状肌处明显压痛，无腰部体征，梨状肌紧张试验阳性，梨状肌封闭试验阳性。

　　本例患者为腰4/5中央型椎间盘突出，引起双下肢症状，诊断明确，病程长，系统保守治疗无效，有明确手术指征，治疗目的为充分减压，坚强固定，促进神经功能恢复，避免复发，治疗方式选择恰当，取得了良好的临床疗效。

三、按 语

腰椎间盘突出症是指椎间盘纤维环破裂后，其髓核连同残存的纤维环和覆盖其上的后纵韧带向椎管内突出，压迫邻近的脊神经根或脊髓所产生的症状。多发于壮年体力劳动者，男多于女，20～50岁占90%以上。约70%的病人有腰部受伤史。正常椎间盘弹性很大，可承受巨大的压力而不致破裂，随着年龄的增长和经常受到挤压、扭转等应力作用和轻微损伤的积累，在30岁以后椎间盘发生退行性改变，使纤维环破裂，引起椎间盘病变。多位于L4/5和L5/S1间隙。腰椎间盘突出症在当前临床研究中的发病率大约为8%，很多患者在发病之后会表现出一系列的临床症状。腰椎间盘突出症是骨伤科疑难病症之一，也是临床常见病、多发病，有10%～20%的病人需经手术治疗。"腰椎椎板切除减压、髓核摘除椎间植骨融合、钉棒内固定术"为经典术式，该术式的实施关键在于充分地减压，以此来降低患者神经根的受压，临床疗效显著。手术适应证主要是：①腰椎间盘突出症病史超过半年，经保守治疗无效；②腰椎间盘突出症疼痛剧烈，尤以下肢症状为著，因疼痛难以行动及入眠，被迫处于强迫体位；③出现单根神经麻痹或马尾神经麻痹，表现为肌肉瘫痪或出现直肠、膀胱症状；④为中年患者，病史较长，影响工作或生活；⑤病史虽不典型，经CT、MRI、脊髓造影等影像学检查，显示较大椎间盘突出；⑥椎间盘突出并有其他原因所致的腰椎椎管狭窄；⑦椎间孔内或极外侧型腰椎间盘突出。

四、思 考 题

腰椎间盘突出症与腰椎管狭窄症的鉴别要点有哪些？

参 考 文 献

程永红. 2011. 腰椎间盘突出症手术治疗研究进展 [J]. 颈腰痛杂志, 32（6）：459-462.
张晓阳. 2011. 腰痛与椎间盘突出 [M]. 北京：人民军医出版社：228-252.
周凯, 贺中原, 唐可, 等. 2020. 经侧后路椎间孔镜下椎间盘髓核摘除术与传统后路椎间开窗髓核摘除术治疗腰椎间盘突出症的手术效果比较 [J]. 中国处方药, 18（4）：189-190.

（黄 伟）

案例9 行走踩棉花感、肢体疼痛、麻木

一、病 历 摘 要

患者，女，61岁。因"行走踩棉花感，右手拇指及食指麻木10天"，于2020年4月

2 日入院。

患者 10 天前无明显诱因有行走踩棉花感，伴右肩部疼痛，疼痛呈酸胀样，右侧肩至右手麻木，以拇指及食指最显著，长时间伏案后加重，休息后减轻。近 10 天来，上症无明显好转，3 天前来院门诊中药热罨包、颈椎病推拿、埋针治疗，症状无明显改善，以"颈椎管狭窄症"收入我科。

查体　T 36.2℃，P 92 次/分，R 20 次/分，BP 127/80mng。舌胖大有瘀斑，苔少，脉细涩。专科检查：脊柱居中无畸形，C4～C7 棘突、棘突间及棘旁 1.5cm 压痛，无明显上肢放射痛，斜方肌未触及明显条索状硬结，颈部活动可，旋颈试验阳性，双侧椎间孔挤压试验阴性，分离试验阴性，右侧臂丛神经牵拉试验阳性，右肩部饱满无萎缩，右肩关节周围无压痛，右肩关节活动无受限。双上肢肌力、肌张力、感觉无明显异常，生理反射正常引出，未引出病理征。影像学检查见图 11-9-1 至图 11-9-4。

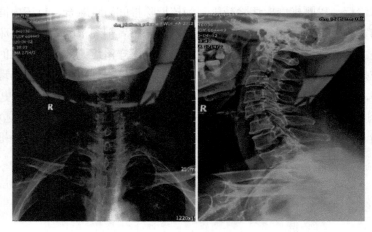

图 11-9-1　颈椎 X 线片（一）

注：颈椎退变增生，颈 4/5 和颈 6/7 椎间隙变窄

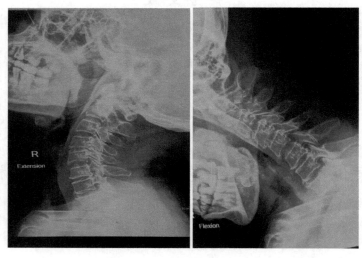

图 11-9-2　颈椎 X 线片（二）

注：颈椎退变，脊柱稳定性尚可

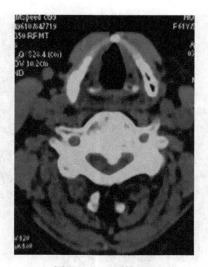

图 11-9-3　颈椎 CT

注：颈 4/5 节段椎间盘突出钙化，椎管狭窄

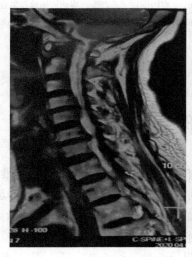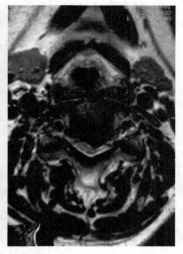

图 11-9-4　颈椎 MR

注：颈椎退变增生，颈 4/5 和颈 6/7 椎间盘突出，椎间隙变窄，硬膜囊及神经根受压

　　入院诊断　中医诊断：项痹（肝肾亏虚证、气滞血瘀证）

　　　　　　　　西医诊断：颈椎管狭窄症

　　诊疗经过　中医以补益肝肾、活血化瘀为治疗原则。予埋针治疗以调补肝肾、疏经通络止痛，药棒穴位按摩以活血通络，中药热罨包治疗颈部、右上肢以活血化瘀、温经止痛。穴位贴敷以疏经蠲痹。保守治疗 5 天患者上症无缓解。考虑到患者颈 4/5，颈 6/7节段椎管狭窄，脊髓及神经根受压明显，保守治疗疗效欠佳，完善相关检查，排除手术禁忌证，于 2020 年 4 月 8 日在全麻下行手术治疗，行颈前路椎间盘切除减压融合术（anterior cervical decompression and fusion，ACDF）。术后影像学检查（见图 11-9-5）。

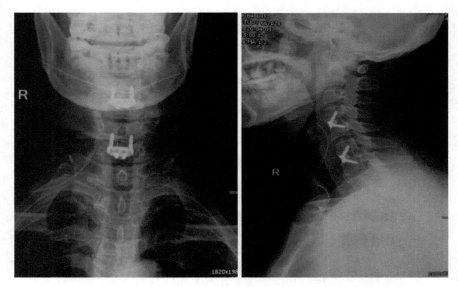

图 11-9-5　术后颈椎 X 线片

注：颈椎内固定术后改变，颈椎生理前屈减小，颈 4、5 和颈 6、7 椎内固定术后改变，零切迹钢板及融合器系统位置良好，椎间隙高度恢复

出院诊断　中医诊断：项痹（肝肾亏虚证、气滞血瘀证）

西医诊断：颈椎管狭窄症

二、案例解析

本案例以行走踩棉花感、右手拇指及食指麻木为主症，影像学诊断颈椎管狭窄症，符合中医"项痹"诊断。患者老年女性，肝肾渐亏，肝主筋，肾主骨，肝肾不足则筋骨不坚，加之长期劳作，局部筋骨累积受损，颈部气血运行不畅，气血瘀滞，堵塞脉络，不通则痛，传导失司，故见行走踩棉感，右手拇指及食指麻木。肝肾阳虚，故舌胖大，气血瘀滞，故舌见瘀斑，气血两虚，故脉细，涩主瘀血。四诊合参，综合症、舌、脉，当辨为项痹之肝肾亏虚、气滞血瘀证。病位在颈部，病性属本虚标实之证。

本病中医治疗以中医理论为依据进行辨证论治，加用埋针、药棒穴位按摩、中药热罨包、穴位贴敷等中医特色治疗，临床大多可收到很好的治疗效果，桂枝附子汤、葛根汤、四逆汤、麻黄附子细辛汤辨证加减为临床常用方剂。

颈椎管狭窄症结合病史、体征及影像学检查，较易诊断，但也需与下列疾病鉴别。

（1）肩周炎　肩周炎俗称凝肩，是肩周肌、肌腱、滑囊、关节囊慢性损伤性炎症。因关节外粘连，临床以肩关节活动时疼痛、功能受限为主要特征。颈椎病可引发肩部牵涉痛，因原发病长期不愈而使肩周肌持续性痉挛、缺血而形成无菌性炎性病灶，转变为真正的肩周炎。

（2）腕管综合征　腕管容积相对或绝对增加，导致腕管内压力增加，卡压正中神经，产生一系列症状和体征，称腕管综合征。腕管综合征体征在腕远端，神经根型颈椎病神经损害除手指外，尚有前臂屈肌运动障碍，屈腕试验和 Tinel 征阴性。电生理检查有明显改变。

（3）胸廓出口综合征　包括前斜角肌综合征、肩锁综合征及肋锁综合征。是由先天性畸形、外伤瘢痕、骨痂或肿瘤压迫臂丛神经或锁骨下血管而出现的神经、血管症状。斜角肌收缩、增大胸腔压力（挺胸深吸气）及改变患侧上肢位置（过度外展肩部或向下牵引上肢）时，可诱发或加重症状。X线可发现颈肋、锁骨与第一肋骨间隙狭窄。锁骨下血管造影有助于诊断。Andson 征阳性，即患者端坐，头略向后仰并转向患侧，深吸气后屏住呼吸，检查者略施阻力，患侧桡动脉搏动减弱或消失为阳性。

结合患者病史、症状体征及辅助检查，本案例颈椎管狭窄症诊断明确，颈椎管狭窄症为跳跃型椎间盘突出所致，手术指征明确，治疗方式选择恰当，取得了好的临床疗效。

三、评　　语

颈椎管狭窄症是指各种原因导致的颈椎椎管容积减小，从而压迫颈脊髓、神经根和血管等，引起相应的症状和体征，是引起颈椎管狭窄的各种疾病的统称，而不是单一特定的疾病。主要表现为行走踩棉感、四肢麻木无力、感觉过敏和疼痛、尿频、尿急、便秘。先天发育因素、退行性病变、医源性因素、其他病变和创伤是主要病因。颈椎管狭窄症的诊断标准为椎管矢状径/椎体矢状径＜0.75，X 线片椎管矢状径＜13mm。颈椎管狭窄症发病率高，多发生于 40～50 岁人群，近年来发病年龄有年轻化趋势。突出髓核和增生的骨赘对神经根和（或）脊髓的压迫是该病主要致病因素。

颈椎管狭窄症首选保守治疗方法，效果不佳时选择手术治疗。颈椎前路减压术是主要的手术方式，通过颈前方解剖间隙，可切除突出的椎间盘和椎体后缘、椎间孔增生骨赘，令受压的神经根和脊髓获得直接减压；同时，通过术中椎体撑开、椎间融合器植入，使松弛的黄韧带皱褶绷紧达到间接减压，恢复颈椎前凸。颈椎前路椎间盘切除减压融合术（ACDF）于 1958 年由 Smith 等首次描述，现已被广泛应用于颈椎椎间盘退行性疾病的手术治疗。ACDF 手术具有创伤小、出血少、术后恢复快的优点，是当前治疗颈椎管狭窄症的常用术式。ACDF 手术已成为西方发达国家脊柱手术中极为常用的手术方式，采用该手术可更好的减少脊髓压力。ACDF 既可有效的扩大手术视野与空间，又可起到直接减压，防止轴性症状的目的。ACDF 术野放大的同时，不会影响术后操作的立体感，而使其更加精确，脊髓与神经根的刺激也因此减少，提升了手术精细度与安全性。

四、思　考　题

颈椎管狭窄症的手术指征有哪些？

参 考 文 献

陈绩，江伟，韩玉建，等. 2018. 颈椎前路椎间盘切除融合术治多节段脊髓型颈椎病的临床研究［J］. 实用医院临床杂志，15（2）：118-121.

王程，彭文，晏怡果，等.2018. 新型解剖型纳米椎间融合器在腹腔镜下腰椎前路椎间盘切除椎间植骨融合术的初步临床应用［J］.
中南医学科学杂志，46（3）：252-256.

Smith GW，Robinson RA. 1958. The treatment of certain cervical-spine disorders by anterior removal of the intervertebral disc and interbody fusion［J］. J Bone Joint Surg Am，40-A（3）：607-624.

（黄　伟）

案例 10　颈部疼痛、左上肢放射性疼痛

一、病 历 摘 要

　　患者，女，42 岁。因"颈部疼痛伴左上肢放射性疼痛 2 月，加重 2 天"，于 2020 年 6 月 1 日入院。

　　2 月前患者无明显诱因出现颈部疼痛，疼痛呈刺痛样，颈部活动尚可，伴左上肢放射性疼痛，偶尔伴有左手指麻木不适，无头晕、头痛、视物旋转，无恶心、呕吐、心慌，无双下肢行走踩棉感等不适。近 2 月来，患者上症劳累及长时间伏案后加重，休息后减轻。2 天前，患者无明显诱因出现颈部疼痛，疼痛呈刺痛样，伴左上肢放射性疼痛，伴有左手指麻木不适，患者为寻中西医系统诊治就诊于我院门诊，由门诊以"颈椎间盘突出症"收入院。

　　查体　T 36.3℃，P 92 次/分，R 20 次/分，BP 137/94mmHg。舌淡胖有瘀斑，苔少而干，脉涩。专科检查：脊柱居中无畸形，颈部活动无明显受限，C4～C7 棘突、棘突间及棘突旁 1.5cm 压痛明显，斜方肌未触及明显条索状硬结，颈部活动可，旋颈试验（-），左侧椎间孔挤压试验（＋），分离试验（-），左侧臂丛神经牵拉试验（＋），四肢末端血液循环、感觉、运动未见明显异常。神经系统检查：双侧上肢肱二头肌肌腱反射均未引出，余生理反射正常引出，病理反射未引出。

　　影像学检查见图 11-10-1 至图 11-10-3。

　　入院诊断　中医诊断：项痹（气滞血瘀证）

　　　　　　　西医诊断：颈椎间盘突出症

　　诊疗经过　中医以行气止痛、活血化瘀为原则。中药内服以身痛逐瘀汤加减；药棒穴位按摩活血化瘀止痛；中药热罨包治疗颈部以活血化瘀，宣痹止痛；埋针治疗活血通络；保守治疗 2 天上症无缓解。患者 C4/5、C5/6 节段椎间盘突出明显，突出椎间盘组织位于颈 5 椎体后方，完善相关检查，排除手术禁忌证，于 2020 年 6 月 3 日在全麻下行经颈前路 C5 椎体次全切，C4/5、C5/6 间盘摘除，双侧 C6 神经根松解及椎管减压、钛网植骨、钉板系统内固定术。

　　术后影像学检查见图 11-10-4。

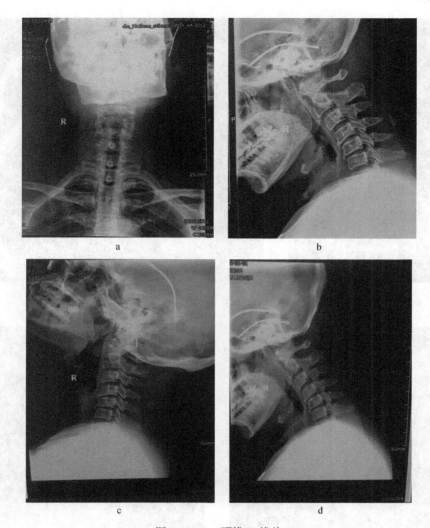

图 11-10-1　颈椎 X 线片

注：a. 颈椎正位片：颈椎退变；b. 颈椎侧位片：颈椎反弓，退变增生；c. 颈椎过伸位片；d. 颈椎过屈位片

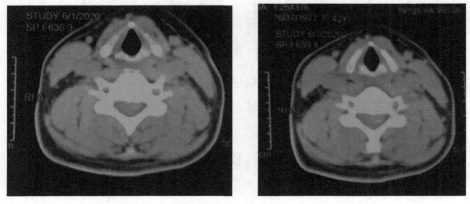

图 11-10-2　颈椎 CT

注：颈 4/5、颈 5/6 节段椎间盘左侧突出

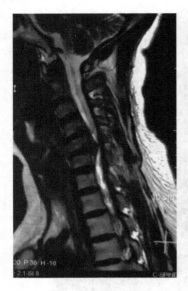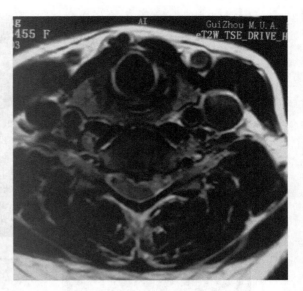

图 11-10-3　颈椎 MRI

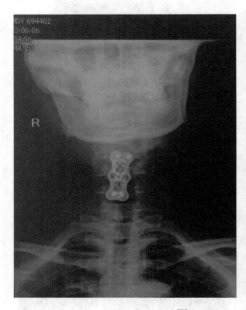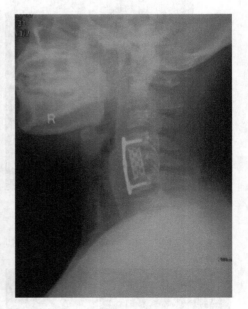

图 11-10-4　术后 X 线检查

出院诊断　中医诊断：项痹（气滞血瘀证）

西医诊断：颈椎间盘突出症

二、案 例 分 析

本案例以颈部及左上肢疼痛为主症，当属祖国医学"项痹"范畴。患者长期伏案，导致局部筋骨累积劳损，气血运行不畅，气血瘀滞、堵塞脉络、不通则痛，故见颈部及左上肢疼痛。气机宣降失司，气滞而致血行受阻，气血生化不足，故见舌淡胖，苔少而干，日久可致心、肺气滞血瘀，而见舌有瘀斑，气血瘀滞，运行不畅，故见脉涩。四诊合参，综合症、舌、脉，当辨为项痹病之气滞血瘀型。病位在颈部，病性属实。

中医需辨证论治，和营止痛汤、六味地黄汤、左归丸等为临床常用方，针灸疗法、牵引、药棒穴位按摩、中药热罨包治疗等为中医特色治疗。

颈椎间盘突出症结合病史、体征及辅助检查，诊断不难，但需与下列疾病鉴别。

（1）肩周炎　肩周炎多为 50 岁前后发病，尤其多见于男性。肩关节局部因疼痛而使活动受限，肩周组织有压痛、肿胀，咳嗽、喷嚏不诱发加剧，疼痛多在肩关节，与颈部活动无关，颈神经根无压痛，肩关节局部激素封闭多有效。

（2）胸廓出口综合征　胸廓出口综合征系由于锁骨与第 1 肋骨间隙狭窄，引起臂丛和锁骨上动脉受压所致，出现第 8 颈神经、第 1 胸神经和血管功能障碍的表现。疼痛多呈针刺样或烧灼样，可出现典型的臂丛神经痛，疼痛多从受压点向患侧颈部、腋下、前臂内侧及手部放射。患侧手高举而不耸肩时，锁骨动脉受压，出现手部皮肤变冷、苍白，甚至出现典型的雷诺现象。

（3）脊髓空洞症　脊髓空洞症的重要特点是在颈胸神经分布区出现痛觉感觉障碍，而触觉正常的感觉分离现象。颈椎间盘突出神经根受压亦可出现不典型的分离性感觉障碍。颈椎间盘突出神经根受压出现的痛、温觉障碍多为不完全性缺失，即不能辨别差别较小的温度差异，但可辨别较大的温度改变，感觉障碍表现在皮肤浅层，而深层痛觉受损轻微，针刺皮肤感觉明显障碍；典型的脊髓空洞症的温度障碍则多为完全性缺失，任何温度差别均难辨别，深浅痛觉平行消失。

（4）进行性脊肌萎缩症　进行性脊肌萎缩症的病理损害以脊髓前角细胞变性为主，首先出现一侧手大小鱼际肌、骨间肌萎缩，并逐步波及到对侧手部至肩背部、颈部和躯干等肌肉，以后下肢肌肉也受损。受累肌群常有肌束颤动，但无颈部僵硬，颈椎 X 线检查正常，如有下肢瘫痪应为弛缓性瘫痪，萎缩的肌肉出现高振幅电位及同步电位。

（5）椎管内肿瘤　椎管内肿瘤包括髓内肿瘤和髓外肿瘤，后者包括硬膜内及硬膜外肿瘤。脊髓型颈椎病是髓外压迫，与髓外肿瘤的鉴别很重要。髓外肿瘤一般起病缓慢，但进行性发展，颈椎 X 线检查，髓外肿瘤可见哑铃性神经纤维瘤及椎间孔扩大，椎体后缘呈弧形压迫和硬化；如为恶性肿瘤则有骨质破坏，骨髓碘油造影可呈粗大梳齿或口状表现。

（6）颈椎结核　颈椎结核根据颈椎表现有时难区别，但根据颈椎结核特点则易鉴别。该病多有低烧、虚弱等全身性表现，血沉快；X 线片可见椎体破坏及椎间隙消失，有的同时有冷脓肿。

本案例结合患者病史、症状体征及辅助检查，为颈 4/5，颈 5/6 椎间盘突出，突出椎间盘组织偏左侧，颈 5 椎体后方见椎间盘组织，诊断明确。患者颈 4/5，颈 5/6 椎间盘突出较大，突出物位于颈 5 椎体后方，压迫症状明显，治疗上选择颈 5 椎体次全切除，以达到充分减压的目的，钛网植骨前路钉板坚强固定，治疗方式选择恰当，取得了良好的临床疗效。

三、按　语

颈椎间盘突出症是一种由于颈椎间盘髓核、纤维环发生退行性改变，导致纤维环破裂，髓核组织从破裂的纤维环处突出或脱出至椎管内，从而造成邻近的脊神经根和脊髓受压的疾病。颈椎间盘由纤维环、髓核和软骨板组成。髓核是一种胶状物，基质由黏蛋白组成，含水量很高。髓核周围为纤维软骨，称纤维环。软骨板则构成椎间盘的上下壁，与椎体的松质骨相连接。软骨板与纤维环融合在一起，在软骨板完整时，髓核不易突入椎体的松质骨内。在纤维环无损害时，髓核不易向周围突出。自第2颈椎起，颈椎两相邻椎体间都有椎间盘。椎间盘是椎体间的主要连接结构，与韧带共同保持椎体间的紧密连接。正常椎间盘富有弹性，故相邻椎体间有一定活动度，能使下位椎体的上面承受均等的压力，起到缓冲外力的作用，并可减缓由足部传来的外力，使头颅免受震荡。颈椎间盘总高度为颈椎总高度的 20%～25%，它前部较后部为高，故使颈脊柱呈生理前凸。颈椎间盘是维持颈部活动，保持内外平衡的重要结构。颈部的运动，依赖髓核的位移及变形来保持颈部的协调和平衡。本病好发节段的发生率由高到低依次为颈 4/5，颈 5/6，颈 6/7。颈椎间盘突出症的发病主要与椎间盘退变、慢性劳损和外伤有关。

颈椎间盘突出症的治疗措施主要有保守治疗、手术治疗。保守治疗是治疗颈椎间盘突出症最基础的方法，特别是对于颈椎间盘突出症发病早期的患者，保守治疗往往能收到良好的临床疗效。开放手术疗法能较快缓解颈椎间盘突出症的症状，但手术成本较高，术中需要剥离较多的组织、出血多、脊柱活动性及稳定性受损等。对于来自脊髓前方压迫的多节段颈椎病，颈前路椎体次全切除减压融合术（anterior cervical corpectomy decompression and fusion，ACCF）仍是目前首选的治疗术式，主要适用于脊髓腹侧压迫，特别是存在颈椎后凸畸形的患者，颈前路手术优于后路手术。因此，对于压迫来自脊髓前方的多节段脊髓型颈椎病患者而言，致压物为突出的椎间盘、增生骨赘及钙化的后纵韧带等，颈前路手术可直接切除致压物，仍为首选的治疗方案，但术后坚强固定，保持脊柱稳定尤为重要。

四、思　考　题

颈椎前路钢板固定术后并发症有哪些？

参 考 文 献

董桂贤，刘玉民，张宁，等. 2018. Hybrid 手术与颈椎前路手术治疗多节段颈椎病的临床比较 [J]. 颈腰痛杂志，39（3）：369-370.
Sun Y，Li L，Zhao J，et al. 2015. Comparison between anterior approaches and posterior approaches for the treatment of multilevel cervical spondylotic myelopathy：a meta analysis [J]. Clin Neurol Neurosurg，134：28-36.

（黄　伟）

第十二章　胸部外科疾病

案例 1　发现肺占位、胸闷、呼吸困难

一、病历摘要

患者，男，77 岁，因"发现左下肺占位 1 年余，胸闷、呼吸困难 3 天"，于 2020 年 3 月 23 日入院。

1 年余前因咳嗽、咳痰来院急诊，胸部 CT 检查发现左下肺占位，大小约 4.0cm× 4.0cm×3.0cm（见图 12-1-1），经化痰止咳平喘、抗感染等治疗后症状好转。8 月余前患者上述症状复发加重，来院胸外科住院治疗，左下肺包块经皮肺穿刺活检，HE 组织形态及免疫组化标记支持鳞状细胞癌，明确诊断为"肺鳞癌"，予对症支持治疗，行肿瘤精准诊疗基因检测综合分析后予靶向药物瑞戈非尼片口服治疗，病情好转出院（见图 12-1-2、图 12-1-3）。3 天前受凉后出现胸闷伴呼吸困难，咳嗽，咳痰，痰少黄黏难咳，无心慌、咯血、潮热、盗汗、头昏、头痛等症，来院就医，胸部 CT 示：左下肺中央型占位性病变；左下肺阻塞性肺炎并局部肺不张。门诊以"肺鳞癌Ⅳ期""左下肺阻塞性肺炎并肺不张"收入院。

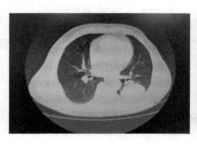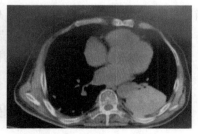

图 12-1-1　靶向治疗前肺窗及纵隔窗

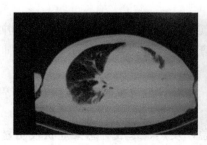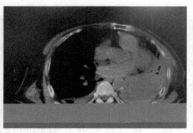

图 12-1-2　靶向治疗后第一次复查肺窗及纵隔窗

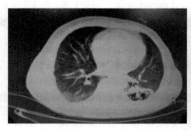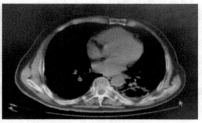

图 12-1-3　靶向治疗后第二次复查肺窗及纵隔窗

入院查体　担架抬入病房，生命体征平稳。舌暗淡，苔白厚腻，脉弦滑。胸廓对称，呈桶状胸，左上肺呼吸音减弱，左下肺呼吸音消失，右肺呼吸音粗，右肺可闻及散在湿性啰音。心界稍增大，心率 80 次/分，律齐，各瓣膜听诊区未闻及明显病理性杂音。骶尾部有一大小约 5cm×6cm 面积压疮创面，创面脓苔覆盖，味腥臭，有少许淡绿色脓性液体流出。

入院诊断　中医诊断：内科癌病，肺癌（痰湿蕴肺证）

西医诊断：（1）左肺下叶、支气管或肺的恶性肿瘤，肺鳞癌Ⅳ期。

（2）左下肺不张并肺阻塞性肺炎

诊疗经过　完善各项入院检查。持续吸氧，加强雾化，稀释痰液以促进痰液排出；斑蝥酸钠+康莱特联合抗肿瘤治疗，以延缓肿瘤进展；环丙沙星+头孢他啶联合抗感染治疗，以免肺不张、阻塞性肺炎加重及并发坠积性肺炎。中医以益气养阴为法，中药内服（生地黄 10g、熟地黄 10g、天冬 10g、麦冬 10g、玄参 10g、黄芪 20g、党参 20g、漏芦 30g、土茯苓 30g、鱼腥草 30g、升麻 30g），辅以穴位贴敷+药棒按摩+热罨包治疗+埋针治疗协同调整全身脏腑肢体功能，增强气血运行，改善机体循环，提升机体免疫力。患者于 2020 年 4 月初复查胸部 CT 提示肺部感染较前明显好转，患者胸闷伴呼吸困难症状消失，病情好转出院。

出院诊断　中医诊断：内科癌病，肺癌（痰湿蕴肺证）

西医诊断：（1）左肺下叶、支气管或肺的恶性肿瘤，肺鳞癌Ⅳ期。

（2）左下肺不张并肺阻塞性肺炎

二、案 例 解 析

（一）西医诊疗要点

肺癌又称原发性支气管肺癌，起源于支气管黏膜上皮或肺泡上皮的恶性肿瘤。肺部影像学检查是筛查肺癌的重要方法，病理学检查是金标准。要注意与肺结核、肺部炎症、其他肺部肿瘤相鉴别。

（1）**肺结核**　肺结核有午后低热、乏力、盗汗等全身症状和干咳、咯血等呼吸系统表现，X 线表现有结核病灶，可查到结核杆菌。

（2）**肺部炎症**　支气管肺炎一般起病较急，发热、寒战等感染症状较明显，X 线表现为边缘模糊的片状或斑点状阴影，密度不均匀，且不局限于一个肺段或肺叶，经抗菌药物治疗后症状迅速消失。

（3）其他肺部肿瘤 肺部良性肿瘤一般不呈现临床症状，生长缓慢，病程较长，在X线上显示接近圆形的团块影，密度均匀，可有钙化点，轮廓整齐，边界清楚，多无分叶状。病理学检查可明确性质。

本案例患者肿瘤位于左下肺支气管开口以远，段支气管开口以近，属于中央型肺癌，病理类型为肺鳞状细胞癌，其分化程度不一，生长速度较慢，病程较长。患者发现病灶肿瘤分期系肺癌中晚期，至本次入院病程超过19月余，初治之期，肿瘤较大且生长速度较快，患者临床表现明显且进行性加重，治疗过程中患者病情逐渐好转，肿瘤标志物进行性下降，肿瘤明显缩小，临床症状逐步得到缓解，患者本次入院复查肿瘤影像学特征较前未见明显变化，患者左下肺呈阻塞性肺炎改变，考虑为肿瘤终末期病人，年老体弱，肿瘤虽然得到控制，但肿瘤消耗在所难免，病程长久消耗，脏腑功能失调，气血津液运行失常，日久则见津血枯耗，机体免疫力下降，加之患者双下肢活动不便，久病卧床，且初春天气变化无常，患者机体难以适应，导致肺部感染发生并炎症加重，长期卧床并发坠积性肺炎，咳嗽咳痰能力较差，支气管分泌物增多，痰液黏稠难咳阻塞远端支气管，进一步引起炎症加重，炎症渗出进一步增加气管管腔内分泌物，恶性循环，最终形成阻塞性肺炎并肺不张。患者老年，桶状胸改变，既往长期吸烟史，老年性慢性支气管炎，肺气肿，肺功能相对较差，本次肺部感染发生导致肺组织进一步受损，肺功能进一步下降，疾病早期未能及时就医，致病情进一步加重，胸闷伴呼吸困难加重。

（二）中医诊疗要点

本案例以左下肺占位并胸闷、呼吸困难为主症，结合肺鳞癌诊断，属祖国医学"癌病"范畴。本病需与肺痨鉴别，肺痨主要表现为咳嗽、咯血、潮热、盗汗，身体逐渐消瘦等症，由于体质虚弱、气血不足、痨虫侵肺所致，具有传染性，辅助检查可确诊。患者老年男性，久病体虚，情志、饮食损伤，使脏腑功能失调，气血津液运行失常，蕴结脏腑，相互搏结，日久则见津血枯耗之证。入院见咳嗽咳痰，痰白色或黄白相兼交替出现，质地黏稠，胸闷喘憋气急，舌暗淡，苔白厚腻，脉弦滑。痰湿蕴肺，肺失宣肃，津液不布，痰湿困脾。运化无力，肢体失养，故而咳痰，痰难咳，成黄白色黏痰，胸闷喘憋，神疲乏力，面色欠华，舌质黯淡，脉弦滑，为痰湿蕴肺之证。当以扶正祛毒为治则，结合具体病情，随证施治。

三、按　　语

本案例按美国国家综合癌症网（National Comprehensive Cancar Network，NCCN）指南临床分期属肺鳞状细胞癌ⅢB期，因患者身体条件、病情进展程度及自身原因，无法行手术切除病灶，经皮肺穿刺明确病理性质后行基因检测，根据检测结果提示瑞戈非尼敏感性较高，余相应靶向药物未能符合检测用药要求。查阅相关资料未见瑞戈非尼用于肺癌治疗，主要用于肝癌、乳腺癌、胃肠间质肿瘤及结直肠癌治疗。老年患者由于支气管黏膜包含纤毛和退行性改变，造成上皮纤毛转动系统功能和支气管黏膜敏感性降低，加之咳痰无力，更易造成痰液瘀积阻塞支气管，引起肺不张或导致肺感染，进而形成低氧血症甚至呼吸衰竭，严重影响循环系统功能。研究显示 COPD 与肺癌并存可能是肺癌预后差的独立危险因子，COPD 是影响肺癌临床治疗决策的最重要因素之一。老年肺癌患者由于机体代谢率减低，癌组织活性减低，肿瘤的侵袭和转移发生较慢，预后相对好于非老年肺癌患者。可见，无法手术外科干预治疗的终末期肿瘤患者，需要从临床根据患者病情分析并结合患者自身特点制定个体化治疗方案、用药，方能在最短时间内阻止病情恶化并扭转疾病发展趋势，尤其针对高龄肺部肿瘤终末期患者的治疗，在预防和治疗呼吸衰竭方面着重制定个体化防治方案尤为重要。

四、思 考 题

1. 中医对肺癌是如何认识的？
2. 肺癌中晚期如何提高患者生活质量？

参 考 文 献

李进.2014.新型口服多激酶抑制剂瑞戈非尼治疗癌症的研究进展［J］. 临床肿瘤学杂志，19（5）：385-390.

刘志东.2005.70 岁以上老年人肺癌 273 例的外科治疗［J］. 中华老年医学杂志，27（2）：103-105.

Hashimoto N，Matsuzaki A，Okada Y，et al. 2014. Clinicl impact of prevalence and severity of COPD on the decision-making process for therapeutic management of lung cancer patients［J］. BMC Pulm Med，14：14.

（叶世明）

案例 2　吞咽困难伴咳嗽

一、病 历 摘 要

患者，男性，75 岁，因"吞咽困难 1 年余，术后再现吞咽困难伴咳嗽 1 天"，于 2020 年 5 月 12 日入院。

1 年余前因吞咽不适感来院就诊，胃镜检查发现系食管鳞状细胞癌，转专科行食管癌根治术（见图 12-2-1、图 12-2-2），术后恢复可，术后食管癌根治标本病理示食管鳞状细胞癌，浸润型，中分化，邻近组织未见侵犯，食管周围淋巴结未见转移。4 月前行胃镜检查发现进镜距门齿约 27cm 处食道狭窄，保守治疗后病情好转。3 周前食管造影显示食管吻合口上端明显鸟嘴样狭窄，行吻合口球囊扩张及支架植入术扩张食管。1 天前进食生冷馒头时出现吞咽困难伴咳嗽，无法进食，尝试进食后出现呕吐不适，无发热、恶寒、恶心、心慌、胸闷、腹泻、呕血，无黑便、黄疸等症。为求中西医结合系统诊治两次来院就医，由门诊以"吞咽困难原因：食管狭窄？""食管重建术后"收入院。入院症见：咳嗽，吞咽困难，进食后哽噎感明显，食入即吐，伴消瘦、肢软乏力，病来精神睡眠差，二便调。近 1 月体重减轻约 5kg。

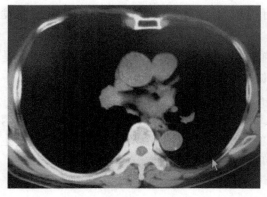
图 12-2-1　术前纵隔窗

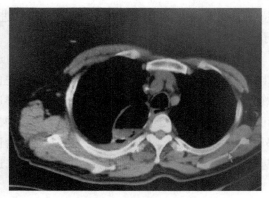
图 12-2-2　术后纵隔窗

入院查体　形体适中，神清合作，步入病房。舌质红而干，脉弦细数。胸廓对称无畸形，双肺叩诊呈清音，双肺呼吸音清，未闻及干湿性啰音。心界不大，心率 75 次/分，律齐，各瓣膜听诊区未闻及病理性杂音。

入院诊断　中医诊断：噎膈（津亏热结证）

西医诊断：（1）吞咽困难原因：食管狭窄？

（2）食管重建术后

诊疗经过　入院后予患者禁食、补液等积极对症治疗。完善各项入院检查。复查食管钡餐，支架位置正常，支架呈完全打开形态，钡剂流动通畅。复查胃镜未见明显异常。咽喉部持续疼痛不适，吞咽困难，考虑食管内支架对患者影响较大。胸部 CT 提示肺部感染灶，血象偏高，病情有加重倾向，肺部感染征象明显，考虑与进食后食物反流不慎误吸入肺所致的吸入性肺炎有关，嘱患者进食后至少站立、行走 1 小时防止食物反流。使用抗生素加强消炎、祛痰；植入胃管行胃肠减压后予鼻饲肠内营养制剂、静脉输注肠外营养制剂，给予充足热量供应；注意监测水电解质。中医治以滋养津液、泻热散结为法，以五汁安中饮（牛乳 60ml、韭汁 10ml、生姜汁 10ml、藕汁 10ml、梨汁 10ml）及中药煎剂（丹参 10g、郁金 10g、砂仁 3g、南沙参 10g、浙贝母 10g、茯苓 10g、瓜蒌 10g、姜半夏 6g、胆南星 6g、麦冬 10g、玄参 10g、天花粉 10g）鼻饲。经治病情明显好转于 2020 年 6 月 15 日出院。

出院诊断　中医诊断：噎膈（津亏热结证）

西医诊断：（1）吞咽困难原因：食管瘢痕狭窄

（2）食管重建术后

（3）吸入性肺炎

二、案 例 解 析

本案例以吞咽困难为主症，且饮食受限，仅可适当进食流质和半流质食物，故当属"噎膈"范畴。噎膈需与梅核气鉴别，梅核气属于郁病，梅核气咽中梗塞不舒，但多出现在情志不舒，或注意力集中于咽部时，进食顺利而无梗塞感，多发于年轻女性；噎膈部位在食管，梗塞出现在进食过程中，多呈进行性加重，甚则饮食不下或食入即吐，多发于老年男性。

食管癌是消化道常见肿瘤，典型症状为进行性吞咽困难，先是难咽干的食物，进而是半流质食物，最后水和唾液也咽下困难，进食减少，致使患者逐渐消瘦、脱水、无力，中晚期患者会持续胸痛或背痛，若癌肿侵犯喉返神经，可出现声音嘶哑；压迫交感神经节，可产生 Horner 综合征。食管癌治疗上遵循早发现、早诊断、早治疗原则，采用化疗、放疗、外科手术治疗等。早期手术治疗可达到根治目的，以防止肿瘤扩散及瘤体增大。宜在发生远处转移之前行手术根治治疗，以控制疾病进展，延长生命周期。

食管癌需与以下疾病鉴别。

（1）癔球症　多见于青年女性，时有咽部异物感，进食消失，常由精神因素诱发；并无器质性食管病变。上消化道钡餐、CT 检查或内窥镜等可鉴别。

（2）贲门失弛缓症　食管吞钡造影检查特征为食管体部蠕动消失，食管下端及贲门部呈鸟嘴状，边缘整齐光滑，上端食管明显扩张，可有液面。钡剂不能通过贲门。食管腔内压力测定可以确诊。食管显微镜检查可排除癌肿。

（3）食管良性肿瘤　发生于食管的良性肿物称为食管良性肿瘤。壁间型包括平滑肌瘤、神经鞘瘤、囊肿、血管瘤及颗粒细胞瘤等；腔内型包括有蒂的息肉及无蒂的乳头状瘤和腺瘤；黏膜下型在临床上以平滑肌瘤最为常见。内镜下即可鉴别诊断。

（4）食管良性狭窄　食管良性（非肿瘤性）狭窄病因很多，可由先天性食管狭窄（又称先天性食管环和食管蹼）导致。继发性狭窄多见于食管动力障碍、食管炎、医源性操作或烧伤所造成的瘢痕狭窄等。

三、按　　语

本案例于发生远处转移之前，及时行手术治疗控制疾病进展，术后恢复良好。患者系瘢痕体质，继而引起吻合口狭窄。吻合口狭窄影响患者术后吞咽和进食，使患者的生存质量明显下降。国内研究显示食管癌切除，食管胃吻合口狭窄的发生率为 0.5%～10.5%，内镜下扩张食管贲门术后吻合口狭窄能改善患者的吞咽困难症状，临时性食管内支架植入的效果优于单纯扩张术，永久性食管内支架植入近期效果满意，但远期效果不佳。无论单纯扩张术、临时性或永久性支架植入，都会给患者带来痛苦和增加费用。

本例患者病情加重考虑与以下因素有关：①食管狭窄段过高，支架植入后会厌反射及狭窄段持续扩张引发水肿；②食管-胃术后所致的贲门失弛缓症；③恶性肿瘤长期消耗，机体免疫力下降，食管重建术后失去括约功能，胃食管反流频发，咽喉部被胃液灼伤，胃内容物反流误吸等导致吸入性肺炎发生；④老年患者，食管重建术后，患者家属反馈患者出院后期待回归正常饮食，未严格遵医嘱执行饮食调整策略，常有随意进食软、硬食材，偶有饮酒；⑤老年患者由于支气管黏膜包含纤毛和有退行性改变，造成上皮纤毛转动系统功能和支气管黏膜敏感性降低，加之咳痰无力，更易造成痰液瘀积阻塞支气管，引起肺不张或导致肺感染，进而形成低氧血症甚至呼吸衰竭，严重影响循环系统功能。

食管癌术后（尤以 1～3 个月为重要）接受经口进食挑战，必须严格遵医嘱进行，多数患者严重缺乏进食相关知识，多因不能正确掌握进食方法，导致进食后出现胃排空障碍、反流、吻合口狭窄等问题，加重术后营养不良等相关并发症。食管癌术后胃肠道正常解剖和功能改变等因素使原有营养不良等情况进一步加重，从而导致术后并发症的发生率和死亡率增高，因此，食管癌术后营养状态关注对食管癌术后恢复至关重要。术后饮食精细化管理，应采取以问题为导向的护理干预，使患者短时间内快速适应消化道重建后的饮食结构改变，患者出院后定期随访，为患者饮食制定提供个体化、精细化、动态化的指导，并协同患者及其家属一起共同监督并严格执行。食管癌中晚期治疗主要以对症支持治疗为主，术后吻合口狭窄的治疗预防意义大于治疗效果，术后康复指导和饮食管理在预防吻合口狭窄、反流、感染等方面具有非常重要的意义。

四、思 考 题

1. 食管癌如何防治术后远期并发症？
2. 如何鉴别胃倾倒综合征与食管癌术后并发症？

参 考 文 献

郝立群. 靳同孝. 李兰金, 等. 2009. 球囊扩张级内支架置入对食管癌术后吻合口狭窄的治疗分析[J]. 当代医学, 3(3): 293-294.
靳海荣. 2014. 微信式延续护理在预防食管癌术后吻合口狭窄中的应用 [J]. 实用临床医药杂志, 18（22）: 51-54.
李惠霞. 2019. 奥马哈系统理论在食管癌术后患者精细化饮食护理中的引用及效果观察 [J]. 护理进修杂志, 334（11）: 1015-1018.
李爽等. 2016. 早期肠内营养和肠外营养治疗食管癌术后患者临床疗效的 Meta 分析[J]. 中国循证医学杂志,16(10):1176-1182.
刘奎. 2012. 食管吻合口瘘治疗进展 [J]. 医学综述, 18（8）: 1191-1194.
刘莲. 2015. 肠内和肠外营养对食管癌术后病人免疫功能影响的系统评价 [J]. 肠外与肠内营养, 22（5）: 264-269.
王学中, 韩江红, 刘志广. 2012. 食管癌术后呼吸衰竭的相关危险因素分析及预防措施 [J]. 中国肿瘤临床, 39（8）: 458-460, 464.
王章流. 2004. 内窥镜下扩张食管贲门癌术后吻合口狭窄 43 例 [J]. 世界华人消化杂志, 14（19）: 1940.
徐敏. 2016. 多途径延续对食管癌患者术后营养状况的影响 [J]. 护士进修杂志, 31（13）: 1224-1226.
杨思科. 2015. 食管癌术后吻合口狭窄的临床处理 [J]. 中国现代药物应用, 9（8）: 47-48.
姚国鹏. 2013. 内窥镜下治疗食管癌术后吻合口狭窄的临床观察 [J]. 基层医学论坛, 17（19）: 2514-2515.
张兴国. 2007. 胸内食管胃侧端器械吻合 1555 例的检验和体会 [J]. 中国肿瘤临床, 34（6）: 319-321.
赵珺, 王小平, 许宏, 等. 2015. 全程营养支持在食管癌术后疲劳综合征营养管理中的应用效果分析 [J]. 中国医药导报, 12（26）: 82-85.
周玉玲. 2014. 优化经口进食路径对提高食管癌术后舒适度的探索 [J]. 护士进修杂志, 29（24）: 2271-2274.

（叶世明）

案例 3 纵隔占位一例

一、病 历 摘 要

患者，女，69 岁，因"发现纵隔占位性病变 1 周余"，于 2020 年 9 月 10 日入院。

1 周多前因乏力住院期间，检查发现贫血，胸部 CT 检查提示右侧纵隔旁肿块并邻近肺实质小斑片状密度增高影，考虑纵隔肿瘤并慢性阻塞性肺炎可能。经胸外科会诊后考虑纵隔肿瘤相关性贫血可能性较大，于 2020 年 9 月 18 日转入胸外科。入院症见：乏力不适，活动后明显。自诉近 1 月来体重明显下降约 10kg，无胸闷、气促，无咳嗽、咳痰，无明显发热、寒战，无恶心、呕吐、腹胀、腹泻、肢体酸楚疼痛不适，一般情况尚可，二便调，睡眠尚可。

入院查体 形体偏瘦，慢性病容，贫血貌，面色欠华，睑结膜稍苍白。

入院诊断 中医诊断：萎黄病（心脾两虚证）

西医诊断：贫血原因：（1）慢性病贫血：肿瘤性？

（2）地中海性贫血？

（3）缺铁性贫血？

诊疗经过 入院完善相关检查。血常规：红细胞计数 3.34×10^{12}/L，血红蛋白浓度 79g/L。贫血全套：铁蛋白 634.90ng/ml，维生素 B_{12} 714.80pmol/L。肿瘤标志物：糖类抗原 125 89.64U/ml，糖类抗原 153 26.91U/ml，神经元特异性烯醇化酶 22.59ng/ml，鳞状上皮细胞癌抗原 4.90ng/ml。胸部螺旋 CT 增强：右侧纵隔旁肿块并邻近肺实质小斑片状密度增高影，考虑纵隔肿瘤并慢性阻塞性肺炎（图 12-3-1、图 12-3-2）。骨髓检查：形态学符合增生性贫血骨髓象表现。地中海贫血基因检测（-）。转入胸外科后完善术前准备，排除手术禁忌后于 2020 年 9 月 23 日行胸腔镜下右纵隔肿瘤切除术，手术顺利。术后予提升免疫力、扩张支气管、补充造血原料、控制血压、营养支持、促进化痰、预防性抗感染。中医以健脾益气、补血养心为治则，予归脾汤加减内服（黄芪 20g、党参 15g、白术 15g、茯苓 15g、当归 15g、远志 10g、大枣 6g、木香 10g、龙眼肉 10g、炙甘草 6g），中药热罨包治疗活血益气、通络止痛，药棒穴位按摩活血化瘀，穴位贴敷治疗益气养血，灸神阙调节脏腑功能。术后病理切片检查，HE 形态及免疫组化支持 B3 型胸腺瘤，肿瘤侵及肺组织，可见脉管内瘤栓。肿瘤细胞免疫组化：CK（+），CK5/6（灶+），CK7（+），CK20（-），EMA（+），CD20、CD3、CD5（淋巴细胞+），Vim（+），CD99（+），TdT（-），P53（野生型+），CD1α（-），Caldesmon（-），Ki-67（约 40%），CD31（-），CD34（-），CD117（-）。出院前复查血红蛋白浓度 98g/L，胸部螺旋 CT 示胸腺瘤术后改变（图 12-3-3、图 12-3-4）。于 2020 年 10 月 20 日出院。

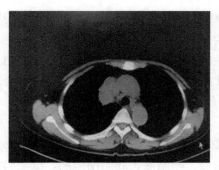

图 12-3-1　术前纵隔窗

纵隔窗见右前上纵隔区域一实性包块

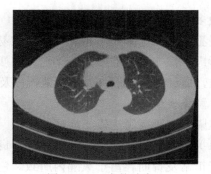

图 12-3-2　术前肺窗

术前肺窗见右上肺靠近纵隔处实性包块，
与肺及纵隔分界不明显

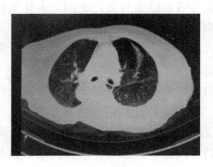

图 12-3-3　术后肺窗

术后肺窗未见明显实质性占位

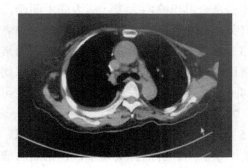

图 12-3-4　术后纵隔窗

术后右侧胸腔内少量积液，纵隔未见明显实质性占位病变

出院诊断　　中医诊断：瘤病（痰湿内阻证）

西医诊断：（1）前上纵隔胸腺瘤（B3 型）Ⅲa 期

（2）慢性病贫血

二、案 例 解 析

本案例以"贫血"为主症，胸部 CT 提示右纵隔占位，考虑胸腺瘤可能性大，属祖国医学"瘤病"范畴。患者平素体弱，加之饮食不节损伤脾胃，使脏腑功能失调，气血津液运行失常，脾土虚弱，清者难升，浊者难降，瘤中滞隔，产生痰凝、湿浊等病理变化，痰湿蕴结于脏腑组织相互搏结，日久积渐而成；痰湿阻肺，肺失宣降。苔薄白、脉滑数。四诊合参，综观症舌脉，本病病位在脾肺，本病当属祖国医学瘤病之痰湿内阻证。治当化痰除湿。本例术后当以扶助正气为主，健脾益气、补血养心，用归脾汤加减内服。

西医方面，本案例纵隔点位病变考虑胸腺瘤的依据：①患者乏力，活动后明显，时有阵发性干咳，近期体重明显下降约 10kg；②形体偏瘦，慢性病容，贫血貌，睑结膜及甲床苍白；③胸部 CT 所见符合胸腺瘤表现。X 线和 CT 是检查胸腺瘤的常规方法，多表现为上纵隔增宽，胸骨后类圆形阴影，边界较清晰，肿瘤大小不一，密度不一，肿瘤位于前上纵隔最多见。结合患者 CT 影像学表现，肿瘤位于右前上纵隔，局部肺组织考虑受肿瘤压迫或侵犯导致局部肺组织实变，须注意易误认为该肿块为肺部病灶。

考虑慢性病贫血的依据：①形体偏瘦，慢性病容，贫血貌，睑结膜及甲床苍白；②中度贫血，血红蛋白浓度 67g/L，铁蛋白及多项肿瘤标志物升高；③骨髓形态学符合增生性贫血骨髓象表现。

纵隔肿瘤还需考虑以下疾病。

（1）胚胎细胞瘤　胚胎细胞瘤包括良性及恶性瘤，均来自原始胚胎细胞，因泌尿生殖嵴未能正常发育而存留于纵隔内所致。包括畸胎瘤、畸胎癌、胚胎细胞癌、绒毛膜癌及内胚层细胞瘤等，好发于 20～40 岁青壮年，多侵犯周围器官，因而可能会限制手术切除。

（2）淋巴瘤　淋巴瘤是起源于淋巴结或其他淋巴结组织的恶性肿瘤，分为霍奇金淋巴瘤和非霍奇金淋巴瘤两大类。病因尚不明确，可能与病毒感染有关。诱因与人体免疫功能障碍有关，有先天性或获得性免疫缺陷的患者发病率比正常人高。

（3）内分泌瘤　以胸骨后甲状腺肿较为常见。最常见的症状是器官压迫症状。胸片可见肿瘤边缘清晰，有压迫症状的肿瘤应予以切除。

（4）原发性囊肿　占纵隔包块的 20%，可来自气管、心包、胸腺、肠源性或非特异性组织。75%的患者无症状。

（5）间质细胞瘤　起源于纵隔结缔组织、横纹肌、平滑肌、脂肪、淋巴组织、纵隔内血管的一组肿瘤。肿瘤种类繁多，包括脂肪瘤、脂肪肉瘤、纤维瘤、纤维肉瘤、黄色肉芽肿、平滑肌瘤、平滑肌肉瘤、良性和恶性间质瘤。55%的此类肿瘤为恶性，手术是唯一有效的治疗方法。

三、按　　语

胸腺瘤是指胸腺上皮发生的肿瘤，在成年人纵隔肿瘤中其发病率居神经源性肿瘤之后排在第二位，在前纵隔肿瘤中排第一位。肉眼所见的胸腺瘤一般呈圆形或卵圆形，体积变化不一，肿瘤质地较软，颜色多为深褐色或灰红色。肿瘤可呈现叶状轮廓，其间可有明显的灰白色纤维组织间隔。若发生恶性病变或伴有转移患者可能会出现乏力、盗汗、低热、消瘦、贫血、严重的胸痛以及心包积液、胸腔积液等体征。

胸腺肿瘤是较为常见的成人前纵隔肿瘤，其中恶性约占 10%，好发年龄为 30～50 岁，20 岁以下罕见，男性发病率高于女性。胸腺瘤年发病率为 0.13/10 万人，高峰年龄为 40 岁左右。在儿童和青少年中，胸腺瘤极为少见，一旦发病，绝大多数是恶性，需引起重视。手术是主要治疗手段。对于局部晚期的胸腺瘤，术后需要辅助放化疗，对于不能手术的胸腺瘤患者也不应放弃治疗，可采用放疗、化疗等非手术治疗或综合治疗缩小病灶，待病灶缩小再考虑手术治疗。对胸腺瘤患者应强调早期诊断、早期治疗，有研究显示肿瘤发病距手术时间越长，复发可能性越大。胸腺瘤治疗以外科手术切除为主，只要能够耐受手术均应手术治疗，原则上是尽量切除完整的肿瘤及胸腺组织并清扫上至甲状腺上极下至膈肌，两侧到肺门的纵隔脂肪组织，以免异位胸腺组织残留导致术后复发。彻底的手术切除、组织学类型和肿瘤分期是该疾病的相关预后因子。

WHO 对胸腺瘤的组织学分型：①A 型：髓质型或梭型细胞胸腺瘤。②AB 型：混合型胸腺瘤。③B 型：又分为 B1（富含淋巴腺细胞的胸腺瘤、淋巴细胞型胸腺瘤、皮质型为主的胸腺瘤或类器官胸腺瘤）、B2（皮质型胸腺瘤）、B3（上皮型、非典型、类鳞状上皮胸腺瘤或分化好的胸腺癌）三个亚型。④C 型：胸腺癌。

临床更常用 Masaoka 分期。Ⅰ 期：有完整包膜，镜下包膜无肿瘤细胞浸润。Ⅱa 期：镜下观察见包膜浸润。Ⅱb 期：肉眼观察肿瘤组织浸润周围脂肪组织或紧贴但未穿越纵隔胸膜或心包。Ⅲ期：肉眼观察肿瘤侵及心包、大血管或肺。Ⅲa 期：肉眼观察肿瘤侵入邻近的心包、肺等器官，但未侵入大血管。Ⅲb 期：肉眼观察肿瘤侵入邻近的心包、肺等器官，且已侵入大血管。Ⅳa 期：胸膜和心包转移。Ⅳb 期：发生淋巴或血行转移。

该患者入院之前长期存在乏力不适症状，期间未进行诊治。此次为发现贫血原因就诊，首先考虑了血液方面疾病，从诊治结果反观可知乏力只是病情发展引起的临床表现之一，行骨髓穿刺等检查排除了血液系统疾病，通过胸部 CT 发现前纵隔占位，经专科会诊后行手术治疗，术后病理证实系前纵隔肿瘤-胸腺瘤。在原发疾病得到治疗后血红蛋白等指标进行性恢复，乏力症状明显好转。

四、思 考 题

胸腺瘤合并重症肌无力患者的术后常见并发症及处理措施有哪些？

参 考 文 献

刘克强, 刘吉福, 赵京, 等. 2008. 胸腺瘤诊断及外科治疗（附 55 例报告）[J]. 中国医师进修杂志,（2）: 36-37.
田欣伦, 朱元珏. 2004. 胸腺瘤的诊断和预后影响因素分析 [J]. 中华内科杂志,（9）: 21-24.
徐恩五, 乔贵宾. 2015. 胸腺肿瘤分期的历史及进展 [J]. 海南医学, 26（20）: 3029-3033.
朱豫, 朱健, 刘勇, 等. 2014. 胸腺瘤 Masaoka 分期及 WHO 分型与重症肌无力关系的临床意义 [J]. 国际外科学杂志, 41（6）: 394-396.

（叶世明）

案例 4 高处坠落伤、胸痛

一、病 历 摘 要

患者，男，54 岁，因"高处坠落伤 3 小时"，于 2019 年 2 月 26 日 14 时 31 分入院。

3 小时前从高处坠落，肩背部着地，伤后出现右侧头部、右侧胸部、右肩胛部、右手第五指骨疼痛，无气促、呼吸困难、心慌、胸闷、头晕、头痛、恶心、呕吐、发热、寒战、盗汗、腹痛、腹胀、腹泻等，来院就医。头颅＋胸部＋上腹部 CT、右肩+腰椎+右手 X 线检查发现右侧第三至第七肋骨骨折，经胸外科会诊后，以"右侧多发肋骨骨折"收入胸外科。

查体 生命体征平稳，发育正常，营养中等，面色欠华，形体适中，神志清楚。舌质紫暗，少苔，脉弦涩。胸廓对称无畸形，肋间隙无增宽，右侧胸胁部压痛，胸廓挤压试验（+），双肺叩诊呈清音，双肺呼吸音正常，双肺未闻及干湿性啰音及哮鸣音。右肩活动受限，局部叩痛，未见明显皮损。

入院诊断 中医诊断：骨折病（气血瘀阻证）。

西医诊断：右侧多发肋骨骨折（第三至第七肋）

诊疗经过 入院后完善相关检查，2 月 26 日胸部 CT 回示：右侧第三至第七后肋多发性骨折（见图 12-4-1 至图 12-4-3）。患者胸廓受伤后呼吸活动受限，呼吸浅快。查血气分析回示：代谢性酸中毒并呼吸性碱中毒。予患者止痛、持续胸廓固定等对症治疗后鼓励患者咳嗽咳痰等；2 月 27 日复查胸部 CT 及肋骨 VR 成像回示：右侧第 1～9 后肋，2～8 肋弓骨折且骨折断端错位严重，胸廓活动仍受限明显，止痛治疗效果欠佳，考虑断端错位可能卡压神经导致疼痛持续不缓解。于 2019 年 3 月 6 日在全麻下行右胸部胸腔镜下肋骨第 5～8 肋内固定术。术后第一天复查血常规白细胞计数 15.21×10^9/L。中医以活血化瘀为法，以复元活血汤加减（柴胡 15g、瓜蒌根 9g、当归 9g、红花 6g、穿山甲 15g、大黄 3g、桃仁 15g、甘草 6g）内服，配合穴位贴敷、药棒穴位按摩、灸法等治疗。复查 CT（见图 12-4-4 至图 12-4-6）后于 2019 年 3 月 28 日出院。

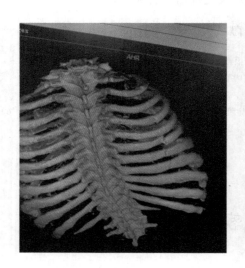

图 12-4-1 术前肋骨 VR 背面观
注：肋骨三维重建，右侧 3~7 肋骨多发骨折、
部分骨折断端交错重叠

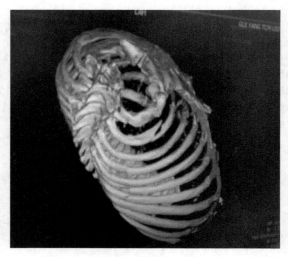

图 12-4-2 术前肋骨 VR 侧面观
注：肋骨三维重建，右侧第三肋断端交错、分离位移

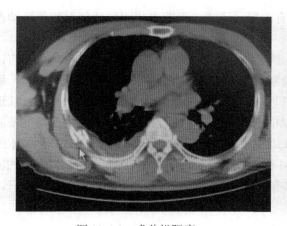

图 12-4-3　术前纵隔窗

注：右侧胸腔积液（积血），局部肋
　　骨断端交错重叠

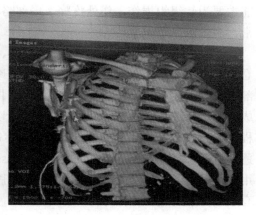

图 12-4-4　术后肋骨 VR 正面观

注：肋骨三维重建，正位视角见右侧肋骨断
　　端复位，外固定装置

出院诊断　　中医诊断：骨折病　（气血瘀阻证）

西医诊断：（1）右侧多发肋骨骨折（1～9肋）

（2）5～8肋骨内固定术后

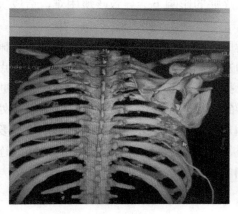

图 12-4-5　术后肋骨 VR 背面观

注：肋骨三维重建，背面观，右侧胸廓
　　已回复正常形态，见内固定装置固定在位

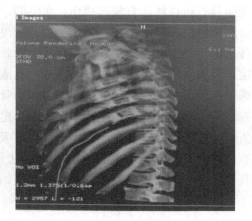

图 12-4-6　术后肋骨 VR 侧面观

注：肋骨三维重建，侧面观，
　　肋骨内固定装置固定在位

二、案 例 解 析

中医方面，本案例患者因高处坠落伤就医，CT 见多发肋骨骨折，属祖国医学"骨折病"范畴。患者中老年男性，高处坠落伤病史，摔伤后胸廓活动受限，致脏腑功能失常，气血运行受阻，脏腑气血亏虚，耗伤气阴，肺阴亏虚，肺失濡润，肺脏久病累及心脉，心血运行不畅，瘀血内停，不通则痛，故见全身多处疼痛。舌质紫暗，少苔，脉弦涩为气血瘀阻之征。综观症舌脉，本病病位在骨，属骨折病，气血瘀阻证。该病要与筋伤鉴别，伤筋主要为软组织损伤，伤处疼痛，局部略有肿胀，压痛，无叩击痛，伤处邻近关节活动正常，病人可以负重受压。

西医方面，依据患者高处坠落伤病史、胸部阳性体征及胸部 CT 及肋骨 VR 成像检查，右侧多发肋骨骨折诊断明确。肋骨骨折的诊断主要依靠胸部 X 线片、CT 等影像学检查，胸部 X 线最常用，比 CT 更直观，但由于肋骨呈插兜样、多脏器重叠、投照方式等原因往往造成漏诊，漏诊率高达 15% 以上。肋骨骨折以中老年人居多，随着年龄的增大其对生命的威胁程度越高，65 岁以上的肋骨骨折患者年龄每增加 1 岁，死亡率可增加 5%。随着微创技术的蓬勃发展，电视胸腔镜外科手术（video assisted thoracic surgery，VATS）在胸部损伤中的应用越来越多，逐渐成为重要治疗手段。胸腔镜手术能够显著减少出血量，避开肋间的撑开，有效减少术后疼痛，有利于术后恢复。

三、按　　语

胸部创伤中以肋骨骨折最为常见，约占 55%。多发肋骨骨折尤其是多根多处肋骨骨折可形成胸壁软化及连枷胸，引起反常呼吸运动，严重影响呼吸功能，而导致生命危险。多根多处肋骨骨折往往伴有肺部挫伤、血气胸，在疼痛的影响下会导致咳痰困难，造成痰液潴留、肺部感染和肺不张等，增加了治疗难度。

传统的治疗方法包括局部加压包扎、肋骨牵引、呼吸机辅助呼吸等。随着手术器械及内固定材料的发展，采用内固定手术治疗已成为发展趋势，并且趋于微创化。以下几点是评估病例是否符合微创术式标准：①多根肋骨骨折，骨折断端移位明显；②多根多处肋骨骨折导致胸廓塌陷畸形明显，胸壁软化不稳定导致连枷胸，产生反常呼吸；③多根多处肋骨骨折合并血气胸且胸壁有顽固性疼痛伴呼吸困难；④肋骨骨折合并胸内脏器损伤需要开胸探查止血。用电视胸腔镜联合纯钛肋骨接骨板治疗多发性肋骨骨折合并血气胸或连枷胸，具有创伤小、操作简便、固定可靠、组织相容性好等优点，值得推广。

四、思　考　题

1. 不同的外界暴力所导致的肋骨骨折有什么特点？
2. 多根多处肋骨骨折发生反复呼吸的急救方法是什么？

参　考　文　献

高劲谋，赵兴吉，杨俊，等. 2003. 自发性血气胸急诊治疗的处理 [J]. 中华急诊医学杂志，（11）：783.

郭红伟，沈洪君. 2009. 多排螺旋 cT 在 60 例肋骨骨折诊断中的应用体会 [J]. 重庆医学，38（13）：1695-1696.

郭鲁展. 2009. 多层螺旋 CT（MSCT）后处理技术在肋骨骨折诊断中的优势 [J]. 中国医药前沿，4（12）：72-73.

李光华，刘晓晨，李煜庆，等. 2012. 泡沫硬化剂治疗复发性下肢静脉曲张 23 例临床体会 [J]. 中国普外基础与临床杂志，19（11）：1229-1231.

刘福升，徐建华，宫理达，等. 2015. 电视胸腔镜联合肋骨接骨板治疗多发性肋骨骨折合并血气胸 [J]. 中国微创外科杂志，15

（4）：336-338.

王立，张淼，贾晓松，等.2013.对多发性肋骨骨折行经胸腔镜探查＋内固定手术的探讨［J］.实用医学杂志,29（10）：1714-1715.

张万高，闫如虎，纵慧敏，等.2014.聚桂醇泡沫硬化剂治疗下肢静脉曲张中两种不同注射途径的比较研究［J］.介入放射学杂志，23（5）：392-396.

Bhavnagri SJ，Mohammed TL. 2009. When and how to image a suspected broken fib［J］. Cleve Clin J Med，76（5）：309-314.

Lien YC，Chert CH，Lin HC. 2009. Risk factors for 24-hour mortality after traumatic rib fractures owing to motor vehicle accidents a nationwide population—based study［J］. Ann Thoracic Surg，88（4）：1124-1130.

Sharma OP，Oswanski MF，Jolly S，et al. 2008. Perils of rib fractures［J］. Am Surg，74（4）：310-314.

Traub M，Stevenson M，MeEvoy S，et al. 2007. The use of chest computed tomography versus chest x-ray in patients with major blunt trauma［J］. Injury，38（1）：43-47.

（叶世明）

案例 5 右胸疼痛，气促、呼吸困难

一、病历摘要

患者，男，20岁，因"右侧胸部刀刺伤1小时"，于2020年4月18日入院。

1小时前因右侧胸部刀刺伤，随即出现右胸疼痛，活动受限，气促、呼吸困难，伤口包扎压迫止血中。无头痛、头晕、低热、盗汗、寒战发热、腹痛、腹胀、腹泻、尿频、尿急、尿痛等，平车推入急诊。压迫止血等处理后胸部CT检查（见图12-5-1、图12-5-2）回示：右侧第7～8肋间贯通伤并左侧气胸（肺组织压缩约50%左右），右侧胸腔积血，右侧胸壁皮下脂肪层及肌间隙内少量气体；右侧创伤性湿肺；腹腔内似见少量新月形游离气体。急查血常规白细胞$10.59×10^9$/L，血红蛋白120g/L。紧急伤口清创缝合并胸腔闭式引流术后送入手术室拟行急诊剖胸探查术，并办理胸外科住院手续。

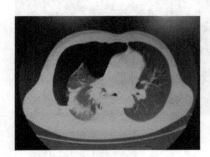

图 12-5-1 术前肺窗

注：右侧肺组织明显受压，局部肺组织实变，胸腔积气、积液

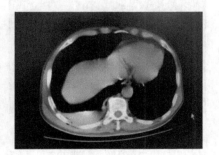

图 12-5-2 术前纵隔窗

注：右侧胸腔内出现液-气平面

入院查体 呼吸浅快，面色苍白，四肢皮温较正常低。胸廓对称无畸形，左侧胸部第7肋间见约3cm伤口，右侧伤口包扎压迫止血中，探查见伤口呈贯通伤，胸腔与外界相通，伤口见活动性出血。右肺呼吸动度减弱，右侧胸上部叩诊呈鼓音，下部叩诊呈浊音，右肺呼吸音减弱明显，左肺呼吸音清，双肺未闻及明显干、湿性啰音及哮鸣音。心前区无隆起，

未扪及明显震颤，心尖搏动明显，位于第 5 肋间左锁骨中线内 0.5cm 处，心率 86 次/分，律齐，各瓣膜听诊区未闻及病理性杂音，无心包摩擦音。

  入院诊断 中医诊断：胸部外伤（气滞血瘀证）

       西医诊断：（1）右侧血气胸

           （2）创伤性湿肺

           （3）右侧胸背部多处刀刺伤

           （4）右肺刀刺伤

           （5）膈肌破裂？

  诊疗经过 入院后立即行胸腔镜下开胸探查止血术。术中探查见胸腔内大量积血及血凝块，予清除；继续探查见右下肺靠近胸膜伤口处见一长约 3cm 破口，可见血液流出，行肺修补术；继续探查见膈肌处约 2cm 长破口，行膈肌修补术。术中及术后快速输液、输血、止痛等纠正失血休克。术后生命征平稳后返回病房予心胸外科术后加强重症监护，保持呼吸道通畅，对症支持治疗，积极抗感染。因伤口较深，术后予破伤风人免疫球蛋白 250U 肌内注射。术后即刻查血常规血红蛋白 98g/L。2020 年 4 月 24 日胸部+上腹部 CT（见图 12-5-3、图 12-5-4）显示：双肺感染、右侧少量胸腔积液并邻近肺组织膨胀不全，右侧胸腔引流术后变化；心包少量积液。2020 年 5 月 6 日胸部 CT 显示：右肺下叶感染较前有所吸收，右肺原感染灶基本吸收；右侧少量胸腔积液并邻近组织膨胀不全较前改善明显；右侧斜裂胸膜增厚并少量包裹性积液；心包少量积液。2020 年 5 月 11 日胸部 CT 与 2020 年 5 月 6 日胸部 CT 比较：右肺下叶感染较前略有加重；右侧少量胸腔积液并邻近肺组织膨胀不全变化不明显；右侧斜裂胸膜增厚并少量包裹性积液；胸腔内少量积气；心包少量积液。2020 年 5 月 14 日血常规血红蛋白 104g/L。经过抗感染、止血等处理患者病情明显好转，达到临床治愈标准。

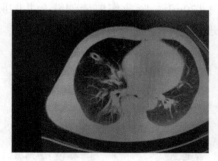 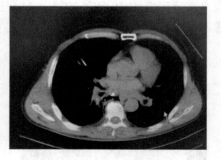

     图 12-5-3 术后肺窗   图 12-5-4 术后纵隔窗

注：右侧肺组织复张良好，见胸腔内置引流管影   注：右侧胸腔内未见明显积液

  出院诊断 中医诊断：胸部外伤（气滞血瘀证）

       西医诊断：（1）右侧血气胸

           （2）右侧创伤性湿肺

           （3）膈肌破裂

           （4）右肺刀刺伤

           （5）右侧胸背部多处刀刺伤

二、案例解析

本案例患者因右侧胸部刀刺伤 1 小时入院。入院时右胸疼痛，活动受限，气促、呼吸困难，结合查体所见及胸部 CT 检查，右侧血气胸、右侧创伤性湿肺、膈肌破裂、右肺刀刺伤、右侧胸背部多处刀刺伤的诊断明确。

血气胸是胸外科的常见急症，需要尽早确诊及治疗。对于病情严重的患者，急性期处理要迅速封堵伤口并将导管插入鼻腔或气管切开保持气道通畅，并尽快行闭式引流或手术治疗处理胸腔内积血、积气，解除肺组织受压状态，同时积极扩容抗休克、抗感染、止血等治疗。单纯引流术后需要注意患者症状改善情况，如症状未改善，怀疑有胸腹腔内脏器损伤、进行性血胸、凝固型血胸、感染性血胸、机化性血胸以及感染性血胸等均需进一步手术探查，另注意并发症脓毒症休克等。

三、按　　语

胸部外伤是急诊常见类型，其中 60%～70%可发生血气胸，造成血容量的减少和肺组织受压萎陷，严重者可引起呼吸困难，甚至威胁生命，因此对创伤性血气胸应该引起足够重视。胸外伤患者经胸腔闭式引流观察发现，短时间内引流量达到 150～200ml/h 或 24 小时超过 800ml，或经辅助检查后高度怀疑胸腔内出血、漏气或脏器破裂或明确诊断有困难时，胸腔探查显得尤为重要。及时清除胸腔内的血块对患者肺功能恢复具有重要作用，过晚则纤维板形成并血管化，增加手术难度、手术风险及术后漏气、渗血、胸腔感染和肺功能障碍等并发症发生的风险。

特定情况下的创伤性血气胸患者接受 VATS 治疗可以获得更大收益，以下情况更适合VATS 治疗：①非危重患者，如非气管插管患者和血流动力学稳定患者；②创伤性血气胸后闭式引流的患者出现引流不畅，考虑血凝块堵塞或形成机化性血胸需要处理者；③考虑伤情隐蔽如膈疝、脏器损伤可能，需要手术探查者；④VATS 更适合高龄患者手术治疗。

四、思　考　题

血气胸进一步发展预后如何？

参 考 文 献

高劲谋，赵兴吉，杨俊，等. 2003. 自发性血气胸急诊治疗的处理 [J]. 中华急诊医学杂志，(11): 783.
沈晓东，郑敏. 2001. 295 例胸外伤的诊治 [J]. 中华急诊医学杂志，(2): 116.
施锋烽，孟迪，杨运海，等. 2015. 创伤性血气胸的微创诊疗策略及对比研究 [J]. 中华急诊医学杂志，24 (1): 96-98.

（叶世明）

第十三章　眼　科　疾　病

案例1　眼红、眼痒、分泌物增多

一、病历摘要

患者，女，63岁，因"双眼红、眼痒、分泌物增多5天，加重伴畏光、流泪3天"入院。

5天前无明显诱因出现双眼红、眼痒、分泌物增多，就诊于某医院，诊断为"急性结膜炎"，予"左氧氟沙星滴眼液""妥布霉素眼膏"等治疗后上述症状无明显好转。3天前上症加重并出现涩痛、流泪、畏光、视物模糊、发热，继续用上述药物及感冒药（具体不详）后热退。1天前感上症加重，不能睁眼，以"双眼流行性出血性角结膜炎"收入院。入院症见：双眼红肿、眼痒、少量分泌物、涩痛、畏光、流泪、灼热感，视物模糊，偶有发热，鼻塞，流涕，双膝关节酸痛，精神、饮食可，小便淡黄，大便可。

既往有"近视""颈椎病""腰椎间盘突出症并椎管狭窄""双侧股骨头缺血性坏死""双膝关节炎"病史，现仍感腰膝疼痛不适。

入院查体　T 36℃，P 86次/分，R 20次/分，BP 110/69mmHg。舌红，苔薄微黄，脉浮数。其余无特殊。眼科查体：VOD 0.25，VOS 0.4，矫正视力：VOU 0.8，双眼睑红肿，双眼结膜充血、水肿，可见大量散在出血点，睑结膜见大量滤泡及乳头增生，睑结膜见灰白色假膜，角膜有斑点状灰白色混浊、浸润（见图13-1-1），2%荧光素钠染色阳性，角膜KP（-），房闪（-），双眼瞳孔约3 mm×3mm，对光反射灵敏。晶状体及眼底未见明显异常。眼压：R 14mmHg，L 15mmHg。

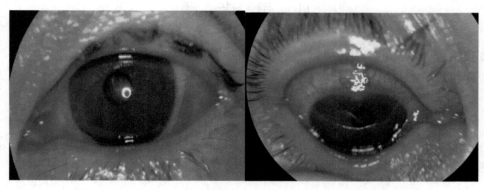

图 13-1-1　双眼球结膜显著充血、片状出血，角膜上皮点状混浊

　　入院诊断　中医诊断：天行赤眼暴翳（疠气犯目证）

　　　　　　　　西医诊断：双眼流行性出血性角结膜炎

　　诊治经过　入院后完善各项检查，血常规、大便常规、尿常规、生化全套、传染病标志物、凝血功能未见明显异常。床旁隔离，避免触染他人，勤洗手，清淡饮食，注意保暖及个人卫生，禁止包眼及热敷。中医以疏风清热解毒、退翳明目为法，予菊花决明散加减（决明子 15g、石决明 15g、木贼 18g、蝉蜕 12g、防风 12g、荆芥 15g、菊花 15g、金银花 15g、蔓荆子 15g、刺蒺藜 18g、川芎 10g、生石膏 24g、黄芩 15g、赤芍 15g、甘草 10g。3 剂，水煎服，一日一剂，一日三次，每次 100ml，饭后半小时温服）。配合针刺、放血及外治治疗，针刺以泻法为主，取合谷、曲池、攒竹、丝竹空、睛明、瞳子髎、风池、太阳、外关、少商等穴，每日一次；点刺眉弓、眉尖、太阳、耳尖放血 2～3 滴以泄热消肿；每天 2 次睑结膜伪膜去除冲洗，中药雾化熏眼（黄连、野菊花、千里光等煎剂过滤冷却后用超声雾化仪雾化熏眼，每天 2 次）、冷敷。西医以更昔洛韦眼用凝胶滴双眼，每天 4 次；妥布霉素地塞米松眼液滴双眼，每天 4 次；妥布霉素地塞米松眼膏每晚睡前涂双眼。

　　入院两天后患者出现发热，余症稍减轻。舌红，苔薄黄，脉浮数。眼睑红肿及睑结膜、球结膜充血减轻，仍可见出血点及睑结膜滤泡，睑结膜假膜范围缩小变薄，角膜仍散在点状灰色混浊，浸润减轻，荧光素钠染色仍为阳性。发热为外邪束表，邪正相争，邪盛而正未虚，故前方去石膏，加桑叶 15g、薄荷 10、淡豆豉 15g、柴胡 15g、板蓝根 15g、蒲公英 15g 以增强解表散邪、清热解毒之力，服法同前。嘱患者注意保暖，多饮温水，忌生冷辛辣刺激饮食。

　　入院一周后患者双眼睑肿胀消退，眼微红，畏光，异物感，无眼痛、灼热感、流泪，视力改善，无眼眵，无发热、鼻塞、流涕，仍有双膝关节酸痛，精神、饮食可，小便淡黄，大便可。查见：VOD 0.3，VOS 0.4，矫正视力：VOU 0.8。双眼睑无红肿。双眼球结膜轻度充血，无水肿及出血点，结膜滤泡减少，睑结膜假膜消除，角膜点状灰色混浊减少，无浸润，角膜荧光素染色仍为阳性。眼压：R 15.2mmHg，L 15mmHg（提示局部使用糖皮质激素并未对眼压造成影响）。前方去祛风解表之荆芥、防风、薄荷、淡豆豉，加木贼 15g、谷精草 15g、密蒙花 15g 以增退翳明目之功，5 剂，水煎服，服法同前。患者局部充血、肿胀缓解，角膜上皮仍有点染，停用妥布霉素地塞米松眼液滴眼，加用重组人表皮生长因子滴眼液滴双眼以促进角膜修复，其余眼部用药不变。

　　入院 10 天后患者双眼轻微干涩感，余无不适，小便淡黄，大便可。舌红少津，苔少而干，脉细。查见：VOD 0.5，VOS 0.4。双眼睑无红肿，睑结膜轻度充血，滤泡减少，球结膜无充血、水肿及出血点，假膜消除，角膜上皮散在少量点状灰色混浊，无浸润，角膜荧光素染色阳性，疫疠之气多属热毒之邪，常耗气伤津，白睛红赤已退，目珠干涩，黑睛星翳未消，治以养阴以清余邪、退翳明目。方药：生地 20g、麦冬 20g、五味子 15g、玉竹 15g、玄参 20g、桑叶 15g、菊花 15g、木贼 15g、决明子 15g、密蒙花 15g、蝉蜕 12g、刺蒺藜 20g，6 剂中药智能颗粒，水冲服，每日一剂。眼部用药更昔洛韦眼用凝胶减量为每天滴眼 2 次，重组人表皮生长因子眼液滴双眼，每天 4 次，嘱患者避风寒，防感冒，清淡饮食，并予出院。

　　出院后门诊复诊：患者双眼无眼红、眼痛、干涩、异物感、畏光、流泪、眼眵，视物清晰，无发热、鼻塞、流涕，仍有双膝关节酸痛，精神、饮食可，小便淡黄，大便可。舌淡红，苔薄，脉平。查见：VOD 0.5，VOS 0.4，矫正：VOD 0.8，VOS 1.0。双眼睑无红肿，睑结膜、球结膜无充血，睑结膜少许滤泡，双眼泪膜破裂时间 8s，角膜上皮光滑透明，左眼下方中周部角膜见小片灰色斑翳，角膜荧光素染色阴性，房水清，其余情况同入院。患者诸症已除，黑睛翳障痊愈，无需再服药，眼部予聚乙烯醇眼液滴双眼以润泽角膜，不适随诊。

　　出院诊断　中医诊断：天行赤眼暴翳（疠气犯目证）

　　　　　　　　西医诊断：双眼流行性出血性角结膜炎

二、案 例 解 析

（一）西医诊疗要点

　　根据起病时双眼红、涩痛、灼热感、眼眵症状及球结膜充血、水肿、出血点、假膜形成及角膜上皮点状混浊病灶的典型体征，明确诊断双眼流行性出血性角结膜炎，此病多为病毒感染所致，但在发病时常夹杂有细菌的同时感染。

　　治疗上予以抗病毒、抗炎消肿眼部用药治疗，同时采取床旁隔离以预防传染，勤洗手、注意卫生、清淡饮食等防护措施。

（二）中医诊疗要点

　　本例以双眼红、眼痒、分泌物增多伴畏光、流泪为主症，查见黑睛见星点翳障，影响视力，属中医学"天行赤眼暴翳"范畴。患者中老年女性，起病于夏季，因起居不慎，外感风热疠气，内犯肺金，肺金凌木，侵犯肝经，引动肝火，上犯白睛、黑睛，故见白睛赤肿、痒涩、畏光、流泪，黑睛生翳稀疏，舌质红，苔薄黄，脉浮数为外感火热之象。故患者病位在目，内应于肺肝，病性属实。

　　本病需与风热赤眼、天行赤眼相鉴别。三者均有白睛红赤壅肿、眼眵增多，均具有传染性。但风热赤眼多为感受风热之邪，眵多黏稠，黑睛透明，预后较好，有传染性但不引起流行，类似于西医学之急性卡他性结膜炎。天行赤眼则为猝感疫疠之气，泪多眵稀，白睛除红赤壅肿外，可有点状或片状白睛溢血，少有黑睛生翳，或有但易消退，有传染性，易引起广泛流行。而本病为猝感疫疠之气而兼有肺火亢盛，外内合邪，肝肺同病，眵稀泪多，或为抱轮红赤，甚至白睛混赤，黑睛生星翳较多，常位于黑睛中央，日久难消，传染性同天行赤眼。

　　治疗当以疏风清热、消肿止痛、退翳明目为法。可以菊花决明散加减方口服，配合针刺、放血等治疗。病变后期宜益气生津、养阴清热、退翳明目。

三、按　　　语

　　本病例症状典型，诊断明确，难点在于：如何缩短病程，避免角膜病变迁延不愈，其至变生角膜溃疡、葡萄膜炎等严重并发症。由于本病病因病机为外感疠气，内兼肺火亢盛，内外合邪，肺金凌木，侵犯肝经，致肺肝火炽，上攻于目而发病。因此，治疗的关键是紧抓肺肝同病之特点，早期当以疏风清热解毒为主，后期当养阴生津清余邪，退翳明目之法贯穿始终。本病为丙类传染病，应按规定填报传染病报告卡，治疗过程中应注意床旁隔离，对患者所用物品进行消毒，防止传染，叮嘱患者注意卫生，不用脏手、脏毛巾揉擦眼部，切记不可热敷及包眼。同时需要注意的是，更昔洛韦眼用凝胶为眼外用抗病毒药物，长期使用可导致角膜毒性，表现为神经营养性角膜炎，因此避免用药时间超过1个月，如病情需要继续抗病毒治疗，可考虑予抗病毒药口服，并注意复查肝肾功能。本病选用糖皮质激素的原因是在疾病的急性初期局部炎症较重，且有伪膜的情况下以增强局部抗炎效能，在炎症得到有效控制后，监控眼压并评估角膜上皮的完整性及修复能力后，及时停用局部使用激素，以期角膜上皮修复完整。

四、思 考 题

流行性角结膜炎患者主要症状为眼痛、畏光、流泪，此时患者常要求包眼以减轻光线刺激带来不适，可以吗？为什么？

参 考 文 献

彭清华. 2021. 中医眼科学［M］. 北京：中国中医药出版社：114-117.

（石玉恒）

案例2 双眼反复眼痒难忍

一、病 历 摘 要

患者，男，8岁，因"双眼反复眼痒4年余，加重3天"来诊。

4年余前无明显诱因出现双眼痒，无眼痛、视物模糊、畏光、流泪、眼胀、头痛、恶心、呕吐等症伴随，曾就诊于省内多家医院，诊断为"过敏性结膜炎"，长期滴抗过敏、糖皮质激素类滴眼液（具体不详），治疗后症状减轻，但停用激素类药物后症状加重。3天前无明显诱因上症复发且较前加重，奇痒难忍，眼红，异物感。患儿平素体质较差，极易感冒，食少，精神一般，大便微溏，小便频。

查体 生命体征正常。舌淡，苔白腻，脉缓弱。心肺腹无异常。专科查体：VOD 1.0，VOS 1.0。双眼混合性充血，睑结膜水肿，并见大量滤泡及乳头增生（见图13-2-1），角膜缘见大量圆形黄白色胶冻样结节（见图13-2-2），角膜中央透明，周边2%荧光素钠染色（+），角膜 KP（-），房水清，瞳孔、晶状体及眼底未见明显异常。

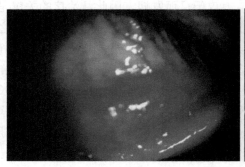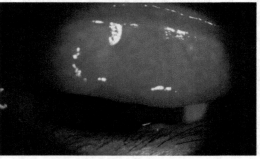

图 13-2-1　上下睑结膜充血、滤泡及乳头增生

诊断　中医诊断：痒若虫行（肺脾气虚证）
　　　西医诊断：双眼常年性过敏性结膜炎

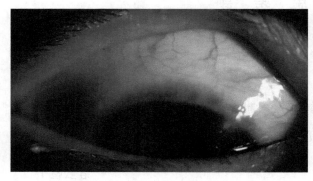

图 13-2-2　角膜缘见大量圆形黄白色胶冻样结

诊疗经过　中医以益气养血、祛风除湿为法，方用八珍汤合消风散加减，太子参 10g、茯苓 8g、生白术 8g、炒麦芽 8g、炒鸡内金 8g、神曲 8g、当归 8g、赤芍 8g、淡竹叶 6g、猪苓 8g、桑螵蛸 6g、徐长卿 8g、炙甘草 4g。10 剂智能中药颗粒，水冲服，一日一剂，一日三次，每次 100ml，饭后半小时温服。西医以盐酸氮卓斯汀滴眼液滴双眼，每天 2 次；氟米龙滴眼液滴双眼，每天 3 次；聚乙二醇滴眼液滴双眼，每天 4 次；睑结膜冲洗、冷敷。

一周后复诊：双眼痒、眼红减轻。专科检查：双眼混合充血明显减轻，睑结膜充血减轻，滤泡及乳头减少，角膜缘仍见大量圆形黄白色胶冻样结节，其余未见明显异常。仍有乏力，纳差，舌淡，苔白微腻，脉缓。继以益气养血，祛风除湿治疗，原方赤芍改白芍以养血祛风，加苍术、陈皮、厚朴、防风、土茯苓、白鲜皮、蛇床子以理气祛风除湿止痒，刺蒺藜、丹皮以防血虚生热。方药：太子参 10g、土茯苓 8g、炒麦芽 8g、炒鸡内金 8g、神曲 8g、当归 8g、白芍 8g、苍术 8g、白鲜皮 8g、蛇床子 6g、陈皮 8g、刺蒺藜 6g、徐长卿 8g、防风 4g、丹皮 6g、炙甘草 6g。10 剂智能中药颗粒，水冲服，一日一剂，一日三次，每次 100ml，饭后半小时温服。停用氟米龙滴眼液，加用他克莫司滴眼液（bid），一月后复诊。

一月后复诊：眼痒明显减轻，无眼红等不适，但近日来受凉感冒，出现咳嗽、痰多。舌质淡胖，苔薄黄，右关脉弦滑，左关脉沉细。查见：双眼结膜无充血，睑结膜滤泡及乳头减少，角膜缘圆形黄白色胶冻样结节变平整。此为肺脾气虚，卫外不足，感受外邪，致外邪闭肺，宣发肃降失司，发为咳嗽诸症，故予清气化痰汤加减方以清肺化痰，降气止咳，拟方：黄芩 6g、瓜蒌壳 8g、陈皮 8g、法半夏 6g、枳实 6g、胆南星 6g、炒鸡内金 8g、炒麦芽 8g、紫菀 10g、炙款冬花 10g、矮地茶 8g、苍耳子 8g、辛夷 8g、败酱草 8g、炙甘草 6g。6 剂智能中药颗粒，水冲服，每日一剂。眼部用药继予盐酸氮卓斯汀滴眼液、聚乙二醇滴眼液及他克莫司滴眼液滴眼，一日一次。一月后复诊。

第三次复诊：无眼红、咳嗽、咳痰等症，偶有眼痒，但感汗多，纳差。舌质淡胖，苔薄黄，右关脉弦滑，左关脉沉细。查见：双眼结膜无充血，仍见滤泡及乳头，角膜缘胶冻样结节减少、扁平。予四逆散加减方以透邪解郁，益气固表止汗，拟方：柴胡 6g、枳实 4g、白芍 5g、太子参 10g、黄芪 12g、龙骨 10g、牡蛎 10g、桂枝 5g、生地 8g、徐长卿 8g、厚朴 6g、龟甲 6g、炙甘草 5g。8 剂中药智能颗粒剂，水冲服，每日一剂。眼部用药继予聚乙二醇滴眼液及他克莫司滴眼液滴眼，用法同前。余用药不变。

第四次复诊（初诊 3 个月后）：汗出明显减少，有眼痒等不适。查见：双眼结膜无充血，睑结膜少许滤泡，角膜缘胶冻样结节近消失，残留淡黄色印迹（见图 13-2-3）。其余未见异常。停用氮卓斯汀滴眼液，继用聚乙二醇滴眼液及他克莫司滴眼液滴眼，口服玉屏风散成药补肺脾之气以善后，防止复发。

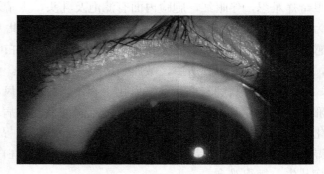

图 13-2-3　治疗后结膜充血、角膜缘圆形黄白色胶冻样结节消退

二、案例解析

（一）西医诊疗要点

根据患者季节性发病，奇痒难忍，眼红，异物感，双眼混合性充血，睑结膜大量滤泡及乳头增生，角膜缘见大量圆形黄白色胶冻样结节等典型症状及体征，过敏性结膜炎诊断明确。本病是由于眼部组织对过敏原产生超敏反应所引起的炎症。根据起病速度，可分为速发型和迟发型两种，引起速发型的过敏原有花粉、角膜接触镜及其清洗液等，药物引起一般为迟发型。

根据病程，分为常年性过敏性结膜炎（perennial allergic conjunctivitis，PAC）及季节性过敏性结膜炎（seasonal allergic conjunctivitis，SAC），两者均可出现上述症状及体征，不同的是，PAC 为常年有症状，且季节性加重，SAC 则多于春夏季发病。本患者起病已 4 年余，常年有症状，此次病情加重来诊，因此应诊断为 PAC。

西医方面，一般治疗有脱离过敏原，冲洗结膜囊、局部冷敷等。药物常用有：①抗组胺药：作用机制为阻断组胺受体，如氮卓斯汀、依美斯汀等。②肥大细胞稳定剂：作用机制为减少结膜肥大细胞脱颗粒，减少组胺生成。常用药物有色甘酸钠、洛度沙胺。③抗组胺药及肥大细胞稳定双重作用药物，常用药物如盐酸奥洛他啶滴眼液、盐酸氮卓斯汀滴眼液等。④非甾体类抗炎药：可抑制前列腺素及血栓素形成，常用药物如普拉洛芬眼液等。

⑤糖皮质激素：抑制磷脂酶和花生四烯酸生成，常用药物有氯替泼诺、氟米龙、醋酸泼尼松、地塞米松等。⑥免疫抑制剂：可阻止结膜嗜酸性细胞的浸润或抑制 T 细胞活化。常用药物有环孢霉素、他克莫司。上述①②③④类药物为常规治疗，病情重，常规治疗无效者可短期使用糖皮质激素，重症患者或对激素有依赖性的患者常需使用免疫抑制剂。值得注意的是，治疗急慢性过敏性眼表疾病时，误以为不满意的治疗效果可能与患者依从性不佳有关。

（二）中医诊疗要点

本例患儿，病程长，以眼痒为主症，曾多方治疗，3 月前转为夏秋发病，病情加重，双眼奇痒难忍，伴眼红，胞睑内面有滤泡及乳头，黑睛边缘见黄白色胶冻状结节。据此辨病为"痒若虫行"。患儿平素体质较差，极易感冒。此乃素体肺脾气虚，卫外不固，致不时感受风热或风湿之邪，上犯白睛，气血壅滞，故见白睛红赤。肺主皮毛，眼之五轮学说中，白睛（结膜）为肺所主，故白睛疾病，多归于肺。而脾为后天之本，主肌肉，化生气血，运化水湿，故脾气虚而致气血化生不足，血虚生风，血虚生热，脾虚生湿，风、热、湿邪往来于胞睑肌肤腠理之间，故眼痒难忍并反复发病。食少，便微溏，此为脾气虚弱，运化失司所致。综合上症，脾气虚弱，气血化生不足，故见舌淡、脉缓弱，脾虚运化失司，水湿上泛，故见苔白腻，故辨证为肺脾气虚证，病位在白睛，病性属因虚致实，虚实夹杂，变症丛生，缠绵难愈。

因本病主症为目痒，胞睑内面有颗粒丛生，故当与"椒疮"（沙眼）相鉴别，两者不同之处是椒疮目痒相对轻微，胞睑内面颗粒较小，无定期发病之特点。而本病为目奇痒难忍，胞睑内面颗粒较大，硬而扁平，排列如铺路之卵石状，定期发病。

治疗上，基于肺脾气虚致血虚生热、生湿、生风的病机，治当补益肺脾之气，兼以养血祛风、除湿清热止痒，方用八珍汤合消风散加减。因患者肺脾气虚，卫外不足，复感受外邪，致外邪闭肺，宣发肃降失司，发为咳嗽、咳痰诸症，急则治标，故先予清气化痰汤加减方以清肺化痰，降气止咳。继而因为多汗，故予四逆散加减以透邪解郁，益气固表止汗。诸证缓解后定服成药玉屏风散补肺脾之气以善后。综合治疗全过程，紧扣病机关键，消、补、清兼施，固本而不留邪，祛邪而不伤正，同时合用抗过敏、润眼、免疫抑制之眼液滴眼，中西合璧，患儿得以迅速痊愈，实为中西医结合治疗本病之典范。

三、按　语

痒若虫行指发病时目痒难忍、白睛红赤、至期而发，周期性或季节性反复发作之眼病，又名时复证、时复目痒证、眼痒极难忍外障等。《眼科菁华录·时复之病》记载了发病特征："类似赤热，不治自愈，及期而发，过期又愈，如花如潮，久而不治，遂成其害。"《灵枢·刺节真邪》记载了痒证之病因病机，"虚则寒搏于皮肤之间，其气外发，腠理开，毫毛摇，气往来行，则为痒"。关于本病病因病机，一是肺卫不固，风热外侵，上犯白睛，往来于胞睑肌肤腠理之间；二是脾胃湿热内蕴，复感风邪，风湿热邪相搏，滞于胞睑、白睛；三是肝血不足，虚风内动，上犯于目。总而言之，本病起病不离"风"，是由风邪乘虚侵袭，内外合邪而为病，有"风聚则痒""诸痒属风""热微则痒"之说。故治疗上需祛风散邪以治疗其标，补益肺脾之气、养肝血以治其本，使气充血旺，气血调和，正气存内，邪不可干，血行风灭，达到标本兼治，以整体观念为指导、以整体健康为出发点来看待过敏性眼表病，从而使病去正复而减少复发。

角膜缘胶冻样结节为过敏性结膜炎特异性体征，但并不是每一位患者均具有此体征。过敏性结膜炎在治疗过程中除要分类型之外，还应结合病情的程度来选择药物，结合中医药进行体质干预治疗从而有效控制复发率。

四、思 考 题

过敏性结膜炎有哪些类型，如何预防？

参 考 文 献

葛坚，王宁利. 2015. 眼科学［M］. 北京：人民卫生出版社：194-197.
彭清华. 2021. 中医眼科学［M］. 北京：中国中医药出版社：119-121.

（石玉恒）

案例 3　反复眼干涩、异物感

一、病 例 摘 要

患者，女，39 岁。因"反复双眼干涩、异物感、畏光 2 年余，加重 1 年余"入院。

2 年余前无明显诱因出现双眼干涩、异物感、畏光，伴眼痒、视物模糊，未诊治。1 年余前无明显诱因感上症加重并涩痛、灼热感，眼眵增多，自认为休息不佳所致，仍未诊治，此后上述症状反复发作，时轻时重。3 月余前某医院予"眼药水"治疗（具体不详），症状仍未见好转。遂来院就医，门诊以"双眼重度干眼"收入院。症见：双眼涩痛，灼热感，眼红，畏光，视物模糊，眼眵，视物易疲劳，口苦，咽干，烦躁，精神差，纳眠差，小便淡黄，大便稍干。

既往有 3 年余"类风湿性关节炎"病史，曾间断服用"来氟米特""秋水仙碱""双氯芬酸钠胶囊"等药物，现已自行停药 1 年余。平素性格内向，郁郁寡欢。

入院查体　生命征正常，心肺腹及四肢关节未见明显异常。舌红，苔薄黄，脉弦数。眼科检查：VOD 0.4，VOS 0.4，双眼矫正无助。双眼睑缘污浊，睑板腺开口处可见大量黄白色脂栓附着，挤压（+），上下睑结膜充血、少量结膜结石，结膜囊内少量黄白色黏性分泌物，睫状充血，角膜干燥无光泽，上皮弥漫点状灰白色混浊及大量丝状物附着（见图 13-3-1、图 13-3-2），荧光素染色（+），BUT=4s，角膜 KP（-），房水清，其余未见明显异常。眼压：R 14mmHg，L 14mmHg。

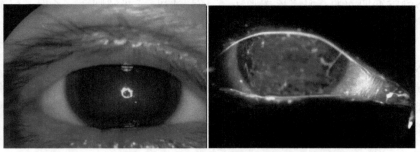

图 13-3-1　右眼角膜干燥、无光泽，上皮弥漫点状上皮缺损及丝状物

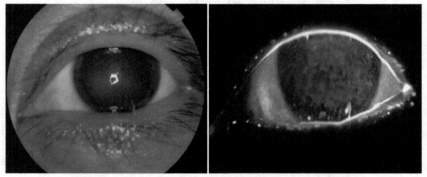

图 13-3-2　左眼角膜干燥、无光泽，上皮弥漫点状上皮缺损及丝状物

实验室检查　红细胞沉降率 32mm/h。生化全套：球蛋白 36.6g/L，白球比例 1.23。免疫球蛋白 G/M/A 回示：免疫球蛋白 A 5.53g/L，免疫球蛋白 G 19.56g/L。类风湿五项：类风湿因子 IgA 抗体 56.78RU/ml，类风湿因子 IgM 抗体>400RU/ml，类风湿因子 Ig-P 抗体 353.33RU/ml，抗环瓜氨酸肽抗体 50.18RU/ml↑。

入院诊断　中医诊断：白涩病（肝经郁热证）
　　　　　　　西医诊断：（1）双眼干眼（重度）
　　　　　　　　　　　　（2）类风湿性关节炎

诊疗经过　入院后中医予丹栀逍遥散加减方清肝解郁，养血明目，方药：生柴胡 15g、白芍 15g、茯苓 20g、薄荷 12g、当归 15g、麸炒白术 20g、生升麻 12g、陈皮 12g、炙甘草 10g，水煎服，每日一剂。配合中药（野菊花、千里光、黄连）超声雾化熏眼清肝明目。西医治疗予重组人表皮生长因子滴眼液、小牛血去蛋白提取物眼用凝胶滴眼促进角膜修复，玻璃酸钠滴眼液滴双眼以滋润眼表，氟米龙眼液滴双眼减轻眼部反应，妥布霉素眼膏预防感染。同时予剔除角膜丝状物，每日中药热奄包丹明眼宝散热敷双眼后睑板腺按摩及睑结膜冲洗以改善睑板腺功能。风湿免疫科会诊明确诊断类风湿性关节炎，予甲氨蝶呤片、来氟米特口服抗风湿、调节免疫，叶酸片口服预防甲氨蝶呤片副作用。1 周后患者眼部症状减轻，视力提高至右眼 0.5，左眼 0.6，角膜上皮仍见较多点状灰白色混浊及少量丝状物，故再予剔除角膜丝状物，继用前方中药内服。制备自体血清滴眼 15 分钟一次。余眼局部治疗不变。1 周后见患者视力改善，眼部眼红、涩痛、灼热感消失，轻微畏光，口苦咽干明显减轻，感乏力，精神、睡眠改善，大小便正常。查见睑缘较前清洁，睑板腺开口脂栓附着减少，结膜无充血，角膜上皮仍散在点状混浊，无丝状物。舌红，苔薄而干，脉弦。故予原方加黄芪 20g、党参 20g、制黄精 15g 以益气养血，加葛根 20g、丹皮 15g 以解肌透热，停用妥布霉素眼膏及氟米龙滴眼液，加 0.5%环孢素滴眼液滴双眼每天 4 次。患者病情好转，予以出院后门诊治疗观察。

　　出院诊断　中医诊断：白涩病（肝经郁热证）

　　　　　　　　西医诊断：（1）双眼干眼（重度）

　　　　　　　　　　　　　（2）类风湿性关节炎

二、案　例　解　析

（一）西医诊疗要点

　　根据患者双眼涩痛、灼热感、眼红、畏光、视物模糊、角膜上皮点状混浊及大量丝状物这些症状和体征，应考虑以下几种疾病可能。

　　（1）流行性结角膜炎　这是一种由腺病毒引起的急性传染性眼病，可散发，也常造成流行，临床特点是急性滤泡性或假膜性结膜炎及角膜上皮细胞下浸润。即睑结膜严重充血，大量滤泡，球结膜水肿，继而角膜出现上皮下和浅基质层点状浸润，数量多少不等，多位于角膜中央。角膜损害可持续数月或数年后逐渐吸收或永久遗留。常有耳前淋巴结肿大，部分患者可能会出现发热。

　　（2）单纯疱疹病毒性角膜炎（上皮型）　是由单纯疱疹病毒引起的角膜感染，一般单侧发病，少数双侧同时或先后发病，眼部表现可有眼睑疱疹，上皮型角膜损害初起时角膜表面发生细小颗粒小泡，呈点状、线状或星状排列。破溃疡后融合成线状、树枝状溃疡。本患者双眼发病，角膜干燥无光泽，上皮弥漫点状灰色混浊，与单纯疱疹病毒性角膜炎上皮型典型点状、树枝状溃疡，常单眼发病的特点明显不符，亦可排除该诊断。

　　（3）干眼　为多因素引起的慢性眼表疾病，是由泪液的质、量及动力学异常导致的泪膜不稳定或眼表微环境失衡，可伴有眼表炎性反应、组织损伤及神经异常，造成眼部多种不适症状和（或）视功能障碍。如同时合并全身免疫性疾病者，称为"干眼综合征"。干眼眼表病灶特征为角膜干燥无光泽，上皮可见大量点状混浊，可有丝状物附着。泪膜破裂时间小于 10 秒。干眼最常见眼部不适有眼疲劳、异物感、干涩感，其他症状有烧灼感、眼痛、畏光、眼红等。眼表病灶特征为结膜、角膜干燥无光泽，角膜上皮不同程度点状脱落，荧光素钠染色阳性，部分患者可有角膜丝状物。泪液分泌试验常低于 5mm，泪膜破裂时间小于 10 秒。

　　这三种疾病病程中均有眼红、涩痛不适、异物感、畏光、流泪等症状及角膜浅层损害，从本患者临床表现看，与这三种疾病都有一定程度的相似，我们该如何进行鉴别并作出准确诊断呢？首先，从发病来看，流行性结角膜炎与单纯疱疹病毒性角膜炎发病均较急，近期可能有感冒、发热病史，但本患者起病慢，病程长，应可排除。其次，从角膜病灶形态分析，流行性结膜炎以急性滤泡性或假膜性结膜炎为主，睑结膜严重充血，大量滤泡，球结膜水肿，角膜病可能仅表现为中央角膜上皮下和浅基质层点状浸润，而单纯疱疹病毒性角膜炎上皮型常有典型树枝状溃疡，本患者角膜干燥无光泽，上皮弥漫大量点状混浊及丝状物。与两者不符，可排除。其次，本患者有"风湿性关节炎"病史，眼部起病慢，病程长，主要症状有双眼干涩疼痛、灼热感、畏光，检查见睑板腺开口阻塞、角膜干燥无光泽，上皮弥漫性点状混浊（剥脱），荧光素钠染色阳性，大量角膜丝状物，BUT=4s。因此综合病史、起病诱因、眼痛性质、伴随症状、结膜及角膜病灶特点可明确诊断免疫相关性干眼。

临床上诊断干眼时常常需要进行干眼类型及病变程度诊断、致病因素分析，以期进行针对性治疗。2020版《中国干眼专家共识》按照泪液主要成分或功能异常将干眼分为：水液缺乏型干眼、脂质异常型干眼（2013版共识中为蒸发过强型干眼）、黏蛋白异常型干眼、泪液动力学异常型干眼、混合型干眼。按干眼严重程度分为（主要依据干眼的体征）：轻度、中度、重度。

干眼的治疗目标是针对致病因素，缓解症状，修复眼表，对于中重度患者应尽力修复角膜，维护角膜屈光清晰度，甚至防盲。此患者致病原因主要与全身疾病相关，故在治疗眼部的同时应监控并治疗全身疾病，以达到根治之效。

（二）中医诊疗要点

本例患者青年女性，以双眼涩痛、灼热感、畏光、视物模糊为主症，查见黑睛（角膜）弥漫点状混浊及丝状物，四诊合参，辨病属中医学"白涩病"范畴。患者平素性格内向，郁郁寡欢，日久致肝气不舒，失于疏泄，气机不畅，郁而化热。肝开窍于目，郁热循经上犯目窍，熏灼黑睛，致津伤血壅，故见目珠干涩、灼热刺痛、畏光，黑睛生翳呈点状，郁火扰动心神，故烦躁易怒，精神、睡眠差。郁火耗伤阴津，故见口苦咽干。小便黄、大便干、舌红、苔黄、脉弦数为肝经郁热之征，综合症、舌、脉，辨证属肝经郁热证。

本病主症为双眼涩痛，黑睛生翳呈点状，应与"聚星障"相鉴别，二者均可出现眼痛、抱轮红赤、羞明、流泪、视矇、黑睛星翳。主要区别在于：后者多于外感或劳累后起病，泪多眵少或无眵，病灶形态似针尖状星点混浊或树枝状及地图状，病变区域知觉减退，可反复发作，一般不化脓，不穿孔，多无黄液上冲。而本病多因过用目力，或久病伤津致津枯血燥，目珠失润而致，黑睛点状星翳密布，病变区无知觉减退。可资鉴别。

治疗上当紧扣"肝郁"这一病机关键，予逍遥散疏肝解郁，因郁热可暗耗阴血，故兼以清热养血。治疗过程中当根据症、舌、脉的变化，随证加减。

三、按　　语

随着科技进步，人们工作及休闲等生活方式发生了很大变化，手机及各种电脑等电子产品成为人们生活的重要伙伴，各种药物滥用，一些全身免疫性疾病发病增多，干眼已成为一类常见多发眼表疾病，在我国眼病门诊占比逐渐上升，眼部干涩感、烧灼感、异物感、针刺感、眼痒、畏光、眼红、视物模糊、视力波动等不适，严重影响人们的生活质量。门诊接诊有眼红、眼痛、畏光、流泪、视物模糊、视物疲劳、干涩感、烧灼感、异物感、针刺感、眼痒、畏光、眼红、视物模糊、视力波动等不适的患者越来越多。在接诊这类患者时，我们的思路应该是这样的，通过病史及症状询问、裂隙灯显微镜检查、荧光素钠染色并观察泪膜破裂时间，必要时进行泪液分泌试验，条件允许时应同时行睑板腺形态和功能检查，怀疑全身疾病所致者应作相关免疫学检查，从而判断：①是否干眼；②如果是干眼，应进行病因和分类诊断；③干眼的严重程度。然后进行针对性的个体化治疗，治疗方案的基本选择应遵循从简单到复杂、从无创到有创的原则。对于由全身疾病引起的干眼，应与相关专科共同协作治疗原发病；病因不明的干眼应关注患者是否存在焦虑、抑郁等心理问题，并给予正确的心理指导，必要时可协同心理科进行干预。

四、思 考 题

1. 什么是角膜刺激征，出现角膜刺激征时，临床应如何思辨？
2. 如何制定干眼的个性化治疗方案？

参 考 文 献

彭清华. 2021. 中医眼科学［M］. 北京：中国中医药出版社：122-124.
亚洲干眼协会中国分会，海峡两岸医药卫生交流协会眼科学专业委员会眼表与泪液病学组，中国医师协会眼科医师分会眼表与干眼学组. 2020. 中国干眼专家共识：定义、分类、检查、诊断和治疗（2020 年）［J］. 中华眼科杂志，56（6）：418-422.

（石玉恒）

案例 4　视物模糊、疼痛、畏光、流泪、异物感

一、病 例 摘 要

患者，女，40 岁，因"左眼视物模糊，疼痛、畏光、流泪、异物感 1 月余，复发加重 1 天"入院。

1 月余前感冒后出现左眼视物模糊，疼痛、畏光、流泪、异物感，无头痛、发热、鼻塞、流涕等不适伴随。外院诊断为"左眼角膜炎"，予"玻璃酸钠滴眼液""普拉洛芬滴眼液""加替沙星滴眼液""小牛血去蛋白提取物眼用凝胶"等治疗后症状稍好转。1 天前受凉后上症复发且较前加重，伴畏光、流泪，遂来诊并以"左眼病毒性角膜炎、左眼角膜新生血管、左眼虹膜睫状体炎"收入院。入院症见：左眼视物模糊、眼红、眼痛、异物感，伴畏光、流泪，感恶风、发热，口渴，咽痒不适，偶有头痛，精神、纳眠可，二便调。

有 20 年余"双眼高度近视"病史，平素配镜矫正（R-10.0DS，L-10.0DS）；20 年余前曾患"右眼角膜炎"，现右眼散在角膜云翳；有 4 年余"胆结石"病史，现无不适。

入院查体　生命体征正常。舌红，苔薄黄，脉浮数，其余无特殊。眼科检查：矫正视力 VOD 0.2，VOS 0.5。右眼散在大小不等片状灰色角膜云翳，荧光素染色（-），KP（-），Tyndall 征（-），房水清，瞳孔约 3mm×3mm，对光反射灵敏。左眼混合充血（+++），角膜 6 点位见约 4mm×3mm 灰白色病灶，边缘可见浸润，深达基质浅层，荧光素钠染色（+），下方角膜见大量新生血管长入（见图 13-4-1、图 13-4-2），角膜 KP（+），Tyndall 征（+），房水混浊，瞳孔约 3mm×3mm，对光反射存在。右眼眼底窥不清。左眼视盘周围萎缩灶环绕，其余未见明显异常。

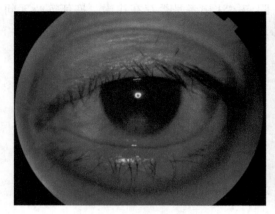 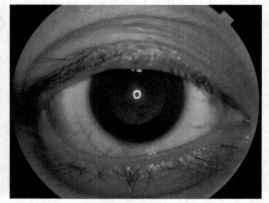

图 13-4-1　左眼下方角膜灰白色混浊，新生血管长入　　　　　　图 13-4-2　右眼正常

实验室检查　谷丙转氨酶 69U/L，白蛋白 48.7g/L，γ-谷氨酰转移酶 132U/L，甘油三酯 12.20mmol/L，高密度脂蛋白胆固醇 0.96mmol/L。血常规中性粒细胞百分比 76.20%，淋巴细胞百分比 17.70%，淋巴细胞绝对值 $1.1×10^9$/L。巨细胞病毒 IgG 抗体 113.60U/L，I 型单纯疱疹病毒 IgG 抗体 17.06COI。

入院诊断　中医诊断：聚星障病　（风热客目证）
　　　　　　西医诊断：（1）左眼单纯疱疹病毒性角膜炎
　　　　　　　　　　　　（2）左眼继发性前葡萄膜炎
　　　　　　　　　　　　（3）右眼角膜白斑

诊疗经过　中医予银翘散加减以疏风清热、退翳明目，方药：金银花 10g、连翘 10g、北柴胡 10g、生黄芩 20g、蒲公英 15g、菊花 15g、淡竹叶 15g、荆芥 10g、淡豆豉 12g、葛根 20g、蝉蜕 10g、密蒙花 15g、广藿香 12g、炒白芍 15g、当归 15g，4 剂，中药智能颗粒，水冲服，每日一剂，一日三次，每次 100ml，饭后半小时温服；中药熏药治疗（黄连、千里光、野菊花煎剂过滤冷却后超声雾化熏眼），每日二次。西医以 0.9%NS 250ml+注射用更昔洛韦 200mg 静滴（q12h），更昔洛韦眼用凝胶滴左眼（qid）；妥布霉素地塞米松滴眼液滴左眼（tid），妥布霉素地塞米松眼膏涂左眼（qn）；重组人表皮生长因子滴眼液滴左眼（qid），小牛血去蛋白提取物眼用凝胶滴左眼（qn）；复方托吡卡胺滴眼液滴左眼（bid）。

入院两天后患者左眼痛缓解，视物模糊、眼红、异物感、畏光减轻，仍感口渴、咽痒、手足欠温。舌红，苔薄微黄，脉数。眼科检查：视力同前，左眼混合充血、角膜混浊减轻。据症、舌、脉，去方中解表药，加四逆散以疏解郁遏之阳气，重用葛根以解肌透表，与当归等活血养血药合用而抑制角膜新生血管。方药：北柴胡 10g、枳实 10g、生黄芩 10g、炒白芍 10g、菊花 15g、葛根 30g、黄连 6g、天花粉 15g、牡丹皮 10g、蝉蜕 10g、蒲公英 15g、黄芪 15g、广藿香 15g、当归 15g、白及 15g、炙甘草 6g。用法如前。

入院一周左眼视物较前清晰，仍感眼红、异物感、畏光、口渴，手足欠温，舌红，苔薄，脉弦。左眼轻度睫状充血，角膜混浊呈浅灰色，无浸润，荧光素钠染色（＋）但较前范围缩小。症、舌、脉提示患者余热已清，阳气内郁未除，黑睛翳障未愈。继予：北柴胡 10g、麸炒枳实 10g、炒白芍 10g、菊花 15g、葛根 30g、黄连 6g、天花粉 15g、牡丹皮 10g、蝉蜕 10g、蒲公英 15g、黄芪 20g、广藿香 15g、当归 15g、白及 15g、谷精草 6g、密蒙花 6g、青葙子 6g、炙甘草 6g，以透阳解郁，清肝明目。

入院十天眼部诸症缓解，左眼视力提高至 0.6，稍感口渴、乏力。手足稍温，舌红，苔薄微黄，脉缓。故予益气养血、清肝明目退翳以善后：北柴胡 10g、麸炒白术 10g、炒白芍 15g、炙黄芪 30g、菊花 15g、葛根 30g、牡丹皮 12g、蒲公英 15g、当归 12g、连翘 6g、淡豆豉 10g、密蒙花 15g、炒栀子 6g。

出院诊断 中医诊断：聚星障病（风热客目证）

西医诊断：（1）左眼单纯疱疹病毒性角膜炎

（2）左眼继发性前葡萄膜炎

（3）右眼角膜白斑

二、案 例 解 析

（一）西医诊疗要点

根据病史、症状、眼部体征及实验室检查结果，西医诊断为左眼单纯疱疹病毒性角膜炎（herpes simplex keratitis，HSK）。眼部单纯疱疹病毒（herpes simplex virus，HSV）感染主要由 HSV-1 引起。HSV-1 角膜炎是常见、严重的角膜病，居角膜病发病率和致盲原因的首位。它是由病毒感染、免疫与炎症反应参与，损伤角膜及眼表组织结构的复杂性眼病，也是当今危害严重的感染性眼病之一。本病的临床特点为反复发作，原因是病毒感染后长期潜伏于三叉神经节内，当患者疲劳、感冒、发热或抵抗力下降时再次发病。由于目前尚无有效控制复发的药物，多次发作后角膜混浊逐次加重，常最终导致失明。该患者右眼角膜斑翳即为本病反复发作所致。

本病临床分型。

（1）上皮型角膜炎 病毒主要在上皮细胞内活化复制，表现为点状、树枝状和地图状角膜溃疡。这些溃疡不论形态如何，一般只作面的扩展，位于浅层。此时期的一个典型体征是角膜感觉减退。多数浅层溃疡病例经积极治疗可在 1～2 周内愈合，但浅层实质的浸润可历时数周乃至数月才能吸收，留下极薄的云翳，一般对视力影响较小。如未经控制，病变可向深部发展，导致角膜实质层混浊，即角膜实质的水肿和浸润。常伴有虹膜炎反应，少数病例有前房积脓，此时必须充分散大瞳孔，防止后粘连。溃疡波及深部的病例，虽经积极治疗，溃疡愈合仍需2～4周时间。长期抗病毒药物的应用本身可产生假树枝状角膜炎；在溃疡阶段，可能继发细菌或真菌感染；角膜长期炎症状态可导致逐渐变薄，甚至溃疡穿孔。

（2）基质型角膜炎　发病机制为病毒侵袭伴免疫炎症反应，表现为角膜基质炎，基质水肿，组织浸润坏死伴新生血管，可导致角膜变薄，并可继发角膜上皮炎。

（3）内皮型角膜炎（角膜内皮炎，endothelitis）　为病毒主要作用于内皮，并引起免疫反应，病理机制为角膜内皮功能受损、慢性水肿引起基质混浊。主要表现为视力下降、畏光、疼痛，检查可见结膜充血、角膜后KP、角膜基质和上皮水肿和虹膜炎，角膜内皮炎患者一般伴有角膜基质的轻度浸润，这是与角膜基质炎相鉴别的重要体征。同时此类患者也很少有角膜新生血管形成，只有病程较长、反复发作的患者才会出现角膜新生血管。根据角膜后KP的分布及角膜基质、上皮水肿的形态，可将角膜内皮炎分为盘状、弥散形及线形3种类型。

（4）混合型角膜炎　同可见上述两种以上类型角膜炎。

（5）神经营养性角膜炎　神经营养性角膜炎可能由感染病毒或免疫反应引起，此种类型患者常伴有角膜的神经功能障碍或泪膜异常，一般不是病毒感染的活动期。有些患者表现为无菌性溃疡。病灶可局限于角膜上皮表面及基质浅层，也可向基质深层发展。它的形成是多因素的，包括基底膜损伤、基质内活动性炎症、泪液功能紊乱及神经营养的影响。抗病毒药物的毒性作用常是此种溃疡持续存在的原因。无菌性溃疡难以愈合，它的治疗首先是保护角膜上皮，最简单的方法是包扎患眼（或用治疗性软镜），停用所有药物，包括含有毒性防腐剂的各种人工泪液。必要时需要手术治疗。

总之，HSK的危害性在于炎症的反复发作和长期不愈，造成角膜细胞的严重破坏，最后为瘢痕组织所替代。大量角膜新生血管也是影响视力的主要因素。不恰当使用糖皮质激素亦是促使病情恶化的另一原因。

单纯疱疹病毒性角膜炎治疗原则为抑制病毒在角膜内复制，减轻炎症反应引起的角膜损害。目前临床上一线针对单纯疱疹病毒，不良反应少的抗病毒药主要有更昔洛韦、泛昔洛韦等，前者有针剂及滴眼制剂，后者为口服或针剂。使用前必须查肝肾功能，用药后亦应定期查肝肾功能。如有异常，应及时停药并对症处理。同时治疗中应注意预防溃疡面合并细菌感染。本病根据不同的类型选择使用抗生素与糖皮质激素，该患者实属混合型，病灶累及基质且并发前葡萄膜炎，故选用妥布霉素地塞米松滴眼液及眼膏。

（二）中医诊疗要点

本例中年女性，时值初春，主气为风，患者起居不慎，外感风热，上犯于目，邪客黑睛，致生翳障而视物模糊；气血壅滞于白睛而见眼红，气血失和，不通则痛，故见眼痛，肝开窍于目，风热循肝经上犯熏灼黑睛，故见羞明、流泪。风热束表，故见头痛、发热、恶风、咽痒。舌红，苔薄黄，脉浮数为风热外袭之候。综合症、舌、脉，辨病属中医学"聚星障"范畴，辨证为风热客目证。

本病常需与凝脂翳相鉴别：两者均有黑睛生翳而致眼红、眼痛及视力障碍。但该病为急重眼病，多因黑睛外伤，风热邪毒乘伤袭入黑睛（角膜），或素有漏睛，邪毒已伏，更易乘伤客目而发病，症见黑睛生翳如凝脂状，灼热刺痛，眵黄黏稠，多伴黄液上冲。而本病多因感冒风热邪毒，或素体阳盛，肝经伏火，或恣食肥甘而酿湿生热，内外合邪，灼痛伤黑睛，致黑睛骤生星翳，或团聚成片而致眼部沙涩疼痛、羞明流泪。可资鉴别。

本病治疗原则是祛邪退翳，控制发展，防止传变，促进早愈。内治之法早期多以祛风清热为主，中期常用清肝泻火、清热利湿等法，后期常用退翳明目法以缩小或减薄瘢痕翳障。同时，应配合滴眼液、眼膏、眼部熏洗及手术等外治法以提高疗效，累及黄仁（虹膜）者，还须重视散瞳治疗。本例辨证为风热客目之证，此为风热之邪初犯于目，病情相对轻浅，黑睛病灶以浅层骤生细小星翳为特征，此时治当疏风清热，退翳明目为法，可予银翘散加柴胡、黄芩等，热邪重者可加赤芍、板蓝根、大青叶、菊花、紫草等以助清热散邪，凉血退赤，如羞明多泪者，可加防风、桑叶以清肝明目。因患者已出现角膜新生血管，故治疗上可加葛根、当归等。

三、按　语

单纯疱疹病毒性角膜炎作为当今危害严重的难治性感染性眼病，居角膜病发病率和致盲原因的首位。临床最为棘手的是：病情反复发作，逐渐加重，甚至最终失明。针对这一难点，临床上我们需要关注的是：如何预防复发！对策如下。

一是本病复发的原因是病毒感染后长期潜伏于三叉神经节内，当患者疲劳、感冒、发热或抵抗力下降时再次发病。这就需要叮嘱患者应加强体育锻炼，增强自身体质，体质低下患者必要时予以免疫增强剂如转移因子、聚肌胞等。可予中医辨证治疗，扶正固本，如选用中药黄芪、当归、党参、黄精等，使正气存内，邪不可干。

二是生活上避免过度劳累，应注意防寒保暖，预防感冒，同时饮食上宜清淡而富于营养，避免辛辣刺激饮食。

三是发病后尽早予以中西医结合治疗，既针对性予以局部及全身抗病毒、抗炎，又联合中药治疗扶正祛邪，缩短病程，争取病变痊愈，减少角膜斑翳可能。中医药治疗应严格遵循辨证诊治原则，随证加减，避免长期使用固定处方，该祛邪为主时不可过用扶正药物，以免闭门留寇，同时也要注意祛邪时中病即止，避免过用攻伐而伤及正气。

四是眼部外用抗病毒药物，长期使用可导致角膜毒性，表现为神经营养性角膜炎，因此避免局部用药时间超过 1 个月，如病情需要继续抗病毒治疗，可考虑予全身抗病毒药治疗，并注意复查肝肾功能。

四、思　考　题

单纯疱疹病毒性角膜炎临床分型有哪些？

参 考 文 献

葛坚，王宁利. 2015. 眼科学［M］. 北京：人民卫生出版社：194-197.

张梅芳，詹宇坚，邱波. 2013. 眼科专病中医临床诊治［M］. 北京：人民卫生出版社：1-19.

（石玉恒）

案例 5　眼红肿、流泪、睁眼困难、烧灼样疼痛

一、病例摘要

患者，女，54 岁。因"左侧头面部皮疹伴疼痛、左眼红肿 9 天余"，以"带状疱疹性角膜炎"入院。

9 天余前无明显诱因左侧头面部出现片状潮红斑，其上簇集带状分布粟粒至黄豆大小丘疹、丘疱疹。左眼睑红肿、流泪、睁眼困难，伴针刺样、烧灼样疼痛，无头晕、心慌、恶心、呕吐、腹痛、腹胀等不适，某医院诊断为"带状疱疹"。诊治后疼痛及皮疹加重，遂来院就诊，以"带状疱疹"收入皮肤科。因眼部不适请眼科会诊后，以"带状疱疹性角膜炎"转入眼科治疗。症见：左眼红肿、眼痛、流泪，不能睁眼，视物模糊，左侧头部皮肤大量疱疹，疼痛剧烈，呈扯痛，夜间尤明显，精神、饮食可，睡眠差，小便黄，大便稍干。曾行"结肠癌"手术，现无不适。

入院查体　生命征正常。左侧头部皮肤较多簇带状分布粟粒至黄豆大小半透明疱疹，疹间皮肤正常。心肺腹无特殊。眼科情况：VOD 0.2，VOS 0.3，矫正视力：OD 0.8，OS 0.5；左眼睑红肿，可见较多成簇半透明疱疹，疹间皮肤正常。左眼混合性充血，角膜厚度正常，散在较多斑片状灰白色混浊，荧光素钠染色（+）（见图 13-5-1），BUT=8s，房水清，其余未见明显异常。眼压：R17mmHg，L19mmHg。舌质红，苔黄，脉弦数。

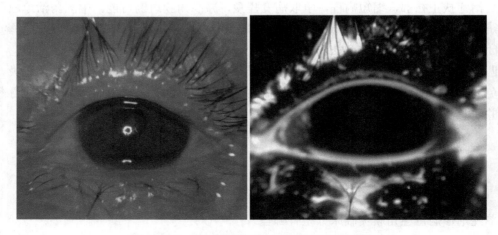

图 13-5-1　荧光素钠染色可见角膜斑点状病灶

实验室检查　血常规、凝血象、感染标志物均未见明显异常。心电图、胸片未见异常。

入院诊断　中医诊断：聚星障病（肝胆火炽证）
西医诊断：（1）左眼带状疱疹性角膜炎
　　　　　（2）左侧头面部带状疱疹

诊疗经过　入院后中医予龙胆泻肝汤加减方清肝泻火、退翳明目治疗，配合针刺攒竹、鱼腰、丝竹空、睛明、四白、足三里、太冲、阴陵泉、血海、太阳、阳陵泉、丰隆、太溪、合谷、外关等穴。中药（野菊花、千里光、黄连）超声雾化熏眼，清肝明目、通络止痛。西医予更昔洛韦静滴（q12h），更昔洛韦眼用凝胶滴眼（qid），阿昔洛韦软膏涂左侧头面部疱疹处（bid），地塞米松注射液 10mg（ivgtt），妥布霉素地塞米松滴眼液滴眼（tid），妥布霉素地塞米松眼膏涂眼（qn）。泮托拉唑钠肠溶胶囊保护胃黏膜。维生素B_{12}注射液注射双侧足三里穴位营养神经。小牛血去蛋白提取物眼用凝胶滴左眼促角膜修复。治疗中激素逐渐减量直至停药，经上述治疗后左眼红肿、眼痛、流泪等症状消失，视力改善，角膜病灶修复。左侧头部皮肤疱疹结痂脱落，可见淡红色色素沉着。两周后诸症痊愈，无后遗症，出院。

出院诊断　中医诊断：聚星障病（肝胆火炽证）
西医诊断：（1）左眼带状疱疹性角膜炎
　　　　　（2）左侧头面部带状疱疹

二、案 例 解 析

（一）西医诊疗要点

根据患者典型左侧头面部"带状疱疹"病史、眼部症状及体征，左眼带状疱疹性角膜炎诊断并不困难。本病由带状疱疹病毒感染所致，发病急，潜伏期 5～7 天。除头面部皮肤成簇疱疹外，眼部会出现眼红、异物感、剧烈疼痛、畏光、流泪、视力下降等症状。眼部体征常见有眼睑水肿，或可见疱疹，球结膜水肿，角膜先是出现类似于皮肤疱疹的小疱疹，很快破溃形成斑片状角膜溃疡灶，病情重者可继发虹膜睫状体炎而出现角膜后沉着物，房水混浊，瞳孔后粘连等，可出现耳前/颌下淋巴结肿大、压痛。

临床治疗原则是积极控制病毒感染，减轻神经症状，预防神经痛后遗症。可全身及局部使用抗病毒药物治疗，局部使用剂型包括眼药水、眼膏、凝胶剂、缓释剂。急性期用强化的局部抗病毒给药模式即高浓度的抗病毒眼药水滴眼。如并发虹膜睫状体炎者应给予复方托吡卡胺眼液或眼膏散瞳。本患者头面部疼痛明显，此为带状疱疹的特征之一，主要为神经痛，须在充分抗病毒治疗的基础上予以激素、神经营养药静滴以抗炎消肿止痛、预防神经后遗症。应用糖皮质激素及抗病毒药期间应注意预防其副作用，如大剂量糖皮质激素治疗可导致消化性溃疡、低血钾、库欣综合征等，且需逐渐减量停药。该患者共用药 5 天，停药的指征为其额面部疼痛消失，提示神经水肿消失可停用激素治疗。全身使用更昔洛韦之前需明确有无肝肾功能异常，用药期间应定期复查肝肾功能等。

（二）中医诊疗要点

本案例以头面部"蛇串疮"入院，继以"左眼红、眼痛、畏光、流泪，视物模糊"为主症转眼科，查见白睛混赤，黑睛斑点状星翳，四诊合参，辨病属中医学"聚星障"范畴。患者平素性情较暴躁，致肝气不舒，肝失疏泄，郁而化火，肝开窍于目，肝火循经上犯目窍，损伤黑睛，致黑睛生翳呈斑片状，故见视物模糊，火热炽甚，气血失和，故见眼痛、畏光、流泪，气血壅滞于白睛，故见白睛红赤。肝胆火毒上炎，积聚并灼伤头面皮肤，故见头痛、疱疹。肝火扰心，心神不宁，故眠差，小便黄、大便干、舌红、苔黄、脉弦数为肝胆火炽之征，综合症、舌、脉，辨证属肝胆火炽证。

本病主症为黑睛生翳，应与"凝脂翳"相鉴别。两者均有黑睛生翳而致眼红、眼痛及视力障碍。但凝脂翳为急重眼病，多因黑睛（角膜）外伤，风热邪毒乘伤袭入黑睛（角膜），或素有漏睛，邪毒已伏，更易乘伤客目而发病，症见黑睛生翳如凝脂状，灼热刺痛，眵黄黏稠，多伴黄液上冲。而本病发病必先有或同时出现头面部"蛇串疮"，多因感冒风热邪毒，或素体阳盛，肝经伏火，或情志不舒，肝郁化火，或恣食肥甘而酿湿生热，内外合邪，灼痛伤黑睛，致黑睛骤生星翳，或团聚成片而致眼部沙涩疼痛、羞明流泪。可资鉴别。

三、按　　语

带状疱疹是临床常见皮肤病，也是临床医学生必须掌握的一种疾病，病因为水痘-带状疱疹病毒感染，该病毒具有亲神经性，感染后可长期潜伏于脊髓神经后根神经节的神经元内。当抵抗力低下或劳累、感染、感冒时，病毒可再次生长繁殖，并沿神经纤维移至皮肤，使受侵犯的神经和皮肤产生强烈的炎症。病变特征是沿周围神经分布的成簇疱疹和神经痛。可以发生于任何部位，以头面部最常见，其次为腰背部。当病毒侵犯三叉神经时，眼支受累最为常见。患侧支配区的头皮、前额、眼睑可发生簇集性水疱，并伴有充血、肿胀和剧烈疼痛。若累及角膜，水疱破溃后形成溃疡性角膜炎，可因瘢痕形成导致失明。严重者可引起全眼球炎、脑炎，甚至死亡。

带状疱疹诊治的难点在于：

一是，发病初期，当以神经痛（头痛、眼痛或腰痛等）为首发症状，皮肤病变未出现时，常可能误诊为头痛、腰痛或其他类型角膜炎，常为此行头颅或腰部CT等查找疼痛原因却发现这些检查结果正常，当各种止痛治疗均未奏效，皮肤开始出现散发或成簇疱疹时，才发现是带状疱疹引起的神经痛，这在临床不少见。但经验丰富的医生常可根据患者疼痛特点迅速准确诊断，就是抓住了沿身体一侧神经走行分布的剧烈疼痛，疼痛性质为局部阵发性或持续性电击样、刀割样、烧灼样剧痛这一要点作出带状疱疹的诊断，有效地减少了患者痛苦及各种后遗症的发生率。

二是，带状疱疹性角膜炎与单纯疱疹病毒性角膜炎均为疱疹病毒感染致角膜损害，症状均有眼红、眼痛、畏光、流泪等角膜刺激症状，角膜病灶均有从病灶破溃形成溃疡的过程，可能合并眼睑及面部疱疹，不同点在于：带状疱疹病变一般不超过中线，面部有沿皮区神经分布的疼痛性疱疹，疼痛可先于疱疹出现，角膜病灶为略为高起的假树枝状浸润、溃疡，一般为单个存在，不融合，而单纯疱疹病毒性角膜炎皮肤疱疹散发，可超过正中线，不沿神经分布，疼痛不先于疱疹出现，程度不剧烈，角膜病灶为疱疹破溃疡融合成典型树枝状溃疡。可资鉴别。

三是，部分患者疱疹消除后可遗留不同程度神经痛，严重影响生活质量，因此，早期正确诊断和糖皮质激素及神经营养药的使用很重要。

中医辨证治疗能有效缩短病程，减少后遗症发生率。

四、思 考 题

带状疱疹性角膜炎的诊断依据是什么？

（石玉恒）

案例 6 眼红、眼痛、视物模糊

一、病 例 摘 要

患者，男，47 岁，因"左眼红、眼痛、视物模糊 1 年余，复发加重 3 月余"入院。

1 年余前无明显诱因出现左眼红、眼痛、视物模糊，伴畏光、流泪，无眼痒、眼胀、眼球转动痛、头痛、恶心、呕吐等症，外院多次诊断为"左眼病毒性角膜炎"，经治疗后（具体不详）症状时有好转，但 3 月余前无明显诱因上症复发加重，多次就诊于当地医院，症状缓解不明显，为寻求中西医治疗来院就医，以"左眼病毒性角膜炎"入院。入院症见：左眼红，眼痛，视物模糊，畏光，流泪，无眼痒、眼胀、眼球转动痛、头痛、恶心、呕吐等症，起病以来精神、纳眠差，二便正常。曾行"阑尾切除术"，平素情志不舒，有 10 年余饮酒史。

入院查体 生命体征正常。舌边暗红，苔薄黄微腻，脉弦滑。心肺腹无异常。专科查体：VOD 1.2，VOS 0.4，矫正无助。双外眼（-），右眼结膜无充血，角膜透明，荧光色染色（-），KP（-），房水清。左眼睫状体充血，角膜水肿，较多大疱（见图 13-6-1），角膜中周部 1～5 点位见大片灰白色混浊，边缘浸润明显，深达基质层，角膜内皮水肿呈线形、钱币状混浊，荧光素钠染色（+），KP（+），房闪（+），虹膜纹理清，瞳孔直径约 3mm×3mm，对光反射迟钝。双眼晶状体、玻璃体透明，视乳头边界清，色淡红，无隆起，C/D=0.3，视网膜静脉无明显迂曲扩张，A/V=2/3，视网膜平伏，呈橘红色，可视范围内未见明显出血、水肿及渗出，黄斑区色暗红，中心凹反光消失。眼压 R 14mmHg，L 13mmHg。

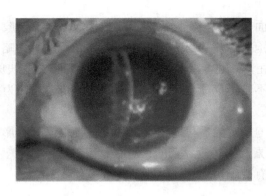

图13-6-1　左眼混合充血，角膜混浊、水肿，较多大疱

实验室检查　谷草转氨酶 44U/L，谷丙转氨酶 63U/L，钙 2.67mmol/L。外院风疹病毒 IgG 抗体 14.70U/mL，巨细胞病毒 IgG 抗体 89.60U/mL，单纯疱疹病毒 IgG 抗体 16.90 Index。

入院诊断　中医诊断：聚星障病（肝郁化火证，夹湿夹瘀）

　　　　　　西医诊断：（1）左眼巨细胞病毒性角膜内皮炎

　　　　　　　　　　　（2）左眼角膜大疱

　　　　　　　　　　　（3）左眼继发性前葡萄膜炎

诊治经过　入院后中医予逍遥散加减方疏肝理气、清肝明目、活血化湿治疗，方药：柴胡 10g、白芍 15g、当归 15g、黄芩 10g、夏枯草 12g、陈皮 15g、枳实 10g、炒蒺藜 12g、郁金 12g、鸡血藤 15g、茯苓 12g、广藿香 15g、佩兰 10g、竹茹 10g、菊花 15g、桑叶 10g、车前草 12g。水煎服，一日一剂，一日三次，每次 100ml，饭后半小时温服。中药熏药治疗（大黄、千里光、野菊花煎剂过滤冷却后超声雾化熏眼），每日二次。西医治疗：①抗病毒治疗：0.9% NS 250ml＋注射用更昔洛韦 250mg 静滴（bid），更昔洛韦眼用凝胶滴左眼（q2h），每周一次玻璃体腔内注射用更昔洛韦 2mg（约 0.05ml），共 3 次。②消炎：妥布霉素地塞米松滴眼液 1 滴滴左眼（qid），妥布霉素地塞米松眼膏涂左眼（qn）。③促角膜修复：重组人表皮生长因子滴眼液滴左眼（qid），维生素 C 静滴。④散瞳：复方托吡卡胺滴眼液滴左眼（bid）。

三天后患者眼症减轻，精神、纳眠改善。左眼视力提升至 0.8。舌边暗红，苔薄白，脉弦。思之肝郁已解，肝火得清，湿浊已化，然郁久伤肝，气血失和，肝血不能上承于目，故黑睛翳障未完全消除，视物仍欠清晰。予桃红四物汤加减方以活血退翳、养肝明目。方药：桃仁 10g、红花 6g、熟地黄 12g、白芍 10g、当归 10g、川芎 6g、密蒙花 12g、炒决明子 10g、炒稻芽 30g、白术 12g、桑叶 10g。水煎服，每日一剂。眼部用药同前。两周后患者左眼视物清晰，余无不适，情志舒畅，精神、纳眠如常，二便正常。查见左眼视力提升至 1.2，无充血，角膜无水肿及大疱，1～5 点位角膜病灶变为浅灰色，无浸润，荧光素染色（－）（见图 13-6-2、图 13-6-3）。舌淡，边微红，苔薄白，脉平缓。患者思虑郁火日久，气血暗耗，予炙甘草汤加减方 6 剂益气养血、活血明目以出院善后，方药：炙甘草 12g、党参 12g、白术 10g、大枣 10g、生地黄 30g、麦冬 10g、阿胶 6g、川芎 6g、红花 10g、炒火麻仁 10g、蝉蜕 10g。

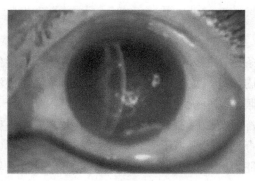
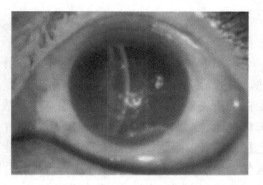

图 13-6-2 治疗前：角膜水肿、混浊、大疱   图 13-6-3 治疗后：角膜透明

出院诊断 中医诊断：聚星障病（肝郁化火证，夹湿夹瘀）

　　　　　西医诊断：（1）左眼巨细胞病毒性角膜内皮炎

　　　　　　　　　　（2）左眼角膜大疱

　　　　　　　　　　（3）左眼继发性前葡萄膜炎

二、案 例 解 析

（一）西医诊疗要点

　　本病例发病 1 年有余，加重 3 个多月，根据病史、症状、眼部体征及实验室检查，明确诊断为左眼巨细胞病毒性角膜内皮炎。巨细胞病毒在自然界中广泛存在，是人类感染率极高的一种病毒，它可侵犯人体的各个器官，使人体长期以致终生携带病毒。在对巨细胞病毒的研究中表明巨细胞病毒可感染角膜引起角膜炎症，称巨细胞病毒性角膜炎。巨细胞病毒性角膜内皮炎的临床特征是不同程度的上皮损害、角膜内皮水肿呈线形及钱币状改变、角膜后沉淀物、高眼压、反复感染和角膜内皮细胞减少。角膜共聚焦显微镜检查可提供特异性体征：角膜内皮见鹰眼样变。

　　巨细胞病毒性角膜内皮炎的治疗方案包括全身药物治疗、局部药物治疗、手术治疗、并发症的预防及治疗。治疗总体原则是抑制病毒复制，减轻炎症反应引起的角膜损害，保护角膜内皮功能，防止复发。

　　全身药物治疗：可选用抗病毒药物如更昔洛韦注射剂静滴、聚肌胞肌注、泛昔洛韦/阿昔洛韦口服等，全身抗病毒前查肝肾功能，治疗期间应定期复查肝肾功能。

　　眼局部药物治疗：①常用更昔洛韦眼用凝胶滴眼抗病毒，复方托吡卡胺滴眼液，或硫酸阿托品滴眼用凝胶散瞳治疗，并予促进角膜修复，药物如重组人表皮生长因子滴眼液、小牛血去蛋白提取物眼用凝胶。②眉弓注射聚肌胞 1ml+2% 利多卡因 1ml 混合液，隔日一次（已较少使用）。③玻璃体腔内注射更昔洛韦，这个治疗是近年来治疗的新进展，本患者即采用这一治疗方法联合中医药治疗使病情迅速得到控制，最终痊愈。④自体血清频繁滴眼或结膜下注射自体血清。

　　手术治疗：如结膜瓣遮盖术、角膜移植术。

（二）中医诊疗要点

本例患者中年男性，平素情志不畅，肝失条达，郁久化火，加之多年饮酒史，助湿生热，肝开窍于目，肝之郁火循经上犯于目，熏灼黑睛，致黑睛生翳而视物模糊，气血壅滞于白睛而见眼红，气血不和，不通则痛，故见眼痛。肝火扰心，故神眠俱差。木郁乘土，脾失健运，湿浊内生，故见纳差，舌边暗红、苔薄黄微腻、脉弦滑为肝郁化火、夹湿夹瘀之征。患者以眼红、眼痛、视物模糊为主症，查见左眼视力下降，黑睛生翳，故辨病属中医学"聚星障"之范畴，综合症、舌、脉，辨证为肝郁化火证，夹湿夹瘀，病位在目之黑睛（角膜），病性属实，病肝郁为本，火、湿、瘀为标。

本病应与凝脂翳相鉴别：两者均有黑睛生翳而致眼红、眼痛及视力障碍。本病一般无外伤史，多因感冒风热邪毒，或素体阳盛，肝经伏火，或恣食肥甘而酿湿生热，内外合邪，灼痛伤黑睛，致黑睛骤生星翳，或团聚成片而致眼部沙涩疼痛、羞明流泪，少有眵黄黏稠黄液上冲，可资鉴别。

本案例治当疏肝理气、清肝明目、活血化湿，以疏肝解郁为主，柴胡、白芍、陈皮为君；以清肝火为辅，黄芩、夏枯草、桑叶、菊花为臣；以活血化湿为佐，药用郁金、当归、川芎、鸡血藤、藿香、佩兰、竹茹、车前草、枳实等。诸药合用，疏肝、清肝、柔肝各司其职，共奏肝和目明之效。

三、按　　语

本病例的诊疗难点有两个方面：

一是诊断困难。患者临床表现眼红、眼痛、畏光、流泪、视物模糊，这是众多角膜病共有的症状，常称为角膜刺激征，感染性炎症可以出现，外伤等非感染性因素也可以出现。从病史上看，患者无外伤史，无其他可导致角膜病变的全身性疾病，多从感染性角膜炎方面来考虑。临床上感染性角膜炎分类众多，病原微生物有细菌、真菌、病毒、棘阿米巴等，而各种病原微生物又有诸多种类，如细菌中引起角膜感染除常见的表皮葡萄球菌、铜绿假单胞菌、肺炎链球菌、金黄色葡萄球菌、肠道杆菌外，还有不常见的致病菌。导致角膜感染性病变的病毒也不少，如腺病毒、单纯疱疹病毒、带状疱疹病毒、巨细胞病毒，此外还有真菌性角膜炎、棘阿米巴性角膜炎等。究竟是哪一种呢？结合患者反复发作病史、角膜病灶特点、合并角膜大疱等，可以排除细菌、真菌及棘阿米巴感染可能。初步诊断为病毒性角膜炎，在几种常见病毒性角膜炎中，从病灶特点可以首先排除腺病毒感染，因为其角膜病灶以角膜上皮的点状混浊为主。患者没有带状疱疹病史，可以排除带状疱疹性角膜炎。在余下的单纯疱疹病毒性角膜炎、巨细胞病毒性角膜炎两种可能中，从反复发作、角膜病灶形态这两个特征来看，无法鉴别，因为两者致病微生物均属疱疹性病毒科，临床表现极为相似。因此，两者鉴别多依据病毒分离检测。依据院外实验室报告，巨细胞病毒 IgG 抗体阳性，最终明确诊断巨细胞病毒性角膜内皮炎。

二是治疗效果不佳、病情反复发作。从患者提供的既往诊治病历资料看，患者一直在抗病毒治疗，有局部用药，如阿昔洛韦、更昔洛韦眼用制剂、干扰素等，有全身用药，如泛昔洛韦、利巴韦林等，但病情时轻时重，反复发作，极其影响生活质量。一般情况下，巨细胞病毒感染分为3个阶段：原发感染、潜伏感染和复发。初次感染眼部多以角膜上皮浅层点状角膜炎为特征，使角膜上皮细胞坏死脱落形成点状混浊，多为角膜上皮型病变，然后，病毒被三叉神经末梢拾取，以非感染形式转运至神经元，以感染形式返回，神经末梢释放的病毒再次感染角膜。潜伏感染则是病毒感染两周以后进入潜伏期，潜伏部位有三叉神经节、睫状神经节、角膜基质细胞，在机体免疫力低下或角膜损伤条件下，潜伏的巨细胞病毒被活化，经轴浆运输达到角膜引起复发感染。因此要解决这一难点，治疗上除用药时间较长外，还需要增强人体免疫力。目前临床治疗单纯疱疹病毒和巨细胞病毒感染的有效药物有眼局部制剂和全身用药。由于局部使用更昔洛韦的最大问题是它在眼部药物浓度低，且有角膜神经毒性作用，所以不能长期用药。因此本患者入院后，我们除了采取局部常规治疗外，还借鉴玻璃体腔内注射更昔洛韦治疗巨细胞病毒性视网膜炎的方法，采用玻璃体腔内注射更昔洛韦来治疗本病，同时联合中医药祛邪、扶正，取得了很好临床疗效，视力恢复至1.2，随诊至今1年余，病情无复发。

四、思 考 题

巨细胞病毒性角膜内皮炎的诊断依据是什么？

（石玉恒）

案例7 左眼胀痛、右眼视力下降伴畏光

一、病 历 摘 要

患者文某，女，42岁。因"左眼胀痛10天，继而右眼视物模糊伴畏光5天"入院。

10天前无明显诱因感左眼胀痛，呈持续性，程度可忍，但逐渐加重，时有缓解，缓解无规律，无视物模糊、视物变形，无眼前暗影遮挡或黑影飘动，无眼部分泌物增多，无眼红，无头晕、头痛，无恶心、呕吐，无心慌胸闷等症，来院急诊，考虑为"左眼巩膜炎"，予"妥布霉素地塞米松滴眼液"滴左眼，稍好转。5天前继而感右眼视物模糊伴畏光，偶有眼胀不适，流泪，耳鸣，无眼痒、眼痛，无视物变形、重影、虹视、雾视等不适，就诊于外院，诊断为"右眼视网膜中央动脉阻塞"，予眼药水（具体不详）滴眼后未见明显好转，今为求中西医诊疗收治入院。入院症见：右眼视物模糊伴畏光，偶有双眼眼胀，流泪伴双侧耳鸣，精神、饮食睡眠尚可，二便正常。

入院查体 生命征平稳，舌质红，苔黄，脉弦数。专科检查见：视力：VOD 0.15 矫

正无助；VOS 0.8，右眼球结膜充血水肿（++），左眼无充血，双眼角膜透明，KP（-），前房深度正常，房闪阴性，瞳孔直径 3mm，对光反射敏感，双眼晶状体、玻璃体未见明显混浊，双眼视盘边界不清，右眼黄斑水肿，可见青灰色隆起，视网膜静脉迂曲扩张，A/V=1/2，动静脉交叉压迹明显，左眼黄斑区色暗红，中心凹光反射消失；眼压：R 14mmHg，L 14mmHg。

辅助检查　随机血糖 8.7mmol/L。心电图示窦性心动过速（平均心室率 82 次/分），胸部正侧位片未见明显异常。眼底照相（见图 13-7-1）：右眼黄斑水肿，视网膜青灰色隆起，双眼视盘水肿，边界不清；B 型超声检查回示：右眼局灶性视网膜脱离可能性大；光学相干断层扫描（OCT，见图 13-7-2）：右眼黄斑区视网膜神经上皮层隆起，其下见低反射，左眼黄斑区网膜形态欠规整；双眼 RNFL 增厚。

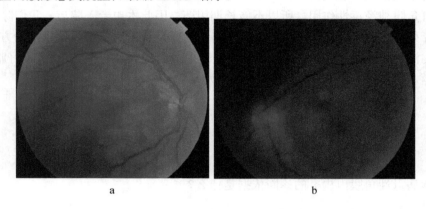

图 13-7-1　治疗前眼底照相图

a. 右眼；b. 左眼

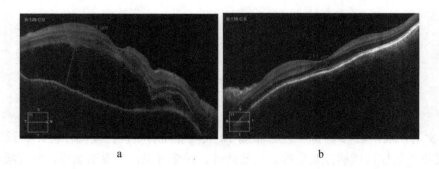

图 13-7-2　治疗前 OCT 图

a. 右眼；b. 左眼

入院诊断　中医诊断：瞳神紧小（肝胆火炽证）
　　　　　　西医诊断：（1）双眼 Vogt-小柳原田综合征？
　　　　　　　　　　　　（2）右眼浆液性视网膜脱离

诊疗经过　入院后血液及生化检查、自身抗体、血沉、风湿三项、补体 C3、免疫球蛋白、血流变、颈部血管彩超检查。血常规：红细胞分布宽度 50.20fL，血小板分布宽度

20.9fL，平均血小板体积 12.7fL。血流变检测：卡松黏度 2.82ma/s。生化：总胆汁酸 16.5mol/L，
γ-谷氨酰转肽酶 98U/L，钠 146mmol/L，氯 112.5mmol/L，淀粉酶 117U/L。余无明显异常。
专科影像学检查主要表现为视野、眼底照相、眼底血管造影（FFA）异常，电视野提示：
右眼生理盲点旁相对暗点；电生理：VEP，双眼 P100 波潜伏期在正常范围，振幅下降；
EOG，双眼 Q 值下降。FFA 提示：视网膜循环时间无明显延迟，双眼视盘高荧光，边界
不清，晚期增强，右眼早期黄斑区可见条状低荧光，后极部呈现多湖样高荧光，视网
膜颞下及鼻下方可见大量细小点状高荧光，晚期增强，晚期黄斑鼻下方视网膜荧光渗
漏，左眼后极部视网膜早中晚期未见明显异常荧光（见图 13-7-3）。

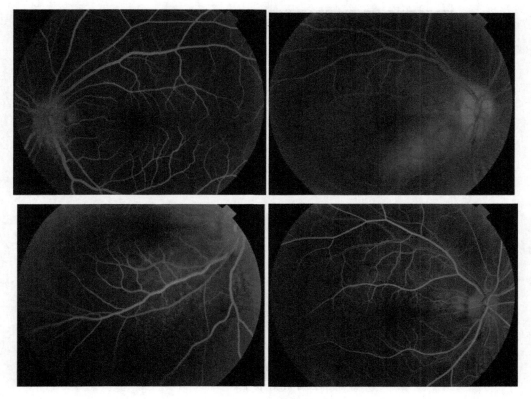

图13-7-3　治疗前FFA图

治疗：中医以清泄肝胆、泻火明目为法。针刺、埋针清泄肝胆、通络明目；穴位贴敷、
维生素 B$_{12}$ 注射液穴位注射营养视网膜；中药汤剂以龙胆泻肝汤加减清泄肝胆，泄热明目，
扶助正气，祛邪外出，方药：龙胆草 12g、黄芩 10g、栀子 10g、泽泻 12g、车前子 15g、
当归 12g、柴胡 12g、生地 10g、生甘草 9g，水煎服，每日 1 剂，每日 3 次。西医主要以
糖皮质激素冲击治疗、抗氧化、营养视细胞、改善视网膜微循环为主要治疗原则。予以甲
泼尼龙琥珀酸钠 500mg（ivgtt，qd），口服奥美拉唑片保护胃黏膜，丹参川芎嗪注射液静滴
改善微循环，维生素 C、B$_1$ 口服营养支持，监测血糖、血压，并定期复查血液及生化等相
关指标。

一周后糖皮质激素减量，患者左眼胀痛消失，右眼视物模糊明显好转，畏光、耳鸣消

失，VOD 0.6，VOS 0.8，右眼结膜充血水肿消失，眼底见双眼视盘色淡红，边界清，网膜较前平伏，右眼黄斑色素紊乱，后极部网膜脱色素改变。

两周后糖皮质激素改为口服，患者左眼胀痛消失，右眼视物模糊明显好转，畏光、耳鸣消失，VOU 0.8，双眼前节未见明显异常，眼底见双眼视盘色淡红，边界清，网膜较平伏，右眼黄斑色素紊乱，后极部网膜脱色素改变（见图 13-7-4、图 13-7-5）。出院后嘱患者复诊，定期复查 FFA 及 OCT，实时调整激素使用剂量。

出院诊断　中医诊断：瞳神紧小（肝胆火炽证）

西医诊断：双眼 Vogt-小柳原田综合征

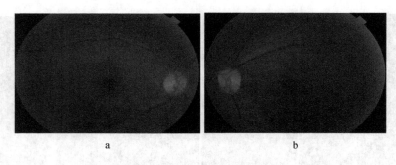

图 13-7-4　治疗后眼底照相图

a. 右眼；b. 左眼

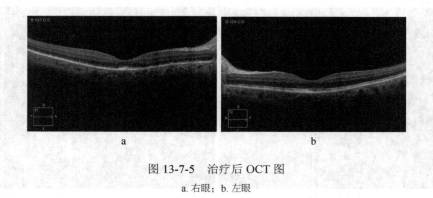

图 13-7-5　治疗后 OCT 图

a. 右眼；b. 左眼

二、案　例　解　析

（一）西医诊疗要点

本案临床症状中出现"眼红、眼痛、视物模糊"特点，根据病史资料及临床体征、血液生化检查，排除急性结膜炎、后部巩膜炎、急性闭角型青光眼可能，结合眼底表现，经过 FFA 检查，确诊为 Vogt-小柳原田综合征。

Vogt-小柳原田综合征又称为特发性葡萄膜大脑炎，一种累及全身多器官系统，如眼、耳、皮肤和脑膜的临床综合征，本病主要表现为双眼弥漫性渗出性葡萄膜炎，同时伴有头痛、耳鸣、颈强直，以及白发、脱发、皮肤白癜风等皮肤损害，若以前葡萄膜炎为主者，多为 Vogt-小柳综合征，若以后葡萄膜炎为主者，为原田综合征。病因不明，可能由自身免疫反应所致，还与 HLA-DR4、HLA-DRW53 因子相关，近来研究发现与感染因素如单纯疱疹性病毒、带状疱疹性病毒等有关。

Vogt-小柳原田综合征的临床症状：主要有发病前常先有头痛、耳鸣、听力下降及头疼、发热、鼻塞等感冒样先驱症状，随后双眼视力急剧下降。

Vogt-小柳原田综合征的体征：全身体征表现为耳鸣、听力下降、毛发变白、脱发、白癜风、颈项强直、皮肤过敏等。Vogt-小柳综合征表现为前葡萄膜炎，睫状充血或混合充血，角膜后沉着物，房水混浊，前房积脓，瞳孔缩小或闭锁，虹膜后粘连，虹膜 Koeppe 结节，虹膜囊肿或新生血管等。原田综合征表现为后葡萄膜炎，视盘充血或出血、水肿，视网膜水肿，黄白色点状渗出，浆液性视网膜脱离等。病情稳定后，视网膜脱离平伏，脉络膜及视网膜色素上皮脱失。典型的表现为复发性肉芽肿性葡萄膜炎，眼底呈晚霞样改变、Dalen-Fuchs 结节。

该疾病进行性发展，在不同阶段的表现都容易被误诊为其他疾病，且本病眼底改变极容易与其他眼底疾病相混淆，故需与以下疾病相鉴别。

（1）急性结膜炎　急性结膜炎多有眼部分泌物增多，瞳孔大小正常，且能传染流行，视力下降不明显，不出现头痛、眼眶疼痛、恶心呕吐、头皮过敏、耳鸣、听力下降等表现，常通过抗感染而治愈；而 Vogt-小柳原田综合征仅表现为充血无分泌物，Vogt-小柳原田综合征以睫状充血或混合充血为主，充血往往有自限性，无明显分泌物，眼痛较重，视力严重下降，瞳孔缩小变形，无传染流行。该患者无明显分泌物，眼痛、视力下降明显，耳鸣，但有眼部充血水肿。

（2）交感性眼炎　交感性眼炎往往有眼球穿通伤病史或内眼手术史，常看到陈旧性角膜或巩膜伤痕，脑膜刺激征、毛发脱落、白发、耳鸣、听力下降的发生率降低；该患者无明显外伤史及手术史。

（3）眼内-中枢神经系统淋巴瘤所致伪装综合征　多发生于 60 岁以上，极少数可发生于其他年龄阶段，双眼常同时受累，往往不同步，眼底可见多灶性视网膜内或视网膜下黄白色奶油状病变，可伴有出血、血管鞘改变。通常有明显玻璃体混浊，且顽固存在，日趋加重，可有头痛、行为改变、意识障碍、颅神经麻痹等，对糖皮质激素不敏感，玻璃体活检、脑脊液测定可确诊，头颅或眼部核磁有助于诊断及鉴别诊断。该患者眼底无典型的奶油状改变，有视网膜水肿、视神经水肿，无视网膜出血灶，无中枢神经系统体征，但仍需进一步结合血液生化，必要时影像学检查予以鉴别。

（4）急性闭角型青光眼　不会出现颈项强直、耳鸣、听力下降等表现，多见于年龄较大患者，多单眼发病，往往有角膜雾状水肿、瞳孔竖椭圆形扩大，而 Vogt-小柳原田综合征一般不会出现这种表现，急性闭角型青光眼眼底不出现弥漫性葡萄膜炎、脉络膜视网膜炎、神经视网膜炎改变，对降眼压药物敏感，而 Vogt-小柳原田综合征患者所致眼压升高对糖皮质激素往往敏感。该患者虽有眼痛，但与急性闭角型青光眼相比，眼压在正常范围，虽有结膜水肿充血，但角膜透明，前房未见明显细胞，更重要是该患者在运用糖皮质激素后病情控制良好，故可予以鉴别。

（5）急性后极部多灶性鳞状色素上皮病变　此病会导致双眼视力突然下降或丧失，相似于 Vogt-小柳原田综合征最初的视力下降，患者发病前有感冒样表现，但不会出现耳鸣、听力下降、头皮过敏等全身改变，典型眼底改变为后极部多发性黄斑色扁平鳞状病变，位于视网膜色素上皮水平，此病有自限性，不会出现 Vogt-小柳原田综合征那样疾病的持续性进展。该患者发病前无明显感冒等诱因，根据眼底表现，与急性后极部多灶性鳞状色素上皮病变不同，且病情重，持续进展中，但仍需行眼底血管造影进一步明确诊断。

（6）后部巩膜炎　多见于女性，单侧受累多见，患者通常有显著眼痛，夜间或凌晨3～5点加重，可伴有眼睑红肿、眼红、畏光、视力下降，甚至严重下降；眼底可见团块状隆起、脉络膜皱褶、视网膜条纹、视盘水肿、环状视网膜脱离，不引起肉芽肿性前部葡萄膜炎，不出现晚霞状眼底和 Dalen-Fucks 结节。超声检查可见脉络膜增厚，眼球后壁扁平，后巩膜及球后组织水肿，T 形征。两者共同表现为眼痛及视力下降，眼部充血，眼底表现共同点为视网膜视神经水肿，但 Vogt-小柳原田综合征眼底经一段时间后往往会出现晚霞状眼底改变，可导致前部葡萄膜炎，B 超无典型的 T 形征。

本病以糖皮质激素治疗为主，急性期需大剂量糖皮质激素短期内冲击治疗，后期逐渐减量，再至口服糖皮质激素治疗，治疗时长一般为半年左右，当然，患者存在个体差异，取决于疾病具体治疗反应，同时注意预防糖皮质激素治疗所带来的副作用，特别是需要长期口服糖皮质激素治疗患者，部分需联合免疫抑制剂治疗，故需告知患者可能存在的更多的临床风险，做到知情同意；若眼前段同时受累，需局部运用糖皮质激素、非甾体抗炎药、散瞳药等，全身治疗。

（二）中医诊疗要点

本案例该患者以眼胀痛、视力下降、畏光为主症，属于祖国医学"瞳神紧小"的范畴，外感六淫或五志过极，肝火内盛，循经上扰，灼伤目系发病，热为阳邪，灼伤白睛，故见白睛红赤，目珠疼痛，进而神光发越受阻，故见视力下降，视物模糊，火热之邪熏蒸肝胆，循经上犯，故有耳鸣，舌红，苔黄，脉弦数，辨证为肝胆火炽证。治当清泻肝胆，以龙胆泻肝汤为代表方剂加减化裁。如属阴虚火旺证则需滋阴降火，以滋阴降火汤治疗，临证化裁，灵活组方。早期及急性期可配合放血疗法，若火热之相明显可予以中药外敷，清热解毒，清泻肝胆，慢性期可予以穴位贴敷扶正祛邪。总而言之，本病以急则治其标，缓则治其本为治疗法则，中医中药治疗有助于减少西药副反应，提高疗效，有效缩短病程，提高患者生活质量。

三、按　语

Vogt-小柳原田综合征是一种特殊类型的葡萄膜炎，既有眼部病变，又累及全身的一种免疫性因素相关疾病，在诊疗中，尤其在最初接触患者，询问病史中，需仔细盘问，避免遗漏，每一个问诊的细节决定治疗的走向及疗效。在葡萄膜炎治疗中，中西医联合治疗，已经成为目前主流治疗方法，中医中药在调节免疫、改善患者体质、促进炎症消散、减少西药副作用中起到举足轻重的作用，备受广大西医临床工作者推崇。中医处理疾病需从脏腑关系、阴阳平衡入手，寒热温凉、温清消补需取舍有当，尤其是葡萄膜疾病，涉及到整个免疫系统调节作用，更需立足于整体，重点突出，有的放矢，在疾病后期及稳定期，需增强体质，防止复发，防止进一步视功能损伤及严重并发症出现。

四、思考题

1. 目前在治疗葡萄膜炎的方法中，中、西医眼科学者尤其强调中医诊疗方法的介入，那么在疾病的不同阶段，是否应该针对性选择中药？
2. 有哪些中医外治方法可增强疗效，缩短疾病周期，促进预后？

参考文献

彭清华. 2018. 中西医结合眼科学 [M]. 北京：中国中医药出版社：184，190.
杨培增. 2016. 葡萄膜炎诊治概要 [M]. 北京：人民卫生出版社：297-302.
杨培增，范先群. 2018. 眼科学 [M]. 北京：人民卫生出版社：170.

（王翰墨）

案例 8　头晕伴右眼视物模糊、视力骤降

一、病历摘要

患者，男，29岁。因"间歇性头晕伴右眼视物模糊半年，加重伴视物不见1天"入院。

半年前无明显诱因出现间歇性头晕，后感右眼视物模糊，黑矇，持续2~3分钟后自行缓解，无明显眼痛、眼红、流泪、畏光、眼前固定暗影遮挡、视物变形变色不适，自行购买"滴眼液"治疗（具体不详），自觉症状稍缓解，未进一步诊治。1天前，右眼突发视力骤降、视物不见，无眼部其他不适，自行用滴眼液滴眼（具体不详），无明显好转而来院就医，门诊以"右眼视网膜中央动脉阻塞"急诊收治入院。有10年余吸烟史，平素每日吸烟约60支，平时常疲劳用眼，性格急躁。

入院查体　P 101次/分，BP 130/100mmHg，舌质暗红，苔薄白，脉弦涩。专科检查见：VOD无光感，VOS 0.4，双眼眼位正，眼球运动未见明显受限，双眼睑无肿胀，无倒睫，泪囊区无红肿，挤压之未见脓液及分泌物溢出，双眼无充血，角膜透明，厚度正常，荧光素染色阴性，BUT=10s，房水清，前房轴深约3CT，周边前房约1CT，虹膜纹理清，右眼瞳孔散大，直径约5mm，直接及间接对光反射消失，左眼瞳孔直径约3mm，对光反射灵敏，晶状体、玻璃体透明，右眼视盘水肿充血，边界不清，视网膜灰白色水肿，视网膜动脉变细，静脉显著迂曲扩张，A/V=1/2，黄斑中心凹呈樱桃红样改变，左眼视盘边界清，色淡红，无隆起，C/D≈0.3，视网膜橘红色，视网膜动脉反光增强，A/V=2/3，可视范围

内未见明显出血、水肿及渗出，黄斑中心凹光反射存在。眼压 R 13mmHg，L 14 mmHg。

入院诊断　中医诊断：络阻暴盲（气滞血瘀证）

西医诊断：（1）右眼视网膜中央动脉阻塞

（2）高血压？

诊治过程：入院后完善各项检查。红细胞计数 5.89×10^{12}/ L，血红蛋白浓度 178g/L，红细胞比容 0.52L/L，嗜碱性粒细胞百分比 1.30%，嗜碱性粒细胞绝对值 0.10×10^9/L。纤维蛋白原 1.80g/L。尿酸 449μmol/L。心电图提示窦性心动过速，胸片、颈部血管彩超、头颅 CT 未见明显异常。眼底照相提示右眼视网膜灰白色水肿，视盘水肿，视网膜动脉变细，黄斑樱桃红改变（见图 13-8-1）；FFA 提示：右眼臂-网膜时间延迟，动脉充盈迟缓，部分充盈缺损，中央动脉迂曲，静脉扩张，晚期黄斑区及后极部大片视网膜无灌注，可见黄斑毛细血管扩张，管壁着染，荧光素钠渗漏（见图 13-8-2）。

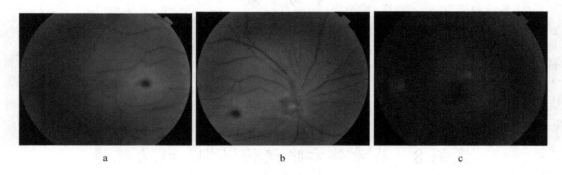

图 13-8-1　眼底照相图

a.右眼颞侧；b.右眼后极部；c.左眼

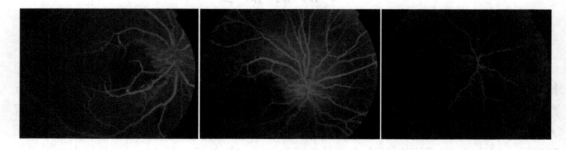

图 13-8-2　FFA 图

中医以理气解郁、化瘀通络为法，血府逐瘀汤加减，方药：柴胡 12g、桃仁 12g、红花 10g、枳壳 12g、当归 10g、熟地 12g、川芎 9g、桔梗 10g、牛膝 12g、白芍 10g、桂枝 6g、地龙 10g、路路通 9g，水煎服，每日 1 剂，每日 3 次，温服；针刺通络明目，穴位贴敷扶助正气，祛邪外出，调和阴阳。西医主要以扩张血管，促进血管再通、溶栓、抗凝、改善眼底循环、营养视细胞，最大可能挽救视功能为主要治疗原则。予以硝酸甘油片舌下含服、丹参川芎嗪注射液静滴活血化瘀，阿司匹林肠溶片口服抗凝，阿托伐他汀钙片调控血脂预防斑块形成，复方樟柳碱注射液颞浅动脉注射扩血管、营养神经，吸氧，布林佐胺滴眼液控制眼压，监控血压，密观患者病情变化。

在诊疗过程中，告知患者该病为眼科急症，黄金抢救时间在 90 分钟内，目前病程已超过 24 小时，有存在视力无可逆转可能，患者表示理解，并接受治疗。

经过 3 天中西医治疗，在治疗过程中，患者心率及血压在正常范围波动，专科检查提示右眼视力仍无明显改善，视力为无光感，瞳孔对光反射消失，眼底情况同前，患者自请出院。

出院诊断　中医诊断：络阻暴盲（气滞血瘀证）

西医诊断：右眼视网膜中央动脉阻塞

二、案 例 解 析

（一）西医诊疗要点

视网膜中央动脉阻塞为眼科急症之一，之所以称之为眼科急症，主要由于它有发病急、进展迅速，严重危害视功能，甚至导致视功能永久性丧失的显著特点。视网膜中央动脉阻塞发病率约为 1/10000～1/5000，多单眼发病，主要致病因素为各种栓子，血管壁改变，血流动力学异常及血管受压等。根据阻塞部位可分为视网膜中央动脉阻塞、视网膜分支动脉阻塞、睫状动脉阻塞，根据阻塞程度分为完全阻塞及不完全阻塞。

就视网膜中央动脉阻塞而言，主要阻塞部位为视乳头筛板或筛板以上部位。临床症状可见视力急剧下降甚至下降至无光感，有先兆症状如一过性黑矇，数分钟后恢复正常，可反复多次发作，最终导致视力不可逆的损伤；临床体征可见瞳孔散大，直接及间接对光反射消失，视网膜、视乳头乳白色水肿，因脉络膜循环正常，故可见黄斑樱桃红样体征（具有特异性），动脉形态改变，变细，静脉瘀滞，偶可见少许火焰状出血及棉絮斑，荧光造影根据阻塞部位、程度、造影时间的不同，造影图像有很大差异，可有动脉充盈延迟和动、静脉循环时间延迟，血管内血流变细，荧光素钠不能到达血管末梢或在血管内呈串珠样移动，围绕黄斑区的毛细血管充盈不完全，或有荧光素渗漏。发病 2～3 周后视网膜水肿逐渐消退，恢复暗红色，出现脱色素及色素增生，动脉变细，可见血管白鞘，视乳头苍白，视野可呈管窥状，或颞侧仅留一小岛状视野，电生理检查 b 波降低，a 波呈负波型。

本案例单眼、急性、无痛性、严重视力骤然下降，反映病情急重，也是迫使患者就医的最重要症状，瞳孔观察是对该病的重要提示，瞳孔散大及对光反射迟钝，是视网膜及视神经通路受损的重要表现。本病应与以下疾病相鉴别。

（1）**眼动脉阻塞**　是指视网膜中央动脉及睫状动脉同时阻塞，影响视功能更为严重，视力通常降至无光感或光感，眼压通常降低，故视网膜白色水肿及混浊更为显著，由于视网膜外层及内层血液供应全部中断，脉络膜血流受阻，故无黄斑樱桃红点，晚期黄斑有严重的色素紊乱。该患者视力下降有时限性，结局虽与之相差不大，但有明显的黄斑樱桃红，可以作为主要鉴别点。

（2）**缺血性视神经病变**　比较容易鉴别，该病视力降低不太严重，视野也可呈象限性缺损，但常与生理盲点相连，黄斑无樱桃红点，FFA 视乳头充盈不均匀，可资鉴别。该患者为年轻人，视力骤然下降，有典型黄斑樱桃红改变，视网膜灰白色水肿，动脉明显变细，

FFA 征象为典型的动脉闭阻，充盈迟缓、充盈缺损及无灌注表现，故与缺血性视神经病变临床特征相差甚大。

视网膜中央动脉阻塞的主要治疗措施是扩张血管，降低眼压，抗凝，抓住黄金救治时间 90 分钟内，挽救视功能。立即予以阿托品或 654-2 球后注射，舌下含服硝酸甘油，罂粟碱静滴，葛根素注射，纤维溶解剂治疗，促使血液重新灌注，尽可能恢复视神经及视网膜血液供应，视网膜中央动脉阻塞为眼科急症，极大威胁视力，但大部分患者都没有能第一时间获得黄金救治时机，往往在发病后数小时甚至数日后方来就诊，故对于本病的治疗，重在预防及宣教，特别对于存在基础疾病，如高血压、血脂异常、代谢性疾病，及其他易导致血管结构和功能异常的疾病的患者，需注意此类眼科急症的风险。

（二）中医诊疗要点

本案例患者以视力骤降为主症，属于祖国医学"络阻暴盲"范畴。患者平素劳瞻竭视，加之情绪急躁，日久气机郁滞，气机逆阻，进而血行不畅，脉道艰涩，瘀血阻滞脉络，致眼部目络闭塞，神光受阻，络阻发为暴盲，故而出现视力骤降、视物不见，结合舌质暗红，苔薄白，脉弦涩，辨证为气滞血瘀证。

本病应与络瘀暴盲相鉴别，络瘀暴盲较络阻暴盲起病缓，好发于老年人，有基础疾病者多见，男女无差别，视力下降程度较后者轻，视力下降也可在短期内发生，也可缓慢出现，预后相对良好，但后期易并发反复黄斑水肿、视网膜新生血管、继发性青光眼等症，对视功能影响较大，且治疗难度随之增大，临床上可资鉴别。

根据证型不同，气血阴阳各有偏颇，辨证施治。对于气滞血瘀证型，需予以理气活血，化瘀通络，方以通窍活血汤加减治疗，临证化裁，辅以利水消肿药物；若症见痰热上壅，予以涤痰通络，活血开窍，处以涤痰汤加减；若为阴虚阳亢证型，需调和阴阳，滋阴潜阳，处以镇肝熄风汤加减；若为气虚血瘀证型，予以补益气血，理气行血，方以补阳还五汤加减。本病以瘀为主，故无论何种证型，需重视通络化瘀治疗。

三、按　　语

虽然本病诊断依据具有特异性，但仍要注意以下问题：第一，视网膜动脉阻塞分完全阻塞和不完全阻塞，阻塞的动脉亦可以在发病后短期内重新开放，FFA 可能表现为血管充盈时间正常，即 FFA 中发现视网膜动脉前期和（或）视网膜动、静脉运行时间延长的征象有支持本病诊断的价值。第二，病程延长后，眼底典型的后极部视网膜混浊，黄斑樱桃红改变可以退行，但视网膜水肿消退需要更长时间，注意观察视网膜水肿，注意以黄斑中心凹为中心的放射性分布特征。第三，本病需紧急处理干预，在发生阻塞后的 90 分钟为黄金抢救时机，而视网膜各层细胞组织对于缺血缺氧环境的高度敏感性，与脑细胞组织同宗同源，神经节细胞及光感受器细胞凋亡在 90 分钟后无法逆转，一旦发生，需引起高度重视及积极干预治疗。

四、思 考 题

血管的再灌注，是否存在组织的再灌注损伤？

参 考 文 献

彭清华. 2018. 中西医结合眼科学［M］. 北京：中国中医药出版社：209-211.

杨培增，范先群. 2018. 眼科学［M］. 北京：人民卫生出版社：188-189.

（王翰墨）

案例9 左眼视力下降、视物变形

一、病 历 摘 要

患者，女，56 岁。因"左眼视力下降伴视物变形 6 月，加重 1 天"入院。

半年前因劳累后出现左眼视物模糊、视力下降，伴视物变形、眼前黑影飘动，时有耳鸣，口咽干燥，五心烦热。无明显眼痛、眼红、流泪、畏光等不适，就诊外院，经行 OCT、FFA、眼底照相后诊断为"左眼视网膜分支静脉阻塞"，并行"左眼抗-VEGF 治疗"，自觉左眼视力稍提升，后未进一步复诊。1 天前，自觉左眼视力下降，视物变形较前加重而来院，门诊以"左眼视网膜静脉阻塞"收治入院。既往有高血压、颈部粥样硬化斑块，长期服药控制病情，"脑梗死"病史 2 年，现无不适。

入院查体　生命体征平稳，舌质暗红，少津，脉细数。专科检查见：VOD 1.0，VOS 0.2，双眼前节未见明显异常，双眼瞳孔药物性散大，直径约 5mm，双眼晶状体 $C_1N_1P_0$ 混浊，双眼玻璃体轻度混浊，眼底：右眼视盘色淡红，C/D=0.3，A/V=2/3，视网膜静脉稍紫暗，动脉反光增强，动、静脉交叉压迹（+），黄斑色暗红，中心凹光反射消失；左眼视盘色淡红，边界清，C/D=0.3，A/V=1/2，视网膜静脉紫暗迂曲，颞下方沿血管走行处见火焰状出血、黄白色渗出、棉绒斑，黄斑水肿。眼压：R 15mmHg，L 14mmHg 。

入院诊断　中医诊断：络瘀暴盲（阴虚火旺证）

　　　　　西医诊断：（1）左眼视网膜分支静脉阻塞

　　　　　　　　　　（2）双眼年龄相关性白内障

　　　　　　　　　　（3）高血压 3 级（很高危组）

　　　　　　　　　　（4）脂代谢异常

　　　　　　　　　　（5）右侧颈动脉分叉处粥样斑块形成

　　　　　　　　　　（6）脑梗死后遗症期

诊治过程　入院后完善各项检查。血液生化、血流变检查未见明显异常，胸部正侧位提示主动脉硬化，头颅 CT 未见明显异常。眼底照相（见图 13-9-1）提示左眼静脉紫暗，颞下方沿血管走行处见火焰状出血、黄白色渗出、棉绒斑，黄斑水肿；OCT（见图 13-9-2）提示：左眼黄斑区视网膜增厚，囊样水肿，神经上皮层浆液性脱离，左眼颞侧 RNFL 稍增厚；FFA（见图 13-9-3）提示：受累静脉区域视网膜血管迂曲、无灌注区、毛细血管扩张、血管吻合支、出血遮蔽、荧光渗漏，黄斑拱环破坏，黄斑水肿。

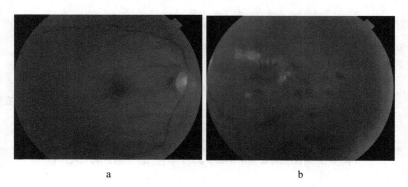

a   b

图 13-9-1　治疗前眼底照相图

a. 右眼；b. 左眼

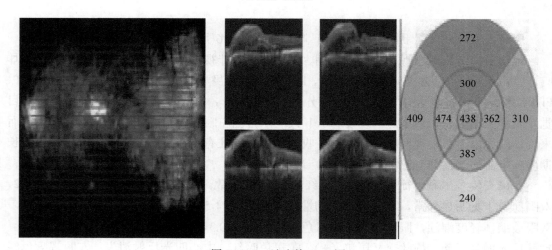

图 13-9-2　治疗前 OCT 图

中医以滋阴降火、活血化瘀为法，予知柏地黄汤合二至丸加减，方药：知母 12g、黄柏 10g、茯苓 12g、泽泻 12g、丹皮 10g、熟地 12g、枣皮 12g、山药 12g、墨旱莲 12g、女贞子 10g、丹参 9g，每日 1 剂，每日 3 次，温服。后期虚热减退，以健脾补肾，化瘀明目为法，去知母、黄柏，加用蒲黄、五灵脂、芍药增强化瘀通络功效，埋针通络明目，穴位贴敷扶助正气，祛邪外出，调和阴阳。西医主要以扩张血管，促进血管再通，溶栓，抗凝，改善眼底循环，营养视细胞，促进出血吸收，改善视功能为治疗原则。予以罂粟碱注射液扩血管，胞磷胆碱钠注射液静滴营养视细胞，维生素 C 注射液静滴抗氧化，修复血管，阿司匹林肠溶片口服抗凝，阿托伐他汀钙片调控血脂稳定斑块，复方樟柳碱注射液颞浅动脉旁注射扩血管、营养神经，吸氧改善视网膜缺氧状态，密观患者病情变化。并完善相关检查，排除手术禁忌证，行抗-VEGF 治疗，予以康柏西普眼内注射液玻璃体腔注射每月 1 针，连续 3 月，地塞米松玻璃体腔植入剂于玻璃体腔植入，视网膜激光光凝治疗。

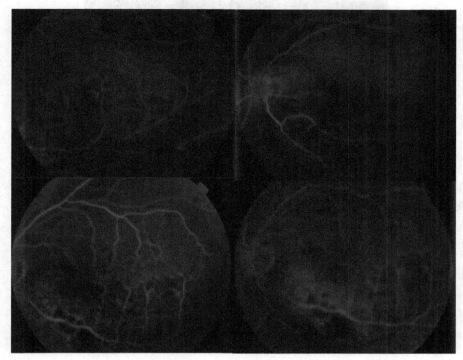

图 13-9-3　治疗前 FFA 图

经治疗后，患者左眼视力提升，视物模糊好转，视物变形较前明显好转，口咽干燥、耳鸣好转，专科检查提示：左眼视力提升至 0.4，左眼颞下方视网膜出血明显吸收，黄斑水肿消退，视网膜复位良好，视网膜渗出明显吸收好转。眼底照相检查（见图 13-9-4）：提示左眼视网膜水肿、出血、棉绒斑较前明显好转，颞下象限出血基本吸收；OCT（见图 13-9-5）：左眼视网膜结构基本复位，层间见点状高反射，中心凹形态欠规整。

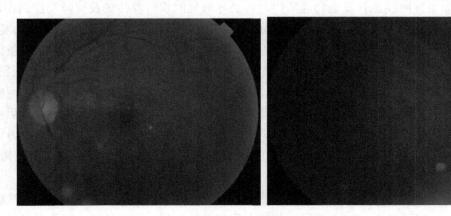

图 13-9-4　治疗后眼底照相图

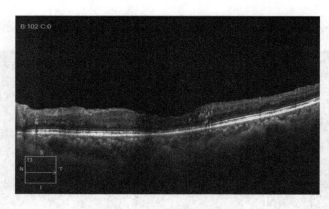

图 13-9-5 治疗后 OCT 图

出院诊断 中医诊断：络瘀暴盲（阴虚火旺证）

西医诊断：（1）左眼视网膜分支静脉阻塞（并黄斑水肿）

（2）双眼年龄相关性白内障

（3）高血压 3 级（很高危组）

（4）脂代谢异常

（5）右侧颈总动脉分叉处粥样斑块形成

（6）脑梗死后遗症期

二、案 例 解 析

（一）西医诊疗要点

视网膜血管主要功能在于提供眼底组织所需要的营养物质，在保证其一定透明性同时，需完成视觉器官神经传导功能这一重要职责，视网膜具有内外屏障功能，以确保这一功能的实现，如果视网膜血管发生功能障碍，势必导致视网膜营养传输及屏障功能损伤，视网膜水肿、渗出、出血，会严重影响视网膜成像及视觉冲动传导功能，从而损害视功能。

针对该患者"视力下降、视物变形"，视力下降相对较轻，但黄斑水肿对视觉质量的影响是导致视物变形、视物眼前固定暗影遮挡的最重要原因。根据临床上典型的眼底征象，再结合 FFA、OCT 即可诊断视网膜静脉阻塞。因其发生部位不同，临床将其分为：视网膜中央静脉阻塞、视网膜半侧静脉阻塞、视网膜分支静脉阻塞，对视功能损害程度及预后主要取决于梗阻的部位、范围、出血与缺血程度及黄斑水肿程度，当然，静脉阻塞对视力的影响程度较动脉阻塞程度轻，但因眼球组织的特殊封闭性，出血及水肿的吸收速度较慢，后期并发的血管炎症，亦会导致反复的、难治性的黄斑水肿，对视力损害影响深远。

根据视力下降程度、瞳孔是否出现相对性传入障碍、眼底出血范围、FFA 中无灌注区范围（＞10DD）、视野损害、ERG 等可区分缺血型和非缺血型。临床体征：瞳孔对光反应迟钝，眼底沿受累静脉区域视网膜出血、水肿、棉绒斑，视盘水肿、黄斑水肿，FFA 表现为视网膜静脉充盈迟缓，出血遮蔽荧光，毛细血管扩张，渗漏，静脉管壁着染，静脉扩张瘀滞，晚期大量微血管瘤，或无灌注区，黄斑水肿，或有新生血管荧光特征。

临床上亦会出现不完全阻塞，但对患者视力影响较轻，且眼底征象相对较轻，需与以下疾病相鉴别。

（1）糖尿病视网膜病变　本病有相关糖尿病病史，大部分缓慢起病，有微血管瘤、硬性渗出、视网膜新生血管、黄斑水肿等体征，急性发作常为增生期突发玻璃体积血、眼底视网膜新生血管、增殖性视网膜脱离等严重眼底病变，较易鉴别。糖尿病视网膜病变，因长期血糖控制不良影响微血管病变，也可合并视网膜静脉阻塞，但常双眼发病，可程度不同，该患者无糖尿病病史，有颈部血管粥样硬化，血管壁病理性改变，成为本病主要的诱发因素，故可排除糖尿病视网膜病变诊断。

（2）高血压视网膜病变　本病可诱发视网膜静脉阻塞，因视网膜动脉硬化对其压迫，导致静脉阻塞，但本病常有高血压病史，有典型的高血压眼底血管改变，出血多位于后极部，视网膜静脉阻塞常位于静脉走行处，多单眼发病。该患者有高血压病史，同时有颈部血管粥样硬化、脑梗死病史，同时存在血流动力学及血管壁异常因素，但就该患者眼底征象而言，高血压所致动脉形态的改变并不突出，反而肉眼可见沿静脉循行部位因分支静脉阻塞后呈现的影像，静脉瘀滞是其主要特点，并非高血压眼底改变能合理解释的眼底表现，故可暂不考虑。

本病主要根据具体情况采取以下治疗方法：①光凝治疗：对于黄斑水肿可采取格栅样光凝，封闭视网膜无灌注区，抑制新生血管生长，减轻黄斑水肿，减轻对视功能损害。②抗-VEGF 治疗：一线治疗方法，可有效缓解及治疗视网膜水肿，抑制新生血管，减少激光频率，最大限度保留视网膜功能。③纤溶制剂，抗血小板凝集治疗：改善血管状态，修复血管，促进视网膜再灌注，改善缺血缺氧。④激素治疗：视网膜在缺血缺氧状态下，释放更多的炎症因子，从而促使血管内皮生长因子水平上调，刺激新生血管的形成，黄斑水肿的加重，对视力造成严重威胁，很多患者后期甚至会演变为难治性黄斑水肿，故在重视抗-VEGF 治疗的同时，需关注抗炎治疗，目前最为推崇的激素为内置缓释剂，进入玻璃体腔后可持续释放激素，达到良好的抗炎效果，弥补了传统球后注射激素，全身用药的弊端。目前临床经验总结，为两种治疗方案的结合，若经评估，视网膜内层大量高反射点存在，提示炎症因子存在，就需及时进行激素治疗，干预炎症因子。

以上治疗方式常交替进行，互为补充，最终目的是最大程度地消除黄斑水肿，控制视功能进一步严重损害，防止并发症发生。患者本身需认识到疾病发生的原因、发展的关键问题；需注意改善生活方式，控制原发病，控制血压、血脂、血糖，以及其他系统性疾病，减少并消除本病发生的诱因。

（二）中医诊疗要点

本案例患者以视力下降、视物变形、眼前黑影飘动为主症，时常有耳鸣、五心烦热、口渴咽干，属于祖国医学"络瘀暴盲"范畴。患者老年脏腑虚弱，阴虚日久，平素劳瞻竭视，阴气渐衰，精血不足，阴虚阳亢，虚热内生，燔灼脉络，阴虚火旺，迫血妄行，血溢目络之外致本病发生，故而出现视力下降、视物变形，结合舌质暗红，少津，脉细数，辨证为阴虚火旺证。

治疗上，本例属阴虚火旺型需滋阴降火、凉血散瘀，方以知柏地黄丸加减治疗。无论何种证型，在出血早期，主要以止血为主，中后期活血利水，晚期软坚散结，某些破血逐瘀，通窍力量较强的经验用药如麝香、虫类药物，可根据病情发展的不同阶段酌情使用。中药在治疗眼底出血性疾病中发挥着举足轻重的作用。介入中医药治疗可极大提高疗效，挽救视力，延缓相关并发症，提高患者生活质量。

三、按　　语

随着高血压、糖尿病、高脂血症、冠心病及免疫性疾病发病率逐年增加的趋势，相应的眼底病变发病率随之增长，在发生眼部血管阻塞之后，应关注的不仅局限于眼部情况，同时应该追寻其发生的源头，重视全身因素是导致眼底疾病尤其是视网膜血管性疾病发生的主要诱因，我们会发现，对于终末血管的眼底血管而言，有微循环的特征，在发生明显病理性改变时，可作为全身血管状态的一个重要反馈。眼底只是疾病的一个缩影，却映射全身血管的改变，甚至对于已经患病者远期预估有特殊价值，故眼科医生在治疗眼部疾病的同时应关注患者全身情况，全面综合治疗，对于复杂病例做到多学科综合诊治，真正做到 MDT，以期达到最佳临床疗效。中医以整体观及全局观为核心，故与本病治疗的思路是契合的。这也应该是医学科学发展的最终方向。

四、思　考　题

视网膜血管阻塞性疾病在祖国医学中属于暴盲范畴，在中医治疗过程中，参照治血四大法则，是否需根据出血的时期、出血的性质，采用不同的辨证方法论治，具体应怎样治疗？

参 考 文 献

彭清华. 2018. 中西医结合眼科学［M］. 北京：中国中医药出版社：212-215.
杨培增，范先群. 2018. 眼科学［M］. 北京：人民卫生出版社：192-193.

（王翰墨）

案例 10　右眼眼前黑影伴视物变形

一、病 例 摘 要

患者，女，52 岁。因"右眼眼前黑影伴视物变形 10 余天"入院。

10 余天前患者无明显诱因感右眼眼前暗影遮挡，视物模糊，视物变形，双眼异物感同前，无虹视、眼前闪光感、眼痛、眼前黑影飘动等不适，为求进一步中西医结合系统治疗来院就医，门诊以"双眼老年性黄斑变性"收入科。入院症见：右眼眼前暗影遮挡，视物模糊，视物变形，精神、饮食睡眠尚可，二便可。

入院查体　生命征平稳，舌质淡胖，苔白微腻，脉濡缓。专科检查见：视力：VOD 0.4（矫正无助）；VOS 1.0，双眼眼前节未见明显异常，双眼玻璃体絮状混浊。眼底：双眼视乳头边界清，色淡红，无隆起，C/D=0.3，A/V=2/3，右眼后极部视网膜黄斑区稍隆起，周围可见环状反光晕，中心凹反光消失，左眼视网膜未见明显渗出水肿出血，黄斑中心凹反光消失，眼压：R 13mmHg，L 14mmHg。阿姆斯勒方格表提示右眼视方格变形。辅助检查未见明显异常。

眼底照相（见图 13-10-1）：右眼黄斑水肿，渗出；左眼后极部视网膜可见玻璃膜疣。B 型彩超检查回示：双眼玻璃体混浊，请结合临床。OCT（见图 13-10-2）：左眼黄斑区视网膜 RPE 层间少许驼峰状高反射；右眼黄斑区视网膜神经皮层下浆液性隆起，RPE 层（视网膜色素上皮层）反射欠平整，中心凹上方 RPE 层下驼峰状隆起。FFA 提示（见图 13-10-3）：右眼早期可见后极部黄斑区视网膜窗样缺损，黄斑区可见片状高荧光，中心凹颞侧可见点状高荧光，晚期增强及荧光素钠渗漏；左眼后极部黄斑区可见散在点状高荧光，后期逐渐减弱。

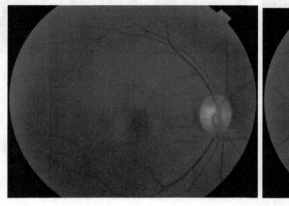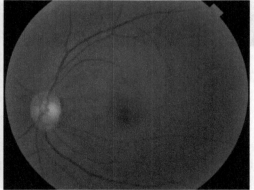

图 13-10-1　治疗前眼底照相图

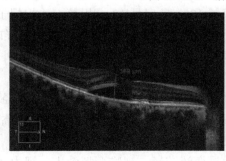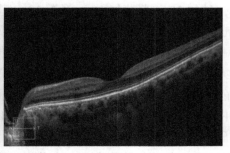

a　　　　　　　　　　　　　b

图 13-10-2　治疗前 OCT 图

a. 右眼；b. 左眼

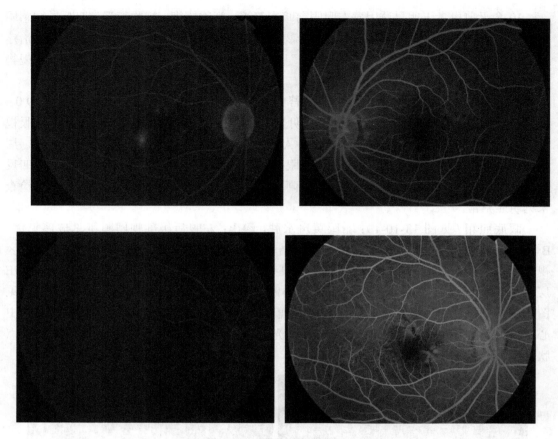

图 13-10-3　治疗前 FFA 图

　　入院诊断　中医诊断：视瞻昏渺（脾虚湿困证）

　　　　　　　　西医诊断：双眼老年性黄斑变性（右眼湿性、左眼干性）

　　诊疗经过　入院后完善各项检查。血红蛋白浓度 98g/L，红细胞比容 0.32L/L。白球比例 1.17，α羟丁酸脱氢酶 183U/L，肌酐 24.0μmol/L，高密度脂蛋白胆固醇 1.71mol/L，低密度脂蛋白胆固醇 3.47mol/L，氯 11.3mol/L，二氧化碳结合力 30.0mol/L。

中医以健脾除湿、益精明目为法，方用参苓白术散加减（党参 12g、白术 12g、茯苓 12g、山药 12g、砂仁 10g、薏苡仁 15g、泽泻 12g、莲子 10g、白扁豆 12g、川芎 6g、枸杞子 12g），连服 6 剂，每日 1 剂，分 3 次服。后期加瓦楞子 12g、浙贝母 12g、鳖甲 10g、昆布 10g 活血化瘀、软坚散结。配合针刺通络明目，穴位贴敷扶助正气，调和阴阳，祛邪外出。西医主要以抗氧化、营养视细胞、改善视网膜氧供、血液供应为主要治疗原则。予以银杏达莫静滴每日一次、复方樟柳碱颞浅动脉旁注射改善眼底微循环、营养神经，并予抗-VEGF 治疗，根据老年性黄斑变性（senile macular degeneration，SMD）的临床诊疗规范，予以康柏西普眼内注射液玻璃体腔注射每月 1 针，连续 3 月。

　　经治疗后，患者右眼眼前固定暗影遮挡明显变淡减轻，视物变形消失，视力 0.8，眼底黄斑区盘状水肿消失，黄白色渗出减轻吸收（见图 13-10-4、图 13-10-5）。

　　出院诊断　中医诊断：视瞻昏渺（脾虚湿困证）

西医诊断：双眼老年性黄斑变性（右眼湿性、左眼干性）

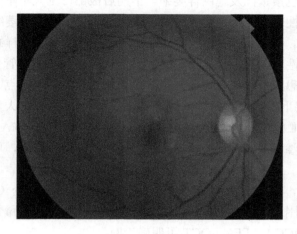

图13-10-4　治疗后眼底照相图

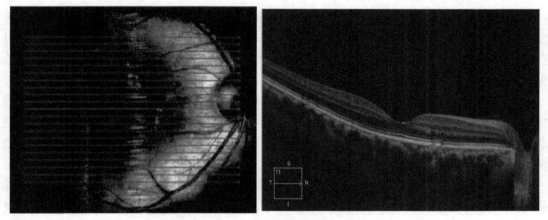

图 13-10-5　治疗后 OCT 图

注：右眼黄斑区视网膜神经上皮层下囊样低反射消失，黄斑解剖结构复位，RPE 散在驼峰状高反射

二、案例解析

（一）西医诊疗要点

根据患者视物模糊、眼前固定暗影遮挡、视物变形的症状，以及眼科影像学、功能学检查，能明确诊断。

SMD 患者多为 50 岁以上，双眼先后或同时发病，视力呈进行性损害，为致盲率较高的眼底疾病。虽病因不明确，但大量研究表明慢性光损伤、遗传因素、代谢、营养不良等因素与其发病有关。因主要累及黄斑部，对患者视功能影响显著，故严重影响患者生活。年龄相关性黄斑变性在临床上常表现为两种类型：干性、湿性。

干性病变特点是起病缓慢，视力逐渐减退，一般不出现严重视力下降及视物变形变色，主要累及后极部视网膜外层、RPE 层、玻璃膜及脉络膜毛细血管，呈缓慢进行性变性萎缩。特征为玻璃膜疣、色素紊乱及地图样萎缩。早期后极部可见大小不一、黄白色类圆形玻璃膜疣，边界清为硬性玻璃膜疣，边界模糊为软性玻璃膜疣，RPE 萎缩及软性玻璃膜疣是湿性老黄的危险因素。OCT 可见 RPE 层驼峰状隆起，FFA 可见窗样缺损，点状高荧光，晚期无荧光增强。湿性 SMD 又称渗出性 SMD，常伴脉络膜新生血管生长，引发出血性、渗出性改变，临床上患者可出现视力突然下降，视物变形、中心暗点，眼底可见视网膜神经感觉层下或 RPE 层下暗红色出血、病变区隆起，可跨过血管区。大量出血可导致玻璃体积血，晚期黄斑下出血机化，形成盘状瘢痕，中心视力完全丧失。FFA 表现为出血遮蔽荧光，晚期可见新生血管渗漏及高荧光。OCT 可见 RPE 层高反射隆起，可见神经上皮层出血低反射及隆起。

在湿性病变中，有一种特殊类型，称息肉样脉络膜血管病变（PCV）。主要改变为眼底橘红色病灶，周围常伴大量出血、渗出、色素上皮脱离，出血量常较大。根据视力下降程度、眼底改变、ICGA、FFA、OCT 可明确诊断。

本病需与以下疾病相鉴别。

（1）遗传性黄斑营养不良　对于老年患者存在的黄斑区萎缩型改变要排除遗传性黄斑营养不良的可能。与 SMD 相比，遗传性黄斑营养不良患者视功能异常发生时间早，可以获得相关病史，双眼病变且呈对称性，该患者发病与 SMD 年龄时间节点吻合，且双眼改变不对称，故不考虑本病。

（2）中心性渗出性脉络膜视网膜病变　与 SMD 相比，中心性渗出性脉络膜视网膜病变多发于年轻人，不伴有广泛色素上皮改变，单纯孤立病灶，无视网膜色素上皮萎缩、色素紊乱、Drusen 改变，脉络膜新生血管相对而言较小。该患者无论从哪一方面，与中渗表现均不相符，故此诊断，可以暂不考虑。

本病要根据分型类型制定诊疗方案。干性病变，主要以改善眼底视网膜微循环，营养黄斑，改善视细胞代谢为主，补充多种维生素、叶黄素，定期随诊观察，可通过 FFA 及 OCT、眼底照相等来监控病情发展。湿性病变，出现脉络膜新生血管，或表现为隐匿性新生血管，需进行规范抗-VEGF 治疗，有炎症表现可选择眼局部的激素治疗。此外，还可根据病情酌情选择激光治疗，PDT 等，黄斑变性需长期随访观察，治疗方案也可个性化，中西医结合治疗是目前较为理想的治疗方式。

（二）中医诊疗要点

本案例患者以视力下降、眼前固定暗影、视物变形为主症，属于祖国医学"视瞻昏渺"范畴。患者平素好食肥甘厚味，饮食不节，长久耗伤脾胃，脾胃运化失司，聚湿生痰，痰阻气机，气机阻滞，痰凝血瘀，壅阻目窍，遮蔽神光，发为本病。故而出现视力下降、视物变形，眼前暗影遮挡，结合舌质淡胖，苔白微腻，脉濡缓，辨证为脾虚湿困证。治当健脾化湿，方用参苓白术散加减。如证属阴虚火旺者则需滋阴降火，生蒲黄汤加减；证属痰瘀互结者需化痰软坚，理气散结，方用化坚二陈汤加减处之。针刺、中药热奄包、穴位注射复方樟柳碱注射液活血通络，对本病都能起到较好疗效。

三、按 语

SMD 尽管病因不明确，但年龄是第一危险因素，其次慢性光损伤、遗传、营养状况、吸烟、基础疾病存在皆是其发生的危险因素，故老年人致盲眼病中，SMD 属于不可逆致盲性眼病，尤其发生湿性病变时，对视功能的损害是不可逆的，故应引起临床工作者重视。SMD 在亚洲人群中发病率也是居高不下的，目前抗-VEGF 治疗已成为主要治疗方式，在规范化治疗的前提下，需根据患者病情进行个性化的治疗，尽最大可能保护视功能，挽救视力。

四、思 考 题

年龄相关性黄斑变性对视功能损伤是不可逆性的，主要是因为损伤了视网膜的哪些结构，从而导致相关功能改变？

参 考 文 献

彭清华. 2018. 中西医结合眼科学 [M]. 北京：中国中医药出版社：222，224-225.
杨培增，范先群. 2018. 眼科学 [M]. 北京：人民卫生出版社：197-198.

（王翰墨）

案例 11　双眼渐进性视物模糊

一、病 历 摘 要

患者，男，62 岁。因"双眼视物模糊 5 年余，右眼加重 2 月余"入院。

5 年余前无明显诱因出现双眼视物模糊，偶有流泪，无眼红、畏光、虹视、雾视、视物变形、变色，无头痛、恶心、呕吐，无胸闷、胸痛、发热、咳嗽等不适。未予重视，未行特殊治疗。2 月余前无明显诱因感右眼视物模糊加重来就医，由门诊以"双眼糖尿病性视网膜病变、白内障"收入科。入院症见：双眼视物模糊，右眼为甚，偶有流泪，精神、饮食睡眠尚可，二便可。有 10 年余"2 型糖尿病"病史，长期口服"二甲双胍片"控制病情，血糖控制不稳定。1 年余前患"脑梗死"到我院神经内科住院治疗，好转出院，现无不适。

查体　生命征平稳，舌暗红，少苔，脉细涩。专科检查见：VOD 手动/眼前，VOS 0.6，矫正无助。入院见：双眼晶状体混浊；右眼全白混浊，左眼：晶状体周边皮质混浊，余眼前节未见明显异常。眼底：右眼底窥不清，左眼底见视乳头边界清，色淡红，无隆起，

C/D=0.3，A/V=1/2，视网膜静脉紫暗扩张，所见范围视网膜平伏，各象限可见硬性渗出、小片状出血、微血管瘤，中心凹反光消失。眼压：右眼 14.0mmHg，左眼 15.0mmHg。

辅助检查　随机血糖 7.1mol/L。心电图：窦性心律（平均心室率 70 次/分）；电轴左偏；一度房室传导阻滞。眼科 B 超：双眼玻璃体混浊。OCT：左眼 RNFL 厚度正常；左眼黄斑区外丛状层片状高反射，中心凹形态正常。眼底照相（见图 13-11-1）：右眼晶状体全白混浊，眼底窥不进，左眼白内障，眼底可见微血管瘤、硬性渗出及出血。FFA 提示（见图 13-11-2）：右眼各象限视网膜散在片状出血遮蔽荧光，后极部视网膜大量点片状高荧光，波及黄斑，黄斑拱环破坏，晚期可见黄斑区及颞上象限视网膜点片状强荧光，随时间延长逐渐增强，毛细血管渗漏，静脉扩张迂曲；左眼屈光介质模糊，各象限视网膜散在片状出血遮蔽荧光，后极部视网膜大量点片状高荧光，伴明显毛细血管渗漏，波及黄斑，黄斑拱环破坏，以环绕视盘周围微血管渗漏为著，静脉扩张迂曲。

入院诊断　中医诊断：消渴内障（肝肾阴虚、目络失养）

西医诊断：（1）双眼糖尿病性视网膜病变（分期需 FFA）

（2）双眼白内障

（3）睑板腺功能障碍

（4）2 型糖尿病

诊疗经过　中医以补益肝肾、养阴明目为法，以六味地黄汤合桃红四物汤加减内服（茯苓 12g、泽泻 12g、丹皮 10g、熟地 12g、枣皮 12g、山药 12g、桃仁 12g、红花 10g、当归 12g、白芍 12g、川芎 9g、生地 10g、陈皮 10g、桔梗 10g），每日 1 剂，每日 3 次，温服，3 剂后原方去桃仁、红花，加黄芪 15g、北沙参 12g、地龙 9g 益气养阴，助瘀血消散。配合针刺、埋针、穴位贴敷养阴明目，扶助正气，调和阴阳。

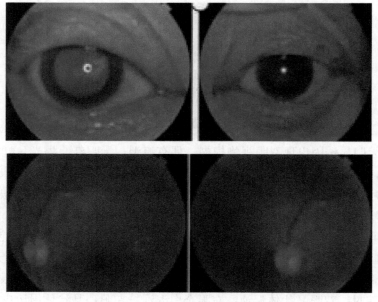

图 13-11-1　治疗前眼前段+眼底照相图

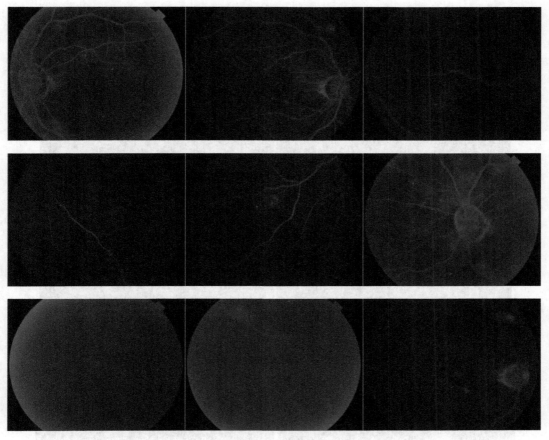

图 13-11-2　治疗前 FFA 图

西医以控制原发病，监测血糖，抗氧化、营养视细胞、改善眼底微循环为主要治疗原则。胞磷胆碱钠注射液及维生素 C 注射液静滴，维生素 B_{12} 注射液及复方樟柳碱注射液穴位注射，维生素 B_1 片口服，小牛血去蛋白提取物眼用凝胶、左氧氟沙星滴眼液滴眼。完善相关检查，排除手术禁忌证，行右眼白内障超声乳化摘除+人工晶体植入术，1 周后在 FFA 指导下行双眼视网膜激光光凝术，1 月后行双眼抗-VEGF 治疗。

经治疗后，患者双眼视力较前明显提升，视物清晰度明显提高，右眼视物模糊基本消失，视力：右眼 1.0，左眼 0.8，右眼人工晶体位正，双眼眼底视网膜可见散在片状出血较前减轻，硬性渗出、微血管瘤、黄斑水肿减轻，双眼周边部视网膜可见激光光斑（见图 13-11-3、图 13-11-4）。

　　出院诊断　中医诊断：消渴内障（肝肾阴虚、目络失养）

　　　　　　　西医诊断：（1）双眼糖尿病性视网膜病变（右眼 4 期、左眼 3 期）

　　　　　　　　　　　　（2）双眼黄斑水肿

　　　　　　　　　　　　（3）右眼人工晶体眼

　　　　　　　　　　　　（4）左眼白内障

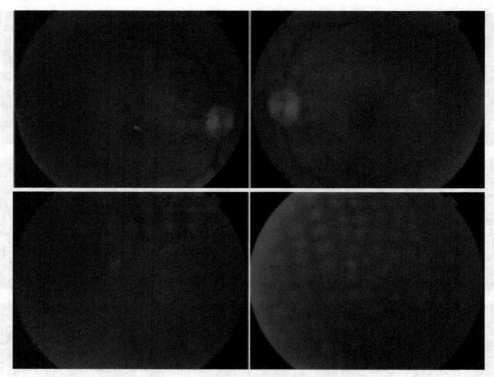

图 13-11-3　治疗后双眼眼底照相图

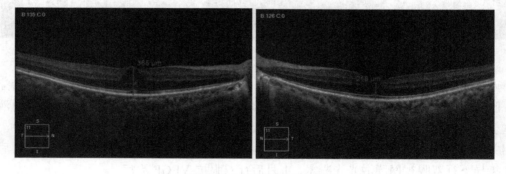

图 13-11-4　治疗后 OCT 图

注：右眼黄斑区神经上皮层轻度隆起，黄斑轻度水肿，仍需继续行抗-VEGF 治疗，左眼视网膜黄斑结构尚可

二、案 例 解 析

（一）西医诊疗要点

根据患者主要症状视物模糊，结合病史、临床症状、眼科影像学、功能学检查，诊断本病并不困难。糖尿病病史是本病的基础病因，加之典型的眼底征象，一般来说较易作出判断。

糖尿病视网膜病变（diabetic retinopathy，DR）是糖尿病早期微血管并发症之一，随着我国糖尿病发病率升高，糖尿病眼底并发症随之攀升，糖尿病人群中约 30%～50% 合并视网膜病变，其中 1/4 有明显的视力障碍，生存质量和健康水平严重下降，致盲率为 8%～12%。

其发展与糖尿病类型、病程、年龄、血糖控制等因素密切相关，以视力下降、眼底出现糖尿病相关微血管改变为主要表现。西医病因病理：主要是长期糖代谢紊乱损害视网膜的微循环。早期的病理改变为基底膜增厚，内皮细胞增生，毛细血管周细胞的选择性丧失；血管扩张导致的微动脉瘤和血管结构改变，血-视网膜屏障的损害；随之毛细血管管腔狭窄甚至闭塞，血流改变，致使视网膜缺血缺氧，最终形成新生血管等增殖性改变。

本病早期无明显不适，中后期有不同程度视力减退，眼前黑影飞舞，或视物变形，甚至失明。可见眼底微血管瘤、出血、硬性渗出、黄斑水肿、棉绒斑静脉串珠样改变、视网膜内微血管异常，视网膜前出血、玻璃体积血等主要表现。视网膜新生血管、牵拉性视网膜脱离、虹膜新生血管、新生血管性青光眼是常见并发症。

目前眼科影像学检查中以FFA作为分期的标准。依据《我国糖尿病视网膜病变临床诊疗指南（2014年）》将DR分为非增殖型与增殖型。OCT、眼底照相、血流OCT、超广角照相等先进检查技术为主要辅助手段。根据病史、糖尿病病程、血糖控制情况、视力下降程度、眼底改变、FFA、OCT可诊断本病。

因糖尿病视网膜病变是最常见也是最为变化多端的视网膜血管性疾病，病程和表现程度不同致使它需要与其他多种眼底疾病特别是能引起视网膜血管改变的疾病相鉴别。

（1）视网膜血管炎　青年人发生视网膜血管炎眼底可表现为双眼较为对称的视网膜血管异常，常有视网膜血管闭塞、玻璃体出血、视网膜出血、视网膜新生血管形成，其区别点为视网膜血管炎原发血管为大血管，而糖尿病视网膜病变为微小血管，前者可见更多的血管白鞘、白线状改变，即使无视网膜新生血管也可发生玻璃体积血，而糖尿病视网膜病变更多的见微血管瘤，不伴有大血管病变的毛细血管阻塞等改变，患者如有原发性糖尿病或继发性血糖升高对鉴别有帮助，该患者有确定的糖尿病病史，故暂不考虑本病。

（2）视网膜中央静脉阻塞　大多数中央静脉阻塞时单眼发病，容易与双眼发病的糖尿病视网膜病变鉴别开来，但偶有发生双眼的视网膜中央静脉阻塞，需要鉴别。第一，静脉扩张情况。静脉扩张是视网膜中央静脉阻塞的主要特征，并且扩张血管始于视盘处，分支之间基本对称，糖尿病视网膜病变的病例也可以出现静脉扩张，但多为节段性的，很少始于视盘处，从全视网膜的层次看到是不均匀的。第二，微血管瘤和视网膜出血的情况。视网膜中央静脉阻塞以出血特别是浅层出血为主，即使有微血管瘤其数量较少，一般病程相对长后才出现，而糖尿病视网膜病变是以微血管瘤为首要症状，出血以深层出血为主。第三，视网膜新生血管情况。视网膜中央静脉阻塞出现的新生血管多见于虹膜，而视网膜或视盘新生血管少见，糖尿病视网膜病变发生新生血管多见于视网膜和视盘，该患者眼底表现为明显微血管瘤、出血、硬性渗出，无明显血管阻塞情况，故暂不考虑此病。

（3）放射性视网膜病变　放射性视网膜病变与糖尿病视网膜病变眼底征象几乎一致，其鉴别要点是病史，放射治疗是指任何能将眼底组织暴露在放射野的治疗，最常见的是对颅面部肿瘤的治疗如鼻咽癌治疗，也可以是眼部肿瘤放射性治疗，大多为迟发性，往往容易忽略这个阳性病史；糖尿病视网膜病变发生率常高于放射性视网膜病变，如患者眼底改变同糖尿病视网膜病变，但无糖尿病病史，双眼眼底改变明显不对称，不能用其他疾病来解释，均需考虑这样的病史，该病人病史明确，故不考虑此疾病。

治疗上，要根据DR分型、黄斑水肿类型，选择不同的治疗方法。对于非增生期患者，眼科主要以改善眼底微循环，改善视网膜缺血缺氧，营养视网膜，改善代谢等治疗为主，但本身糖尿病的控制是基础，提高患者依从性，正确认识及对待疾病，规范眼底筛查及定期随诊观察。若糖尿病视网膜病变进展，出现视力下降，持续黄斑水肿，视网膜大片出血，玻璃体积血，视网膜新生血管等，需进一步规范抗-VEGF治疗、视网膜激光治疗，甚至手术治疗。规范的根据诊疗指南选择治疗方法是患者视功能长远获益的保障。

（二）中医诊疗要点

本案例患者以视力下降，右眼为著为主症，属于祖国医学"消渴内障"范畴。患者老年男性，消渴病多年，消渴日久，耗伤阴液，久之损及肝肾之阴，阴津不能上濡目窍、视衣，阴精不足，目失所养则见视物模糊，视力下降，阴虚阳亢，故见视衣出血、渗出，舌暗红、少苔、脉细涩为肝肾阴虚之征。综上可知，本病病位在眼，与肝肾密切相关，病性属虚。消渴日久，肝肾阴虚，精血不足，目络失养，神光衰微。本患者证属肝肾阴虚、目络失养，需滋阴益肾，润燥生津，方以六味地黄丸加减处之。

三、按　　语

眼是人体组织不可分割的一部分，所有眼部的病变也均属于系统疾病的一部分。从眼科医师的角度，可以将眼部的病变分成眼部疾病和合并其他组织异常两大类。当眼部病变与眼外病变并存时，要考虑以下可能：①眼部病变为原发病，继而累及其他组织；②眼与眼外组织病变有共同的发病基础；③眼外病变为原发病，随后累及眼部组织。临床第一种情况较为少见，即使发生了，眼部治疗无明显改善，只需其他学科配合治疗眼外病变。我们更为注意后两种情况，也就是系统疾病在眼部的表现问题。糖尿病视网膜病变是最容易被糖尿病患者忽略的并发症，长期血糖控制不良，血糖波动大是直接导致糖尿病视网膜病变快速进展的最重要原因，作为一种需要交叉学科介入的疾病，需提高各科医生与患者本人的认识，做好患者教育，定期眼底筛查，做到早发现、早预防、早治疗、早防盲。

四、思 考 题

眼底视网膜血管具有微血管的结构，与肾脏微血管结构如出一辙，可否借由监测糖尿病眼底改变来早期预防肾脏系统并发症呢？

参 考 文 献

彭清华. 2018. 中西医结合眼科学［M］. 北京：中国中医药出版社：200-201，207-209.
杨培增，范先群. 2018. 眼科学［M］. 北京：人民卫生出版社：194-195.

（王翰墨）

第十四章 耳鼻咽喉疾病

案例 1 左耳听力下降、耳闷

一、病 历 摘 要

患者，女，39岁，因"左耳听力骤降伴耳闷2天"，于2021年1月5日入院。

2天前因生气后出现左耳听力骤降伴有耳闷感，无耳鸣、耳胀、耳痛、耳内流脓、眩晕，无发热恶寒、头痛、心慌胸闷、肢体麻木等症，未诊治。次日上症仍无好转而来院就医。门诊纯音听阈检查及声导抗检查提示：左耳听阈以中度低频下降为主（见图14-1-1），右耳听阈正常；双侧鼓室导抗图为A型，双侧咽鼓管功能正常。诊断为左耳特发性突聋，并收入病房系统诊疗。入院症见：左耳听力下降伴耳闷感，右耳听力正常，无闷塞感。胸胁时有胀闷，精神纳眠尚可，二便调。既往史无特殊。

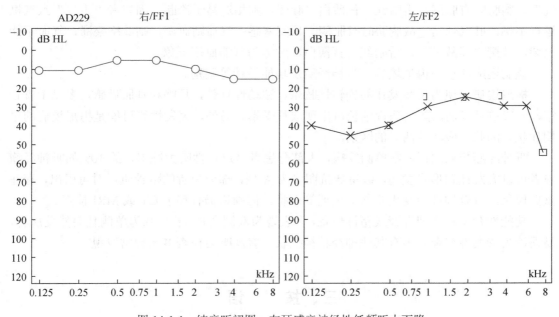

图 14-1-1 纯音听阈图：左耳感音神经性低频听力下降

入院查体 生命征平稳。一般情况可，舌暗红，苔薄白，脉涩。心肺腹无特殊。神经系统检查正常。专科检查：耳：双侧耳廓无畸形，双侧外耳道通畅，无充血红肿，无耵聍栓塞，双侧鼓膜完整，标志清，光锥存在。双侧乳突区无压痛。鼻：外鼻无畸形，前鼻镜检查见鼻中隔无明显偏曲，双侧鼻黏膜色淡红，双侧中、下鼻甲不大，鼻道通畅，各鼻道内未见异常分泌物及新生物。鼻咽部光滑对称。各鼻窦区无压痛。咽喉检查未见异常。

  入院诊断 中医诊断：暴聋病（气滞血瘀证）

      西医诊断：左耳特发性突聋

  诊疗经过 入院常规检查未见异常。纤维鼻咽喉镜、头颅 MRI 未见异常。治疗上中医以行气活血，通窍开闭为法，方以通窍活血汤加减，并结合针灸、埋针等中医外治法。银杏叶提取物注射液静滴改善内耳微循环等。经上述治疗后复查纯音听阈：左耳言语听阈 7dB（0.125kHz 10dB、0.25kHz 10dB、0.5kHz 5dB、lkHz 10dB、2kHz 5dB、4kHz 15dB、8kHz 20dB），右耳听阈正常。患者听力恢复正常，于 2021 年 1 月 20 日痊愈出院。

  出院诊断 中医诊断：暴聋病（气滞血瘀证）

      西医诊断：左耳特发性突聋

二、案 例 解 析

  本案例的诊断在于应抓住"短时间（72 小时）内的听力骤降"以及"感音神经性听力下降"的特点。难点在于确定该病是否有明确的病因，如果能找到明确病因，则该突聋为一症状，而找不到明确病因则为特发性突聋。中医以主证特点为依据，结合诱因为"生气"，胸胁时有胀闷，舌暗红，苔薄白，脉涩，则相对易于诊断。因患者"生气"致气机运行不畅，肝气郁结，故胸胁时有胀闷、耳闷塞感；气滞则血瘀，则脉络瘀滞，气血不能上荣，耳窍失养故突聋；舌暗红、苔薄白、脉涩为气滞血瘀征象。

  该病还应注意与梅尼埃病、听神经瘤及功能性聋等鉴别。

  梅尼埃病表现为反复发作的旋转性眩晕，波动性耳聋，耳鸣和耳胀满感。多见于青壮年，一般单耳发病，随着病程延长可出现双耳受累。另外，突发性聋可能是梅尼埃病的早期症状。因此，应注意两者的区别。

  听神经瘤起病缓慢，常单侧发病，大部分患者呈进行性听力减退，约 10% 的听神经瘤患者可以突发性聋形式发病，鼓室导抗图多为 A 型，部分患者的镫骨肌反射可引出，存在重振现象。可有颅神经受累及共济失调等症状。但确诊仍有赖于 CT 或 MRI 检查。

  功能性聋又称心理性聋或精神性聋，多表现为双侧全聋。若耳聋为单侧且突然发病者，易误诊为特发性突聋。多有其他神经精神症状。客观听力检查多无异常发现。

三、按 语

  随着现代医学的发展，在重视传统望、闻、问、切的基础上，合理使用各种检查、检验设备，中西医并重，避免偏颇，以明确诊断；在治疗时，更要发挥中医治疗的优势，让患者更快恢复，是我们从此案例中应该学到的。

四、思 考 题

1. 如果结合患者病史及相关临床表现最终不能明确诊断特发性突聋,下一步应该如何做?

2. 如果治疗一周没有明显好转,应该采取鼓室给药还是耳后给药?不同给药方式到达内耳的部位有何不同?

参 考 文 献

孙海丽,于湛,魏永祥. 2020. 局部给药途径对内耳耳蜗作用机制的研究 [J]. 中华耳科学杂志,18 (5):927-931.

田道法,李云英. 2019. 中西医结合耳鼻咽喉科学 [M]. 第 3 版. 北京:中国中医药出版社:228-231.

余力生,杨仕明. 2015. 突发性聋诊断和治疗指南(2015)[J]. 中华耳鼻咽喉头颈外科杂志,50 (6):443-447.

(杨荣刚)

案例 2 双 耳 耳 鸣

一、病 历 摘 要

患者,女,48 岁,因"双耳持续性耳鸣 5 年,加重 1 月",于 2020 年 2 月 25 日入院。

5 年前无明显诱因出现双耳耳鸣,呈持续性低音调如"蝉鸣"声,无听力下降、耳胀、耳痛等症,经多方诊治疗效不佳。1 月前耳鸣加重,呈持续性低音调,烦躁易怒,不易入睡,多梦,偶有头晕,无脑鸣、听力下降、耳痛、耳内流脓,无发热、恶寒、心慌胸闷,经某医院营养神经、改善微循环等治疗无好转而来院就医,门诊以"双侧神经性耳鸣"收入院。症见:双耳持续性低音调"蝉鸣"样耳鸣,烦躁易怒,口苦咽干,不易入睡,多梦,偶有头晕,尿黄,便秘。有 3 年"颈椎病"病史,现感颈部、右侧背部酸痛,无上肢麻木。余无特殊。

入院查体 生命体征平稳。一般情况可,心肺腹无特殊。神经系统检查正常。舌质红,苔黄,脉弦数。专科检查:耳:双侧耳廓无畸形,双侧外耳道通畅,无充血红肿,无耵聍栓塞,双侧鼓膜完整,标志清,光锥存在。双侧乳突区无压痛。鼻:外鼻无畸形,前鼻镜检查见鼻中隔无明显偏曲,双侧鼻黏膜色淡红,双侧中、下鼻甲不大,鼻道通畅,各鼻道内未见异常分泌物及新生物。鼻咽部光滑对称。各鼻窦区无压痛。咽喉检查未见异常。

入院诊断 中医诊断:耳鸣病(肝火上扰证)

西医诊断:双侧神经性耳鸣

诊疗经过 完善各项检查。常规检查未见异常,纤维鼻咽喉镜、头颅 MRI 未见异常,听力学检查双耳正常。中医以清肝泄热、开郁通窍为治则,方以龙胆泻肝汤加减内服,配合针刺、埋针，中药热奄包热敷，中药硬膏热贴敷，共奏清肝泄热、开郁通窍之功。西医予银杏叶提取物注射液静滴以改善内耳微循环，营养听神经；予2%盐酸利多卡因注射液+注射用地塞米松磷酸钠+维生素B_{12}穴位注射营养神经，改善内耳微循环，甲钴胺胶囊口服营养神经治疗。3月1日述耳鸣较前稍减轻，呈持续性低音"蝉鸣"声，入睡稍易，梦较前减少，口苦咽干缓解，尿黄便秘减轻，偶有头晕。3月5日患者述耳鸣声较前缓解，呈持续性低音"蝉鸣"声，入睡改善，梦较前减少，口苦咽干、尿黄便秘缓解，头晕减轻。继续予银杏叶提取物注射液静滴，结合中药辨证论治，针刺、埋针治疗，中药热罨包热敷，中药硬膏热贴敷等中医特色治疗，其后患者感耳鸣较前明显减轻，偶有"蝉鸣"声，睡眠可，梦较前明显减少，无头晕，无口苦咽干及尿黄便秘，于2020年3月11日好转出院。

出院诊断　中医诊断：耳鸣病（肝火上扰证）

西医诊断：双侧神经性耳鸣

二、案例解析

中医方面，本例患者病机从肝火上扰、耳窍功能失利认识。因肝胆互为表里，足少阳胆经入耳中，肝火循经上扰耳窍，则耳鸣如蝉，偶有头晕；烦躁易怒则肝气郁结，气郁化火，使耳鸣加重；肝火内扰心神则不易入睡，多梦；肝火内炽，灼伤津液，则口苦咽干、便秘尿黄。舌红苔黄、脉数主热证，脉弦主肝病。故结合症舌脉，辨为耳鸣病之肝火上扰证。

西医方面，难点在于能否确定耳鸣是某种疾病的伴随症状，还是病因不明的特发性耳鸣即神经性耳鸣。如果是病因不明者则要根据专科检查结果制定个体化的治疗方案。急性耳鸣要积极治疗，治疗原则类似于突发性耳聋，而慢性耳鸣则以缓解主要症状，控制伴随症状，及提高生活质量为中心。

结合本病例，经中西医并重，综合分析，个体化施治后取得了较好的疗效，值得借鉴。

三、按　　语

耳鸣、耳聋和眩晕是耳科的三大主要症状，也是耳科医师面临的三大难题，其中耳鸣居首位。因此，对于该类患者应进行仔细的询问、检查，认真解释，正确引导。尤其是那些真正需要医疗干预的耳鸣患者，只要有正确的认识，树立信心，配合中西医结合系统治疗，也可以最终达到治愈或适应目的。故耳鸣是完全可以得到控制的。

四、思　考　题

1. 耳鸣与脑鸣的异同及它们可能的病理机制是什么？

2. 为什么使用针灸、埋针等中医外治法可以治疗耳鸣？

参 考 文 献

刘蓬. 2020. 耳鸣的诊断思路 [J]. 中国听力语言康复科学杂志, 18 (1): 64-67.

田道法, 李云英. 2019. 中西医结合耳鼻咽喉科学 [M]. 第 3 版. 北京: 中国中医药出版社: 239-242.

杨诗雨, 刘晖, 王冰, 等. 2019. 特发性耳鸣的研究进展 [J]. 临床耳鼻咽喉头颈外科杂志, 33 (8): 785-789.

（杨荣刚）

案例 3　反复鼻塞、流浊涕

一、病 历 摘 要

患者，男，28 岁，因 "反复交替性鼻塞、流浊涕 3 年，复发加重 2 天"，于 2020 年 8 月 16 日就诊。

3 年前因反复感冒后出现间歇性交替性鼻塞，流黄浊涕，鼻塞时轻时重，鼻气灼热，嗅觉无明显减退，无咳嗽咳痰、头晕、头痛、发热恶寒等症，自行服用 "抗生素"（具体不详）后好转。其后上症常反复发作，每经服用 "感冒药" 或 "抗生素"（具体不详）后好转。未系统诊治。2 天前无明显诱因出现交替性鼻塞复发并加重，流黄浊涕，鼻气灼热，口干，嗅觉无减退，无咳嗽咳痰、记忆力减退、头晕、头痛、发热恶寒等症。精神纳眠可，二便调。

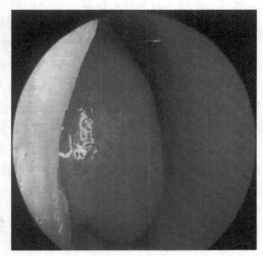

门诊查体　T 36.2℃。舌质红，苔薄黄，脉数。心肺腹（-）。专科检查：外鼻无畸形，前鼻镜下（见图 14-3-1）见鼻中隔无明显偏曲，鼻黏膜充血色红，双侧下鼻甲肿胀，表面光滑、柔软有弹性，双侧鼻道内可见少量淡黄色黏涕附着，未见新生物。各鼻窦区无压痛。1% 麻黄素试验阳性。耳及咽喉未见异常。

图 14-3-1　镜见黏膜及下鼻甲充血、鼻道狭窄

辅助检查：鼻窦 CT 检查鼻窦无明显异常。

诊断　中医诊断：鼻窒病（肺经蕴热，壅塞鼻窍证）

　　　　西医诊断：慢性鼻炎

治法　清热散邪，宣肺通窍。

方药　黄芩汤加减：黄芩 9g、栀子 9g、连翘 9g、桑白皮 9g、薄荷 9g[后下]、赤芍 9g、麦冬 9g、荆芥穗 9g、桔梗 6g、甘草 6g。7 剂，水煎服，每日 1 剂，分 3 次服。西药以糠酸莫米松鼻喷剂喷双侧鼻腔。

二诊　治疗 7 日后复诊，患者感上症减轻，仍有淡黄色黏浊涕，舌尖红，苔薄黄，脉细数。专科检查：前鼻镜下见鼻黏膜充血色红较前减轻，双侧下鼻甲肿胀缓解，右侧鼻道内可见少许淡黄色黏涕附着。继予黄芩汤加减，拟方：黄芩 9g、栀子 9g、连翘 9g、桑白皮 9g、薄荷 9g [后下]、赤芍 9g、麦冬 9g、荆芥穗 9g、桔梗 6g、苍耳子 9g、辛夷 9g、甘草 6g。共 7 剂，水煎服，日 1 剂，分 3 次服。西药仍以糠酸莫米松鼻喷剂喷双侧鼻腔治疗。

患者三诊时无鼻塞、流涕等症。

二、案 例 解 析

中医方面，本案例以反复交替性鼻塞、流浊涕为主症，属于"鼻窒"范畴。患者反复感冒鼻塞后，致邪热伏肺，久蕴不去，从而形成肺经蕴热，熏灼鼻窍，故见鼻甲肿胀而鼻塞、涕黄、鼻气灼热；口干、舌质红、苔薄黄、脉数均为肺经蕴热之象。故综合舌脉症，辨属鼻窒之肺经蕴热，壅塞鼻窍证。该病应与鼻息肉（鼻痔）等鉴别。

中医之鼻息肉是指因湿浊停聚鼻窍所致的鼻内光滑柔软，状如葡萄或荔枝肉样的赘生物。常并发于鼻渊、鼻鼽等鼻病。临床表现为一侧或两侧渐进性鼻塞，逐渐呈持续性，嗅觉减退，常伴头昏头痛。检查一侧或两侧鼻腔可见单个或多个表面光滑的呈灰白色或淡红色的半透明赘生物，可移动。因此，可资鉴别。

在西医诊断方面，该患者以反复交替性鼻塞、流浊涕为主要表现，除与鼻息肉进行鉴别外，同时也要考虑是否发为鼻腔恶性肿瘤：本病男性多于女性，年龄多在 50 岁以上。多为单侧，也有双侧发病者。约 10%的病人腮腺区及颌下淋巴结有转移。初期肿瘤发展缓慢，至晚期肿瘤广泛累及眼部、上颌窦、筛窦或前颅底时，可产生 Ⅱ、Ⅲ、Ⅳ、Ⅴ、Ⅵ等颅神经及眼部症状。检查时发现鼻腔有肿物，表面不平，暗红色，或呈类息肉样，触及易出血。活检时肿瘤质较脆。如有眼球部突出、内眦部隆起、视力障碍和颈淋巴结转移，肿瘤多属晚期。据上述临床表现和鼻腔肿物特点，病理检查可以明确诊断。

三、按 语

鼻塞、流涕是临床常见症状，面对该类患者应围绕这两个症状进行仔细的询问、检查，尤其是麻黄碱试验、鼻腔检查及鼻窦 CT 检查，从而区分其病变范围及病理性质。中医方面以鼻塞的特点和鼻涕的量、色、质为基础，结合全身症状，是其辨证论治的关键点。

四、思 考 题

什么时候慢性鼻炎需要外科手术治疗？

（杨荣刚）

案例 4　反复右侧鼻腔鼻塞、流涕

一、病历摘要

患者青年男性，因"反复右侧鼻腔鼻塞、流涕6月余"，于2020年10月25日入院。

6月余前无明显诱因感右侧鼻腔鼻塞、流清涕，无喷嚏、恶寒、发热、心慌、胸闷、恶心、呕吐等症，来院诊治，门诊行相关检查（具体不详）后确诊为"右侧鼻腔新生物"，患者未予重视，未行诊治。其后上述症状反复发作，均未予治疗。现为寻系统治疗再次来院就医，门诊鼻内镜检查见"右侧中鼻道荔枝肉样半透明状新生物"，为明确其性质，建议患者手术治疗而收入院。

入院查体　一般情况可，心肺腹（−）。舌质淡红，苔白腻，脉弦滑。专科检查：鼻：鼻外形无畸形，鼻内镜下见：鼻中隔右偏，右侧中鼻道可见荔枝肉样半透明新生物，鼻道可见脓性分泌物，右侧鼻黏膜充血，下鼻甲肥大。咽喉：咽部黏膜无充血，双侧扁桃体不大，悬雍垂居中，咽后壁及舌根部无淋巴滤泡增生。耳：双侧耳廓无畸形，双侧外耳道通畅，鼓膜完整，光锥反射存在，双侧乳突区无明显压痛。

辅助检查　鼻内镜示：①鼻中隔偏曲，②鼻腔新生物。

入院诊断　中医诊断：鼻渊（肺脾气虚，邪滞鼻窍证）

　　　　　　　西医诊断：慢性鼻-鼻窦炎（鼻息肉型？）

诊疗经过　完善各项入院检查。鼻窦CT平扫示：双侧上颌窦及筛窦炎性改变？左侧下鼻甲肥大、鼻中隔右偏；鼻咽腔形态欠规则，左侧咽鼓管隆突略增厚。中医以健脾化痰、散结消肿为法，予二陈汤加减内服，配合中药热罨包热敷，中药硬膏热贴敷治疗鼻部以宣通鼻窍，复方木芙蓉涂鼻软膏外涂以局部抗炎。西医用布地奈德混悬液雾化吸入以局部抗炎，鼻腔冲洗，清除分泌物，丙酸氟替卡松鼻喷雾剂喷鼻，盐酸麻黄碱滴鼻剂滴鼻改善鼻腔通气，盐酸西替利嗪分散片口服以抗过敏。完善相关检查排除手术禁忌后于2020年10月30日在全麻下行"鼻内镜下右侧鼻腔新生物活检+功能性鼻窦内窥镜手术+双侧下鼻甲射频消融术"，术后予营养支持治疗、抗炎消肿治疗、预防感染等治疗。术后2020年11月1日复查鼻内镜下见：鼻腔黏膜充血，双侧鼻甲肿胀，双侧下鼻道见明胶海绵填塞，右侧中鼻道见血痂附着，未见新生物残留，余未见明显异常。2020年11月4日鼻内镜提示：鼻腔黏膜无明显充血，双侧鼻甲稍肿胀，双侧下鼻道见明胶海绵填塞，右侧中鼻道见少量血痂附着，未见新生物残留，余未见明显异常。右侧中鼻道新生物活检提示黏膜慢性炎症并息肉形成。根据病理结果，该患者明确诊断为：慢性鼻-鼻窦炎（鼻息肉型）。患者已无明显鼻塞、流涕症状，鼻内镜下见术区较前恢复，于2020年11月4日痊愈出院。

出院诊断　中医诊断：鼻渊（肺脾气虚，邪滞鼻窍证）

　　　　　　　西医诊断：慢性鼻-鼻窦炎（鼻息肉型）

二、案 例 解 析

慢性鼻-鼻窦炎及鼻息肉是耳鼻喉科常见病、多发病，其原因涉及很多方面，目前尚不明确。过度疲劳、受寒受湿、环境污染等是其常见病因。鼻息肉是赘生于鼻腔或鼻窦肿物，中医认为由湿热内蕴、上蒸于肺、结滞鼻窍所致。两者常合并存在。西医强调抗生素、局部激素以及鼻内镜手术等综合治疗。即便如此规范治疗，也有相当一部分患者疗效欠佳，因此中医治疗就成为综合治疗的一个组成部分。总之，慢性鼻-鼻窦炎及鼻息肉需要中西医结合，系统、规范的治疗，才能达到良好的效果。

中医鼻渊之名，最早见于内经，如《素问·气厥论》曰："胆移热于脑，则辛頞鼻渊。鼻渊者，浊涕下不止也。"患者素体病久，久病致脾胃虚弱，发病日久，邪壅鼻窍，则见鼻塞，津液布散失常，则见鼻流涕。舌质淡红、苔白腻、脉弦滑为肺脾气虚、邪滞鼻窍之征，病性属虚，病位在鼻。治疗上，故以参苓白术散合苍耳子散加减，当以补益脾肺，宣通鼻窍。

西医方面，该病例副鼻窦 CT 可以明确诊断为鼻窦炎。本病的发病特点与鼻窦的解剖特点有关：①窦口小，易导致鼻窦通气引流障碍；②鼻窦黏膜与鼻腔黏膜相连，鼻腔黏膜常累及鼻窦黏膜；③各窦口毗邻，一窦发病可累及他窦。慢性者多因急性鼻窦炎反复发作未彻底治愈迁延而致，双侧发病或多窦发病极常见。近年有观点为，窦口的引流和通气障碍是引起鼻窦炎发生的最重要机制，因此通过药物或手术解除窦口的引流和通气障碍以恢复鼻窦的功能是治疗鼻窦炎的基本原则。功能性鼻内镜鼻窦手术即是建立在上述理论基础上，通过手术并配合必要的治疗措施使窦口保持永久通畅的引流和通气，即可达到治愈鼻窦炎的目的。慢性鼻窦炎常伴有鼻息肉，鼻息肉按上皮层及固有层的变化特点可分为乳头增生型、水肿型、纤维型、腺体型、滤泡型。

根据患者术后病理可以帮助判断鼻腔新生物的性质，综合以上特点，一般诊断不难。CT 扫描以及病理检查有助于确诊。但鼻腔新生物类型众多，鼻息肉当与以下疾病鉴别。

（1）鼻腔良、恶性肿瘤　如纤维血管瘤、内翻性乳头状瘤、腺样囊性癌、鳞状细胞癌等，病理检查可以鉴别。

（2）出血性息肉　多有鼻出血病史，CT 检查可见上颌窦及筛窦"占位性病变"，鼻腔可见暗红色坏死组织，触碰容易出血。

（3）鼻脑膜脑膨出　筛板有先天性缺损时，脑膜或连同脑组织可向鼻腔下坠，酷似息肉，可做 MRI 相鉴别。

本病治疗的关键是合理地调理患者的病理体质，最大限度地恢复窦腔引流和鼻腔正常生理功能，并重视变态反应的处理，利于提高远期疗效。而对于伴有息肉的鼻窦炎，指南推荐"手术联合保守治疗"。

三、按 　 语

通过学习该案例，可进一步了解慢性鼻窦炎的诊断、治疗方案（包括手术方案）。慢性鼻窦炎通过症状、体征及相关影像学方面的检查不难诊断。至于治疗，对于常规药物治疗 3 个月以上仍未见好转或者伴有息肉的鼻窦炎需要采取手术治疗，手术以切除息肉，改善鼻道窦口复合体的阻塞为主，目前鼻窦手术多在鼻内镜下进行，也称功能性鼻内镜鼻窦手术（FESS）。FESS 手术创伤小，视角开阔，术野清晰，操作精确，该手术已经成为当代慢性鼻窦炎外科治疗的主体手术方式。术后联合中医治疗对于愈合更佳，可缩短术后恢复时间，减少复发的概率。

四、思 考 题

什么是鼻道窦口复合体，与慢性鼻-鼻窦炎的发生有什么关系？

（杨荣刚）

案例 5　右侧鼻腔流脓涕、头晕

一、病 历 摘 要

患者女性，23 岁，因"右侧鼻腔流脓涕伴头昏 2 周"，于 2020 年 11 月 25 日入院。

2 周前受凉后出现右侧鼻腔流脓涕，有异味，伴头昏，无头痛、恶寒、咽痛、咽异物感，无恶心、呕吐、心慌、胸闷等症，未系统诊治，症状持续存在。1 天前无明显诱因出现夜间发热，体温最高 38.7℃，右侧鼻腔流脓涕，有异味，伴头昏、头痛，呈胀痛感，无恶寒、咳嗽、咳痰、咽痛、咽异物感，就诊某医院，鼻窦 CT 示右侧上颌窦及筛窦慢性炎症，为求中西医结合系统治疗而来院就医，门诊以"急性鼻窦炎"收入科。

入院查体　生命征平稳，一般情况可，心肺腹无特殊。舌质红、苔黄腻、脉濡。专科检查：鼻：鼻外形无畸形，前鼻镜下见：鼻腔黏膜充血，双侧鼻甲肥大，右侧鼻腔内可见大量黄白色脓性分泌物，未见异常新生物，右侧上颌窦、筛窦区压痛，余各鼻窦区无明显压痛。咽喉及耳未见明显异常。

入院诊断　中医诊断：鼻渊（湿热蕴蒸证）

　　　　　　西医诊断：急性鼻-鼻窦炎

诊疗经过　入院后完善各项检查。鼻窦 CT 示右侧上颌窦及筛窦炎症。前鼻镜下见鼻腔黏膜充血，双侧下鼻甲肥大，右侧鼻腔内可见大量黄白色脓性分泌物，未见异常新生物，右侧上颌窦、筛窦区压痛，余各鼻窦区无明显压痛。右鼻腔分泌物培养未见细菌生长。中医以清热利湿、化浊通窍为法，予甘露消毒丹与苍耳子散合方加减内服，以中药热罨包热敷、中药硬膏热贴敷、穴位贴敷治疗鼻部以宣通鼻窍。西医予雾化吸入局部抗炎、鼻腔冲洗改善鼻腔通气引流，盐酸左氧氟沙星片口服抗感染治疗，桉柠蒎肠溶软胶囊口服促进鼻纤毛摆动。完善相关检查后，于 2020 年 11 月 26 日行"鼻内镜下右侧上颌窦穿刺冲洗术"，过程顺利，术后予抗炎消肿、改善鼻腔通气引流等治疗。患者术后上症消失，术后术区恢复可。于 2020 年 12 月 1 日出院。

    入院诊断　中医诊断：鼻渊（湿热蕴蒸证）
              西医诊断：急性鼻-鼻窦炎

二、案　例　解　析

    中医方面，急性鼻窦炎属中医"鼻渊"范畴，多属实热之证。乃因外感风寒湿邪，内传肺和脾胃、肝胆；或者脾胃素有蕴热，因外邪引动，邪热循经上蒸，壅滞于鼻。该患者以受凉后出现流脓涕、头昏、头痛为主症，属中医"鼻渊"之范畴。脾胃素有蕴热，不慎外感，外邪引动，入里化热，湿热蕴结，上熏鼻窍，壅阻脉络，湿胜则肿，热胜则红，故鼻窍不利，流脓涕；湿热上蒸头面，故头昏、头痛；舌质红、苔黄腻、脉濡皆为湿热蕴结之象。故以清热利湿，化浊通窍为治法。

    西医方面，鼻窦炎主要常见症状为：头昏，倦怠，精神不振，失眠，记忆力减退，注意力不集中等症，但主要以年轻人明显。局部症状主要为鼻部症状明显，多脓涕，持续性鼻塞，头痛，嗅觉障碍等症状。前鼻镜检查可见下鼻甲肿胀，少数患者也可表现为萎缩，或有中鼻甲息肉样变，钩突水肿，中鼻道变窄。前组鼻窦炎常见脓液多位于中鼻道。仔细观察可以发现，上颌窦炎者脓液一般在中鼻道后下段，并可沿下鼻甲表面下流而积蓄于鼻底和下鼻道；额窦炎者，脓液多自中鼻道前段下流。后组鼻窦炎脓液多位于嗅裂，或下流积蓄于鼻腔后段，或流入鼻咽部。综合以上特点，一般诊断不难。鼻窦 X 线和 CT 扫描有助于确诊。

    但鼻塞、流脓涕和头昏均是临床常见症状，病因众多。当与以下疾病鉴别。

    （1）眶下神经痛　部位多局限，与神经分布走向相关，无急性感染的局部与全身表现，鼻镜检查无典型体征，副鼻窦无异常改变。

    （2）三叉神经痛　疼痛发生于该神经支配区域，来去突然，疼痛难忍，但鼻部和其他检查都呈阴性。

    （3）眼部疾病　角膜炎、虹膜睫状体炎等引起与鼻窦炎相似的症状，但有眼部阳性体征可资鉴别。

    本例患者以鼻腔流脓涕，伴头晕、头痛为主要表现，右侧鼻腔流脓涕，有异味，伴头晕、头痛，呈胀痛感；前鼻镜下见鼻腔黏膜充血，双侧鼻甲肥大，右侧鼻腔内可见大量黄白色脓性分泌物，上颌窦、筛窦压痛；鼻窦 CT 示右侧上颌窦及筛窦炎症。诊断明确。

三、按　　　语

    通过学习该案例，可进一步了解急性鼻窦炎的诊断、处理方案。急性鼻窦炎通过症状、体征及相关影像学方面的检查不难诊断。而在急性鼻窦炎的治疗上中西医结合发挥着重要作用。中西医结合治疗急性鼻窦炎不仅强化了针对病原菌的直接杀伤效应，更有利于调动机体自身抗病能力，包括全身免疫系统的功能活性以及病变器官局部的抗病机制，如鼻腔-鼻窦黏膜自身可诱导抗感染物质人类β防御素-2 的表达水平，内、外源性效应机制协同作用，有利于提高疗效、缩短疗程。根据中医治未病原理，可以将目标定位于预防急性鼻窦炎发作。因为病者往往存在体质虚弱的一面，调节机体的阴阳平衡，将能够有效预防急性鼻窦炎的复发，同时减少急性鼻窦炎的慢性转化。

四、思 考 题

急性鼻-鼻窦炎引起的头痛的特点是什么？

（杨荣刚）

案例 6　阵发性鼻痒、喷嚏、流清涕、鼻塞

一、病 历 摘 要

患者，男，34 岁，因"反复阵发性鼻痒、喷嚏、鼻塞、流清涕 12 年，复发加重 3 天"，于 2020 年 6 月 20 日来诊。

12 年前因受凉后出现反复阵发性鼻痒、喷嚏、鼻塞、流清水样鼻涕，嗅觉无明显减退，无头晕、头痛、发热恶寒等症，自行服用"感冒药"（具体不详）后好转。其后上症常反复发作，无明显季节性，每经服用"感冒药"或"抗过敏药物"（具体不详）后好转。未经系统诊治。此次于 3 天前无明显诱因出现阵发性鼻痒、喷嚏、鼻塞、流清水样鼻涕，嗅觉有所减退，畏风怕冷，时有自汗，气短懒言，语声低怯，无咳嗽、咳痰、咽痛、头晕、头痛、发热等症。精神纳眠尚可，二便调。经自行口服"西替利嗪 1 粒/次，1 次/晚"治疗无明显效果。否认"哮喘""特应性皮炎"等病史。其母亲有"过敏性鼻炎"病史。

门诊查体　T 36.5℃。舌质淡，苔薄白，脉虚弱。面色苍白。心肺腹（-）。专科检查：外鼻无畸形，前鼻镜下见鼻中隔无明显偏曲，双侧下鼻甲肿大光滑，鼻黏膜淡白（见图 14-6-1），双

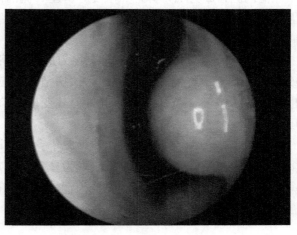

图 14-6-1　下鼻甲黏膜淡白

侧鼻道内可见清水样分泌物，未见新生物。各鼻窦区无压痛。耳及咽喉未见异常。

　　辅助检查　变应原半定量快速体外检测提示尘螨阳性。

　　入院诊断　中医诊断：鼻鼽病（肺气虚寒，卫表不固证）

　　　　　　　　西医诊断：变应性鼻炎

　　治法　温肺散寒，益气固表。

　　方药　玉屏风散合苍耳子散加减：黄芪 15g、白术 15g、防风 10g、苍耳子 10g、辛夷 10g、白芷 10g、薄荷 10g^{后下}、地龙 6g、蝉蜕 10g、干姜 10g、大枣 10g。6 剂，水煎服，每日 1 剂，分 3 次服。西药以糠酸莫米松鼻喷剂晨起喷鼻。

　　二诊　症减，尤其是鼻塞、流清涕明显减轻，但遇风仍怕冷，喷嚏频作，舌质淡，苔薄白，脉细。予玉屏风散合桂枝汤加减，6 剂。西药仍以糠酸莫米松鼻喷雾剂喷鼻治疗。

　　经过上述治疗，患者三诊时诸症全无。

二、案 例 解 析

　　中医方面，本案例以反复阵发性鼻痒、喷嚏、鼻塞、流清涕为主症，属于"鼻鼽"范畴。患者肺气虚寒，卫表不固，不慎受凉致风寒之邪乘虚而入，邪正相争，则反复阵发性鼻痒、喷嚏；肺气虚失于清肃，气不摄津，津液外溢，则流清涕；肺气虚肺卫不固，腠理疏松，故畏风怕冷，时有自汗；水湿停聚鼻窍，则鼻腔黏膜淡白，下鼻甲肿大光滑，故鼻塞不通；肺气虚弱，输布精微之力降低，则面色苍白、气短懒言、语声低怯、嗅觉减退；舌质淡、苔薄白、脉虚弱为肺气虚之征。综合舌脉症，辨属"鼻鼽"之肺气虚寒、卫表不固证，具有本虚标实、反复阵发性发作之特点。该病应与伤风鼻塞鉴别。伤风鼻塞是因感受风邪所致的以鼻塞、流涕、喷嚏为主症的鼻部疾病，俗称"伤风""感冒"。伤风鼻塞患者表现为舌淡红、苔薄白、脉浮紧，无反复阵发性发作史，为风寒束表，卫阳被遏，营卫失调所致。故可鉴别。

　　在西医诊断方面，鼻痒、喷嚏、鼻塞、流清涕和嗅觉减退是鼻部疾病常见症状，但成因却甚多。该患者以反复阵发性鼻痒、喷嚏、鼻塞、流清涕为主要表现，要考虑与以下疾病鉴别。

　　（1）血管运动性鼻炎　该病也称为血管舒缩性鼻炎，是一种由于神经系统功能紊乱或者外界刺激诱导的鼻黏膜炎症。该病是非变应性鼻炎中最常见的一种类型，主要症状也为鼻痒、喷嚏、流涕和鼻塞等。但其变应原检测为阴性，而变应性鼻炎则为阳性，故可鉴别。

　　（2）非变应性鼻炎伴嗜酸性粒细胞增多症　该病是一种以鼻分泌物中嗜酸性粒细胞增多为特征的高反应性鼻病。临床表现为鼻痒、喷嚏、鼻塞、流清涕症状，该病诱因不明确，鼻腔检查无特征性改变，鼻腔黏膜为慢性充血或苍白水肿，鼻分泌物涂片可见大量嗜酸性粒细胞，变应原检测试验阴性。

三、按　语

随着现代免疫学的发展，各种检验方法越趋完善，这就要求我们医学生不仅要有扎实的询问病史能力，也要充分了解现代医学知识，尤其是现代免疫学的理论及方法。有研究认为人类90%以上的疾病都与免疫系统失调有关。该疾病除了详细系统的病史询问外，最终得以明确诊断，变应原的检测起到了重要作用。因此，有必要大力加强医学生对免疫学常见检测方法的学习。

四、思　考　题

该病除了做变应原半定量快速体外检测外，还可做哪些免疫学相关实验室检测？

（赵芳芳）

案例 7　咽部异物感

一、病 历 摘 要

患者，女，51岁，因"咽部异物感1年"，于2020年6月1日入院。

1年前因情绪波动后出现咽部异物感，空咽时明显，偶有反酸、恶心不适，就诊某医院，经治疗（具体不详）症状稍好转，每因情绪波动后出现上述症状加重，伴有胸胁脘腹胀痛、善太息，反复就诊于多家医院，治疗后好转。2月前因抑郁后再次出现咽部异物感，空咽时明显，吞之不下，吐之不出，无明显吞咽困难，时有反酸、恶心不适，再次经多家医院诊治，症状无明显改善，抑郁症状加重，影响工作及生活。为求进一步诊治来院，门诊以"咽异感症"收入院。有2年"慢性胃炎"病史，时有反酸、恶心不适。"抑郁症"病史2月，时有情志不舒。否认其他疾病史。

入院查体　一般情况可，心肺腹（−）。舌淡红，苔薄白，脉弦，纤维鼻咽喉镜下见鼻咽部光滑，双侧咽隐窝及咽鼓管咽口清洁，双侧咽侧索不大，咽部黏膜暗红色充血，咽后壁淋巴滤泡增生呈铺路石改变，双扁桃体不大，会厌未见明显充血水肿，双声带边缘光滑，运动可，闭合可，双杓会厌稍充血，双会厌谷及梨状窝清洁。

入院诊断　中医诊断：梅核气（肝郁气滞证）
　　　　　西医诊断：（1）咽异感症
　　　　　　　　　　（2）慢性胃炎

诊疗经过　完善各项入院检查。咽喉部及胸部CT示无明显异常。予局部雾化及廉泉、环甲膜特殊穴位注射治疗，中药热罨包局部热敷治疗，普通针刺、埋针治疗，同时予中药内服逍遥散加平胃散加减。消化科会诊后考虑食管反流性咽喉炎，予奥美拉唑及枸橼酸莫沙必利口服治疗。患者经上述治疗后症状好转出院。

出院诊断　中医诊断：梅核气（肝郁气滞证）

西医诊断：（1）咽异感症

（2）慢性胃炎

二、案 例 解 析

中医方面，《金匮要略》最早描述了"妇人咽中如有炙脔"。《太平惠民和剂局方》记载"四七汤，治喜怒悲思忧恐惊之气，结成痰涎，状如破絮，或如梅核，在咽喉之间，咯不出，咽不下，此七气所为也"。结合患者咽部异物感，不妨碍饮食，且情绪波动后复发，考虑为梅核气诊断，其伴有胸胁脘腹胀痛、善太息，舌淡红，苔薄白，脉弦，考虑为肝郁气滞之证。

西医方面，咽异感症需与下列疾病鉴别。

（1）喉癌　喉癌是发生于喉的恶性肿瘤，男性较女性多见，该病见有咽部异物感，但主要症状为声音嘶哑，痰中带血、呼吸困难、吞咽困难等不适。且颈部见有包块，喉部长有新生物，喉部 CT、喉部检查、病理检查可明确诊断。

（2）食管肿瘤　食管肿瘤伴有咽喉部异物感，同时患者伴有吞咽困难、吞咽梗阻感，采用胃镜、食管 CT 可发现食管病变，经病理检查可进一步明确诊断。

（3）慢性咽炎　慢性咽炎主要有咽干、咽痛、咽痒等不适，甚至伴有刺激性干咳，且伴有清嗓，全身症状不明显，不影响吞咽及饮食。其病程长，常因感冒、烟酒等刺激反复发作，纤维喉镜检查见咽部黏膜可有增生或肥厚、萎缩，部分患者可有分泌物附着。

本病诊断较容易，结合纤维鼻咽喉镜及咽喉部、胸部 CT 较容易鉴别诊断。重点是该病的治疗，其反复发作，且与情志变化有明显关系。在中医治疗方面患者已经明确其为肝郁气滞之证，伴时有反酸、恶心不适，故考虑伴有肝郁侮脾。故中药内服方面予逍遥散合平胃散加减。加用普通针刺及埋针等理气疏肝活血。患者伴有食管反流，也有可能会引起其咽喉部不适，故结合消化科会诊，采用西医抑酸护胃治疗方法，减少胃酸对咽喉部刺激。

三、按 　 语

该病在诊断上容易，但是发现咽部异物感患者应重点排除咽喉部及食管占位性病变，针对某些疾病做到早发现，早治疗。该病与慢性咽炎不易鉴别，在诊治过程中应详细检查及询问，结合舌、脉，明确证型后再予以治疗。该病反复发作，除考虑现有病症外，应结合其既往病史，寻找并针对病因进行治疗。此类患者多有恐癌现象，久之发生焦虑、急躁、紧张、抑郁等不适，故可考虑其理气疏肝方面的情况。因患者伴有食管反流，虽已内服中药，但仍可采纳消化科意见予抑酸护胃治疗。

四、思 考 题

食管癌及喉癌临床表现是什么？

参 考 文 献

熊大经，刘蓬. 2012. 中医耳鼻咽喉科学［M］. 第3版. 北京：中国中医药出版社：184-186.

（赵芳芳）

案例8 咽痒、咽干、咽痛

一、病 历 摘 要

患者，女，55岁，因"反复咽痒、咽干5年，加重伴咽痛1周"就诊。

5年前因感冒后出现咽痒、咽干，干咳无痰，无咽痛、咽异物感、鼻塞、流涕、呼吸困难、发热、恶寒、恶心呕吐等症，自服"草珊瑚含片""咽炎片"等后症状稍有好转。此后上述症状常因天气变化或冷刺激后反复发作，且伴有咽痛不适，多次就诊于多家医院，以"慢性咽炎"药物治疗（具体不详）后好转。1周前无明显诱因感咽干、咽痒较前加重，伴咽痛，干咳无痰，不断清嗓，伴潮热盗汗、心悸失眠，无鼻塞、流涕、发热、乏力等，大便干结，数日不行。来院诊治，门诊纤维鼻咽镜检查后诊断为"慢性咽炎急性发作"。

查体 一般情况可，心肺腹无特殊。舌淡红，苔少，脉细数。咽部：悬雍垂居中，双侧扁桃体不大，咽部黏膜慢性充血，咽后壁淋巴滤泡颗粒状增生，声带运动、闭合可。鼻：鼻腔黏膜慢性充血，双侧下鼻甲肥大，鼻腔内见少量黏稠分泌物附着，各鼻窦区无明显压痛。

诊断 中医诊断：喉痹（肺肾阴虚，虚火上炎证）

西医诊断：慢性咽炎急性发作

诊疗经过 以养阴清热、生津利咽为法，以养阴清肺汤与知柏地黄汤合方加减内服。处方：生地15g、麦冬15g、白芍12g、玄参8g、浙贝8g、丹皮12g、薄荷10g克、知母10g、黄柏12g、枣皮12g、山药12g、云苓12g、泽泻10g、甘草6g。6剂，水煎服，每日1剂，分3次内服。同时予中药涂擦咽后壁改善咽干不适，予廉泉、天突特殊穴位注射以止咳。二诊上症减轻，仍有失眠，原方加用远志12g、酸枣仁12g、五味子8g养血安神，6剂。三诊，诸症消失，嘱患者避风寒，慎饮食起居。

二、案 例 解 析

本案例患者以反复咽痒、咽干、咽痛为主症，当属中医学"喉痹"范畴。患者中年女性，因病程较长，久病体虚，耗伤肺肾，肺肾阴虚，虚火上炎，煎熬津液，阴虚津少，则见咽干、咳嗽；阴虚火旺，故有潮热盗汗；阴虚血少，心失所养，故心悸失眠；舌淡红、苔少、脉细数，均为肺肾阴虚、虚火上炎之象。综观舌、脉、症，分析属肺肾阴虚，虚火上炎证。病位在咽喉，属虚证。治当养阴清热、生津利咽，予养阴清肺汤与知柏地黄汤合方加减。方中生地、麦冬、白芍及六味地黄汤滋养肺肾之阴；知母、黄柏、薄荷、玄参清上炎之虚热，共奏养阴清热、生津利咽之功。服药后症减，失眠未得改善，加用远志、酸枣仁、五味子，与前方中生地、云苓、玄参、麦冬共起滋阴清热，养血安神之功。故用药后患者症消。

三、按　语

慢性咽炎常由急性咽炎反复发作迁延不愈导致，根据其病理可分为慢性单纯性咽炎、慢性肥厚性咽炎、慢性萎缩性咽炎，结合患者专科检查情况，考虑患者为慢性单纯性咽炎急性发作。本病易反复发作，患者出现反复咽部梗塞感。该病一般无明显全身症状。咽部有如异物感、痒感、灼热感、干燥感或微痛感，慢性单纯性咽炎体征：咽黏膜充血，血管扩张，咽后壁有少数散在的淋巴滤泡，常有少量黏稠分泌物附着在咽黏膜表面。该病常反复发作，患者多次就诊，嘱患者加强预防调护，积极锻炼身体，增强体质，预防感冒，发生上呼吸道感染时应积极治疗；忌食辛辣醇酒及肥甘厚味，避免疾病反复发作。

四、思　考　题

慢性咽炎病理如何分型？

（赵芳芳）

案例 9　持续性声音嘶哑

一、病　历　摘　要

患者，男，31 岁，因"持续性声音嘶哑 1 月"，于 2021 年 1 月 24 日入院。

1 月前因感冒后用嗓过度出现持续性声音嘶哑，无咽痛、咽干、咽部异物感、吞咽困难、呼吸困难、畏寒发热、头昏头痛等。曾就诊于某院，纤维鼻咽喉镜示慢性喉炎、声带新生物，建议行手术治疗，患者拒绝。现声音嘶哑持续加重，出现讲话费力，为求系统诊治来院就医，门诊以"慢性喉炎、声带新生物"收入院。吸烟史 12 年，15 支/天；10 年来偶饮酒，约半斤/次。

入院查体　患者一般情况可，心肺腹无特殊。舌暗红，苔薄黄，脉细涩。纤维鼻咽喉镜下见（见图 14-9-1）：双侧扁桃体Ⅰ度，会厌无明显充血、水肿，左侧声带前中段 1/3 处见一白色凸起，表面光滑，约 0.2cm×0.2cm，双声带暗红色充血，双声带运动可，闭合差，双构会厌充血。

入院诊断　中医诊断：慢喉喑（血瘀痰凝证）

西医诊断：（1）慢性喉炎
（2）左声带新生物（息肉？小结？）

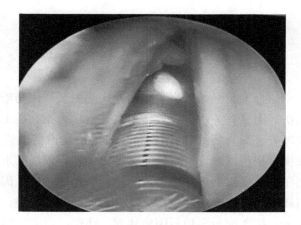
图 14-9-1　左侧声带新生物

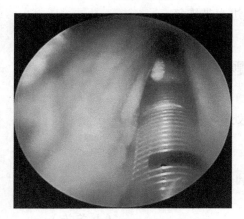
图 14-9-2　手术后见左侧声带光滑

诊疗经过　结合患者症状及纤维鼻咽喉镜等检查，可明确"声带新生物"的诊断，结合新生物表面颜色、质地，考虑良性病变。治疗上中医以行气活血、化痰开音为法，中药以会厌逐瘀汤加减内服。西医予局部雾化吸入并手术治疗。手术完整切除新生物（见图 14-9-2），术后病理检查回示：声带息肉。术后声音嘶哑改善。

出院诊断　中医诊断：慢喉喑（血瘀痰凝证）

西医诊断：（1）慢性喉炎
（2）左声带息肉

二、案 例 解 析

声带息肉是喉息肉的一种，亦是喉部慢性疾病，以声音嘶哑为主要表现，属中医"慢喉喑"范畴。该病新生物多发于单侧声带前中 1/3 交界处边缘，呈灰白色或粉红色，半透明状，表面光滑，致声门闭合不全。患者以"持续性声音嘶哑"为主要症状，结合纤维鼻咽喉镜检查，可明确诊断。该病需与喉乳头状瘤进行鉴别。喉乳头状瘤多发于儿童，声音嘶哑呈渐进性加重，随瘤体增大而声音嘶哑加剧，甚可出现喘鸣和呼吸困难。喉镜检查示喉内肿瘤呈单发或多发，呈乳头状，粗糙不平滑，色苍白或淡红，行活检可明确诊断。

在中医方面，患者声音嘶哑，讲话费力，且患病日久，久病多瘀、多痰，患者用嗓太过，喉部脉络受阻，经气郁滞运行不畅，气血痰湿凝结声带，日久不消而生息肉。综观舌、脉、症，辨证为血瘀痰凝证，治疗予会厌逐瘀汤加减以行气活血、化痰开音。西医方面主要为手术治疗。切除后行活检明确新生物性质。

三、按　语

　　结合本病应了解声带息肉发病的主要原因与喉部的慢性刺激、发声过度、声带机械性损伤等因素有关，与过敏体质也有一定关系。在上呼吸道炎症存在的基础上（如感冒、急性喉炎、鼻炎等），滥用声带，容易诱发声带小结和息肉。用声过度或骤然高声喊叫，造成声带损伤，血管扩张，通透性增加，导致局部水肿。发声时声带振动又加重创伤，反复创伤终致息肉的产生。患者为感冒后用声过度，因此发生声带损伤，故而出现新生物。本病属本虚标实或虚实夹杂之证。本虚是肺脾气虚，其原因多为用声过度，耗气伤津，咽喉失养，标实则为多种原因致热邪、痰湿、血瘀结聚喉窍；又因正气虚不能抗邪外出，致气血痰湿久聚不散而为患。该病中西医结合治疗效果较好。早期应注意适当休息声带，矫正声带发声方法，局部理疗，配合辨证论治；声带息肉或体积过大者，则以手术切除治疗，术后辅以激素雾化、抗生素、辨证论治等治疗，可促进声带恢复。

四、思　考　题

　　为什么声带息肉或小结发病部位为声带前中 1/3 处？

参　考　文　献

田道法，李云英. 2019. 中西医结合耳鼻咽喉科学［M］. 第3版. 北京：中国中医药出版社：167-170.

（赵芳芳）

案例 10　反　复　咽　痛

一、病　历　摘　要

　　患者，男，3岁4个月，因"反复咽痛2年"，于2021年2月24日入院。
　　患儿家长诉2年前受凉及进食稍寒凉后出现咽痛、发热，最高体温达39.5℃，伴咳嗽、流涕，无睡眠打鼾、张口呼吸、鼻痒、喷嚏、鼻塞、耳闷，无声音嘶哑等症，多次就诊于某医院儿科，诊断为"扁桃体炎"，予中医治疗（具体不详）后症状好转。此后症状常反复发作，5~6次/年。2月前患儿再次因受凉后出现咽痛、发热，且伴有高热惊厥，无恶寒，无咳嗽、咳痰、鼻塞、流涕，再次就诊于某医院，诊断为"急性化脓性扁桃体炎"，经治疗后好转。现患者家属为求手术治疗来院就医，门诊以"慢性扁桃体炎"收入科。入院症见：咽部不适，咽干，倦怠纳呆，易恶心呕吐，大便时溏。

入院查体　T 36.3℃。一般情况可，心肺腹无特殊。舌质淡，苔白腻，脉缓弱。专科检查：双扁桃体Ⅱ度肥大，色淡红，咽后壁少量淋巴滤泡增生（见图 14-10-1）。

入院诊断　中医诊断：慢乳蛾（脾胃虚弱，喉核失养证）

西医诊断：慢性扁桃体炎

诊疗经过　患者入院排除手术禁忌证后行"全麻内镜辅助下双侧扁桃体低温等离子射频消融切除术"。术后（见图 14-10-2）予布地奈德混悬液雾化吸入及康复新液、龙掌口含液等含漱抗炎消肿，促进伤口愈合。经上述治疗后痊愈出院。术后病理检查回示：慢性扁桃体炎。

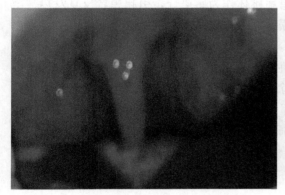

图 14-10-1　双侧扁桃体Ⅱ度肥大

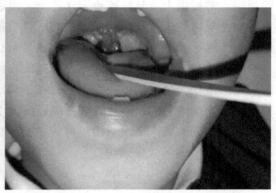

图 14-10-2　扁桃体术后见创面伪膜形成

出院诊断　中医诊断：慢乳蛾（脾胃虚弱，喉核失养证）

西医诊断：慢性扁桃体炎

二、案 例 解 析

该病的诊断比较容易，其主要和扁桃体角化症、扁桃体肿瘤进行鉴别。

（1）扁桃体角化症　扁桃体隐窝口上皮过度角化而出现的白色尖形砂砾样物，触之坚硬，不易擦去，咽后壁或舌根也可见到此类角化物。

（2）扁桃体肿瘤　多为一侧扁桃体迅速增大，或扁桃体肥大伴有溃疡，常伴有周围淋巴结肿大，活检可确诊。

该病西医主要采用手术治疗，术后积极予预防感染及出血为主。该病术后3～5天及7～14天为出血高峰期，此期间建议患者进无渣软流质饮食，进食后立即漱口，避免食物残渣损伤创面。中医治疗结合舌脉症，术前可内服中药六君子汤加减以益气健脾、和胃利咽，术后在此基础上酌加清热解毒、化痰利咽之品。

三、按　　语

通过学习该案例，可进一步了解扁桃体的情况、手术时机、手术方案。扁桃体炎反复发作患儿，往往存在自身免疫机能缺陷，Th1 细胞亚群功能低下，Th1/Th2 比例失衡。黄芪可显著提高慢性扁桃体炎患儿 Th1 淋巴细胞亚群功能，改善 Th1/Th2 功能失衡状态，对慢性扁桃体炎的治疗具有重要意义。扁桃体作为一个特殊的外周免疫器官，其免疫机能主要体现在儿童期。慢性扁桃体炎可经变态反应（主要是Ⅲ型）引起风湿性关节炎、心肌炎、肾炎等，常被视为全身性感染病灶之一。该患扁桃体作为感染灶，引起患者反复发热甚至惊厥，反复扁桃体炎发作已经产生心肌轻微损伤，故建议其手术切除。目前采用低温等离子射频消融手术，手术时间缩短，出血量减少，作为临床推荐方法。

本病也可采用中医外治法治疗，考虑扁桃体作为免疫器官，推荐烙治法及啄治法，中医烙治法治疗慢性扁桃体炎主要目标在于消除扁桃体病变，达到既消除炎症病灶又保留扁桃体免疫功能的目的，而且能够提高扁桃体组织β防御素-2 的水平，起到消除炎症的作用。对于扁桃体肥大者，多次烙治后可明显缩小扁桃体的体积，其方法操作简便，患者无需全麻，无痛苦，临床效果确切。

四、思　考　题

1. 试述慢性扁桃体炎的手术指征。
2. 试述中医烙治法的操作。

参 考 文 献

田道法，李云英.2019.中西医结合耳鼻咽喉科学［M］.第 3 版.北京：中国中医药出版社：137-139.

（赵芳芳）

第十五章 疼痛与治疗

案例 1　右侧颌面部反复疼痛

一、病历摘要

患者，女，72岁，因"右侧颌面部反复疼痛8年余，加重8天余"，于2017年8月7日入院。

8年余前无明显诱因出现右侧颌面部疼痛，呈间断性牵扯样、烧灼样、电击样疼痛，无蚁行感，疼痛时间4～6秒，每天发作时间不等，当时无头昏、头痛、呼吸困难、咳嗽、咳痰、心慌、胸闷等，未予重视。此后上述症状反复发作，常于情绪激动、面部受凉、饮水、饮食、刷牙、打哈欠等动作后诱发，休息后均可缓解。6年余前因上述症状再次发作，曾在我院疼痛门诊治疗，诊断为"原发性三叉神经痛"，行神经阻滞等相应治疗（具体不详）后上述症状缓解。8天余前患者无明显诱因上述症状再发加重，呈间断性牵扯样、烧灼样、电击样疼痛，无蚁行感，疼痛时间4～10秒，每天发作时间不等，自服止痛药未见明显缓解（具体用药不详）。为求进一步治疗来院就医，门诊以"三叉神经痛"收入院。病来精神差，睡眠差，纳差，小便正常，近5日未解大便。

入院查体　右侧颌面部皮肤未见明显异常，局部皮肤无红肿热表现，无肌肉萎缩表现，右侧颌面部存在明确"扳机点"，轻触可诱发右侧颌面部"闪电样"疼痛，拒绝按压。疼痛神经为右侧三叉神经第二、三支支配区域。VAS评分：8分。舌质红苔黄，脉弦。

辅助检查　入院随机血糖7.7mmol/L。凝血酶原时间10.1s；谷草转氨酶48U/L，谷丙转氨酶55U/L，γ-谷氨酰转肽酶41U/L，尿酸365μmol/L；乙型肝炎表面抗体阳性（+）；心、肺、脑检查无异常。

入院诊断　中医诊断：面痛病（肝郁湿热证）

西医诊断：（1）右侧原发性三叉神经痛

（2）便秘

诊疗经过　该患者辨为面痛病之肝郁湿热证，治则为疏肝解郁、清热止痛。丹参川芎嗪改善局部三叉神经供血，改善微循环；针灸、穴位贴敷行气止痛。四磨汤口服液改善患者食欲，缓解患者便秘。西医以甲钴胺胶囊营养神经，加巴喷丁胶囊调控中枢神经电传导，提高患者疼痛阈值。超声引导下经皮右侧三叉神经半月神经节注射治疗。右侧颌面部疼痛症状基本控制，VAS评分1分，加权值87.5%。

出院诊断　中医诊断：面痛病（肝郁湿热证）

西医诊断：（1）右侧原发性三叉神经痛

（2）便秘

二、案例解析

中医方面，患者老年女性，以右侧颌面部反复疼痛为主症，属于中医学"面痛病"范畴。患者平素情绪易怒，怒则伤肝，肝气郁结，气郁化火，致肝经火毒炽盛，气机不畅，不通则痛，故见烧灼样、电击样疼痛；肝郁乘脾，化火伤津，脾胃素有湿热，脾失运化致大便秘结；火盛耗伤津液则舌质红，苔黄，脉弦。综观舌、脉、症，当辨为中医"面痛病"之肝郁湿热证。治当疏肝解郁、清利湿热，可用龙胆泻肝汤加减。该患者便秘较重，先予四磨汤理气通便。

西医方面，患者右侧颌面部皮肤未见明显异常，局部皮肤无红肿热表现，无肌肉萎缩表现，右侧颌面部存在明确"扳机点"，轻触可诱发右侧颌面部"闪电样"疼痛，拒绝按压，可明确诊断为右侧三叉神经痛。

三叉神经痛需与下列疾病鉴别。

（1）舌咽神经痛　易与三叉神经第3支痛相混，舌咽神经痛的部位不同，为软腭、扁桃体、咽舌壁、舌根及外耳道等处。疼痛由吞咽动作诱发。用1%可卡因等喷咽区后疼痛可消失。

（2）鼻窦炎　急性鼻窦炎之颜面部疼痛较为剧烈，如筛窦炎、额窦炎、上颌窦炎等，为局限性持续性痛，可有发热、鼻塞、脓涕及局部压痛等。

（3）肿瘤　常见的鼻咽癌、颅内听神经瘤，常伴有鼻出血、鼻塞，可侵犯多数脑神经，颈淋巴结肿大可作鼻咽部检查、活检、颅底X线检查，CT及MRI检查可确诊。

（4）青光眼　单侧青光眼急性发作误诊为三叉神经第1支痛，青光眼为持续性痛，不放射，可有呕吐，伴有球结合膜充血、前房变浅及眼压增高等。

（5）牙痛　牙病引起的疼痛为持续性疼痛，多局限于齿龈部，有压痛，局部有龋齿或其他病变，X线及牙科检查可以确诊。

（6）颞颌关节炎　疼痛局限于颌关节腔，呈持续性，关节部位有压痛，关节运动障碍，疼痛与下颌动作关系密切，可行X线及专科检查协助诊断。

（7）其他偏头痛　需仔细询问病史以资鉴别。

治疗：主要行超声引导下经皮右侧三叉神经半月神经节注射治疗，直视下显示右侧三叉神经第2、3支，注射疼痛治疗药液，使疼痛治疗药液逆向扩散至三叉神经半月神经节以达到缓解患者三叉神经痛之目的。

三、按　　语

中医认为本病的发生，与手足阳明经及足少阴经密切相关。手足阳明经与足少阴经均循绕侧面头部，与三叉神经在面部分布区域相近。诸如风寒、风热之邪外袭，循阳明、少阴经上扰头面，或阳明胃火与肝胆郁火上犯，阻遏经络，经气不通则痛。又痰浊内盛者，痰郁而化火，痰随火气上升，阻滞阳明、少阴经脉，以致久痛不愈，邪入血络，瘀血内阻等亦可引起头面疼痛。

三叉神经痛可以分为原发性和继发性两大类型。原发性三叉神经痛系指三叉神经分布区短暂的、阵发的、反复发作的电击样疼痛，占三叉神经痛的绝大部分；继发性三叉神经痛系肿瘤、炎症等器质性病变引发的疼痛。原发性三叉神经痛病因目前尚不完全清楚，为大家所广泛支持的是微血管压迫学说及癫痫样神经痛学说。

治疗三叉神经痛的目的是缓解疼痛，尽量减少不良反应保证患者睡眠。三叉神经痛临床治疗流程如下：确诊为三叉神经痛的患者→口服药物（无效或不可耐受者）→神经阻滞（无效或效果不佳者）→半月神经节射频热凝术、球囊扩张术等（无效者）→伽马刀（无效者）→手术。

四、思 考 题

1. 如何进行三叉神经痛的鉴别诊断？
2. 试述三叉神经痛临床治疗流程。

参 考 文 献

高崇荣，樊碧发，卢振和. 2013. 神经病理性疼痛学［M］. 北京：人民卫生出版社：519-525.
刘延青，张达颖. 2020. 中国疼痛病诊疗规范［M］. 北京：人民卫生出版社：16-18.

（种朋贵）

案例 2 颈胸背部疱疹伴疼痛

一、病 历 摘 要

患者，男，63 岁。因"右侧颈胸背部疼痛伴疱疹 1 月余"，于 2020 年 9 月 3 日入院。
1 月余前无明显诱因出现右侧颈胸背部疼痛，呈间断性、牵涉性、针刺样疼痛，有烧灼感，无蚁行感，无头昏、头痛、呼吸困难、咳嗽、咳痰、心慌、胸闷等，休息后稍缓解。次日疼痛区域出现散在疱疹，疼痛症状逐渐加重，呈持续性、牵涉性、针刺样疼痛，有烧灼感，无蚁行感，疼痛发作持续时间 4～6 秒，每天发作时间不等，遂就诊于某医院，诊断为"带状疱疹"，予输液治疗后疱疹结痂（具体用药不详），但仍感间断性烧灼样、针刺样疼痛，来院就医，门诊予 B 超引导下神经阻滞，普瑞巴林胶囊、甲钴胺胶囊口服，牛痘疫苗接种，家兔炎症皮肤提取物 7.2 单位静脉注射等治疗，上述症状稍好转，但仍感烧灼样疼痛。为求进一步治疗，以"带状疱疹后神经痛"收入院。有 10 年余"高血压病"病史，最高血压达 150/100mmHg，现口服"复方利血平氨苯蝶啶片"半片（qd），自诉血压控制尚可；8 年余前于某医院行"右侧髋关节置换术"，术后关节功能恢复可；2 年余前因"胆囊性胰腺炎"于某医院行保守治疗，现未诉特殊不适。

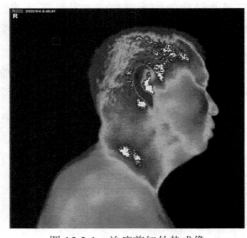

图 15-2-1　治疗前红外热成像

入院查体　痛苦面容，疼痛神经走行为右侧 C2~C5 皮神经，皮疹沿单侧神经呈带状分布，局部皮疹区已愈合，留有暗红色色素沉着，无新生皮疹、水疱，无渗出、渗液，未超过前后正中线，无蚁行感，VAS 评分：8 分。右大腿外侧见 15cm 左右手术旧瘢痕。

辅助检查　入院后胸部螺旋 CT 平扫：右肺下叶、左肺上叶舌段纤维灶；左肺下叶及右肺中叶小结节。生化检验报告、肿瘤标志物基本正常。血小板计数 $94×10^9$/L。红外热成像显示右侧头、颈胸部高代谢改变（见图 15-2-1）。

入院诊断　中医诊断：蛇串疮病（气滞血瘀证）
　　　　　西医诊断：（1）带状疱疹后神经痛
　　　　　　　　　　（2）原发性高血压 2 级（中危组）
　　　　　　　　　　（3）右侧髋关节置换术后

诊疗经过　予营养神经，调节中枢神经电传导，深部热疗缓解局部炎症，神经阻滞治疗营养神经，普通针刺，穴位贴敷治疗，患者右颈胸背部疼痛较前明显好转。偶感右侧颈胸背部轻微疼痛，疼痛沿单侧神经呈带状分布，呈间断性牵扯样痛，伴烧灼感，无蚁行感，局部有暗红色色素沉着，皮疹沿单侧神经呈带状分布，无新生皮疹，水疱、渗出、渗液，未超过前后正中线，无蚁行感及烧灼感，疼痛神经走行为 C2~C5 皮神经，双上肢肌力、肌张力、感觉未见明显异常。生理反射正常，病理反射未引出。VAS 评分：2 分，疼痛治疗加权值 75%。红外热成像显示：右侧头、颈胸部高温改变较入院时有明显降低（见图 15-2-2）。于 2020 年 9 月 14 日出院。院外继续口服药物：甲钴胺胶囊 0.5mg（tid），普瑞巴林胶囊 150mg（bid），间隔 15 天左右

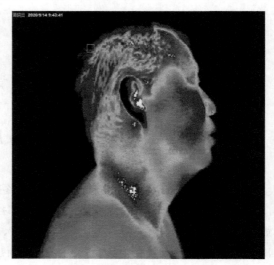

图 15-2-2　治疗后红外热成像

复查肝肾功能，根据肝肾功能及疼痛评分情况调整用药，疼痛减轻后规律撤离药物。

出院诊断　中医诊断：蛇串疮病（气滞血瘀证）
　　　　　西医诊断：（1）带状疱疹后神经痛
　　　　　　　　　　（2）原发性高血压2级（中危组）
　　　　　　　　　　（3）右侧髋关节置换术后

二、案 例 解 析

蛇串疮是一种皮肤上出现成簇水疱，沿身体一侧或呈带状分布的急性疱疹性皮肤病。状如蛇行，故名蛇串疮。历代有火带疮、蜘蛛疮、蛇丹、甑带疮等名称。又因常发于腰肋间，故又有缠腰火丹之称。本病常骤然发生，出现成群簇集水疱，痛如火燎，多发于春秋季节，成人患者较多见。隋巢元方《诸病源候论·甑带疮候》说："甑带疮者缠腰生，状如甑带，因此为名。"明《疡科准绳·缠腰火丹》称火带疮，"或问绕腰生疮，累累如珠，何如?曰是名火带疮，亦名缠腰火丹"。清《外科大成》称此证"俗名蛇串疮，初生于腰，紫赤如疹，或起水疱，痛如火燎"。

疱疹消退后，皮肤仍感刺痛者，大多有肝气郁结，气滞血瘀之机。故治则当活血化瘀、疏肝理气、开郁止痛。用逍遥散合桃红四物汤加减为治。

带状疱疹不仅仅是皮肤病，更是神经损伤性疾病。带状疱疹消退后，10%～15%甚至以上的人还要遭受疼痛的折磨，疼痛迁延不止，病程长达数月至数年，并且与年龄有极高的相关性。带状疱疹后神经痛（postherpetic neuralgia，PHN）是指带状疱疹特征性皮疹愈合后，产生沿神经走行分布的疼痛，时间为1个月及以上，可表现为持续性或发作性剧烈疼痛。PHN是典型的神经病理性疼痛，其发病机制不明，带状疱疹后神经痛的潜在机制在于病毒对人体神经系统的蚕食和破坏，其机制可能涉及：①外周敏化：感觉神经损伤诱导初级感觉神经元发生神经化学、生理学和解剖学的变化，引起外周伤害性感受器敏化；②中枢敏化：中枢敏化是指脊髓及脊髓以上痛觉相关神经元的兴奋性异常升高或突触传递增强；③炎性反应：水痘带状疱疹病毒的表达通过继发的炎性反应导致周围神经兴奋性及敏感性增加；④去传入：初级传入纤维广泛变性坏死，中枢神经元去传入，引起继发性中枢神经元兴奋性升高，另外，还涉及交感神经功能异常等。PHN疼痛特征：①自发痛；②痛觉过敏；③痛觉超敏；④感觉异常。

采取有针对性的措施保护神经，避免或减轻病毒对神经的侵害才能彻底解除患者的痛苦。PHN治疗目的：尽早有效地控制疼痛，缓解伴随的睡眠和情感障碍，提高生活质量。PHN的治疗原则：尽早、足量、足疗程及联合治疗，药物联合微创介入治疗可有效缓解疼痛并减少药物用量及不良反应，减少带状疱疹后神经痛的发生率。

三、按 语

疼痛是一种主观感觉，目前没有一种设备能记录疼痛，没有确切的结构性检查项目可以明确其疼痛部位和性质。CT、MRI、PET、B超等设备以反映机体结构影像为主，能把人体的组织结构，特别是骨结构显示得非常清楚，它给临床诊断带来了极大的方便，但能反映机体功能状况的影像学检查较少。由于疼痛区域必然是感觉神经损伤，所以会伴有神经局部炎症，神经损伤处交感神经异常会表现所支配区的异常血液循环和代谢变化。这些因素的变化，必然导致温度的变化，红外热像仪可以通过记录与疼痛伴随的温度变化来反映疼痛神经卡压部位，疼痛的性质、程度、范围。

人体是一个天然的生物发热体，由于解剖结构、组织代谢、血液循环及神经功能状态不同，机体各部位温度不同，形成不同的热图。医用红外热像仪是唯一能动态记录全身热图，为医生提供相关部位温度分布、温度变化依据的功能影像检测仪。根据红外热像仪提供的图像结果，结合临床资料，可以推论出疾病有关部位与温度变化紧密相关的血液循环、微循环、组织代谢、解剖结构和神经功能状态的变化。可以较客观地辅助相关疾病诊断、鉴别诊断、疗效评估。

红外热像仪应用于疼痛领域有一定优势。一是疼痛区域直观全面可视。症状性质可视化、疼痛治疗靶向化、疗效评估客观化。二是疼痛区域病理状态可提示。偏高温充血性热图见于急、慢性充血性感染、肿瘤早期、结核；偏低温缺血性热图见于神经性、交感性、血管性、肿瘤晚期。三是疼痛原因结构与功能全面分析。骨结构与软组织综合分析，为疼痛诊治多元思维提供证据。

四、思 考 题

带状疱疹后神经痛的疼痛特征是什么？

参 考 文 献

刘延青，张达颖. 2020. 中国疼痛病诊疗规范［M］. 北京：人民卫生出版社：204-206.
周冬梅，陈维文. 2015. 蛇串疮中医诊疗指南（2014 年修订版）［J］. 中医杂志，56（13）：1163-1168.

（王 碧）

案例3 反复压迫、紧箍样头痛

一、病 历 摘 要

患者，男，60岁。因"反复头痛10年余，加重1天"，于2019年5月21日入院。10年余前无明显诱因出现头痛，主要以头后部两侧为主，疼痛呈持续性，以压迫感、紧箍感为主，无明显头昏，无视物旋转，无口角㖞斜、流涎、吞咽及呼吸困难、恶寒、发热、咳嗽、咳痰、恶心呕吐、意识障碍、四肢抽搐、心慌、胸闷等症，未系统诊治。4年余前曾于我院神经内科住院治疗，诊断为"紧张性头痛"，治疗后稍好转（具体不详）出院。此后上述症状反复发作，偶感情绪低落、烦躁，自服用"阿咖酚散（头痛粉）""盐酸度洛西汀肠胶囊"症状可缓解。1天前患者无明显诱因感头痛加重，主要以头后部两侧为主，疼痛呈持续性，以压迫感、紧箍感为主，偶感头晕，偶感情绪低落、烦躁，自服"阿咖酚散（头痛粉）""盐酸度洛西汀肠胶囊"症状未见明显缓解，为求中西医结合系统治疗，由门诊以"头痛原因？"收入科。有10年余"原发性高血压病"病史，最高血压186/100mmHg，现口服"厄贝沙坦片""琥珀酸美托洛尔""苯磺酸左旋氨氯地平"控制血压，患者自诉血压控制可；有40年余吸烟史，现每天1～2包，40年饮酒史，现偶尔少量饮酒。

入院查体　后枕部两侧压痛明显，颈椎棘突旁轻度压痛，肩井穴压痛，叩顶试验（−），转颈试验（−），臂丛神经牵拉试验（−），神志清楚，言语流利，查体合作，双侧瞳孔等大等圆，直径约3mm，对光反射灵敏，眼球各向运动灵活，无眼震，四肢肌力、肌张力正常，病理征未引出，脑膜刺激征（−）。VAS评分：5分。

辅助检查　随机血糖7.7mmol/L，甘油三酯3.14mmol/L，高密度脂蛋白胆固醇0.84mmol/L，低密度脂蛋白胆固醇4.12mmol/L，载脂蛋白A 11.15g/L，葡萄糖6.32mmol/L。心电图：窦性心律（HR 75次/分）；电轴轻度左偏。颈椎四位片：颈椎轻度退变，项韧带钙化，双侧斜位所见椎间孔狭窄不明显。颅脑CT平扫未见明显异常。颈部血管彩超见双侧颈动脉内膜毛糙。心脏彩超示：左房增大；室间隔及左室后壁增厚；二尖瓣后叶及主动脉瓣退变；主动脉瓣中度反流，二尖瓣、三尖瓣轻度反流；左室舒张功能减低。

入院诊断　中医诊断：头痛（风寒湿滞证）

西医诊断：（1）紧张性头痛

（2）原发性高血压病3级（很高危组）

诊疗经过　中医予参芎葡萄糖注射液以活血化瘀通络止痛；中药热罨包治疗颈部、双肩部以温经止痛、活血化瘀；药棒穴位按摩以健脾化痰，活血通络；埋针治疗以活血通络止痛；穴位贴敷疏经蠲痹。西医行双侧枕大神经阻滞治疗+星状神经节阻滞治疗以消炎镇痛；辅以脑蛋白水解物营养神经，改善脑代谢；厄贝沙坦片、琥珀酸美托洛尔片、苯磺酸左旋氨氯地平片控制血压；盐酸度洛西汀肠胶囊缓解情绪低落、烦躁不适；盐酸乙哌立松片缓解肩部肌肉僵硬不适；患者病情好转于2019年6月3日出院。

出院诊断　中医诊断：头痛（风寒湿滞证）

西医诊断：（1）紧张性头痛

（2）原发性高血压病3级（很高危组）

二、案例解析

（一）西医诊疗要点

紧张型头痛主要表现为头部紧束样或压迫性疼痛，通常为双侧头痛，起病时可能与心理应激有关，多由长期焦虑、忧郁、紧张或疲劳等因素，使头面部和颈部肌肉持续痉挛和（或）血管收缩缺血，转为慢性头痛。头痛部位不定，可为全头部、双侧或单侧颈肩部、枕部、项部等。通常呈持续性钝痛，有头周紧箍感，压迫感或沉重感。许多患者可伴有头昏、失眠、焦虑或抑郁等症状，也可出现恶心、畏光或畏声等症状。常无明显阳性体征。

根据患者临床表现，排除头颈部疾病如颈椎病、占位性病变和炎症性疾病。紧张型头痛应与以下疾病相鉴别。

（1）偏头痛　二者在发病年龄、突出症状、每日发作的频率、持续时间、病变部位、发作时是否伴发呕吐、头痛家族史等方面均有不同，但各种表现都有一定的重叠性。

（2）鼻源性头痛　如鼻炎、鼻窦炎等，因抗生素的广泛应用，鼻部本身症状表现可不明显，易与紧张性头痛混淆。应做鼻腔及鼻窦检查，尤其是拍鼻窦 X 线片或 CT 以明确诊断。

（3）齿源性头痛　尤其是第一恒磨牙龋病，刺激牙髓神经，引起头面部疼痛酷似紧张性头痛，详细询问病史，仔细检查口腔，不难确诊。

（4）颈椎病　本病疼痛的部位和性质与紧张性头痛相似，但颈椎病常伴有眩晕、肩痛、手麻木或臂痛、眼花或眼胀，影像学有颈椎退行性病变等，以此作鉴别。

（5）头面部恶性肿瘤　如鼻咽癌、上颌窦癌等，在发病初期多以头痛为主要表现，而没有鼻部本身的症状，应提高警惕，做必要的影像学检查、颈部淋巴结触诊及鼻腔的检查。

（6）颈动脉炎　颈动脉炎与紧张性头痛的发病年龄及病程等有相似之处，但两者临床上有明显区别：颈动脉炎者单侧头痛居多，若为双侧也常有一侧偏重，左侧较多。痛区有大有小，小者仅限于前额及颞部，大者可遍及半侧及全头痛，多以前额明显，枕部次之，也有游走性疼痛者。头痛轻重不一，性质各异，如持续性胀痛，为针刺、刀劈、烧灼或触电样剧烈阵发锐痛，少数剧烈难忍，彻夜不眠，高效止痛剂不见效。其表现明显不同于紧张性头痛。

非药物治疗、药物治疗、痛点阻滞或神经阻滞治疗是主要治疗方法。非药物治疗一般包括保持稳定的心理状态，生活要有规律，禁烟酒，积极参加有兴趣的文体活动，同时还应该注意预防生活中的各种应激或诱因；药物治疗主要包括抗抑郁药、抗焦虑药、非甾体抗炎药、肌肉松弛药等。

（二）中医诊疗要点

本案例患者为老年男性，以头颈枕部疼痛为主症，属祖国医学"头痛"范畴。患者头痛以颈枕部为主，正当足太阳膀胱经循行所过之处；太阳主一身之藩篱，外受风寒，太阳当先受之。且以压迫感、紧束感为主，此为"寒主收引"之象也。加之患者嗜食肥甘厚味，损伤脾胃，脾胃气血亏虚，升降功能失司。脾为生痰之源，脾虚则痰浊内生，痰浊困阻中焦，久郁致瘀，痰瘀交阻；加之外受风寒，阻遏阳气，清阳不升，不通则痛，故可见头颈枕部疼痛。舌质暗，苔黄腻，脉弦滑均为风寒湿滞之征，本病病位在头，涉及脾胃，病性为本虚标实，以实证为主，证属风寒湿滞。治以散寒化湿，用川芎茶调散合九味羌活汤加减。

此证亦当与以下疾病鉴别。

（1）眩晕　头痛和眩晕可单独出现，也可同时出现，头痛之病因有外感与内伤，眩晕则以内伤为主，临床表现上，头痛以疼痛为主，眩晕以昏昏为主。

（2）真头痛　真头痛为突发性剧烈头痛，常表现为持续痛而阵发加重，甚至呕吐如喷射不已，甚至肢厥、抽搐。

三、按　语

紧张型头痛是最常见的原发性头痛类型，不同的研究发现总人群的终身患病率介于30%和78%之间，表现为双侧头部紧束样或压迫性头痛，起病时可能与心理应激有关，转为慢性形式后常无明显的心理因素。以前的命名比较混乱，1988年国际头痛学会（HIS）将其确定为紧张型头痛，并得到大多数国家的认同。

紧张型头痛的病理生理机制尚知之甚少，可能与多种因素有关，包括心理因素、颅周肌肉收缩和肌筋膜炎、中枢痛觉致敏作用、神经递质因素等。发作性紧张型头痛（尤其是偶发性紧张型头痛）可能源于周围疼痛机制；而慢性紧张型头痛则可能源于中枢的伤害性痛觉的致敏作用。有研究认为肌肉紧张可以增强伤害感受觉，然后由于应激使得中枢在疼痛控制方面的作用发生短暂的改变；心理因素可以通过控制肢体肌肉系统来增加肌肉紧张度，同时降低内源性抗伤害感受系统的作用。发作频率越高，中枢作用的改变越大，长期的伤害感受性神经元致敏化以及抗伤害感受系统作用减弱可以导致慢性紧张型头痛。

四、思考题

头痛的中西医鉴别诊断是什么？

参考文献

韩济生，樊碧发. 2014. 疼痛学［M］. 北京：北京大学医学出版社：434-435.
刘延青，张达颖. 2020. 中国疼痛病诊疗规范［M］. 北京：人民卫生出版社：13-15.

（种朋贵）

案例4　双膝关节肿胀、疼痛

一、病历摘要

患者，男，67岁，因"反复双膝关节疼痛1月余"，于2020年7月21日入院。

1月余前无明显诱因出现双膝关节疼痛，以右膝关节为甚，疼痛呈酸胀、刺痛样，自述走平路40分钟、上下楼梯后疼痛加重，每日晨僵数分钟后自行缓解。患者自行服用"芬必得"、热敷后疼痛缓解。自觉右膝肤温增高，肤色正常，无寒战、高热等症，未系统治疗。门诊以"双膝骨关节炎"收入院。10年余"原发性高血压"病史，规律服用"施慧达""倍他乐克"控制血压，患者自诉血压控制可；9年余前于外院曾诊断为"痛风"，未规律服药治疗，现左手指可见多个痛风石。

入院查体　双膝关节肿胀，右膝尤甚，皮温稍高，肤色正常，双膝髌周压痛，右侧为甚，双膝研磨试验（-）、抽屉试验（+），浮髌征（+），双膝下蹲困难，右侧为甚。VAS评分：8分。舌淡苔白，脉弦细。

辅助检查　入院后查心电图正常。双膝关节正侧位片示双侧膝关节退变、骨质疏松征象。胸部CT报告：右下肺小结节；考虑左上肺少许陈旧性病灶；主动脉硬化，胸椎退变；肝脏密度稍减低。腹部CT：双肾囊肿（极个别囊壁伴钙化）；前列腺增生并结石。骨密度示：骨量减少。甲状腺功能回示正常。血小板计数 110×10^9/L。乙型肝炎表面抗体阳性，乙型肝炎核心抗体阳性。谷草转氨酶 49U/L，谷丙转氨酶 65U/L，白蛋白 48.5g/L，尿酸 519μmol/L，β_2微球蛋白 3.70mg/L，甘油三酯 2.98mmol/L，低密度脂蛋白胆固醇 4.23mmol/L，载脂蛋白 B 1.35g/L，二氧化碳结合力 29.4mmol/L，葡萄糖 7.07mmol/L。类风湿因子（-）。纤维蛋白原 4.46g/L。膝关节抽液临检检验：量 4.00mL，透明度浑浊。全程 C 反应蛋白 2.39mg/L。红细胞沉降率 20mm/h。

入院诊断　中医诊断：膝痹病（气阴不足、湿热壅遏证）
　　　　　　西医诊断：双膝关节滑膜炎

诊疗经过　中医以扶正养阴祛邪、清热解毒、活血通利关节为治法，用四神煎加减（黄芪 120g、远志 90g、牛膝 90g、石斛 90g、金银花 30g^{后下}），水煎服，每日一剂，分 3 次服。辅以中药热罨包治疗腰及双下肢以活血化瘀；药棒按摩治疗以活血化瘀、舒筋通络止痛。

B 超引导下隐神经射频治疗减轻疼痛，膝关节腔抽液缓解局部肿胀，20μg/ml O₃膝关节腔灌注消除炎症反应；降尿酸及改善症状治疗；予还原谷胱甘肽保肝治疗。出院时膝关节及踝关节疼痛基本缓解，双膝关节无肿胀，双侧膝关节及踝关节皮温正常、肤色正常，双膝髌周压痛缓解，双膝研磨试验（-）、抽屉试验（-），浮髌征（-），右踝缓解及脚背轻压痛缓解，皮温正常，肤色正常。VAS 评分：3分，疼痛加权值62.5%。

出院诊断　中医诊断：膝痹病（气阴不足、湿热壅遏证）
　　　　　　西医诊断：双膝关节滑膜炎

二、案例解析

患者诊断明确，西医方面采用 B 超引导下隐神经（图 15-4-1）射频治疗减轻疼痛，膝关节腔抽液缓解局部肿胀，20μg/ml 臭氧膝关节腔灌注消除炎症反应。

隐神经是股神经的末端分支，为单纯感觉神经，它在股三角区近端离开股管，在收肌管内下行，在缝匠肌深面与股动脉伴行。最初它位于股动脉外侧，然后向内侧移行，并且在内收肌的远端移行至血管的内侧。在大腿的中段，隐神经位于缝匠肌下，长收肌和股内侧肌之间，走行到大腿中下段，进入收肌管。在收肌管远端，隐神经继续向后内侧走行于

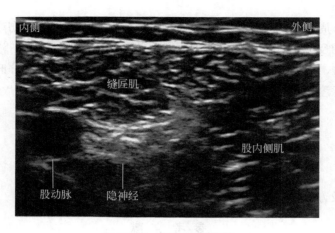

图 15-4-1　超声下隐神经

缝匠肌和股内侧肌之间，越过股骨内侧髁分出感觉终末支，支配胫骨前区、小腿内侧和足内侧的感觉。隐神经射频治疗可借助 B 超在直视下完成，可以更精准地将射频针放置于神经周围，取得比较满意的镇痛效果。膝关节腔的穿刺也于超声下完成，减少了穿刺失败的概率，避免了并发症的发生。臭氧可溶解患者关节腔内的蛋白多糖，促使关节增生病变改善，从而缓解关节腔受累的程度。该方法可以发挥明显的抗炎作用，有利于缓解神经根性水肿，可以直接作用于神经末梢，促使神经元释放脑啡肽，从而达到镇痛的目的。

　　四神煎首见于清·鲍相璈《验方新编·卷八腿部·两膝疼痛》："名鹤膝风。风胜则走注作痛，寒胜则如锥刺痛，湿胜则肿。屈无力病在筋则伸，不能屈在骨则移动维艰。久则日肿日粗，大腿日细，痛而无浓，颜色不变，成败症矣。宜早治之。……四神煎：生黄芪半斤，远志肉、牛膝各三两，石斛四两，用水十碗，煎二碗，再入金银花一两，煎一碗，一气服之。服后觉两腿如火之热，即盖暖被，汗出如雨，待汗散后，缓缓去被，忌风，……不论近久皆效。"该方能补益正气、活血通经、祛痰通痹、消肿止痛，对膝骨性关节炎有良好治疗作用。方剂药虽仅五味，但组方严谨，照顾全面，堪称药简量大，功专效宏。黄芪一药重用，味甘性温，为补气圣药，又善祛大风，并可固表止汗，托疮排脓。气乃血帅，气行则血行，血行风自灭。正气充足，邪自易除，重用黄芪，用来扶助正气以统领诸药直达病所，蠲痹除滞，祛邪外出；牛膝味苦、酸，性平，益阴壮阳，强健筋骨，祛瘀止痛，善治膝关节屈伸不利；石斛味甘淡，性偏寒，养阴生津清热；远志味辛、苦，性微温，补益心肾，以杜绝邪气内传之路，预安未受邪之地，又能祛痰消痹肿；金银花甘寒，清热解毒之功颇佳，此可消除因瘀而化热的关节肿痛，且可制约黄芪温热之性。

三、按　语

　　膝关节是人体关节中面积最广、最复杂的，膝关节滑膜腔是最大的滑膜腔，由于膝关节负重大，运动多，最易受到损伤。滑膜主要分布关节周围，与关节腔相通，分泌润滑液润滑关节。在受各种病因（如骨质增生、关节炎、关节结核、风湿病等和创伤性外伤、骨伤、关节内损伤、周围软组织损伤、手术等）刺激或直接刺激滑膜损伤产生炎症反应，而滑膜对炎症刺激的反应是分泌渗液。其主要表现关节充血肿胀，疼痛，渗出增多，关节积液，活动下蹲困难，功能受限。采用中西医结合的方法可减少患者疼痛时间，修复保护关节，提高患者满意度。

四、思 考 题

四神煎组方及方义是什么？

参 考 文 献

金合，李彦文，李志强，2013. 李志勇四神煎影响膝骨性关节炎生物标志物的临床文献分析 [J] . 世界科学技术–中医药现代化，15（3）：563-568.

（王 碧）

案例 5 双侧肩关节疼痛伴活动受限

一、病 历 摘 要

患者，男，71 岁。因"双侧肩关节疼痛伴活动受限 1 月余"，于 2020 年 10 月 9 日入院。

1 月余前无明显诱因出现双侧肩关节疼痛伴活动受限，疼痛呈酸胀样，疼痛部位固定，双上肢外展、后伸、上举时疼痛加重，无双上肢麻木，自行以"膏药"贴敷后未见明显好转（具体药物不详）。为求进一步治疗，遂就诊于我院门诊，门诊以"双侧肩关节周围炎？"收治入院。有 10 余年"2 型糖尿病"病史，规律口服"二甲双胍""格列美脲"，自诉血糖控制可；10 年余前于某医院行"右腹股沟疝修补术"，现未诉特殊不适；1 月余前患"双耳感音神经性耳聋"，现仍时有耳鸣，听力下降。

入院查体 脊柱四肢无畸形，双肩部皮肤皮色不红、皮温不高，双侧肩关节周围广泛压痛，以右侧为甚，双侧肩关节各向活动受限，双侧疼痛弧征（+），撞击试验（+）。

辅助检查 入院查胸部正侧位片：双肺纹理稍紊乱，左下肺少许纤维灶形成；左侧胸膜增厚；主动脉硬化，胸椎退变。双肩关节磁共振平扫：双侧肩关节轻度退行性变；双侧肩峰下小骨赘形成致肩峰/肱骨头肩袖骨性出口稍变窄，相应冈上肌肌腱慢性撞击损伤、变性；右侧肩周炎；右侧肱二头肌长头腱鞘炎。尿常规：白细胞 16 个/μL。生化：低密度脂蛋白胆固醇 3.90mmol/L，载脂蛋白 B 1.23g/L，血糖 6.89mmol/L，糖化血红蛋白 6.80%。余无异常。

入院诊断　　中医诊断：肩凝症（寒凝血瘀证）

西医诊断：（1）双侧肩周炎

（2）2 型糖尿病

（3）后循环缺血

（4）颈动脉硬化

（5）双耳感音神经性耳聋

诊疗经过　　中医辨证当属肩凝症之寒凝血瘀证，治以温经通络、散寒止痛为法，以乌头汤或乌附麻辛桂姜汤加减（制川乌 6g^{先煎}、淡附片 9g^{先煎}、麻黄 9g、桂枝 15g、细辛 3g、干姜 9g、白芍 24g、羌活 9g、桑枝 9g、姜黄 9g、炙甘草 12g），水煎服，每日一剂，分 3 次服。辅以谷红注射液静滴以活血化瘀，通络止痛；普通针刺、穴位贴敷、中药热罨包治疗以行气活血，疏通经络。西医于 B 超引导下肩胛上神经（见图 15-5-1）阻滞治疗，复合 B 超引导下肩袖间隙（见图 15-5-2）水分离松解筋膜粘连以减轻疼痛、消除炎症反应。格列美脲片（D）2mg 口服（qd）联合盐酸二甲双胍片 0.5g 口服（bid）控制血糖，复方骨肽注射液静滴调节骨代谢。经治，双侧肩关节周围疼痛缓解，双侧肩关节各向活动受限改善，双侧疼痛弧征（-），撞击试验（-）。患者于 2020 年 10 月 19 日好转出院。随访半年，双侧肩关节疼痛消失，关节活动正常，VAS 评分 1 分，加权值 87.5%。

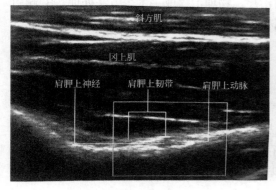

图 15-5-1　超声下肩胛上神经

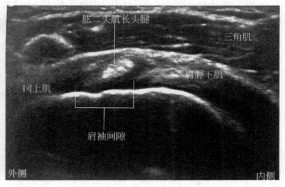

图 15-5-2　超声下肩袖间隙

出院诊断　　中医诊断：肩凝症（寒凝血瘀证）

西医诊断：（1）双侧肩部撞击综合征

（2）2 型糖尿病

（3）后循环缺血

（4）颈动脉硬化

（5）双耳感音神经性耳聋

二、案例解析

本案例患者为老年男性，以双侧肩关节疼痛伴活动受限为主症，当属祖国医学"肩凝症"范畴。因感受风寒之邪后导致局部筋肉受损，伤及筋经，气血运行不畅，经络不通，瘀积于内，瘀不祛，新血不生，气血不畅，脉络受阻，故而肩部疼痛，气血瘀滞不通，不能濡养肢体，故见活动受限；气滞血瘀，见舌淡紫，风寒阻滞，则苔薄白，寒凝血滞则见脉弦涩。综合舌、脉、症，辨为中医肩凝症之寒凝血瘀型。病位在双侧肩部，病性属实。

现代医学认为肩部撞击综合征又称肩部创伤性肌腱炎，是肩关节外展活动时，肩峰下间隙内结构与喙肩穹之间反复摩擦、撞击而产生的一种慢性肩部疼痛综合征。肩袖损伤和肩峰下滑囊炎通常被认为是肩部撞击综合征最常见的致病原因。主动活动时肩痛为主要症状，并有肩活动受限、肌肉痉挛和肌肉萎缩。其临床症状多因病程的早晚与发病缓急而不同。压痛多位于肩峰下及肱骨大结节处，肩关节被动活动时可闻及破裂声或捻发音，疼痛弧征阳性（肩外展60°～120°时），肩关节活动受限，多表现为外展、外旋和后伸受限，撞击试验阳性，检查者用手向下压迫患侧肩胛骨，并使患臂上举，如因肱骨大结节与肩峰撞击而出现疼痛，即为撞击试验阳性。X线检查可发现肩峰下缘有骨赘形成，肩关节造影有助于鉴别肩袖部分撕裂或完全撕裂。肩关节 MRI 检查可见不同程度的肩袖损伤、肌腱连续性中断、断端回缩、慢性者可见肌肉萎缩等。B 超也可发现肩袖的撕裂损伤以及肌腱断裂等表现。

根据病情的轻重，治疗可用固定患肢、注射治疗、物理治疗或手术等方法处理。B 超引导下肩胛上神经阻滞治疗，复合肩袖间隙水分离松解筋膜粘连以减轻疼痛、消除炎症反应。

三、按　　语

肩关节疼痛在临床诊疗中非常普遍，很多患者被经验性地诊断为"肩周炎"，各种治疗方法疗效不一。究其原因是在医学生中普遍存在基本技能训练不足，过度依赖各种检验设备等问题。因此，问病史及体格检查是医学基本功，有必要大力加强训练，进行查体时需认真规范方能获得可靠的临床体征。

四、思　考　题

1. 试述肩关节周围的解剖。
2. 试述肩部疼痛的鉴别诊断。

参 考 文 献

刘延青，张达颖. 2020. 中国疼痛病诊疗规范［M］. 人民卫生出版社：63-64.

（种朋贵）

案例 6　左足行走疼痛

一、病 历 摘 要

患者，女，61 岁。因"左足行走疼痛 4 月余"，于 2019 年 8 月 18 日入院。

4 月余前因久行后感左足疼痛，呈持续性酸胀痛，无双下肢麻木、乏力，无间歇性跛行，无双下肢踩棉感，无头晕、头痛、耳鸣，无胸闷、心悸，无气促、咳嗽等，遂就诊于某医院，左足 X 线检查未见异常（未见报告），予中药封包（具体不详）治疗后未见明显缓解。为求中西医结合系统治疗，门诊以"左足疼痛原因？"收入院。病来神清，精神睡眠差，饮食可，二便调。10 年余前因"子宫多发肌瘤"行"子宫切除术"；有 10 年余"原发性高血压病史"，最高血压 180/100mmHg，长期口服"苯磺酸左旋氨氯地平片"控制血压，自诉血压控制可；有 10 年余"胃溃疡"病史，现时感胃部胀痛。

入院查体　左足踝关节稍肿胀，局部肤色肤温无明显异常。左足底及足背明显压痛，疼痛呈酸胀样，无放射痛，双足各方向活动可。余无特殊。VAS 评分：6 分。

辅助检查　外院左足正侧位片未见明显异常。血常规白细胞计数 $9.89×10^9$/L，凝血分析、血尿酸、血脂、血沉、C 反应蛋白、生化全套未见明显异常。下肢血管彩超示：双下肢动脉内膜毛糙；双下肢深静脉未见明显异常。足部 MRI 示：左足距骨、足舟骨、外侧楔骨、内侧楔骨骨质多发水肿，骨间筋膜、肌间筋膜、关节滑膜增厚水肿及少许积液。胃镜回示：胃多发溃疡（A2 期）；慢性非萎缩性胃炎；十二指肠球炎伴糜烂。

入院诊断　中医诊断：足痹病（气滞血瘀证）

西医诊断：（1）左足肌筋膜炎

（2）原发性高血压 3 级（很高危组）

（3）子宫切除术后

（4）胃多发溃疡 A2 期

（5）慢性非萎缩性胃炎

（6）十二指肠球炎糜烂

诊疗经过　中医以活血化瘀、行气止痛兼补益肝肾为治则，予桃红四物汤合右归丸加减（熟地 24g、山药 12g、枸杞 12g、山茱萸 9g、肉桂 6g、鹿角胶 12g、杜仲 12g、菟丝子 12g、当归 9g、附子 6g、川芎 6g、白芍 10g、桃仁 6g、红花 6g、甘草 6g），水煎服，每日一剂，分 3 次服。配合中药硬膏热贴敷治疗疼痛部位以活血化瘀、温经止痛。西医治疗，在超声引导下行左侧足底筋膜水分离治疗以改善疼痛；复方骨肽静滴改善骨代谢；氟比洛芬巴布膏外贴、依托考昔片消炎止痛。经过治疗，左足踝关节无肿胀，局部肤色肤温无明显异常。左足底及足背无压痛，疼痛偶呈酸胀样，无放射痛，双足个方向活动可。VAS 评分：1 分，疼痛加权值：83.3%。于 2019 年 8 月 30 日出院。

出院诊断　中医诊断：足痹病（气滞血瘀证）

西医诊断：（1）左足肌筋膜炎

（2）原发性高血压 3 级（很高危组）

（3）子宫切除术后

（4）胃多发溃疡 A2 期

（5）慢性非萎缩性胃炎

（6）十二指肠球炎糜烂

二、案例解析

本案例患者为中老年女性，以左足行走疼痛为主症，当属于祖国医学"痹症"范畴。患者多病体弱，肝肾亏虚，肾虚不固，骨枯髓减，气血生化不足，易受风寒湿邪侵袭，加之劳损久伤，致局部筋骨受损，邪阻经络，气行不畅，气滞血瘀，营卫不和，筋骨失养，以致足部筋脉痹阻而产生酸胀不适。气血不足，瘀血凝滞，见舌淡滞；风寒侵袭，故见苔白；肝肾亏虚，寒湿阻络，故见脉弦细。综合症、舌、脉，当辨为痹症之肝肾亏虚，气滞血瘀证。病位在足部，病性属本虚标实。

根据病史特点，足跟疼痛结合左足 MRI 检查结果可以明确诊断。采用超声引导下左侧足底筋膜水分离治疗改善疼痛，通过超声引导实时发现足底筋膜粘连部位，将 10%葡萄糖注射液 5ml 注射至病灶，使筋膜粘连分离。

三、按 语

足肌筋膜炎为跟痛症中的分型之一，俗称足跟痛，是以足跟刺痛为临床特征的一种常见且经常容易反复的慢性疾患，是中老年人足跟部骨与软组织的无菌性炎症和退行性病变。

足肌筋膜炎分为跖筋膜炎型、跟骨下滑囊炎型、足底脂肪垫炎型、跟骨内压增高型、神经卡压型、混合型。

跖筋膜炎型：晨起足跟着地时感疼痛，行走后有轻度缓解，再休息后可明显减轻或完全缓解，疼痛性质为刺痛。体征：大部分患者足跟局部无红肿，皮肤温度正常，压痛点局限于跟骨结节中央及跖筋膜附着处，其他部位无压痛。X 线片可显示大部分患者有跟骨骨质增生形成。

跟骨下滑囊炎型：足跟疼痛多在跟骨的跖侧负重面跟骨结节附近，长时间站立症状会明显加重，休息和穿厚跟软底鞋可缓解症状，疼痛的性质大多为刺痛，少部分患者主诉为钝痛，好发于青壮年。体征：跟骨结节下方肿胀、压痛，按之有囊性感。X 线片可显示部分患者有跟骨骨质增生形成。

足底脂肪垫炎型：足跟疼痛多在跟骨跖侧负重面，长时间站立症状会明显加重，休息和穿厚跟软底鞋可缓解症状，疼痛性质大多为刺痛，少部分患者主诉为钝痛，好发于老年人。体征：跟部压痛点主要在跟骨跖侧，但并不局限，有僵硬、肿胀，但按之没有囊性感。

X 线片有时会显示有脂肪垫钙化。

跟骨内压增高型：典型症状是休息痛，也有少部分患者是活动痛，活动量越大疼痛越重，疼痛的性质为酸钝痛。体征：整个足跟部均有压痛。X 线片可显示大部分患者跟骨侧轴位片正常，未见明显跟骨骨质增生形成。

神经卡压型：疼痛位于跟骨内侧，行走时疼痛，但不随行程的增长而加重，疼痛的性质为钝痛。体征：跟骨内侧面有一局限压痛点，而其他部位无压痛。X 线片可显示大部分患者跟骨侧轴位片正常，未见明显跟骨骨质增生形成。

混合型：即有上述 2 种或 2 种以上类型的症状和体征存在的类型。

明确诊断跟痛症，询问疼痛性质至为关键，并且查体需仔细。仔细辨别疼痛与运动的关系是诊断治疗的前提。

四、思 考 题

足跟痛患者问诊查体时需关注什么？

参 考 文 献

刘延青，张达颖. 2020. 中国疼痛病诊疗规范［M］. 北京：人民卫生出版社：191-192.

（王　碧）